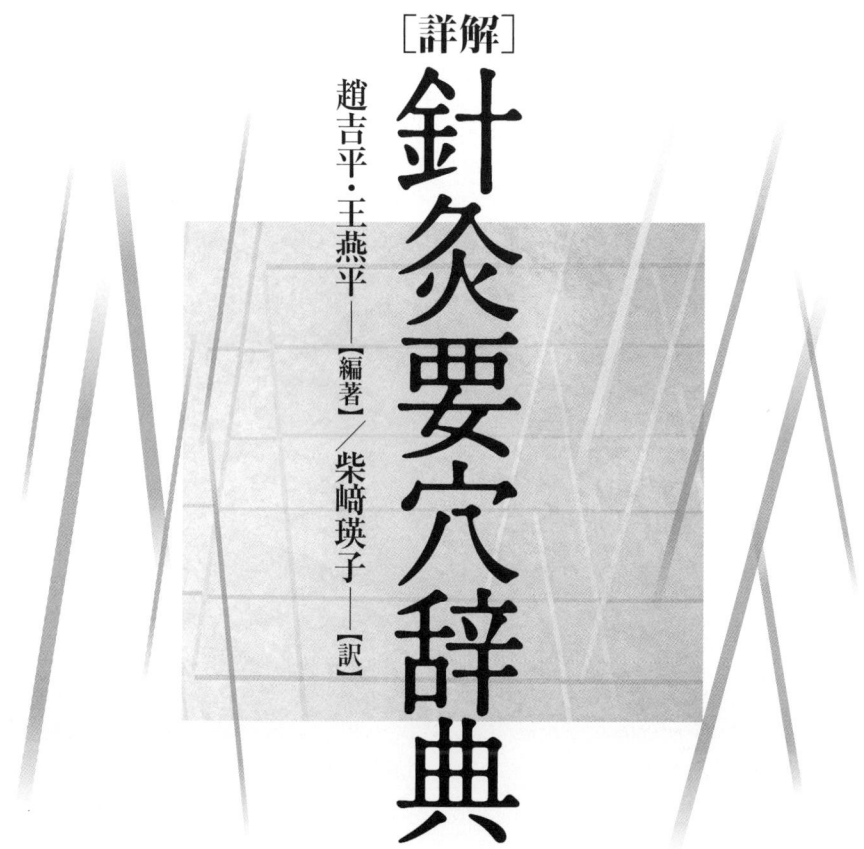

［詳解］
針灸要穴辞典

趙吉平・王燕平——【編著】／柴﨑瑛子——【訳】

東洋学術出版社

推薦の序

　臨床の幅を広げたい臨床家，臨床力を向上させたい臨床家にとって待望の書，必見の書がここに出版されることとなった。治療目的に応じて要穴をいかに臨機応変に使いこなすかが，臨床効果をあげるうえでは大きな鍵の1つとなる。つまり要穴について深く理解し応用する力を身につけることが，臨床力の向上に直接つながるのである。

　本書の大きな特徴は，五兪穴・五要穴・八会穴・下合穴・八脈交会穴・交会穴について，それぞれの理論的基礎と臨床応用が紹介され，さらに要穴の各論として一つひとつの要穴について効能・主治症・配穴応用・手技の操作法・注意事項・古典抜粋・現代研究の内容が詳細に紹介されていることにある。文字通り，要穴についてここまで詳しく解説している専門書は，日本では皆無であろう。

　弁証選穴による効能，循経選穴による効能，局所選穴による効能をそれぞれ提示することにより，各要穴の主治症との関連性をみて取ることができるのも本書の大きな特徴であり，これらは日々の臨床に大いに役立つことであろう。また日本ではあまり臨床で用いられていない八脈交会穴を使った臨床応用，とりわけ交会穴を使った臨床応用を身につけることができれば，誰でもいっそう臨床の幅を広げられることは非常に魅力的である。ここまで詳細に交会穴の臨床応用について紹介している類似書はおそらく中国でもないであろう。

　本書は針灸を学ぶ学生たちにとっても待望の書ということができる。学校ではカリキュラム上，どうしても時間的な制約があるため，要穴についてはガイダンス的な紹介となっているケースが多くみられる。自分たちの学んでいる「要穴表」がたんなる暗記のためのものではなく，臨床上どのように役立つのかを知りたがっている学生を私は全国で多く見てきたが，これは中国の学生たちにとっても同様である。

　本書の著者である趙吉平先生は，北京中医薬大学附属病院という臨床現場の第一線で責任者の一人として活躍されているだけでなく，これまで臨床教育の分野でも長年にわたって非常に情熱を捧げてこられた先生である。学生たちのこういった臨床的な問題意識に応えるためにも本書の必要性を最も痛感されていたのは，他でもない趙吉平先生自身であろう。

　本書は中国の臨床家・学生のニーズに応えるために著されたものであるが，日本の臨床家・学生のニーズにも十分に応えてくれることであろう。それは24年前に後藤学園に教員交流という形で1年間留学をされ，その後も日本と中国の針灸学術交流に携わることによって，日本の針灸教育事情や臨床事情にも精通されている趙吉平先生だからこそ成し得たことだと思われる。共通の恩師である故・楊甲三教授の教えを継承し，また多くの老中医を師とあおぎ，さらにご自身の臨床経験と臨床教育経験を体系的にまとめあげた趙吉平先生を心より敬服いたします。

　中国の先人たちが中国伝統医学の継承をベースとして発展させてきた針灸弁証論治システムの充実化をはかるうえでは，今日にいたるまで臨床サイドでの結果が非常に重視されてきた。その臨床結果をふまえて著された本書が，中国針灸学の体系的な飛躍の礎とならんことを心よ

り期待する。また臨床の幅を広げ臨床力を向上させたい諸先生方，要穴学習のレベルアップをはかりたい多くの学生たちが，本書を座右の書として活用されんことを心より期待する。最後に，本書を推薦できる機会を与えていただいた東洋学術出版社の井ノ上匠社長に，心より感謝を申し上げる。

学校法人後藤学園中医学研究所所長
兵頭　明

日本語版序

　針灸治療を行うには，理・法・方・穴・術が一体となって完備されていなければならない。なかでも「穴」は理・法・方・術のすべてを左右するので，最も重要であると思われる。腧穴の帰経・位置・解剖学的構造を把握し，その生理的特性・治療作用を理解しなければ，針灸理論の柔軟な応用，治療における法の活用，合理的な選穴による処方の組み立て，針灸器具の適切な選択による施術などを行うことはできない。したがって，腧穴理論に習熟することは，針灸による診断治療にとって不可欠である。

　要穴は，十四経穴の中軸でありすべての腧穴の真髄であり，その理論は深淵で主治作用が独特なので，古来より研究する者が多く，臨床における応用範囲も極めて広い。

　著者である趙吉平は，1983年に大学を卒業すると，北京中医薬大学東直門医院針灸科に勤務した。そこでの30年間に及ぶ学習・業務・成長の過程で，幸運にも楊甲三，姜揖君，李鳳萍，李学武，張国瑞，耿恩広，何樹槐ら，科内の恩師たちの薫陶を受け，また北京内外の賀普仁，張世傑，周徳安，盛若燦，高維濱らに教えを受け，さらには李鼎，邱茂良，李世珍，于書庄ら大家の針灸専門書や，王楽亭，承淡安ら大家による関連する学術経験書などを読みあさって深く啓発されたことで，各針灸大家がいかに要穴を重視しているかを痛感することができた。なかでも，楊甲三，姜揖君老先生には，数年間診察に立ち会わせていただいたが，楊先生の腧穴に関する造詣の深さは国中に名を馳せ，姜先生の八脈交会穴の活用法は大いに称賛されており，趙吉平自身の要穴使用に強い影響を与えている。

　もう一人の著者である王燕平博士は，耿恩広教授の教えを受け，卒業後は北京中医薬大学針灸推拿学院針灸臨床系で教鞭を執るとともに，要穴の研究と応用に没頭した。

　長年にわたる鋭意学習とその臨床における治験とを通し，私たちはしだいに知識を蓄積していった。趙吉平がかつて執筆した「要穴解説」が，1991～1993年に日本の雑誌『中医臨床』に連載され好評を博したが，その後内容を大幅に補足・整理して，『針灸特定穴的理論与臨床』として編集された。これが1998年科学技術文献出版社から第1版として出版されたのだが，購入するのは針灸関係者が多く，大学の針灸科の教師，研究生，臨床医がほとんどであった。その後改訂を経て2005年に再版(第2版)され，広範な読者からの評価に励まされ，2006年『針灸特定穴詳解』として「国家科学技術学術著作出版基金」プロジェクトに申請したところ，幸運にも援助を受けることができた。このプロジェクトは，1997年以降毎年1回全国規模で選考が行われ，自然科学や技術科学分野の優秀かつ重要な学術著作を出版するための援助に用いられる。その年援助を獲得した64冊の著作のうち，医学関係の書籍は16冊だったが，中薬の専門書以外では，中医関係の書籍は『針灸特定穴詳解』のみであった。いかに高い評価を受けたかがわかる。私たちは過分な評価に戸惑ったものの，寸暇を惜しんで内容と形式とをさらに補充・完成させたうえで，2009年に出版する運びとなった。

30余万字に及ぶ本書は，10種類の要穴を9章にわたって叙述しているが，各章はさらに総論と各論の2つのパートに分かれている。総論は，おもに概説・理論的根拠・臨床応用・現代研究などからなっているが，そのなかでも各種要穴の理論に関する説明と，臨床応用に関する概説が本書のポイントである。各論では，各要穴を別名・出典・穴名解説・分類・位置・解剖・効能・主治症・配穴・手技・注意事項・古典抜粋・現代研究などの13項目に分けて詳細に説明している。そのなかでも，腧穴の効能・主治症・配穴が本書のポイントであり，その目的は，各要穴の主治作用上の特徴を明らかにすることにある。効能については，その腧穴と臓腑経絡との関係や穴性の特徴から分析を進め，主治症については系統的に帰納しており，理論性を重視するとともに臨床に則したものになっている。また他に，各腧穴の刺針法・施灸法についても紹介している。

　編集にあたっては，内容の充実，詳細かつ簡潔な説明，優先度の明確化，わかりやすい表現，学習の利便性を追求し，理論と実践の融合を重視したが，腧穴理論は深淵かつ豊富であり，筆者の力では至らぬ点も多いと思われるので，読者諸氏のご批判を待つものである。

　また本書では，出版および公開された数多くの書籍・文章を参考にさせていただいており，針灸に携わる各賢人たちにここに謹んで心よりの謝意を表したい。

趙吉平　　王燕平
2012年12月　北京中医薬大学にて

本書を読むにあたって

　本書は，趙吉平・王燕平編著『針灸特定穴詳解』（科学技術文献出版社，2009年刊）を底本として翻訳したものである。

　要穴とは，十二経脈や奇経八脈に属する，特有の作用をもつ腧穴のことである。中国では「特定穴」と呼ばれる。古来よりその応用が重視されており，歴代針灸医家によって研究され，応用拡大がなされてきた。要穴の理解を深め，臨機応変に活用することは，針灸の臨床効果をあげるうえでは欠かせない。

　本書では，10種類ある要穴を9つの章に分け，さらに各章を「総論」と「各論」に分けて詳説している。

・「総論」は，概説・理論的根拠・臨床応用・現代研究に分かれるが，そのうち各要穴に関する理論的説明と臨床応用とが本書の重点項目である。

・「各論」は，別名・出典・穴名解説・分類・位置・解剖・効能・主治症・配穴・手技・注意事項・古典抜粋・現代研究の項目に分けて解説しているが，そのうち効能と主治症が本書の重点項目である。効能は，各腧穴と臓腑との関係，各腧穴の穴性などから分析し，主治作用の特徴を明確にしている。主治症は，臨床に活用しやすいよう系統的に分類している。

　なお，以下に本書の表記について補足しておく。

・『各論』の「主治症」で，西と記されているものは西洋病名を指している。

・経脈の国際表記の略字は，東洋療法学校協会編『経絡経穴概論』の記述に合わせて，下記の経脈の記載を変更した。
　　手の少陽三焦経　SJ　→　TE
　　任脈　RN　→　CV
　　督脈　DU　→　GV

・本文中（　）で表記しているものは原文注であり，〔　〕で表記しているものおよびアスタリスク（＊）を付けて巻末にまとめているものは訳者注である。

(編集部)

目　次

推薦の序 ……………………………………………………………………… i
日本語版序 …………………………………………………………………… iii
本書を読むにあたって ……………………………………………………… v

第1章● 五輸穴

第1節　五輸穴総論 …………………………………… 1
1 概説 …1　**2** 具体的な名称と排列 …3
3 理論的根拠 …4　**4** 臨床応用 …7

第2節　五輸穴各論 …………………………………… 17
1 手太陰肺経の五輸穴 ………………… 17
　少商 …17　魚際 …19　太淵 …21
　経渠 …21　尺沢 …22
2 手少陰心経の五輸穴 ………………… 24
　少衝 …24　少府 …26　神門 …27
　霊道 …27　少海 …28
3 手厥陰心包経の五輸穴 ……………… 29
　中衝 …29　労宮 …31　大陵 …32
　間使 …32　曲沢 …34
4 手陽明大腸経の五輸穴 ……………… 36
　商陽 …36　二間 …37　三間 …39
　陽渓 …40　曲池 …42
5 手太陽小腸経の五輸穴 ……………… 45
　少沢 …45　前谷 …46　後渓 …47
　陽谷 …47　小海 …49
6 手少陽三焦経の五輸穴 ……………… 50
　関衝 …50　液門 …51　中渚 …52
　支溝 …54　天井 …55
7 足陽明胃経の五輸穴 ………………… 57
　厲兌 …57　内庭 …58　陥谷 …60
　解渓 …61　足三里 …62
8 足太陽膀胱経の五輸穴 ……………… 62
　至陰 …62　足通谷 …64　束骨 …65
　崑崙 …66　委中 …67
9 足少陽胆経の五輸穴 ………………… 67
　足竅陰 …67　侠渓 …69　足臨泣 …70
　陽輔 …70　陽陵泉 …71
10 足太陰脾経の五輸穴 ……………… 71
　隠白 …71　大都 …73　太白 …74
　商丘 …74　陰陵泉 …75
11 足少陰腎経の五輸穴 ……………… 77
　湧泉 …77　然谷 …79　太渓 …80
　復溜 …81　陰谷 …82
12 足厥陰肝経の五輸穴 ……………… 84
　大敦 …84　行間 …85　太衝 …87
　中封 …87　曲泉 …88

第2章● 原穴

第1節　原穴総論 …………………………………… 91
1 概説 …91　**2** 理論的根拠 …93
3 臨床応用 …94　**4** 現代研究 …96

第2節　原穴各論 …………………………………… 97
　太淵 …97　合谷 …97　衝陽 …101
　太白 …102　神門 …103　腕骨 …105

京骨 ...107　太渓 ...108　大陵 ...110
陽池 ...112　丘墟 ...113　太衝 ...114

第3章 ● 絡 穴

第1節　絡穴総論 …………………… 117
1 概説 ...117　2 理論的根拠 ...119
3 臨床応用 ...121　4 現代研究 ...123

第2節　絡穴各論 …………………… 125
列欠 ...125　偏歴 ...125　豊隆 ...126
公孫 ...128　通里 ...128　支正 ...130
飛揚 ...131　大鍾 ...132　内関 ...134
外関 ...134　光明 ...134　蠡溝 ...135
鳩尾 ...136　長強 ...137　大包 ...139

第4章 ● 兪・募穴

第1節　兪・募穴総論 ……………… 141
1 概説 ...141
2 兪・募穴の分布と取穴法 ...144
3 理論的根拠 ...145　4 臨床応用 ...146
5 現代研究 ...151

第2節　背兪穴各論 ………………… 154
肺兪 ...154　厥陰兪 ...155　心兪 ...157
肝兪 ...158　胆兪 ...160　脾兪 ...161
胃兪 ...163　三焦兪 ...164　腎兪 ...165
大腸兪 ...167　小腸兪 ...169　膀胱兪 ...170

第3節　募穴各論 …………………… 172
中府 ...172　膻中 ...173　巨闕 ...173
期門 ...175　日月 ...177　章門 ...178
中脘 ...178　石門 ...179　京門 ...180
天枢 ...182　関元 ...184　中極 ...187

第5章 ● 郄 穴

第1節　郄穴総論 …………………… 191
1 概説 ...191　2 臨床応用 ...191
3 現代研究 ...195

第2節　郄穴各論 …………………… 197
孔最 ...197　温溜 ...198　梁丘 ...199
地機 ...201　陰郄 ...202　養老 ...203
金門 ...204　水泉 ...205　郄門 ...206
会宗 ...207　外丘 ...208　中都 ...209
築賓 ...210　陽交 ...211　交信 ...212
跗陽 ...213

第6章 ● 八会穴

第1節　八会穴総論 ………………… 215
1 概説 ...215
2 理論的根拠および臨床応用 ...216

第2節　八会穴各論 ………………… 227
章門 ...227　中脘 ...229　膻中 ...231
膈兪 ...233　陽陵泉 ...235　太淵 ...236
大杼 ...238　懸鍾 ...240

第7章 ● 下合穴

第1節　下合穴総論 ………………… 243
1 概説 ...243
2 分布上の特徴と理論的根拠 ...245
3 臨床応用 ...246

第2節　下合穴各論 ………………… 248
上巨虚 ...248　下巨虚 ...250　委陽 ...251
足三里 ...252　委中 ...257　陽陵泉 ...259

第8章 ● 八脈交会穴

第1節　八脈交会穴総論 ……………… 261
1. 概説 …261　2. 理論的根拠 …263
3. 臨床応用 …267

第2節　八脈交会穴各論 ……………… 274
公孫 …274　内関 …276　足臨泣 …279
外関 …281　列欠 …282　照海 …284
後渓 …286　申脈 …288

第9章 ● 交会穴

第1節　交会穴総論 ……………… 291
1. 概説 …291　2. 数量と分布上の特徴 …300
3. 交会穴の存在意義 …300　4. 臨床応用 …300

第2節　交会穴各論 ……………… 302
肩髃 …302　迎香 …303　承泣 …305
地倉 …306　下関 …307　頭維 …309
人迎 …310　三陰交 …312　大横 …315
顴髎 …316　聴宮 …318　睛明 …319
風門 …320　肓兪 …322　翳風 …323
糸竹空 …324　瞳子髎 …326　懸顱 …327
頭竅陰 …328　本神 …329　頭臨泣 …330
目窓 …331　風池 …332　肩井 …335
帯脈 …337　環跳 …338　会陰 …341
天突 …342　廉泉 …344　命門 …345
大椎 …346　瘂門 …348　風府 …350
百会 …351　神庭 …354　水溝 …355
齦交 …358

参考文献 …………………………………………… 361
訳注 ………………………………………………… 363
穴名索引 …………………………………………… 367
主治症索引 ………………………………………… 372
用語索引 …………………………………………… 383

第1章 五輸穴

第1節 五輸穴総論

1 概説

　五輸穴とは，十二経脈の腧穴のうちでも，膝・肘関節よりも末端方向にある井・滎・輸・経・合の5種類の腧穴のことをいう。「五輸」とも略称され，各経に5穴，計60穴ある。五輸穴は内臓疾患や五官〔頭面部の鼻・眼・口唇・舌・耳の5つの器官〕疾患に対して独自の作用を発揮するため，臨床において幅広く運用される要穴（**表1**，**図1**，**表2**，**図2**）である。

　五輸穴の名称がはじめて登場するのは，『霊枢』である。ただし『霊枢』九針十二原篇には「脈気が出るところを井穴といい，溜れるところを滎穴といい，注ぐところを兪（輸）穴といい，行くところを経穴といい，入るところを合穴という」と説明されてはいるものの，具体的な穴名と位置についてはまだ記載されていない。

　一方『霊枢』本輸篇のほうには，心経以外の十一経脈の五輸穴の位置が明記されている。また『霊枢』順気一日分為四時篇は，人体の五臓にはそれぞれ対応する色・時・音・味・日という五変があり，その五変は井・滎・兪・経・合の5穴に振り分けることができると述べている。

　また『霊枢』根結篇では，三陰三陽の「根〔始点〕結〔終点〕」の部位と穴名を詳細に述べたうえで，手足の三陽経の根・溜・注・入に相当するおもな腧穴をあげている。さらに『霊枢』衛気篇は，手足の三陰三陽十二経の「標本」の部位と穴名を列挙するとともに，「根」や「本」に位置する五輸穴についても取りあげている。

　『難経』六十二難・六十九難になるとさらに一歩踏み込んで，五輸穴の陰陽五行

表1 六陰経の五輪穴と五行配属表

六陰経	井（木）	榮（火）	輸（土）	経（金）	合（水）
肺（金）	少商	魚際	太淵	経渠	尺沢
心包（相火）	中衝	労宮	大陵	間使	曲沢
心（火）	少衝	少府	神門	霊道	少海
脾（土）	隠白	大都	太白	商丘	陰陵泉
肝（木）	大敦	行間	太衝	中封	曲泉
腎（水）	湧泉	然谷	太渓	復溜	陰谷

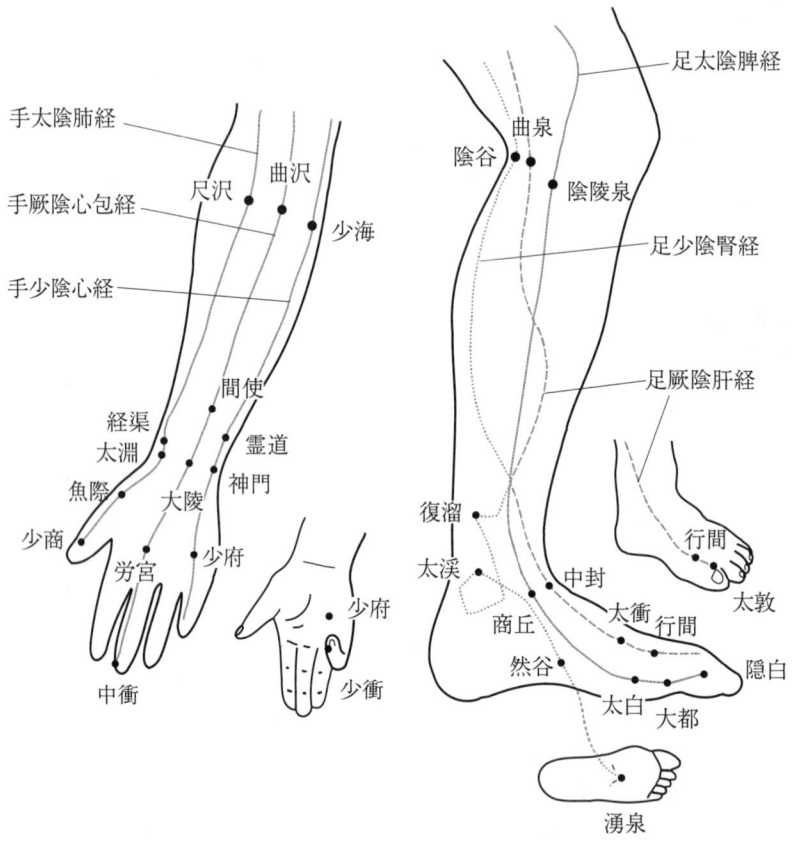

図1 六陰経の五輪穴の分布図

属性を詳細に説明し，五輪穴の主治症や，補母瀉子・刺井瀉榮などの選穴法を記載している。その後『針灸甲乙経』が心経の五輪穴を補充するにいたって，五輪穴はようやく完成をみることとなり，その後の宋・元・明・清，歴代医家による五輪穴の理論研究および臨床応用発展の礎となった。ただし近世の五輪穴研究のテーマは，その作用に集中している。

表2　六陽経の五輸穴と五行配属表

六陽経	井（金）	榮（水）	輸（木）	経（火）	合（土）
大腸（金）	商陽	二間	三間	陽渓	曲池
三焦（相火）	関衝	液門	中渚	支溝	天井
小腸（火）	少沢	前谷	後渓	陽谷	小海
胃（土）	厲兌	内庭	陥谷	解渓	足三里
胆（木）	足竅陰	侠渓	足臨泣	陽輔	陽陵泉
膀胱（水）	至陰	足通谷	束骨	崑崙	委中

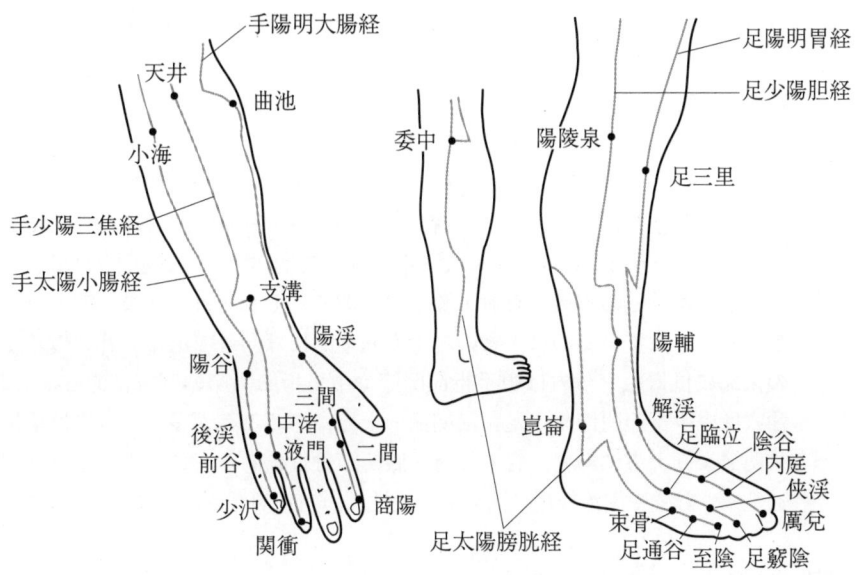

図2　六陽経の五輸穴の分布図

2 具体的な名称と排列

　五輸穴の具体的な名称については，『霊枢』本輸篇で見ることができる。本輸篇には，手太陰肺経など十一経脈の五輸穴の名称が記載されており，たとえば肺経の五輸穴については次のように説明している。「肺経の脈気は少商から出る。少商は，手の母指の内側にあり，井穴であり木に属する。次に脈気は魚際に溜れる。魚際は，手の母指球にあり，榮穴である。太淵に注ぐ。太淵は，母指球から1寸上方の陥凹部にあり，腧〔輸〕穴である。経渠に行く。経渠は寸口部にあり，動き回って止まることがなく，経穴である。尺沢に入る。尺沢は肘の動脈部にあり，

第1節　五輸穴総論　｜　3

合穴である……」。ただし手少陰心経の五輸穴についての記述はまだなく，代わりに心包経の五輸穴が記載されている。そのため『霊枢』九針十二原篇では五輸穴を，「五臓にそれぞれ五兪あり，合計五五二十五兪ある。六腑にそれぞれ六兪，計六六三十六兪ある」と述べ，計61穴（陽経の6つの原穴を含む）であると計算している。そして『針灸甲乙経』に至ってようやく，少衝・少府・神門・霊道・少海を，空白となっていた手少陰心経の五輸穴として補充している。

　『霊枢』本輸篇によれば，六陽経は五輸穴の他に1つ原穴をおいているが，五陰経（心経を除く）では輸穴を原穴に当てており，原穴も五輸穴理論に含まれていることがわかる。陰経よりも陽経に原穴が1つ多い理由について，『難経』六十六難は「十二経がみな輸穴を原穴としているのは，なぜだろうか？　五臓の輸穴とは，三焦の気が通るときに止まるところだからである」と述べ，また六十二難では，「臓の井・滎・輸・経・合は5つなのに，なぜ腑だけ6つなんだろうか？　それは腑が陽だからである。三焦は諸陽をめぐるので，もう1つ兪穴を設けて原穴と呼ぶのだ」と指摘している。原穴とは三焦の気の運行を主るものであり，三焦の気は六腑が主る諸陽経をめぐるため，陽経にはもう1つ原穴をおく必要があるのだが，陰経にはそれが必要ないため，輸穴が原穴となっているのだと説明している。陽経では輸穴と原穴とが別になっているが，輸穴を通る同じ気が原穴にも通るため，「陽経では原穴を治療すればすなわち輸穴を治療したのと同じであり，陰経でも輸穴を取穴するということは原穴を取穴するということである」と説明されている。

　五輸穴が手足の末端から肘・膝までの間に，それぞれ井・滎・輸・経・合の順番で配置されているのは，どの経でも基本的には同じである。井穴の多くは手足の末端に位置し，滎穴は中手指節関節や中足指節関節の下方にあることが多く，輸穴は中手指節関節や中足指節関節の上方にあることが多く，経穴は手根関節や果関節より上方にあり，合穴は肘・膝関節付近にある。このような位置関係の共通性や，針感や主治作用に関する共通性は，内在的な要因によるものである。

3 理論的根拠

1 概念

　『難経』八難は「十二経脈は皆生気の源につながっている。生気の源とは，十二経の根本である」と述べ，十二経脈すべてが原気とつながっていることを説明している。原気とは十二経脈の根本であり，すなわち両腎の間に内蔵される元陽の気である。原気は人体の生命活動に深く関わり，五臓六腑の本，十二経脈の根であり，また呼吸機能の要，三焦の源泉でもあり，病邪の侵入を防ぐための機能でもあるといえる。ここで述べている生気の原とは，人体の生命活動を維持する根本の気であり，経絡の原気でもある。そしてこの原気の状況を反映するのが五輸穴であり，この四肢にある重要な腧穴である五輸穴に，各経絡の気の状況が現れるということである。

　五輸穴の分布および排列の仕方には，一般的に標本・根結理論[*1]が関わってい

ると考えられている。四肢は陰陽の本であり，また十二経脈の原気は四肢末端を「本」「根」とし，そこから上昇して頭・胸・腹部に結集し，これが「標」となり「結」となる。この十二経脈の標本・根結理論にもとづき，古人は経脈の原気の運行を流れる水にたとえ，水流の大小や方向によって経気の運行状況を説明した。小から大，少量から多量，浅部から深部へと変化する経気は，それによってその作用も変える。

『霊枢』九針十二原篇では「経脈は十二，絡脈は十五，これら二十七の経気は，上昇および下降し，井穴から出て，榮穴に溜れ，輸穴に注ぎ，経穴に行き，合穴に入る。二十七の経気のめぐるところが五臓穴である」と述べている。「井穴から出る」とは，水が流れ始めたことを指しており，経脈の気血が流注を始める様を形容している。脈気ははじめは小さくて浅部にあるが，これが経脈の原気の出発点である。「榮穴に溜れる」とは，水が泉から湧き出たときは細流であるが，経脈の気血が流注し始めると脈気がやや大きくなることを形容している。「輸穴に注ぐ」とは，小さな水流がしだいに大きくなって注ぎ込むほどになり，運搬・転輸していく様を表している。経脈の気はしだいに旺盛になり，脈気は大きくなってきている。「経穴に行く」とは，水がスムースに流れるように経脈の気血が盛んに流注している様を形容しており，脈気は旺盛である。「合穴に入る」とは，多くの川が海に入るように，経脈の気血がますます深く旺盛になって臓腑に集結することを形容しており，脈気は最大になり，内臓や体幹部に影響を及ぼす。つまり，経気は四肢末端から求心的に上昇し，肘・膝関節に流入し，小から大，浅部から深部，遠部から近部へと変化していくのである。

ここで注意しなければならないのは，通常十二経脈の気血は，胸から手，手から頭，頭から足，足から胸腹部へと往復循環を繰り返しており，経気は順序に従って無限に循環しているということである。ところが五輸穴の場合は，井・榮・輸・経・合それぞれの位置によって，経気の大小・深浅・治療作用が異なり，その排列の仕方も，いずれも遠くから近くへ（四肢末端から肘・膝方向）と配置されており，陰経か陽経か，手の経絡か足の経絡かには関係がない。したがって両者の根本的理念はまったく別のものである。

古人はまた五輸穴を四季に配当している。『霊枢』順気一日分為四時篇は，「陽気は春に生まれ，夏に成長し，秋に収斂し，冬に閉蔵する。これが陽気の一般法則であり，人もまたこれに準ずる」と述べている。つまり天地の間にいるあらゆる生物の成長過程は，すべからく気候変化などの環境に影響を受けるのであり，人が健康で長生きするためには，外界の気候変化に適応していかなければならないといっているのである。そして「人には五臓があるが，五臓は五種類の変化を遂げ，その五種類の変化には五輸穴が対応し，計五五二五の輸穴が五つの季節に対応する」とも述べている。つまり人の五臓と経脈の五輸穴，一年の五時（春・夏・長夏・秋・冬）は，呼応しあっているということである。

これに対して『難経』六十五難はさらに踏み込み，「出る所を井とすると言っている井とは，東方・春のように万物が発生する所であり，そこで出る所を井となすと言っているのである。入るところを合となすと言っている合とは，北方であ

り冬であり，陽気が収蔵される所なので，このように言っている」と述べている。各経の五輪穴のうち，井穴は1番目の腧穴であり，あたかも一年の1番目の季節である春に万物が発展を始め，しだいに栄えていく様と似ている。また脈気は水に水源があるのと同じように源があるため，五行の木と五時の春とを五輪穴の井穴に結びつけている。一方，合は最後の輪穴であり，一年の最後の季節である冬に陽気が収斂内蔵される様に似ているため，経気が深部へと入り込む腧穴を合穴とした。

また五輪穴の排列は，四肢における衛気の運行によって決定されたという見方もある。衛気は経脈や腧穴との関係が密であり，その性質は「慓疾滑利」（すばやく動き回る）で拡散力が強く，経絡の制約を受けずに脈外に拡散するため，「営気は脈の中をめぐるが衛気は脈外をめぐる」といわれる。『霊枢』邪客篇も「衛気とは，猛々しくすばやく動き回る気であり，まず四肢・分肉・皮膚をめぐって，休むことがない」と述べている。また『素問』陰陽応象大論篇は「清陽は腠理に分布する」「清陽は四肢を充たす」と述べている。そのため，衛気の分布状況と四肢における五輪穴の排列とは，基本的に一致すると考えられる。

またこのような見方もある。五輪循行理論は『足臂十一脈灸経』の影響を受けているというものである。本書に記載されている十一経脈は，いずれも手足の遠位から求心的に走行し，その脈気はみな四肢末端から頭・胸・腹部へと向かい，しだいに大きくなっていく。これは五輪穴の脈気循行理論と一致するものである。

2　五輪穴と陰陽五行

五輪穴の陰陽五行属性についてはじめて言及したのは『霊枢』本輪篇であるが，陰経，陽経ともに井穴の属性についてしか記載していない。五輪穴すべての五行属性を記載したのは，『難経』六十四難である。「陰経の井穴の五行属性は木であり，陽経の井穴は金である。陰経の滎穴は火，陽経の滎穴は水。陰経の兪穴は土，陽経の兪穴は木。陰経の経穴は金，陽経の経穴は火。陰経の合穴は水，陽経の合穴は土である」。そして五輪穴理論では五臓が中心で六腑が付属であるとし，腑と臓とは表裏の関係にあり，陽と陰，剛と柔が相対するとしている。つまり，陰経の井穴は木に属し，陽経の井穴は金に属し，陽経が陰経を克する関係にあるということである。その他の4つの輪穴についても，五行生克の法則にのっとって排列されている。このような事実からは，五輪穴には水の流れのような連続性があるだけでなく，陽経と陰経の五行排列における相克性をも持ち合わせていることがわかる。このように制約のなかに相生があり，剛柔が互いに助け合うという関係は，陰陽交泰*2・陰陽互根説という観点とも一致するものである。

五輪穴が陰陽五行に配属されたおかげで，中医学の生理・病理および弁証論治には一定の法則性が生まれ，統一されたシステムが形成されることとなった。陰陽変化・五行生克の法則に照らし合わせれば，複雑に錯綜した変化の象を推論することができるため，五輪穴の特殊な作用は疾病の診断・治療におおいに役立てることができる。

4 臨床応用

1　診断

1）知熱感度測定法
　本法は，経絡理論にもとづいた診断法であり，日本の赤羽幸兵衛氏によって開発されたものである。火を点けた線香を両側の十二井穴や背兪穴に近づけ，熱に対する敏感性・左右の違いを測定し，そこから各経の虚実と左右のバランスの違いを分析する方法である。

2）経穴電気測定法
　近代になり，皮膚の導電現象を研究するなかで，穴位部の皮膚の電気抵抗が低いことが発見された。そして経穴測定器で各経を代表する腧穴の導電量を量れば，その経の気血の消長を推測することができるようになった。通常は原穴を使用するが，井穴・郄穴・背兪穴も使用できる。

2　治療

　五輸穴の臨床応用範囲はきわめて広く，内臓疾患や関連する五官・皮肉・筋骨疾患に用いると，いずれの場合も高い効果が認められる。選穴方法はさまざまであるが，おもに以下の数種類に分けられる。

1）五輸穴の主治作用だけを用いるか，または他の腧穴と組み合わせて用いる。
　五輸穴の分布と脈気の深浅には法則性が確立されている。長い臨床実践から，古人は次のような観察結果を得るに至った。すなわち，手指（足趾）末端・中手指節（中足指節）関節の上下方・手根（果）関節および肘（膝）関節付近の腧穴の主治作用には，共通する法則があり，五輸穴とは，これらの特徴を帰納・概括・配合・分類した結果発見されたものである。歴代，非常に多くの医家が五輸穴を研究しており，『内経』『難経』だけでなく，『銅人腧穴針灸図経』『針灸聚英』『針灸集成』などにおいても詳細に論じられている。それらの説を概括すると，以下のように集約することができる。五輸穴は肘・膝関節（付近）より下位にあり，四肢にありながら遠位にある頭面部・五官や体幹部内臓などの疾患を治療することができる。このような遠治作用があることは，十二経脈循行理論と根結標本理論を実証するものである。また五輸穴は，臨床における適用範囲が広く，独自の効果を発揮する。

①五輸穴の主治作用の特徴
　『難経』六十八難は「井穴は心下満を主治し，滎穴は全身の発熱を主治し，輸穴は体が重く関節が痛むものを主治し，経穴は喘咳と悪寒発熱を主治し，合穴は逆気して泄瀉するものを主治する」と述べているが，この文章は後世に大きな影響を与えた。その後多くの医家がこの文章に解釈を加え，必ずしも意見は一致し

ていないものの，なかでも最も代表的なのが，明代・高武の『針灸聚英』と元代・滑寿の『難経本義』である。

　『針灸聚英』は『難経』六十六難にもとづいて，五輸穴の主治作用を十二経病症の治療と組み合わせた。つまり心下満・身熱・体が重く関節が痛む・咳喘・悪寒発熱・逆気して泄瀉するなどの症状が現れたときには，舌脈やその他の症状を見てどの臓腑の病変かを判断し，その臓腑に所属する経脈の井・滎・輸・経・合穴に治療を施すのであり，これは臓腑弁証取穴法の1つでもある。たとえば「弦脈で，病人がきれい好きで，顔が青くて怒りっぽければ，胆病である。もしも心下満があれば竅陰（井）に刺針し，身熱があれば侠渓（滎）に刺針し，体が重く関節が痛む症状があれば臨泣（輸）に刺針し，喘嗽・悪寒発熱があれば陽輔（経）に刺針し，逆気して泄瀉すれば陽陵泉（合）に刺針し……」と述べている。

　『針灸節要』ではこう記載している。「井穴は心下満を主るが，これは肝木の病である。足厥陰経の支脈は，肝から別れて横隔膜を貫き，上昇して肺に注ぐので，心下満を主るのである。滎穴は身熱を主るが，これは心火の病である。兪穴は体が重く関節が痛む症状を主るが，これは脾土の病である。経穴は喘咳・悪寒発熱を主るが，これは肺金の病である。合穴は逆気して泄瀉するものを主るが，これは腎水の病である。謝氏はこう述べている。ここでは五臓の病を取りあげているが，これは一例であって，他の疾病にも類推して応用できる。六腑に言及していないのは，臓を取りあげれば充分だからであると」。このころから，五輸穴の主治作用を，「経脈が通るところに，主治作用が及ぶ」という理論と関連づけるようになったことがわかる。

　多くの針灸医の臨床経験を分析した結果，筆者は，心下満などの病症に対して臓腑弁証を用い，その病変経脈の五輸穴に治療を施すのが最も合理的なのではないかと思う。

　「井穴は心下満を主る」：井穴が上腹部の痞満や鬱悶を治療できるという意味である。しかし心下満という病症は五臓六腑のどの病変からも誘発されるため，病変を起こした臓腑に所属する経脈の井穴を治療するのがよいだろう。たとえば肝の疏泄機能が失われ，木鬱から土を克せば，必ず上腹部や脇肋部の脹満が現れるため，肝経の大敦を治療する。また脾の運化機能に異常をきたすか，胃の和降作用が失調し，中焦の気機が通暢しなくなって心下満を引き起こした場合は，隠白・厲兌を治療する。

　現在の臨床においては，たとえば中風閉証や中暑などのように，邪気が阻滞して心竅を塞いだために発生した意識障害や高熱などの急性病症に対して井穴を使用することが多く，井穴の清神・醒脳・開竅・泄熱作用が利用されている。そしてそのときには，十二井穴を併用して瀉血したり瀉法で刺針したりすることが多い。また井穴は表裏陰陽の経が交差する場所にあり，気を受け継いで経に送り，陰陽を通行させる機能があるため，その他の腧穴と組み合わせて，その経脈や関連経脈の実証の経気壅滞に使用されることが多い。

　「滎穴は身熱を主る」：滎穴には身熱や火証を治療する能力があるということである。したがって各経の滎穴も，それぞれその経の所属する臓腑の病変から起き

た身熱症状を主治する。たとえば身熱と咽喉の腫痛があるのは肺熱であるため，肺経の滎穴である魚際を取穴する。口臭・熱い物を飲みたがらない・便秘などの症状を伴う歯痛は胃火上炎証であるため，胃経の滎穴である内庭を治療する。熱が神明をかき乱したために起きた心煩・不眠・口舌の瘡には，心経の滎穴である少府を取穴する。肝火上炎による頭のふらつき・頭痛・煩熱・怒りっぽい・口苦などの症状には，肝経の滎穴である行間を取穴する。「滎は身熱を主る」といわれる機能は各経の実熱証に使用されることが多いが，陰虚で熱のあるものにも使用することができる。たとえば血液混じりの唾を喀出し，喉が乾いて痛み，腎陰不足による虚火上炎に属するものは，腎経の滎穴である然谷と，肺経の滎穴である魚際を治療する。滎穴には清熱・瀉火・止血・鎮痛作用がある。

「輸穴は体重節痛を主る」：輸穴は，体が重く関節が痛むという症状を治療することができる。これらの病証は，風・寒・湿邪の侵襲によって引き起こされることが多い。たとえば風寒を外感して全身の皮膚や関節の疼痛・だるさが発生すれば，肺経の輸穴である太淵，膀胱経の輸穴である束骨，三焦経の輸穴である中渚，小腸経の輸穴である後渓を治療する。湿邪が脾土を阻滞させたための消化不良・顔面部や足部の浮腫・体が疲れて重いなどの症状には，脾経の輸穴である太白，胃経の輸穴である陥谷を治療する。四肢の関節が痺痛し，悪寒発熱するものは，大腸経の輸穴である三間（または原穴の合谷），肝経の輸穴（原穴）である太衝を治療する。下肢の関節が腫脹して痛み歩きにくいものは，太衝を治療する。

ある研究者によれば，陰・陽経の輸穴はいずれも疼痛を治療することができるが，治療できる疼痛部位やその範囲は異なっており，止痛の効果にも差があるという。陽経の輸穴の止痛範囲は広く，効果もはっきりしており，おもに頭面部・五官・体表部・四肢および体幹部の疼痛を治療する。現在の臨床においては，手足の陽経の輸穴で筋肉や関節の急性疼痛を治療し，多くの場合遠位取穴で，置針をせずに速刺することが多い。また強刺激を与えながら損傷部位の能動運動または受動運動をさせると，さらに効果がある。しかもある程度強い刺激を与えることが，輸穴の止痛効果を発揮させるための秘訣であると考えられている。一方陰経の輸穴は，おもに内臓の疼痛を治療する。ただし脾経の太白は全身の「体重節痛」を治療する常用穴である。また肝経の太衝は頭痛・眼が充血し腫れて痛む・脇痛およびその他疼痛症状を治療する常用穴であり，合谷と合わせて四関穴と呼ばれる。まとめると，輸穴には健脾化湿・祛風利水・舒筋活血・宣痺鎮痛作用があり，疼痛性疾患の治療穴として臨床において多用される。

「経穴は喘咳・悪寒発熱を主る」：経穴は，風寒による咳喘や風熱による咳喘の治療を得意とする。『素問』咳論篇が「五臓六腑のいずれが原因となっても咳は発生し，肺だけではない」と述べていることからも，臓腑弁証によって喘咳がどの臓腑を原因としているかを特定してからその経の経穴を取穴するとよい。たとえば外感による咳嗽ならば，肺経の経穴である経渠と，脾経の経穴である商丘を取穴する。腎が肺気を摂納できないために起きた喘咳であれば，腎の原穴である太渓と肺経の太淵・列欠の他に，腎経の経穴である復溜を取穴する。肝火が肺を焼いたために起きた咳嗽で胸脇部の脹痛と口苦などの症状を伴っていれば，肝経の

経穴である中封を取穴する。経穴には，清宣肺気・健脾化痰・滋陰降火・理気鎮咳・寧心安神作用がある。

　「合穴は逆気して泄するものを主る」：合穴は，臓腑の気機が上逆または下泄した病症を治療する。たとえば胃気上逆による諸症状や傷食して汚濁した便を下すものは，胃経の合穴である足三里を取穴する。肺気上逆による諸症状や胸満喘咳などは，肺経の経穴である経渠だけでなく，合穴である尺沢も取穴する。脾虚による泥状便には脾経の合穴である陰陵泉を取穴する。腎陽衰微・下焦不固による遺尿・遺精・習慣性流産などには，腎経の合穴である陰谷を取穴する。

　合穴には内臓機能を調整する作用があるため，『霊枢』邪気蔵府病形篇は「滎穴と輸穴は外経の疾病を治療し，合穴は内腑を治療する」と述べている。また『霊枢』四時気篇は「邪が腑にあるときは合穴を取穴する」と述べ，『素問』咳論篇も「腑を治療するには合穴を取穴する」と述べて，合穴の腑疾患を治療する機能を強調している。しかも合穴は，いずれも肘・膝関節の周囲にあって，経気が集まってくる場所であるため，あたかも百川が集まって海に注ぐ河口のように，経気が溢れていることは想像に難くない。解剖学的にみれば，この場所は筋束が厚く，神経幹が特に敏感である。各種検査の結果，筋紡錘の密集する場所は受容器が敏感であることがわかっており，そのために気を感受しやすく治療効果が高いものと思われる。なお合穴の主治作用については，「下合穴」の章を参照してもらいたい。

②古人は天人合一という観点にもとづき，五輸穴の気血流注の特徴を，四時ごとの五臓の生理機能変化に当てはめ，五輸穴の主治作用を分類した。この点については，『内経』『難経』に詳しい。

　『素問』咳論篇は述べている。「人と天地とは影響しあっているので，五臓はそれぞれ主っている季節に……秋であればまず肺が邪を感受し，春であれば肝がまず邪を感受し，夏であれば心がまず邪を感受し，至陰〔旧暦の6月〕であれば脾がまず邪を感受し，冬であれば腎がまず邪を感受する」。また『霊枢』順気一日分為四時篇はこのように明確に指摘している。「五臓は冬を主り，冬は井穴に刺針する。五色は春を主り，春は滎穴に刺針する。五時は夏を主り，夏は輸穴に刺針する。五音は長夏を主り，長夏は経穴に刺針する。五味は秋を主り，秋は合穴に刺針する。これを五変といい，五輸を主り……病が臓にあるものは井穴を取穴する。病が顔色の変化に現れるものは滎穴を取穴する。病が時によって軽減したり悪化したりするものは，輸穴を取穴する。病が声音の変化に現れるものは，経穴を取穴する。経脈が満ちて瘀血があるものは胃に病がある。また飲食の不摂生から病気になったものも合穴を取穴する。したがって五味は合を主るという。これを五変という」。

　この他，『霊枢』四時気篇や『素問』水熱穴論篇にもこのような論述がある。『霊枢』四時気篇には「……秋は各経の輸穴を取穴する。邪が腑にあれば，合穴を取穴する。冬は井穴と滎穴を取穴し，必ず深く刺して置針する」と述べられており，それに対し『素問』水熱穴論篇は以下のように説明している。「……秋には金が主るようになり，肺は収斂粛殺されるようになる。金が強くなって火を衰えさせるため，陽気は合に集まるようになる。また陰が強くなり始め，湿気が人体に影響

し始めるが，陰気はまださほど旺盛ではなく深く入り込めないため，輸穴を取穴して陰邪を瀉し，合穴を取穴して陽邪を抑える。また陽気が衰え始めるため，合穴を取穴する。……冬は水が主るようになり，腎気は閉蔵されようとし，陽気は衰え，陰気が強固になり，太陽の気が裏に潜伏し，それとともにその陽脈もなくなる。そこで井穴を取穴して陰気の上逆を降下させ，滎穴を取穴して陽気を補う。冬は井穴と滎穴を取穴すれば春に鼻水や鼻血を患わないといわれるのは，こういう理屈なのである」。つまり冬に井穴を刺針すれば陰気の上逆を降下させる作用があり，滎穴には陽気を実させる効果があると考えられているのである。また「冬は井穴と滎穴を取穴し，必ず深く刺して置針する」というのは，井穴と滎穴は皮膚の浅い場所にあって本来は深く刺入しないが，冬には陽気が深部に潜伏するため置針しなければならないことを説明している。

『難経』七十四難では，五時それぞれが五臓五輸を主るという原則にもとづき，「春は井穴を刺針する」という説を提起している。そして「春に井穴に刺針するのは，邪が肝にあるからである。夏に滎穴に刺針するのは，邪が心にあるからである。晩夏に輸穴に刺針するのは，邪が脾にあるからである。秋に経穴に刺針するのは，邪が肺にあるからである。冬に合穴に刺針するのは，邪が腎にあるからである」と述べている。つまり春夏は人体の陽気が上昇して表面にあるため，皮膚の浅い場所にある井穴と滎穴を刺針し，肝と心を治療する。一方秋冬は陽気が下降するため，肌肉の深い場所にある経穴と合穴に刺針し，肺と腎を治療するということである。

「冬は井穴を刺針する」と「春は井穴を刺針する」の両説は，それぞれ根拠があり，どちらが正解でどちらが誤りであると簡単に判断することはできないため，実践のなかで検証していく必要がある。

③病変部位の陰陽の属性によって，五輸穴の主治作用を分類する。

『霊枢』寿夭剛柔篇は次のように述べている。「陰陽の特徴をよく理解して刺針法を決定しなければならない。また病の原因は何で四時と合致しているか，体内では五臓六腑と，外では筋骨皮膚との関連はどうかを……疾病が陰中の陰（五臓）にあれば陰経の滎穴と輸穴に刺針し，陽中の陽（皮膚）にあれば陽経の合穴に刺針し，陽中の陰（筋骨）にあれば陰経の経穴に刺針し……」。五輸穴は内臓病治療の主穴になるだけでなく，同時に外経病や筋骨皮肉の病変にも使用できることが説明されている。また『霊枢』邪気蔵府病形篇に記載されている「滎穴と輸穴は外経を治療し，合穴は六腑を治療する」という選穴法は，臨床上広く使用されている。

④五輸穴の一部には，特別な治療効果をもつものがあり，臨床において常用されている。

たとえば至陰は逆子を治し，少商は喉痺を治し，少沢は母乳の出をよくし，隠白は崩漏を止め，太淵は脈なし病を治療し，間使は瘧疾を，復溜は汗証を，支溝は便秘を，委中は腰痛を治療するなどである。

2）補母瀉子法

『難経』六十六難は，五行相生相克法にもとづき，臓腑経脈の五行属性と五輸穴の五行属性とをリンクさせ，「虚になればその五行属性で母にあたるものを補い，実になればその五行属性で子にあたるものを瀉す」という取穴原則を提起した。いわゆる「虚せばその母を補う」について説明すると，自分を生んだのは母であり，五行学説の「母は子を虚にすることができる」という論理にもとづき，ある臓（経）が虚証になった場合には，その母である臓（経）か母である腧穴を補うことで治療することができるというのである。また「実すればその子を瀉す」とは，自分が生んだのは子であり，五行学説の「子は母を実にすることができる」という論理にもとづき，ある臓（経）の実証に対して，その子である臓（経）か子にあたる腧穴を瀉すことで治療することができるということである。

◎五行相生相克法則

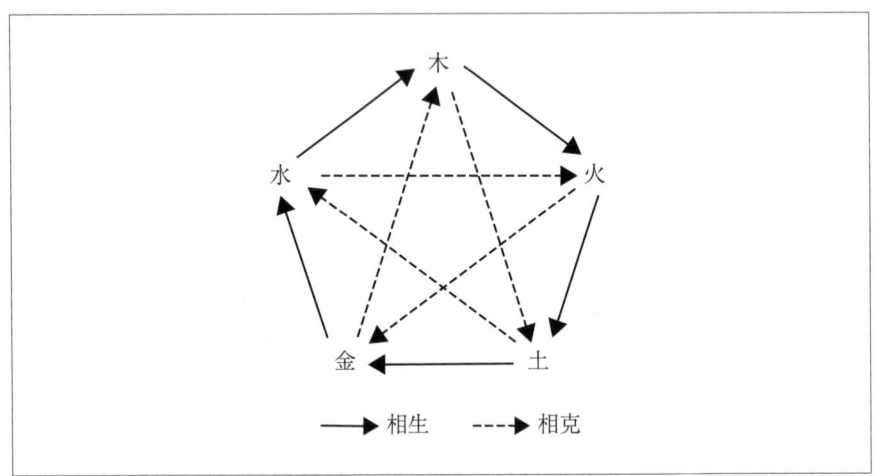

◎臓腑経脈の五行属性

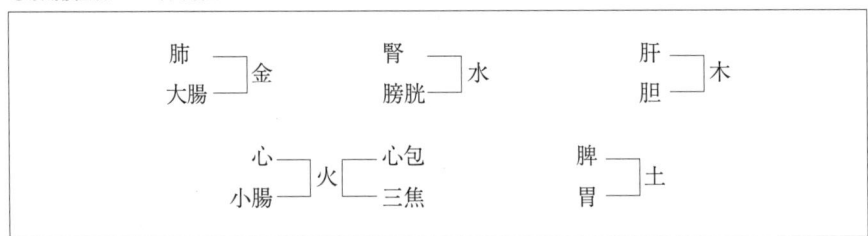

◎五輸穴の五行属性

上述したように，陰経と陽経とでは五輸穴の五行属性が異なっている。

「補母瀉子法」は，臨床においてきわめて広範囲に使用することができる。応用する際には，まず疾病がどの経，あるいはどの臓腑にあるか，病性は虚か実かを見分けてから，「虚せばその母を補い，実すればその子を瀉す」という原則に従っ

て取穴する。

この取穴法には，本経補瀉法と異経補瀉法の2種類がある。

①本経補瀉法

本経補瀉法とは，病変のある経脈の五輪穴を選んで補瀉法を行う方法である。各経脈の母穴と子穴を表にしたので，臨床で選穴する際の参考にしてもらいたい（**表3**）。

表3　子母補瀉取穴表（本経補瀉）

五行	金		水		木		火				土	
							君火		相火			
経脈	肺	大腸	腎	膀胱	肝	胆	心	小腸	心包	三焦	脾	胃
母穴	太淵	曲池	復溜	至陰	曲泉	侠渓	少衝	後渓	中衝	中渚	大都	解渓
子穴	尺沢	二間	湧泉	束骨	行間	陽輔	神門	小海	大陵	天井	商丘	厲兌

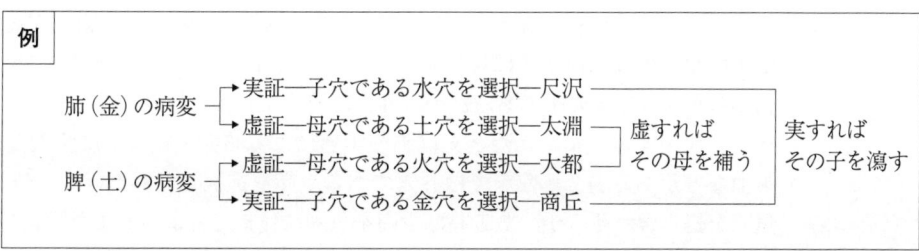

肺の虚証には，肺経の輸穴である太淵を取穴する。それは，金の母は土であるが，肺は金に属し，太淵は土に属するからであり，虚であればすなわちその属性が母である太淵を補の刺針法で補うということである。反対に肺の実証であれば，肺経の合穴である尺沢を選び，実であればすなわちその子である尺沢を瀉すという原則にしたがって治療する。同様に，脾の虚証であれば，脾経の輸穴である大都を取穴する。それは土の母は火であるが，脾は土に属し，大都は火に属するからであり，虚であればすなわちその母である大都を補の刺針法で補う。また脾の実証であれば，脾経の経穴である商丘を取穴する。それは土の子は金だが，商丘が金に属するからであり，実であればすなわちその子である商丘を瀉の刺針法で瀉す。

②異経補瀉法

異経補瀉法とは，病変のある経脈の母経にあたる経脈の母穴を用いるか，子経にあたる経脈の子穴を用いる治療法である。やや複雑なので，肺の病変を例にとって説明しよう。

例
肺(金)の病変 → 虚証──母経(土経である脾経)の母穴(土穴)を選択─太白 　　　　　　→ 実証──子経(水経である腎経)の子穴(水穴)を選択─陰谷

　　本経補瀉法と異経補瀉法は併用することができる。

③井穴に刺針する代わりに榮穴を瀉し，井穴を補うには合穴を補う。
　これは，五輸穴子母補瀉法の応用形である。
　井穴に刺針する代わりに榮穴を瀉す：『難経』七十三難は次のように述べている。「各井穴は，肌肉の薄いところにあり，気も少ないので使いにくい。どうやって刺針したらいいだろうか？　各井穴は木である。榮穴は火である。火は木の子なので，井穴に刺針しなければならないときには，榮穴に刺針して瀉すとよい。医経に，補わなければならないものを瀉してはならず，瀉さなければならないものを補ってはならないと言っているのは，そういう意味である」。井穴が肌肉の薄い四肢末端にあって，気も少なく，補瀉手法を施しにくいことが説明されている。また井穴では針感が強く激しい痛みを伴う場合が多く，病人には耐えがたいため，臨床においては臨機応変に対処するとよい。陰経の井穴は木に属し，榮穴は火に属するが，火は木の子であるため，井穴に瀉法を行わなければならないときには，榮穴で代用するとよい。たとえば肺の実熱による咳嗽・喘息・胸脇満悶・喀血・鼻血などがある場合，臨床では井穴である少商を選択してもよいし，榮穴である魚際を組み合わせるか，あるいは少商を魚際に代えてもよい。また陽経の場合は，井穴は金に属し，榮穴は水に属し，水は金の子であるため，陽経の井穴に瀉法を施さなければならないときには，榮穴で代用してもよい。たとえば胃火亢盛が原因で，口渇があって水を飲みたがる・大便燥結・舌苔黄か黄燥で厚いなどの症状があるものは，胃経の井穴である厲兌を取穴するか榮穴である内庭を組み合わせる。あるいは内庭を単独で用いてもよい。
　井穴を補うには合穴を補う：『難経』より後世の医家が，「井穴に刺針する代わりに榮穴を瀉す」という考え方をさらに発展させ，「井穴を補うには合穴を補う」という説を提起した。たとえば滑寿は『難経本義』のなかで，「もし井穴を補わなければならないのなら，必ずその経の合穴を補う」という考えをはっきりと提起している。また『難経集注』は，宋代の医家・丁徳用の説を引用しながら，「井穴に刺針する代わりに榮穴を瀉し，井穴を補うには合穴を補う」という説にさらに説明を加え，次のように述べている。「井穴は木で，火の母である。榮穴は火であり，木の子である。したがって，肝木が実すれば，その経の榮穴を瀉す。肝木が気虚で不足すれば，その合穴を補う。瀉すべきときに補ってはならず，補うべきだと思い違いしてはならないと古代より言うのである」。陰経の井穴は木に属し合穴は水に属し，水は木の母であるため，陰経の井穴を刺針しなければならないときには，合水穴を組み合わせるか，あるいは合水穴だけに代えて補法を施す。た

とえば肺虚による咳嗽満悶には，井穴である少商に合水穴である尺沢を組み合わせるか，尺沢だけに代えて補法を施す。陽経の井穴は金に属し，合穴は土に属し，土は金の母であるため，陽経の井穴を取穴しなければならないときには，合土穴を併用するか，合土穴だけに代えて補法を施す。たとえば脾胃虚寒による上腹部の脹満・疼痛，悪心嘔吐などの症状があるときには，井穴である厲兌に合土穴である足三里を加えるか，足三里だけを取穴する。

④子午流注針法

五輸穴の五行属性と十干十二支とを組み合わせ，さらにそれを臓腑気血の流注時間に対応させ，「虚せばその母を補い，実すればその子を瀉す」という理論にもとづいて形成された，独特の時間別治療法が子午流注針法である。ただし本書では詳述しない。

表4　五輸穴のまとめ

	五行配当 陽経	五行配当 陰経	原文	自然界の水流	脈気	腧穴の位置	
井	金	木	出るところを井とする	流れ始める	経気が出るところであり，脈気は小さく浅い	手・足の末端	手足末端 ↓ 肘膝
榮	水	火	溜れるところを榮とする	細流である	経気は流注し，脈気がやや大きくなる	中手指節・中足指節関節の下方	
輸	木	土	注ぐところを輸とする	流れがやや大きくなる	経気がしだいに旺盛になり脈気も大きくなる	中手指節・中足指節関節の上方	
経	火	金	行くところを経とする	順調に流れる	経気は通暢し脈気も盛んになる	手根・果関節より上方	
合	土	水	入るところを合とする	たくさんの川が海に入る	経気は旺盛になり脈気は充足して臓腑に集まる	肘・膝関節の周囲	

※臨床応用
①五輪穴の主治作用を発揮させるために，単独あるいはその他の腧穴と組み合わせて用いる。(相対的特異性)
　原文：『難経』六十八難・『霊枢』順気一日分為四時篇・『霊枢』寿夭剛柔篇
②補母瀉子法：本経補瀉法・異経補瀉法・井穴に刺針する代わりに榮穴を瀉し井穴を補う代わりに合穴を補う方法
③子午流注針法

3　配穴法

　　五輸穴は応用範囲が広く独自の治療効果があるため，臨床において多用されている。配穴法も多彩であることから，幅広く取り入れていきたいものである。たとえば募合配穴・原合配穴・郄合配穴・滎募配穴などがあるが，それについては各章の説明を参照してもらいたい。

附記：五輸穴歌

　　　　肺経の少商・魚際・太淵は，経渠・尺沢と連なり
　　　　大腸経の商陽と二間は，三間・陽渓・曲池に繋がり
　　　　胃経の厲兌・内庭は，陥谷・解渓・足三里に従い
　　　　脾経の隠白・大都は，太白・商丘・陰陵泉に連なり
　　　　心経の少衝・少府は隣接し，神門・霊道・少海へと続き
　　　　小腸経は少沢・前谷・後渓，陽谷は経穴で小海が頼り
　　　　膀胱経の至陰・通谷は，束骨・崑崙・委中に従い
　　　　腎経の湧泉・然谷は，太渓・復溜・陰谷で終わり
　　　　心包経の中衝・労宮は楽しく，大陵・間使は曲沢に連なり
　　　　三焦経の関衝と液門は，中渚・支溝・天井と等しく
　　　　胆経の竅陰・侠渓からは，臨泣・陽輔と陽陵泉へとめぐり
　　　　肝経は太敦と行間，太衝・中封と曲泉なり。

第2節　五輸穴各論

1 手太陰肺経の五輸穴

1．少商　[しょうしょう]（LU11）

【別　　名】── 鬼信（『備急千金要方』）
【出　　典】── 『霊枢』本輸篇：「肺の脈気は少商から出る。少商は手の母指先端の内側にあり，井木穴である」
【穴名解説】── 「陰中に陽が生じると少から始まり，五音六律は宮・商・角・徴・羽に分類されるが，肺金の音は商であり，この腧穴が肺経の根にあたることから，少商と名づけられた」（『古法新解会元針灸学』）
【分　　類】── 手太陰肺経の井穴
【位　　置】── 手の母指末節の橈側にあり，爪の角より0.1寸（指寸法）の部位。
【解　　剖】── 皮膚→皮下組織→爪根
【効　　能】── 清肺利咽・醒神開竅

- 本穴は肺経の井穴であり，肺気を調節して咳喘を止め，風熱を散解し，咽喉の通りをよくし，肺衛を疏通させるため，肺臓およびその関連器官の病変に常用される。急性の咽喉腫痛を治療するための要穴でもある。
- 井穴であることから，他に醒神開竅・啓閉回厥・泄熱止痙作用があり，昏睡・失神・ショックなどを治療するための救急穴として用いられる。その際には，その他の井穴と組み合わせて使用されることが多い。少商・商陽・中衝・関衝・少衝・少沢の6穴は，いずれも手指先端にあって針感および反応が強く，調節陰陽・宣通気血・開竅蘇厥作用があり，臨床上よく併用される。三稜針で点刺して出血させたり，毫針で捻転瀉法を行ったりすれば，陽実閉鬱を原因とする昏睡・癲狂[*3]・癇証[*4]・高熱などを治療できる。ただし各井穴は，所属する経脈によって作用にそれぞれ異なる点がある。少商は清宣肺気・清利咽喉・疏衛解表し，商陽は清宣鬱熱・清利咽喉・解表退熱し，中衝は開竅蘇厥作用が最も強く，その他に清心安神をする。関衝は上焦の火を清除し，少陽の熱を清宣し，少衝は清心安神・宣通心気し，少沢は清熱除煩・清宣太陽・通調乳汁する。

【主治症】── 肺系疾患：咳嗽・精神的要因による喘証・喉痺・鼻血，西肺炎・扁桃炎・咽頭喉頭炎・感冒
　　　　　　精神・意識障害：中風による昏睡・癲狂[*3]・小児の驚風[*5]，西精神分裂病など
　　　　　　本経脈通過部位の疾患：手指や手首の痙攣拘急
　　　　　　その他：熱病・中暑による嘔吐・上腹部の満悶

【配　　穴】——労宮……嘔吐（『備急千金要方』）

　　　　　　　大陵……喘逆（『備急千金要方』）

　　　　　　　太衝・経渠……喉がゴロゴロ鳴る（『備急千金要方』）

　　　　　　　天突・合谷……咽喉の腫痛（『針灸大成』）

　　　　　　　曲沢……血虚による口渇（『百症賦』）

　　　　　　　中衝・関衝……中風による昏睡

　　　　　　　大敦……精神異常

【手　　技】——軽く手を握り，母指を伸ばして取穴する。

　　　　　　　①0.1寸直刺する。

　　　　　　　②太めの毫針か三稜針で点刺して出血させる。昏睡・失神・角膜炎・結膜炎・咽頭喉頭炎・扁桃炎などの治療に，この方法が常用される。

【注意事項】——①この部位は皮が薄く肉が少ないうえ，常に指を動かすため，瘢痕灸は行わない。

　　　　　　　②刺針による刺激が強いため，妊婦には使用を控える。

【古典抜粋】——●『針灸甲乙経』第7巻：「瘧疾のような熱病で，顎を鳴らして振戦する・腹脹・斜視・喉を鳴らすなどの症状があれば，少商が主治する」「瘧疾で，寒厥あるいは熱厥・煩心・しきりにしゃっくりをする・心中満悶して発汗するなどの症状があるときは，少商から出血させればたちどころに治る」

　　　　　　　●『針灸甲乙経』第8巻：「水に濡れたかのように寒くてしようがない・心煩・腕のしびれ・唾を吐く・唇が乾いて水を飲みたがる・手首の拘攣・指や四肢の痛み・肺の脹満・上気・風音のような耳鳴がする・咳喘上逆・痺証・腕の痛み・嘔吐・飲食物が飲み込めない・胸腹部が鼓脹[*6]するなどの症状は，少商が主治する」

　　　　　　　●『備急千金要方』第30巻：「耳の前方が痛むものを主治する」

　　　　　　　●『針灸摘英集』：「オトガイ部下方が升のように腫れ，喉が閉塞し一滴の水も入らないものは，三稜針で手太陰肺経の少商2穴から少量出血をさせる」

　　　　　　　●『外科証治全生集』：「喉の中に龍眼ほどの大きさの物がつまっているかのようで，飲み込むことも吐き出すこともできないものを梅核気という。男女ともにある証だが，少商に刺針すればよく効く」

　　　　　　　●『針灸大成』第6巻：「オトガイ部下方の腫脹・喉のつまり・煩心・しきりにしゃっくりをする・上腹部の満悶・発汗して悪寒する・咳逆・痺証で振寒する・腹部脹満・唾を吐く・唇が乾いて水を飲みたがる・食事を飲み込むことができない・鼓脹[*6]・手の拘攣・指の痛み・手掌部が熱い・寒戦して歯を鳴らす・喉が鳴る・小児の扁桃炎などの症状を主治する」

　　　　　　　●『針灸聚英』：「唐代の刺史・成君綽は，突然オトガイ部下方が升のように腫れあがり，喉が閉塞して三日間一滴の水も入らない。甄権が三稜針で刺して少量の出血をさせたところ，たちまち治った」

【現代研究】——脳が虚血状態になったウサギの「十二井穴」から瀉血して，脳の血流計の変化を観察したところ，血流計の振幅がすべて増大し，脳の血液循環が改

善されたことがわかった。この反応は，瀉血・疼痛刺激・腧穴の特異性などの要素があいまってもたらされた結果であり，井穴のもつ救急作用のメカニズムの一端が解き明かされる可能性がある。またある観察によれば，少商への刺針は，CO_2中毒による昏睡患者の意識回復を促し，血中のCO_2ヘモグロビンの解離を促進するという。また刺針したグループと対照グループの血中CO_2含有量をそれぞれ時間をおいて測定したところ，その結果に明らかな差異があった。刺針したグループは，刺針前53.8%だった含有量が15分後には25.5%に減少したのに対し，対照グループは45%から30%に減少しただけだった。また覚醒までの時間も，刺針したグループは4.4分だったのに対し，対照グループは11分であった。

またある人が片側の少商穴に点刺したところ，喉頭部の血疱の大部分が萎縮して自覚症状が寛解し，さらにもう一方にも点刺したところ，血疱すべてが吸収され，自覚症状が消失したという。そして以上の全過程が4〜5分であったとのことである。その他にも，少商穴だけを用い，何回治療しても効果のなかった鼻血・小児の重症肺炎・しゃっくりなどを治療して効果をあげている。そのうち鼻血の治療をするときには，その手技がきわめて重要である。患者に姿勢を正して座らせ，目はまっすぐに前を向かせる。そして「息を吸う—息を止める—咳をする」という一連の動作を同じリズムで繰り返させ，患者が咳をしようとした瞬間に，針と指の爪の辺縁部を平行にし，しかも爪を30°の角度にして，すばやく0.1〜0.5寸刺入する。置針はしない。垂直に点刺したり，息を吸っているときに刺針したりしても，まったく効果がない。

2. 魚際 [ぎょさい] (LU10)

【別　　名】——なし。
【出　　典】——『霊枢』本輸篇：「肺……魚際に溜れる。魚際は母指球にあり，滎穴である」
【穴名解説】——「魚際は，手の母指の内側で，中手指節関節上方の魚の腹のようになっているところの辺縁部にあることから，魚際と名づけられた」（『古法新解会元針灸学』）
【分　　類】——手太陰肺経の滎穴
【位　　置】——手の母指の，第一中手指節関節上方の陥凹部にあり，第一中手骨のほぼ中間点の橈側で，手背部と手掌部の境目にある。
【解　　剖】——皮膚→皮下組織→短母指外転筋→母指対立筋→短母指屈筋
　　　　　　　浅層部には正中神経掌枝と橈骨神経浅枝などが分布している。深層部には，正中神経筋枝や尺骨神経筋枝がある。
【効　　能】——清熱涼血・疏肺利咽
　　　　　　　●本穴は肺経の滎火穴であり，「滎は身熱を主る」といわれるように，清肺熱・瀉火邪・利咽喉および滋肺陰・涼血止血の作用がある。肺の実火，虚熱を原因とする咽喉の疼痛，痰の少ない咳嗽などに効果がある。

●理気の要穴として，上焦の気を疏通させる作用もある。

【主治症】──肺系疾患：喀血・失声症・喉痺・喉の乾き，囲気管支炎・肺炎・扁桃炎・咽頭炎・鼻炎

熱性病：身熱・頭痛・乳腺炎・手心部の熱

本経脈通過部位の疾患：肘の拘攣・指の痛み

その他：目のくらみ・腹部脹満・腹痛・食べ物が飲み込めない，囲動悸・小児の単純性消化不良

【配穴】──太淵・大都・太白……熱病で発汗しているもので，脈が正常ならば発汗してよい（『霊枢』熱病篇）

太淵……厥心痛[*7]で動くと痛みが激しくなる（『霊枢』厥病篇）

尺沢……血液混じりの唾を吐く（『針灸甲乙経』）

少商・公孫・解渓・至陰・完骨……頭痛・煩心（『針灸資生経』）

列欠・少沢・欠盆……咳嗽（『針灸資生経』）

合谷・間使・神門・肺兪・腎兪……失声症（『針灸集成』）

合谷……咳嗽・咽喉の腫痛・失声症

孔最・中府……哮喘[*8]

【手技】──手首を曲げて掌心と向かいあうようにし，軽く握ったような状態にする。
① 0.5〜0.8寸の直刺。重だるく腫れぼったくしびれるような針感を刺針部から母指まで放散させる。
② 三稜針で点刺して出血させるか挑治療法を施す。

【注意事項】──この部位は常に外に露出しているうえ，よく動かすため，瘢痕灸は行わない。

【古典抜粋】──●『針灸甲乙経』第7巻：「寒厥・熱病・心煩・少気して息ができない・陰部が湿ってかゆい・腹痛・飲食物がとれない・肘の拘攣・四肢の脹満・喉がひどく乾燥して渇くなどの症状は，魚際が主治する」「熱病で寒戦して歯を鳴らす・腹部脹満・インポテンツ・咳をすると臀部にまで響いて尿を漏らすなどは，虚証である。胸膈内部が虚す・飲食してもすぐ嘔吐する・身熱・発汗しない・しきりに唾を吐く・下血・肩背部が悪寒したり発熱したりする・顔に色艶がない・涙が出るなどもみな虚証である。魚際に刺針して補う」

●『針灸甲乙経』第9巻：「息切れ・心痺・悲しんだり怒ったりする・逆気・怒りから発狂するなどは，魚際が主治する」

●『針灸甲乙経』第11巻：「胃逆・霍乱は，魚際が主治する」

●『備急千金要方』第23巻：「産後は常に乳を絞り出しておかなければならないのに，ためてしまうと凝結して出なくなり……妬乳[*9]（とにゅう）になるが，これは癰ではないので，すぐに両手の魚際にそれぞれ27壮灸をすえる」

●『針灸聚英』：「酒による疾病・悪風・悪寒・虚熱・舌の上が黄色い・身熱・頭痛・咳嗽・しゃっくり・傷寒で発汗しない・痺痛が胸背部を走り息ができない・目のくらみ・心煩・少気・腹痛があり食べることができない・肘の拘攣・四肢の脹満・喉の乾燥・寒戦して歯を鳴らす・咳をすると臀部まで響いて痛む・血尿・血液混じりの嘔吐・心痺・悲しんだり恐がっ

　　　　たりする・乳腺炎などを主る」

【現代研究】──放射免疫測定法を行ったところ，喘息発作を起こしている患者は，正常な対照グループよりも，血漿中のサイクリックアデノシン一リン酸含有量が明らかに低下している（$P < 0.05$）ことがわかった。またモルモットに喘息を誘発させると，その肺組織内のサイクリックアデノシン一リン酸含有量も対照グループ（喘息を発症していない）よりも低下していた（$P < 0.01$）。血漿と肺組織中のサイクリックグァノシン一リン酸が対照グループよりも増加していたが，これは統計学上有意ではない。ただ喘息発作は，血漿および肺組織中のサイクリックアデノシン一リン酸量が減少したことと何らかの関係があることを示唆している。

魚際に2週間刺針を続けたところ，血漿中のサイクリックアデノシン一リン酸含有量およびサイクリックアデノシン一リン酸のサイクリックグァノシン一リン酸に対する比率が刺針前よりも明らかに上昇し，両者には明らかな相関性（$P < 0.001$，$P < 0.002$）が認められた。また臨床症状が明らかに改善され，喘鳴音が消滅し，肺の最大換気量が増加した。

動物実験によれば，腧穴以外の部位に刺針したモルモットのグループに比べ，「魚際」に刺針したグループは，肺組織中のサイクリックアデノシン一リン酸含有量およびサイクリックアデノシン一リン酸のサイクリックグァノシン一リン酸に対する比率が，明らかに高かった（$P < 0.05$）。しかも「魚際」局所にプロカインブロックをして刺針効果を消滅させたグループは，肺組織中のサイクリックアデノシン一リン酸含有量およびサイクリックアデノシン一リン酸のサイクリックグァノシン一リン酸に対する比率が，「魚際」に刺針したグループに比べ，明らかに低く（$P < 0.01$，$P < 0.05$），喘息発作を起こしているグループに近かった。このことは，「魚際」穴が肺臓のサイクリックアデノシン一リン酸に影響を及ぼす独自の機能をもっていることを示すものであり，また喘息に対して刺針治療したときに起きる経絡や経穴を調整する作用は，神経液を介して実現されている可能性があることを物語っている。

また魚際への刺針は，肺の呼吸機能を改善し，呼吸を安定させることができる。

3．太淵　［たいえん］（LU9）

手太陰肺経の原穴であり輸穴であり，八会穴の脈会穴でもある。
第6章第2節の八会穴各論（236頁）を参照。

4．経渠　［けいきょ］（LU8）

【別　　名】──なし。
【出　　典】──『霊枢』本輸篇：「肺……経渠に行く。経渠は寸口の脈の中にあり，動き続

けて止まることがない。経穴である」
- 【穴名解説】──「水が流れ出て渠をゆるやかに流れるように，血気は井穴から流れ出てここに至り，ゆっくりと経穴まで導かれる。これが十二経脈である。渠とは溝のことであり，十二経脈の気血がこの腧穴に流れ込むことから，経渠という」(『黄帝内経明堂』)
- 【分　　類】──手太陰肺経の経穴
- 【位　　置】──前腕の前側で，橈骨茎状突起と橈骨動脈との間の陥凹部で，手首の横紋の1寸上方。
- 【解　　剖】──皮膚→皮下組織→腕橈骨筋腱の尺側縁→方形回内筋
  浅層部には外側前腕皮神経と橈骨神経浅枝が分布している。深層部には橈骨動脈と静脈がある。
- 【効　　能】──宣肺清熱・止咳平喘
  - ●本穴は肺経の経金穴であり，「経穴は喘咳寒熱を主る」という特徴があるうえに，五行属性が肺臓と同じ「金」であるため，宣肺清熱・止咳平喘作用が最も強い。
  - ●消腫止痛効果もあり，咽喉腫痛や胸背部痛にも使用できる。
- 【主 治 症】──肺系疾患：咳嗽・精神的要因による喘・喉痺，西気管支炎・咽頭炎・扁桃炎
  胸部疾患：胸部脹満・胸背部痛，西食道痙攣
  本経脈通過部位の疾患：手心部の熱
  その他：脈なし病
- 【配　　穴】──丘墟……胸背部が引きつり，胸中が膨満する(『備急千金要方』)
  行間……しきりに咳をする(『備急千金要方』)
  丘墟・魚際・崑崙・京骨……背部痛(『針灸大成』)
- 【手　　技】──掌を上に向けて取穴する。
  0.2～0.3寸直刺し，刺針部から前腕まで腫れぼったいだるさを放散させる。
- 【注意事項】──①橈骨動脈を避けて刺針する。
  ②橈骨動脈に近いため，瘢痕灸は行わない。
- 【古典抜粋】──●『備急千金要方』第30巻：「経渠は，咳逆上気・喘息・掌の熱を主治する」
  ●『針灸大成』第6巻：「瘧証の悪寒発熱・胸背部の拘急・胸満・喉痺・手心部の熱・咳逆上気・しきりにあくびをする・傷寒の熱病で汗が出ない・突然の痺証・喘息・心痛・嘔吐などを主治する」
- 【現代研究】──ある人が頸部捻挫に経渠1穴を用い，一側の疼痛には患側を，両側の疼痛には両側を取穴したところ，100％の有効率であった。

5．尺沢　[しゃくたく] (LU5)

- 【別　　名】──鬼受(『備急千金要方』)・鬼堂(『千金翼方』)
- 【出　　典】──『霊枢』本輸篇：「肺……尺沢に入る。尺沢は肘の中の動脈であり，合穴である」
- 【穴名解説】──「骨度法では，手首から肘までを1尺と定めており，『腧穴折衷』には『尺

沢から手首の横紋までは1尺である」と記載されている。尺沢は肘の陥凹部にあり，肺経の合穴で水に属するが，水は潤沢であるはずであることから，尺沢と名づけられた」(『経穴命名浅解』)

【分　　類】──手太陰肺経の合穴
【位　　置】──肘の横紋上にあり，上腕二頭筋腱の橈側陥凹部にある。
【解　　剖】──皮膚→皮下組織→腕橈骨筋→橈骨神経→上腕筋
　　　　　　　浅層部には橈側皮静脈・外側前腕皮神経などがある。深層部には橈骨神経，橈側側副動・静脈の前枝，橈側反回動・静脈などがある。
【効　　能】──清泄肺熱・滋陰潤肺・粛降肺気
　　　　　　　●本穴は肺経の合水穴であり，「合穴は逆気して泄瀉するものを主る」という特徴があるため，尺沢部の表在静脈から瀉血すると，嘔吐・泄瀉の治療に確実で，しかも迅速な効果が得られることが証明されている。
　　　　　　　●本穴は肺経の子穴であり，「実すればすなわちその子を瀉す」という原則から，胸満・喘咳・肺熱・喀血などの肺経実証の治療に用いられ，瀉法を施されることが多い。
【主 治 症】──肺部疾患：咳嗽・精神的要因による喘証・喀血・咽喉の腫痛・胸部脹満，[西]肺結核・肺炎・気管支喘息・胸膜炎
　　　　　　　熱病：潮熱・舌の乾き・小児の驚風[*5]・乳腺炎，[西]丹毒
　　　　　　　胃腸疾患：嘔吐・下痢・絞腸痧〔乾霍乱〕，[西]急性胃腸炎
　　　　　　　本経脈通過部位の疾患：肘および腕の拘攣疼痛，[西]肘関節および周囲軟部組織の疾患
【配　　穴】──少沢……息切れ・脇痛・心煩（『備急千金要方』)
　　　　　　　関衝・外関・竅陰……腕が頭まで挙がらない（『備急千金要方』)
　　　　　　　肩髃・小海・間使・後渓・魚際……肘の拘攣（『針灸大成』)
　　　　　　　曲沢・大陵・二間・少商・商陽……口の乾き（『針灸大成』)
　　　　　　　支溝・下三里・合谷・大陵・太衝……心痛・顔が青黒くなって瀕死のもの（『針灸集成』)
　　　　　　　章門・間使・関衝・中渚・隠白……乾嘔（『針灸集成』)
　　　　　　　清冷淵……肘の疼痛（『天元太乙歌』)
　　　　　　　合谷……肘および腕の拘攣疼痛・肘関節が屈伸できない
　　　　　　　肺兪……咳嗽・精神的要因による喘証
　　　　　　　委中……嘔吐・下痢
【手　　技】──掌を上に向け，肘をやや曲げて取穴する。
　　　　　　　①0.5～0.8寸直刺し，刺針部に腫れぼったいだるさを起こさせ，感電したようなしびれを前腕部まで放散させる。
　　　　　　　②毫針の太いものか三稜針で表在静脈から出血させる。
【注意事項】──①肘関節の動きのじゃまにならないように，瘢痕灸は行わない。
　　　　　　　②『素問』刺禁論篇に「肘への刺針が深すぎると，気が内へ戻って屈伸できなくなる」とある。肘の内側に刺針するときには，深度に気をつけなければならない。深すぎると臑穴を通り越して血管を刺し，内出血を引

き起こす。すると，邪気を内陥させてそれが内部で凝結し，腕が屈伸できなくなる。臨床では，直刺は通常1寸を超えてはならない。

【古典抜粋】
- 『針灸甲乙経』第7巻：「振寒・抽搐・手を伸ばせない・咳嗽・濁った唾を吐く・気膈〔咽喉や胸郭がつかえる噎膈の一種〕・しきりに嘔吐する・震えて歯を鳴らす・発汗しない・煩満・抽搐による鼻血などの症状があるものは，尺沢が主治する。左に疾患がある場合は右に刺針し，右に疾患がある場合は左に刺針する」
- 『針灸甲乙経』第9巻：「咳逆上気・舌が乾く・脇部の痛み・心煩・肩の冷え・少気して息ができない・腹部の脹満・喘息などの症状は，尺沢が主治する」
- 『針灸甲乙経』第10巻：「肘の疼痛は，尺沢が主治する」
- 『備急千金要方』第10巻：「五臓の癘なら，いずれも尺沢に7壮灸をすえる」
- 『備急千金要方』第14巻：「邪による病で四肢が重くて痛むものや，その他さまざまな雑証は，尺沢が主治する」
- 『針灸大成』第6巻：「肩や腕の疼痛・発汗・中風・頻尿・よくくしゃみをする・悲しんで泣く・悪寒発熱・風痺・上腕部や肘の拘攣・腕が挙がらない・喉痺・上気・嘔吐・口の乾き・咳嗽・濁った唾を吐く・瘈証・四肢および腹部の腫脹・心痛・腕の冷え・息切れ・肺拡張・心中煩悶・少気・虚労による発熱・喘満・腰脊部がこわばって痛む・小児の慢驚風[*5]などを主治する」
- 『肘後歌』：「鶴膝風[*10]で膝が腫れて痛み歩けないものは，尺沢が舒筋し骨の痛みを緩解する」
- 『霊光賦』：「吐血や喘息は尺沢を補う」

【現代研究】実験から，健常者の尺沢穴に刺針すると，虫垂の蠕動運動を促進し，排気時間を短縮することがわかった。また尺沢穴で熱帯性好酸性白血球増多症を治療したところ，好酸性白血球が減少した。高血圧症患者の尺沢穴への刺針には，血圧を降下させる作用がある。

2 手少陰心経の五輸穴

1．少衝 [しょうしょう] (HT9)

【別　名】経始（『針灸甲乙経』）

【出　典】『針灸甲乙経』：「心の脈気は少衝から出る。少衝は木であり，経始ともいう。手の小指の内側の先端にあり，爪からニラの葉1枚分ぐらい離れている。手少陰心経の脈気が出る所であり，井穴である。1分刺入し，1呼吸置針し，灸は1壮」

【穴名解説】「本穴は手の小指の内側先端にあり，爪の角からニラの葉1枚分離れたところにある。本経の井穴であり，あたかも泉が湧き出すかのように，深部にある手少陰心経の脈気がここから『衝』出する。また『少』とは小さい

ことのたとえであり，ニラの葉も小さいため，こう名づけられた」(『経穴釈義匯解』)

【分　類】	— 手少陰心経の井穴
【位　置】	— 手の小指末節の橈側にあり，爪の角から0.1寸のところにある。
【解　剖】	— 皮膚→皮下組織→爪根

尺骨神経の固有掌側指神経指背枝と，固有掌側指動・静脈の指背枝によって形成された動・静脈網が分布している。

【効　能】── 寧心安神・宣通気血・泄熱蘇厥・清熱熄風

- 本穴には寧心安神・宣通気血・祛瘀止痛作用があるため，心痛や動悸など，心系病変の治療に用いられる。
- 本穴は心経の脈気が湧出してくる井木穴であり，開竅醒神・泄熱蘇厥・涼血止血作用があるため，中風による昏睡・癲狂*3・便に膿血が混じる・吐血などの治療に用いられる。
- その他に通経活絡作用もあるため，腕の後内側部の疼痛に用いることができる。

【主治症】── 心胸部疾患：心痛・動悸・胸脇部痛，西心筋炎・狭心症・胸膜炎・肋間神経痛

精神および意識障害：癲狂*3・熱病・中風による昏睡・悲しんだり恐がったりすぐに驚いたりする・異常に喜んだり怒ったりする，西脳出血・ショック・小児のひきつけ・ヒステリー

本経脈通過部位の疾患：肘や腋の腫痛・手が拘攣して伸ばせない・目が黄色い・口の中が熱い・咽喉の乾燥・咽頭痛，西喉頭炎

その他：便に膿血が混じる・吐血

【配　穴】── 曲池……発熱（『百症賦』）

心兪・内関……心痛・動悸・癲狂*3

百会・十宣穴……中風による昏睡

【手　技】── 掌を上に向け指を伸ばす。

① 0.1寸直刺し，刺針部に痛だるいような針感を起こさせる。
② 三稜針で点刺して出血させる。

【注意事項】── ① 妊婦には使用を控える。
② 瘢痕灸は行わない。

【古典抜粋】──
- 『千金翼方』第26巻：「咽喉がつらいときには，少衝に灸7壮をすえれば，赤黒い便を大量に下す」
- 『針灸大成』第6巻：「熱病・煩満・上気・咽喉が乾く・目が黄色い・腕の後内側部の痛み・胸心部の疼痛・冷痰・少気・悲しんだり驚いたりする・悪寒発熱・肘が痛くて伸ばせないなどの症状を主治する」

【現代研究】── 少衝や少商などへの刺針は，一酸化炭素中毒を起こした動物の血中一酸化炭素含有量をすみやかに減少させ，覚醒までに要する時間も対照グループより明らかに短縮させる。

2．少府　[しょうふ]（HT8）

【別　　名】──兌骨（『中国針灸学』）

【出　　典】──『針灸甲乙経』：「少府は五行の属性が火であり，小指の中手指節関節上方の陥凹部にあり，労宮と同じ高さにある。手少陰脈の脈気が溜れるところであり，滎穴である。三分刺入する」

【穴名解説】──「少府では，腋から出て小指に達した少陰心経の脈が心の府である小腸と交わることから，少府と名づけられた」『古法新解会元針灸学』

【分　　類】──手少陰心経の滎穴

【位　　置】──手掌面の第4，第5中手骨の間で，手を握ったときに，小指の先端が触れるところである。

【解　　剖】──皮膚→皮下組織→手掌腱膜→薬指の浅指屈筋腱・深指屈筋腱と小指の浅指屈筋腱・深指屈筋腱との間→第4虫様筋→第4背側骨間筋
浅層部には尺骨神経掌枝が分布している。深層部には総掌側指動・静脈，固有掌側指神経（尺骨神経が分布）が分布している。

【効　　能】──清心除煩・安神定志・清利下焦
● 本穴は心経の滎火穴であり，清心除煩作用が強いため，笑ってばかりいる・悲しんだり恐れたりすぐに驚いたりするなどの心神疾患を主治する。
● 瀉火消腫作用があるため，心経の火が強いことによって発生する癰瘡の治療に用いられる。
● 熱邪が小腸に移動する・下焦湿熱を原因とする排尿困難・外陰瘙痒症・外陰部の疼痛などの症状に，本穴で泄熱止痒する。

【主 治 症】──心神疾患：動悸・胸痛・笑ったり悲しんだり恐がったりすぐに驚いたりする リウマチ性心疾患・狭心症・不整脈・肋間神経痛
前陰部疾患：外陰瘙痒症・子宮脱・外陰部の疼痛，西尿道炎・膣および外陰部の瘙痒症
本経脈通過部位の疾患：手心部の熱・手の小指の拘攣，西上腕神経痛
その他：癰瘡

【配　　穴】──蠡溝……咽喉部にポリープがあるかのようで気が鬱積している（『外台秘要』）
足三里……排尿困難・尿閉（『備急千金要方』）
心兪……癰瘍・女性陰部の腫脹・外陰部の瘙痒症
内関・郄門……悲しんだり恐がったりすぐに驚いたりする・動悸・胸痛・狭心症

【手　　技】──掌を上に向け手を握って取穴する。
0.2〜0.3寸直刺し，腫れぼったいようなだるさを，刺針部から肘や小指まで放散させる。

【注意事項】──①妊婦には使用を控える。
②瘢痕灸は行わない。

【古典抜粋】── ●『針灸大成』第6巻：「煩満・少気・悲しんだり恐れたり人を恐がったり

26 ｜ 第1章　五輸穴

する・手心部の熱・腕がだるい・肘と腋の攣急・胸中の疼痛・手が縮こまって伸びない・瘻証が長い間治らない・振寒・子宮脱・外陰部の瘙痒症・外陰部の疼痛・遺尿・偏墜〔陰嚢ヘルニアなどで片側の睾丸が腫大して痛む病症〕・排尿困難・ため息などの症状を主治する」

【現代研究】──ある人が少府への刺針と推拿療法を組み合わせて腰の急性捻挫症を治療したケースでは、治療1回での治癒率は30.5%、5回での治癒率は94.4%であったという。

3. 神門 [しんもん]（HT7）

手少陰心経の原穴・輸穴である。
第2章第2節の原穴各論（103頁）を参照。

4. 霊道 [れいどう]（HT4）

【別　　名】──なし。
【出　　典】──『針灸甲乙経』：「霊道は、五行属性が金であり、手首の1寸五分上方にある。1寸という説もある。手少陰経脈の行くところであり、経穴である。3寸〔『甲乙経』の3寸は3分の誤りと思われる〕刺入し、灸は3壮」
【穴名解説】──「『道』とは通り道のことであり、本穴は手少陰心経が『行く』ところであるため、心霊が出入りする道にたとえられ、精神疾患・意識障害を主治し……そこで霊道と名づけられた」（『経穴命名浅解』）
【分　　類】──手少陰心経の経穴
【位　　置】──前腕掌側の尺側手根屈筋腱の橈側縁で、手首の横紋の1.5寸上方。
【解　　剖】──皮膚→皮下組織→尺側手根屈筋と浅指屈筋との間→深指屈筋→方形回内筋
浅層部には内側前腕皮神経・尺側皮静脈の属枝などが分布している。深層部には尺骨動・静脈と尺骨神経などがある。
【効　　能】──寧心安神・鳴金開音・舒絡鎮痛
●本穴は手少陰心経の経金穴であり、清心化痰作用が強いため、痰火擾心・痰濁蒙蔽心竅を原因とする心神疾患の治療を得意とする。
●心は舌に開竅し、しかも本穴の穴性は金であるため、鳴金開音・開官利竅作用があり、突然の失声症で喋れない・牙関緊急・舌のこわばりなどを治療する。
【主治症】──心神疾患：動悸・怔忡・心痛・悲しんだり恐がったりしきりに笑ったりする、画狭心症・心内膜炎・ヒステリー・精神分裂病
本経脈通過部位の疾患：突然の失声症で喋ることができない・舌のこわばり・喋れない・肘や腕の攣急・手のしびれ、画舌骨筋の急性麻痺や萎縮・手根関節炎・尺骨神経麻痺
【配　　穴】──天突・天窓……突然の失声症で喋ることができない・牙関緊急（『針灸資生経』）

　　　　　　　外関……腕の痛み・指の麻痺・関節炎
　　　　　　　廉泉……舌のこわばり・突然の失声症・ヒステリー
　　　　　　　郄門……動悸・怔忡・心痛
【手　　技】──掌を上に向けて取穴する。
　　　　　　　0.3〜0.5寸直刺し，腫れぼったくだるくしびれるような針感を肘や手指
　　　　　　　まで拡散させる。
【注意事項】──①刺針するときには，尺骨動・静脈を避けるようにする。
　　　　　　　②瘢痕灸は行わない。
【古典抜粋】──●『針灸大成』第6巻：「心痛・乾嘔・悲しんだり恐がったりする・牽引抽
　　　　　　　　搐・肘の拘攣・突然の失声症で喋ることができないなどの症状を主る」
　　　　　　　●『肘後歌』：「骨の髄まで冷えて火で焼くには，霊道が優れているので明
　　　　　　　　記しておく」
【現代研究】──冠状動脈性心疾患と狭心症患者の93％が左の霊道穴にはっきりとした圧
　　　　　　　痛があることを，蓋国才らが発見した。そこで冠状動脈性心疾患患者48
　　　　　　　例に霊道穴への按摩治療を行ったところ，著効20例，改善17例，無効10例，
　　　　　　　悪化1例であった。また治療以前にニトログリセリンを服用していた38
　　　　　　　例のうち，治療後使用を停止したものが21例，心電図が改善したものが
　　　　　　　16例であった。またある人の発見によれば，霊道穴を按圧することによ
　　　　　　　って，皮膚試験による疼痛を抑制することができるという。

5．少海　[しょうかい]（HT3）

【別　　名】──曲節（『針灸甲乙経』）
【出　　典】──『針灸甲乙経』：「少海とは水である。肘の内側で関節上方の陥凹部にあり，
　　　　　　　動脈が手に触れるところである。手少陰心経の脈気が入るところであり，
　　　　　　　合穴である」
【穴名解説】──「少海とは水である。肘内側の関節上方の陥凹部で，手少陰心経の脈気が
　　　　　　　集まるところであることから，少陰の海であるという意味で少海と名づけ
　　　　　　　られた」（『経穴釈義滙解』）
【分　　類】──手少陰心経の合穴
【位　　置】──肘を曲げてできた横紋の内端と上腕骨内側上顆とを結んだ線の中点。
【解　　剖】──皮膚→皮下組織→円回内筋→上腕筋
　　　　　　　浅層部には内側前腕皮神経・尺側皮静脈などが分布している。深層部には
　　　　　　　正中神経，尺側反回動・静脈，下尺側側副動・静脈の吻合枝などがある。
【効　　能】──開啓心竅・寛胸舒絡
　　　　　　　●本穴は手少陰心経の合水穴であり，水は火を克すため，本穴は泄熱清心
　　　　　　　　作用にすぐれ，火熱が心を騒がせたために起きる心神疾患を主治する。
　　　　　　　●舒筋活絡作用もあるため，本経脈通過部位の疼痛・しびれなどの疾患に
　　　　　　　　多用される。
　　　　　　　●散結止痛作用もあるため，頸部・腋部の痰結疾患に用いられる。

【主 治 症】——心神疾患：心痛・癲狂*3・笑ってばかりいる・癇証*4，[西]狭心症・肋間神経痛・ヒステリー・精神分裂病

本経脈通過部位の疾患：突然の失声症・肘や腕の拘攣疼痛やしびれ・舌骨筋の急性麻痺や萎縮・尺骨神経麻痺

その他：瘰癧*22・歯齦の疼痛

【配　　穴】——天池・章門・臨泣・支溝・陽輔・丘墟・足臨泣・申脈……瘰癧*22（『針灸大成』）

間使・神門・合谷・復溜・後渓・糸竹空……発狂（『針灸大成』）

足三里……両腕の頑固なしびれ（『百症賦』）

天井……瘰癧*22（『勝玉歌』）

合谷・内庭……歯痛・歯齦の腫痛

後渓……手の震え・肘と腕の疼痛

【手　　技】——肘を曲げて取穴する。

0.5〜1寸の直刺か斜刺。刺針部から前腕部まで，だるく腫れぼったいような，あるいは感電してしびれるような感覚を放散させる。

【注意事項】——瘢痕灸は行わない。

【古典抜粋】——●『針灸甲乙経』第7巻：「風邪によるめまい・頭痛は少海が主治する」「癇証で背骨が振寒する・後頸部の痛みが肘や腋まで牽引する・腰痛が少腹部まで牽引する・四肢を挙げられないなどの症状は，少海が主治する」

●『針灸大成』第6巻：「悪寒発熱・虫歯の痛み・目のくらみ・発狂・唾液を嘔吐する・後頸部がこわばり振り返れない・肘の拘攣・脇腋部下方の疼痛・四肢を挙げられない・歯痛・風邪が脳に入る・頭痛・気逆・げっぷ・しゃっくり・瘰癧*22・心痛・手の震え・健忘などの症状を主る」

【現代研究】——尿中の17-ヒドロキシコルチコステロイドと17-ケトステロイドの排出量および血中好酸性白血球数が少ないものの足三里・合谷・少海穴に刺針すると数値が上昇し，もともと多いものに刺針すると数値が低下することがわかった。また動物実験によれば，アドレナリン注射によって減少していた心拍数が，「少海」「神門」穴などへの刺針によって，すみやかに正常値に戻るという。

3 手厥陰心包経の五輸穴

1．中衝［ちゅうしょう］（PC9）

【別　　名】——なし。

【出　　典】——『霊枢』本輸篇：「心の脈気は中衝から出る。中衝は手の中指の先端にあり，井木穴である」

【穴名解説】——「本穴は手の中指の先端にあり，心包脈が衝出するところであることから，中衝と名づけられた」（『経穴釈義滙解』）

【分　　類】——手厥陰心包経の井穴

【位　　置】——手の中指の末節で，先端中央にある。

- 【解　　剖】── 皮膚→皮下組織

  正中神経の固有掌側指神経末梢，固有掌側指動・静脈の動・静脈網が分布している。皮下組織には線維束が多い。線維束は外部では皮膚につながり，内部では末節骨骨膜につながっている。

- 【効　　能】── 回陽救逆・開竅醒神・泄熱清心

  - 中衝は本経の井穴であり，陰陽経が交接するところであることから，ここを瀉せば，陰陽離決を正常化し陰陽のバランスを整えるため，急性の昏睡や熱病などの治療に多く用いられる。
  - 心は精神と意識を主り舌に開竅していることから，本穴を取穴すれば，舌がこわばり腫れて痛む・心痛・心煩・小児の夜泣きなどを治療することができる。

- 【主 治 症】── 心神疾患：心痛・心煩・中風・失神・中暑，西心筋炎・狭心症・ショック・昏睡

  熱病：熱病で汗が出ない，西高熱

  その他：目の充血・舌根部の疼痛・小児の夜泣き，西急性胃腸炎・小児の消化不良

- 【配　　穴】── 命門……身熱・頭痛（『針灸資生経』）

  人中……中風（『玉龍歌』）

  廉泉……舌下部の腫痛（『百症賦』）

  労宮・大陵……手心部の熱

  人中・廉泉……舌がこわばり腫れて痛む

  少商・合谷……小児の驚風*5

- 【手　　技】── ①0.1寸直刺し，刺針部に脹痛を感じさせる。

  ②三稜針で点刺して出血させる。

- 【注意事項】── ①妊婦には使用を控える。

  ②瘢痕灸は行わない。

- 【古典抜粋】──
  - 『針灸甲乙経』第7巻：「熱病・心煩・心中煩悶して汗が出ない・手心部の熱・心痛・火のように高い身熱・邪が浸淫して煩満する・舌根部の疼痛などは，中衝が主治する」
  - 『循経考穴編』：「中風・中暑・中気などの証や，人事不省・熱病・煩悶・掌と体が焼けるように熱い・上腹部および前胸部の疼痛・喉や舌などの証候などを主治し，特に出血には効果がある」

- 【現代研究】── ある人が中衝穴だけで人事不省となった病人を救ったことがある。男性は左側，女性は右側を取穴し，強く押圧すると効果があるという。またある人は中衝穴だけを押圧して腹痛・暈針を治療している。術者が母指の爪で患者の片側の中衝をつねると，短くて数秒，長くても30秒で効果が現れる。重症者には，両手の中衝穴を同時に施術する。

2．労宮　[ろうきゅう]（PC8）

【別　　名】——五里（『針灸甲乙経』）・鬼路（『千金翼方』）・掌中（『徐氏針灸大全』）

【出　　典】——『霊枢』本輸篇：「心の脈気は……労宮に溜（なが）れる。中指の中手指節関節の上方の掌の中央にあり，滎穴である」

【穴名解説】——「手掌の四方を八卦になぞらえると，労宮は中宮にあり，手の14ある節は真空である中宮の神秘的な力のおかげで，労苦しても倦まず，勤労して功績をあげることから，労宮と名づけられた」（『古法新解会元針灸学』）

【分　　類】——手厥陰心包経の滎穴

【位　　置】——手掌の中心で，第2，第3中手骨の間のやや第3中手骨寄りにある。手を握ったときに中指の先端が触れる部位である。

【解　　剖】——皮膚→皮下組織→手掌腱膜→橈側各2本の浅指屈筋・深指屈筋の間→第2虫様筋の橈側→第1掌側骨間筋と第2背側骨間筋
浅層部には正中神経の掌枝と手掌側の静脈網が分布している。深層部には総掌側指動脈，正中神経の固有掌側指神経がある。

【効　　能】——清心安神・泄熱止痒
- 本穴は手厥陰心包経の滎火穴であり，清心泄熱作用が強いため，心火亢盛を原因とする諸症状を治療する。
- 心は神明を主り，心包は心に代わって行使するが，本穴には清熱開竅作用があるため，心火擾神を原因とする精神・意識障害を治療する。
- 各種痛・痒・瘡症はみな心に属するが，本穴には清心安神作用があるため，さまざまな痛・痒症状に用いられる。
- 心は舌に開竅するため，本穴は心火上炎を原因とする口内の瘡などを治療する。

【主 治 症】——精神・意識障害：心煩・怒りっぽい・休みなく笑い続ける・癲狂[*3]・小児の驚風[*5]
精神分裂病・ヒステリー・熱中症
心胸部疾患：心痛・動悸・胸脇支満・脇痛，西狭心症・動脈硬化
本経脈通過部位の疾患：手心部の熱・手癬・手指のしびれ，西手掌部の多汗症
熱病：目が黄色い・口内のびらん・口臭・口内の瘡・小便が赤い・下血，西口腔炎

【配　　穴】——少沢・三間・太衝……口内の熱・口の乾き・口内のびらん（『備急千金要方』）
大陵……休みなく笑い続ける（『針灸資生経』）
大陵……心煩・切り傷（『玉龍経』）
曲沢・大陵……手癬
太衝・内庭……口内の瘡・口臭
人中・湧泉……中暑・中風による昏睡

【手　　技】——0.3〜0.5寸直刺し，腫れぼったくだるいような痛みを刺針部から手掌全体に拡散させる。

【注意事項】——①手掌側の皮膚にはたくさんの末梢神経が分布していて痛みに敏感なため，老人や体力のないもの，妊婦には使用を控える。

②瘢痕灸は行わない。

【古典抜粋】——●『針灸甲乙経』第7巻：「熱病・発熱・煩満・悪心・しゃっくり・3日間発汗しない・恐れおののく・胸脇部が痛み転側できない・咳満・小便が赤い・下血・衄血が止まらない・血液混じりの嘔吐・逆気・げっぷが止まらない・咽喉内部の痛み・食べ物が飲み込めない・口渇・口内のびらん・手心部の熱・悪心などの症状は労宮が主治する」

●『針灸甲乙経』第8巻：「心煩・咳・悪寒発熱・しきりにしゃっくりをするなどの症状は，労宮が主治する」「少腹部の積聚は，労宮が主治する」

●『針灸甲乙経』第9巻：「胸脇支満は労宮が主治する」

●『針灸甲乙経』第12巻：「口内が腫れて口臭があるものは，労宮が主治する」

●『備急千金要方』第30巻：「労宮は，下血が止まらない・小便が赤いなどの症状を主治する。労宮は逆気でげっぷが止まらないなどの症状を主治する」

【現代研究】——ある人が胃痙攣患者30例に労宮への刺針治療を行ったところ，すべて1回で治癒し，薬物はいっさい使用しなかったという。またある人は，5年間口臭が続いている患者の両側の労宮に25分間施灸したところ，翌日には口臭が大幅に軽減し，引き続き7回施灸したところ治癒したとのことである。

またある例では，巴豆液で労宮穴を燻蒸して末梢性顔面神経炎を治療した。巴豆5gを搗き砕き，小口の瓶に入れ，そこに良質の白酒250mLを注いで1日浸けておく。翌日薬液の入った瓶を器に入れて加熱し，沸騰後火を止め，患者の手心部（労宮穴の部位）を瓶の口の上に置いて燻蒸する。患者が耐えられ火傷しない程度の熱さにするとよい。左側に発症すれば右手を，右側に発症すれば左手を燻蒸し，熱くならないうちに止める。毎日1回，20回を1クールとする。

3．大陵 ［だいりょう・たいりょう］（PC7）

手厥陰心包経の原穴・輸穴。

第2章第2節の原穴各論（110頁）を参照。

4．間使 ［かんし］（PC5）

【別　　名】——鬼路（『備急千金要方』）

【出　　典】——『霊枢』本輸篇：「心の脈気は……間使に行く。間使は2つの筋肉の間で手首から3寸のところにある。病があればここに兆候が現れ，なければ徴候は消える。経穴である」

【穴名解説】──「本穴は手首から3寸上方の，2つの筋肉の間の陥凹部にある。心包絡の脈気が『行く』ところの経穴である。心とは君主の官であり，心包絡は心が主る脈であり，間には臣使〔臣下として仕える〕という意味があるため，間使と名づけられた」(『経穴釈義匯解』)
【分　　類】──手厥陰心包経の経穴
【位　　置】──前腕掌側の，曲沢と大陵を結んだ線上で，手首の横紋から3寸上方にある。長掌筋腱と橈側手根屈筋腱の間。
【解　　剖】──皮膚→皮下組織→橈側手根屈筋腱と長掌筋腱の間→浅指屈筋→深指屈筋→方形回内筋→前腕骨間膜
浅層部には内・外側前腕皮神経の分枝と前腕正中皮静脈がある。深層部には正中神経，正中神経と併走する動・静脈，前骨間動脈・神経などが分布している。
【効　　能】──寧心安神・和胃止嘔
- 本穴は手厥陰心包経の経穴で金に属するため，金である肺の性質があって呼吸を主り，行気散滞作用が強い。そのため気機阻滞を原因とするあらゆる疾患に用いることができる。
- 間使の作用は内関と似ており，心胸部・精神および意識・脾胃などの疾患に広く用いることができる。
- 「経穴は喘咳・悪寒発熱を主治する」といわれ，間使穴は瘧疾の寒熱往来を治療する有効穴として古来より認識されている。

【主治症】──心胸部疾患：心痛・動悸・胸脇部痛・傷寒の結胸，西リウマチ性心疾患・狭心症・心筋炎
精神・意識障害：癲狂[*3]・癇証[*4]，西ヒステリー・精神分裂病
脾胃疾患：胃痛・嘔吐，西急性胃腸炎
婦人科疾患：月経不順・経血に血塊が混じる，西子宮内膜炎
本経脈通過部位の疾患：肘の拘攣・腋の腫脹
その他：瘧疾・失声症・喉がつまっているように感じる，西咽頭喉頭炎
【配　　穴】──三間……喉がつまっているように感じる(『針灸大成』)
後渓・合谷……突然発狂する(『針灸大成』)
人中……邪気による癲証[*11](『霊光賦』)
大杼……各種瘧証(『勝玉歌』)
心兪……動悸
三陰交……月経不順・無月経
【手　　技】──手掌を上に向け，手首を少し曲げて取穴する。
①0.5〜1寸直刺し，腫れぼったくしびれるようなだるさを，肘・腋・胸脇部・手指まで放散させる。
②やや橈側上方に向けて斜刺で1.5〜2寸刺入し，腫れぼったくだるいような感覚を肘・腋まで拡散させれば，体幹部の疾病に使用できる。
【注意事項】──瘢痕灸は行わない。
【古典抜粋】── ●『針灸甲乙経』第7巻：「熱病・心煩・しきりに嘔吐する・胸がドキドキ

して落ち着かず熱があるなどの症状は，間使が主治する」
- 『針灸甲乙経』第9巻：「突然の心痛・抽搐して痛みが肘の内側まで牽引する・胸中が焼けるように熱く不安感があるなどの症状は，間使が主治する。胸痺で痛みが背部まで牽引ししばしば悪寒するものは，間使が主治する」
- 『針灸甲乙経』第10巻：「頭部や体が風邪を感受する・しきりに嘔吐する・恐れおののく・中焦が虚寒する・少気・手心部の熱・肘の拘急・腋の腫脹などの症状は，間使が主治する」
- 『針灸甲乙経』第11巻：「強い空腹感・悲しんだり驚いて狂ったようになったりする・顔面紅潮・目が黄色いなどの症状は，間使が主治する」
- 『肘後備急方』：「霍乱で乾嘔するものを治療するには，手首の3寸上方の，2つの筋肉の間にある腧穴に，左右各7壮灸をすえる。もしも嘔吐して正気が尽きたものは，間使に灸をすえれば気が通じる」
- 『備急千金要方』第30巻：「間使は強い空腹感を主治する。間使は中焦の虚寒・少気を主治する。間使は肘内側の痛みを主治する。間使は，熱病・心煩・しゃっくりばかりする・胸がドキドキして落ち着かず熱があるなどの症状を主治する」
- 『銅人腧穴針灸図経』：「間使は，失声症や喉に何かつまっているような感覚を主治する」
- 『針灸大成』第7巻：「傷寒の結胸……女性の月経不順，経血に血塊が混じるなどの症状を主治する」

【現代研究】——実験によれば，内関と間使に電針療法を行うと，冠動脈の血流量と心筋の血中酸素供給量を増加させ，冠血管抵抗・心筋の酸素摂取率を低下させて，最大冠動・静脈酸素差を減少させ，心筋の酸素消費量を低下させた。それによって，心筋への酸素需給バランスを保ち，虚血状態の心筋の損傷を軽減させ，心筋の壊死面積を減少させるという。

5．曲沢　[きょくたく]（PC3）

【別　　名】——なし。
【出　　典】——『霊枢』本輸篇：「心の脈気は……曲沢に入る。曲沢は肘の内側の陥凹部にあり，肘を曲げて取穴する。合穴である」
【穴名解説】——「曲沢は，心包絡の脈気が『入る』合穴であり，肘の内側で上腕二頭筋が陥凹しているところにあり，肘を少し曲げて取穴する。またその腧穴が深部にあることから，曲沢と名づけられた」（『子午流注説難』）
【分　　類】——手厥陰心包経の合穴
【位　　置】——肘の横紋上で，上腕二頭筋腱の尺側縁。
【解　　剖】——皮膚→皮下組織→正中神経→上腕筋
浅層部には肘正中皮静脈・内側前腕皮神経などがある。深層部には上腕動・静脈，尺側反回動・静脈の掌側枝と下尺側側副動・静脈の前枝からなる動・

　　　　　　静脈網，正中神経幹がある。
【効　　能】──清熱除煩・調気理血・和胃降逆
　　　　　●本穴は手厥陰心包経の合水穴であり，「合穴は逆気して泄するものを主治する」といわれるように，理気和胃・降逆止嘔の作用があり，胃痛・嘔吐を主治する。
　　　　　●水は火を克するため，本穴には泄熱除煩・清心寧神作用があり，心痛・ちょっとしたことで驚く・動悸・心煩などの症状を主治する。
　　　　　●本穴は血管の多い場所にあるため，瀉血することによって急性熱病や精神および意識障害を主治する。
【主 治 症】──心胸部疾患：心痛・ちょっとしたことで驚く・動悸・心煩，西リウマチ性心疾患・心筋炎
　　　　　　脾胃疾患：口の乾き・嘔吐・血液混じりの嘔吐・霍乱，西急性胃腸炎
　　　　　　本経脈通過部位の疾患：肘や腕が引きつって痛み伸ばすことができない，西腕の神経痛
　　　　　　その他：痧証*12・風疹・身熱があって煩渇する・傷寒，西熱中症・つわり・小児の舞踏病
【配　　穴】──神門・魚際……血液混じりの嘔吐（『針灸大成』）
　　　　　　内関・大陵……心胸部痛（『針灸大成』）
　　　　　　大陵……動悸
　　　　　　内関・中脘……嘔吐・胃痛
　　　　　　委中・曲池……中暑
【手　　技】──肘を少し曲げて取穴する。
　　　　　①0.8〜1.0寸直刺し，腫れぼったくしびれるようなだるさを，肘・腋・手指まで放散させる。
　　　　　②三稜針で瀉血し，急性胃腸炎を治療する。
【注意事項】──①上腕動・静脈を刺傷しないように気をつける。
　　　　　②瘢痕灸は行わない。
【古典抜粋】──●『針灸甲乙経』第7巻：「動悸がして不安感がありすぐに驚く・身熱・煩心・口の乾き・手が冷たい・逆気・血液混じりの嘔吐・よく抽搐する・しきりに頭を振る・顔色が青い・肩より下は発汗しない・傷寒・温病などは，曲沢が主治する」
　　　　　●『針灸甲乙経』第9巻：「心痛・突然咳逆するなどの症状は，曲沢が主治する。出血させれば治癒する」
　　　　　●『銅人腧穴針灸図経』第5巻：「曲沢……心痛・すぐに驚く・身熱・煩渇・口の乾き・逆気・血液混じりの嘔吐・風疹・腕や肘や手首の揺動などを主治する」
【現代研究】──ある研究によれば，急性虚血性心筋損傷状態にあるウサギの「曲沢」と「膈兪」に刺針すると，損傷の進行を抑制し，ウサギの心電図のST波の上昇を抑制することがわかった。心筋を保護する作用があるということである。しかも抜針後，ST波の値は自然に下降していき，「曲沢」を刺針

したグループと対照グループとの間には統計学的有意差が認められた。このことは、「曲沢」などの腧穴には急性虚血性損傷の回復を加速させる作用があることを表している。またある人がラットの「曲沢」穴付近の神経分布および脊髄分節を研究したが、それによると「曲沢」穴にワサビダイコン過酸化酵素を注射すると、同側のC6～T1各節で、それぞれ脊髄神経節・前角・交感神経下頸神経節に標識細胞がみられたが、筋皮神経切断後は、上述の部位には少量の標識細胞しかみられなかったという。また筋皮神経と橈骨神経を切断すると、上述部位に標識細胞が発見された動物は少数であり、しかも細胞はごく少量であったという。このことは、「曲沢」穴付近は筋皮神経と橈骨神経を介してC6～T1が支配していることを示している。またある人が冠状動脈性心疾患患者の曲沢穴に施灸した例では、患者のインピーダンスカルジオグラフィ・心臓指数・心拍機能・心拍出量・心拍指数などの数値が改善し、冠状動脈性心疾患に一定の治療効果があったことが明らかになった。

4 手陽明大腸経の五輸穴

1．商陽　［しょうよう］（LI1）

【別　　名】──絶陽（『針灸甲乙経』）・而明（『医心方』）
【出　　典】──『霊枢』本輸篇：「大腸の気は上昇して手陽明経と合流し、商陽から出る。商陽は示指の先端にあり、井金穴である」
【穴名解説】──「本穴は陽明大腸経の最初の腧穴であり、手太陰肺経と交接して陽分に行く。大腸は肺と合流するが、肺の五行上の音は商である。また本穴は金穴であるが、金の音も商であるため、商陽と名づけられた」（『経穴釈義滙解』）
【分　　類】──手陽明大腸経の井穴
【位　　置】──示指末節の橈側、爪の角から0.1寸のところにある。
【解　　剖】──皮膚→皮下組織→爪根
　　　　　　　正中神経の固有掌側指神経の指背枝、示指橈側動・静脈と第一背側中手動・静脈の分枝とで形成された動・静脈網がある。
【効　　能】──清熱除煩・調気理血・和胃降逆
　　●本穴は手陽明大腸経の井金穴で清熱消腫作用があり、また穴性が「金」で気が肺に合流することから、外感によって邪気が肺を侵襲する・肺系の熱による咽頭の腫脹・喉痺などの治療を得意とする。
　　●その他、口の乾き・歯痛・緑内障・耳鳴り・耳聾などの顔面部疾患に、一定の効果を発揮する。
　　●商陽は井穴でもあるため、醒神開竅蘇厥作用があり、その他の井穴と組み合わせれば、失神・中風による昏睡などを治療する。
【主治症】──頭・顔面部疾患：喉痺・オトガイ部下方の腫脹・口の乾き・歯痛・緑内障・白内障・耳聾・耳鳴り、西耳下腺炎・咽頭炎・急性扁桃炎・口内炎

　　　　　　　　精神・意識障害：失神・中風による昏睡
　　　　　　　　熱病：熱病で汗が出ない
　　　　　　　　本経脈通過部位の疾患：欠盆まで牽引する肩痛，画肩や腕の腫痛，示指
　　　　　　　　　のしびれ
【配　　穴】──巨闕・上関・承光・瞳子髎・絡却……緑内障で見えない（『備急千金要方』）
　　　　　　　　合谷・陽谷・侠渓・厲兌・労宮・腕骨……熱病で汗が出ない（『針灸大成』）
　　　　　　　　太渓……寒瘧（『百症賦』）
　　　　　　　　少商・中衝……中風・中暑
　　　　　　　　合谷・少商……咽喉の腫痛・目が充血し腫れて痛む
【手　　技】──手を伏せ指を伸ばして取穴する。
　　　　　　　　①上方に向けて斜刺で0.2〜0.3寸刺入し，刺針部に脹痛を起こさせる。
　　　　　　　　②太めの毫針か三稜針で点刺し，血を絞り出す。
【注意事項】──①穴位部は肉が少なくて皮が薄く，しかも手指はよく動かすところである
　　　　　　　　ため，瘢痕灸は行わない。
　　　　　　　　②妊婦には使用を控える。
【古典抜粋】──●『針灸甲乙経』第7巻：「熱瘧・口の乾きは，商陽が主治する」
　　　　　　　●『針灸甲乙経』第12巻：「耳の中で風が吹くような音がする・耳鳴り・
　　　　　　　　耳聾でしばしば聞こえないなどの症状は，商陽が主治する」
　　　　　　　●『針灸大成』第6巻：「胸中に気が充満する・喘咳して脹悶する・熱病で
　　　　　　　　汗が出ない・耳鳴り・耳聾・寒熱瘧・口の乾き・オトガイ部周辺の腫脹・
　　　　　　　　歯痛・悪寒・肩背部が引きつって欠盆までの牽引痛がある・緑内障など
　　　　　　　　の症状を主治し，左側の疾患には右側，右側の疾患には左側に灸を3壮
　　　　　　　　すえれば，たちどころに治る」
　　　　　　　●『千金翼方』：「安康公の李襲興がこう述べた。武徳年間に潞州を鎮圧し
　　　　　　　　に行ったときに，甄権という遊学の士に出会った。その人が余に新選な
　　　　　　　　った『明堂』を見せたのだが，余は暗愚だったため，その価値がわから
　　　　　　　　なかった。ところがその頃，深州刺史の成君綽の頸が突然数升にも腫れ
　　　　　　　　あがり，喉が塞がって水滴さえも飲み込めなくなってすでに三日になる
　　　　　　　　と知らされ，余は甄権に助けを求めた。そこで彼は患者の右手の示指先
　　　　　　　　端（商陽）に刺針した。するとまもなく息が通じ，翌日にはもとどおり
　　　　　　　　飲み食いができるようになった」
【現代研究】──ある報告によれば，商陽穴への刺針によって胃の蠕動運動が活発になるの
　　　　　　　　がX線で確認できたとのことである。

2．二間　［じかん］（LI2）

【別　　名】──間谷（『針灸甲乙経』）・聞谷（『西方子明堂灸経』）
【出　　典】──『霊枢』本輸篇：「大腸……脈気は中手指節関節の下方にある二間に溜れる。
　　　　　　　　滎穴である」
【穴名解説】──「間とは間隙のことであり，空間である。本穴は示指の中手指節関節下方

内側の陥凹部にあり，本経2番目の穴であることから，二間という」（『経穴釈義滙解』）

【分　　類】——手陽明大腸経の滎穴
【位　　置】——軽く手を握ったときに，示指の本節（第2中手指節関節）下方橈側にできる陥凹部。
【解　　剖】——皮膚→皮下組織→第1虫様筋腱→示指近位指節骨基底部
　　　　　　　浅層部には橈骨神経の背側指神経と，正中神経の固有掌側指神経が重なって分布している。血管としては，第1背側中手動・静脈の分枝と，示指橈側動・静脈の分枝がある。深層部には正中神経の筋枝がある。
【効　　能】——清肺利咽・退熱消腫
　　　　　　　●本穴は手陽明大腸経の滎水穴であり，「滎は身熱を主る」といわれ，水は火を克するため，二間には強い清熱泄火作用がある。そのため大腸経の火毒を清泄し，腸腑の湿熱を清利し，大便に膿血が混じるという症状を治療するのに用いられるだけでなく，その表裏関係にある肺経の熱邪をも清泄する。特に外感風熱や体内に発生した火邪が経をつたって顔面部を襲ったために発生した頭面部の疾患に，非常によく効く。『天星秘訣歌』には「歯痛・喉痺を伴う頭痛には，まず二間に刺針してから三里に刺針する」と述べられている。
【主治症】——頭面部疾患：喉痺・オトガイ部下方の腫脹・鼻水・鼻血・目の痛み・目が黄色い・歯痛・口の乾き・口眼喎斜，西咽喉炎・扁桃炎・三叉神経痛
　　　　　　　本経脈通過部位の疾患：示指が屈伸できない・疼痛・肩背部が痛み振寒する
　　　　　　　その他：便に膿血が混じる・身熱・嗜睡
【配　　穴】——商陽・委中・崑崙……肩部から背部にかけて引きつる（『針灸大成』）
　　　　　　　三間……寝てばかりいる（『針灸集成』）
　　　　　　　陰郄……悪寒（『百症賦』）
　　　　　　　陽渓……歯痛・腰痛・喉痺（『席弘賦』）
　　　　　　　三里……歯痛・頭痛・喉痺（『天星秘訣』）
　　　　　　　魚際・合谷……咽喉腫痛・歯痛
　　　　　　　合谷……角膜の混濁
【手　　技】——手を軽く握って取穴する。
　　　　　　　0.2～0.3寸直刺し，刺針部に脹痛を感じさせる。
【注意事項】——穴位部は指の関節がありよく動かす場所であるため，瘢痕灸は行わない。
【古典抜粋】——●『針灸甲乙経』第7巻：「寝てばかりいる・肩髃付近が冷えて痛む・鼻水・頬が紅潮する・顔に浸淫瘡（心火脾湿のためにできる瘡）ができる・身熱・喉痺で喉が塞がったようになる・眼角の損傷・突然振寒する・肩の疼痛などの症状は二間が主治する」
　　　　　　　●『針灸大成』第6巻：「喉痺・オトガイ部下方の腫脹・肩背部痛・振寒・鼻水・鼻血・すぐに驚く・歯痛・目が黄色い・口の乾き・口角の歪み・急いで食べて食物がつかえる・傷寒の水による結胸証などを主治する」

- 『通玄指要賦』:「目が見えないものは,二間を取穴する」

【現代研究】——ある人が健側の二間穴に刺針して肩関節周囲炎を治療したところ,62例中全快41例,著効11例,有効8例,無効2例であり,対照グループ(肩髃・肩内陵・肩髎・肩貞穴などに刺針)よりも効果が高かった($P<0.05$)。刺針法としては,30号1寸の毫針ですばやく皮膚に刺入してから患者に患側の肩を動かしてもらい,抵抗運動を行った。

3. 三間 [さんかん・さんけん] (LI3)

【別　　名】——少谷(『針灸甲乙経』)・小谷(『古法新解会元針灸学』)

【出　　典】——『霊枢』本輸篇:「大腸……脈気は中手指節関節上方の三間に注ぐ。輸穴である」

【穴名解説】——「三間は,手陽明大腸経の3番目の間隙であることから,三間と名づけられた」(『古法新解会元針灸学』)

【分　　類】——手陽明大腸経の輸穴

【位　　置】——手を軽く握ったときに,示指の本節(第2中手指節関節)の上方,橈側にできる陥凹部。

【解　　剖】——皮膚→皮下組織→第1背側骨間筋→第1虫様筋と第2中手骨の間→示指の浅指屈筋・深指屈筋腱と第1掌側骨間筋の間
　　　　　　　浅層部には,橈骨神経の背側指神経と正中神経の固有掌側指神経が重なって分布している。血管としては,手背静脈網,第一背側中手動・静脈,示指橈側動・静脈の分枝がある。深層部には,尺骨神経の深枝と正中神経の筋枝,分枝がある。

【効　　能】——清熱散風・消満止泄
- 本穴は手陽明大腸経の輸木穴であり,「輸穴は体重節痛を主る」といわれるように,通経活絡・疏利関節作用があるため,本経脈循行通過部位である手・腕・肩部の疼痛・しびれ・運動制限などの治療に有効である。
- 調理腑気・消満止泄作用もあるため,腸腑疾患に用いられる。
- 三間穴と二間穴は位置が近く作用も似かよっているが,二間はどちらかといえば鼻血などの頭面部の疾患に用いられ,三間は腹鳴音の亢進や急性の下痢など,大腸腑の治療を得意とする。

【主 治 症】——本経脈通過部位の疾患:手背部・手指の腫痛,西肩関節およびその周囲の軟部組織の疾患・腕の神経痛
　　　　　　　頭面部の疾患:眼角がひきつって痛む・虫歯の痛み・舌瘡で喋ることができない・咽喉の腫痛,西三叉神経痛・顔面神経麻痺・扁桃炎
　　　　　　　胸腹部疾患:身熱・胸悶・精神的要因による喘証・腹部脹満・腹鳴・洞泄[*13]・膿血混じりの便を下す,西赤痢・腸炎

【配　　穴】——陽渓……喉痺・喉が塞がったように感じる(『備急千金要方』)
　　　　　　　前谷……目がひきつって痛む(『備急千金要方』)
　　　　　　　合谷……ささいなことで驚く(『千金翼方』)

　　　　　　　　大迎・正営……虫歯の痛み（『針灸資生経』）
　　　　　　　　肺兪・不容・章門・商陽・竅陰・兌端……口の乾き（『針灸資生経』）
　　　　　　　　少商……唇が乾くが水を飲み込むことができない（『針灸大成』）
　　　　　　　　腎兪……肩背部の浮風労*14（『席弘賦』）
【手　　　技】──手を軽く握って取穴する。
　　　　　　　　0.3〜0.5寸直刺し，刺針部に腫れぼったいような痛だるさを感じさせる。
【注意事項】──当該部位は関節があってよく動かすところであり，露出していて外見上も
　　　　　　　　悪いため，瘢痕灸は行わない。
【古典抜粋】──●『針灸甲乙経』第12巻：「虫歯で歯が痛み，冷たい物を飲みたがらない
　　　　　　　　ものは，三間が主治する」
　　　　　　　●『針灸甲乙経』第8巻：「悪寒発熱・唇と口の乾き・喘息・目がひきつっ
　　　　　　　　て痛む・すぐに驚くなどの症状は，三間が主治する」
　　　　　　　●『備急千金要方』第10巻：「瘧疾に施灸しようとするときには，まず最
　　　　　　　　初に発症した部位がどこかを尋ね，そこから施灸する……手や腕から発
　　　　　　　　症すれば，三間に灸をすえる」
　　　　　　　●『針灸大成』第6巻：「喉痺・喉に何かつまっているように感じる・下顎
　　　　　　　　部の虫歯の痛み・嗜臥・胸腹部の脹満・腹鳴・洞泄*13・寒瘧・熱瘧・
　　　　　　　　口と唇がひどく乾く・精神的要因による喘証・眼角がひきつって痛む・
　　　　　　　　吐舌・頸部の突然の痛み・すぐに驚く・唾が多い・急いで食べた物が喉
　　　　　　　　につまる・傷寒の気分の熱・体の冷え・水の凝結などの症状を主治する」
【現代研究】──ある人が三間に刺針し，56人，計63カ所の肩の肩関節周囲炎を治療した。
　　　　　　　　いずれも交叉取穴（両肩が痛い場合も一側を取穴）であり，0.7寸直刺し
　　　　　　　　て得気を得た後，強刺激を与え，場合によっては置針した。結果は，著効
　　　　　　　　が37例で58.7％，有効が26例で41.3％であり，30秒から25分で効き始め，
　　　　　　　　持続時間が2時間以内が7例，2〜10時間以内が54例，10時間以上が2
　　　　　　　　例であった。

4．陽渓　［ようけい］（LI5）

【別　　　名】──中魁（『針灸甲乙経』）
【出　　　典】──『霊枢』本輸篇：「大腸……脈気は陽渓に行く。陽渓は2つの筋肉の間の陥
　　　　　　　　凹部にあり，経穴である」
【穴名解説】──「陽渓は，手陽明経の経脈が『行く』ところであり，経穴である。手首外
　　　　　　　　側の2つの筋肉の間の陥凹部にあり，陽位に位置し，またそこが山の渓谷
　　　　　　　　に似ていることから，陽渓と名づけられた」（『経穴釈義滙解』）
【分　　　類】──手陽明大腸経の経穴
【位　　　置】──手首背側横紋の橈側にあり，母指を上に挙げたときにできる，短母指伸筋
　　　　　　　　腱と長母指伸筋腱の間の陥凹部にある。
【解　　　剖】──皮膚→皮下組織→短母指伸筋腱と長母指伸筋腱の間→長橈側手根伸筋腱の
　　　　　　　　前方

浅層部には，橈側皮静脈と橈骨神経の浅枝などが分布している。深層部には，橈骨動・静脈の分枝や属枝がある。

【効　　能】——清熱安神・散風疏邪
- 本穴は手陽明大腸経の経火穴であり，清熱散風・通経活絡作用があるため，臨床において常用される。頭面部疾患・胃腸疾患・精神および意識障害など，本経との関係でよく発生する病証以外に，咽喉や食道疾患に対しても効果がある。
- さらに，陽渓穴は手首の疾患に非常に効果がある。

【主 治 症】——頭面部・五官疾患：頭痛・厥逆・目が充血し腫れて痛む・耳聾・耳鳴り・鼻水・鼻血・歯痛・咽喉の腫痛・舌根部の疼痛・吐舌

精神・意識障害：熱病・心煩・癲狂[*3]・癇証[*4]・乱暴な言葉やわけのわからないことを言う・笑ってばかりいる・幻覚

本経脈通過部位の疾患：手首の痛み・五指の拘急，西半身不随・橈骨茎状突起のカーベーン病・手根関節およびその周囲の軟部組織の疾患

その他：胸満して息ができない・腸癖[*15]・蕁麻疹・痂疥（痒みのある乾いたかさぶた），西小児の消化不良

【配　　穴】——陽谷……目の充血疼痛（『備急千金要方』）

僕参・温溜……乱暴な言葉やわけのわからないことを言って幻覚を見る（『針灸資生経』）

神封……胸満して息ができない・咳逆（『針灸資生経』）

解渓……驚いて心悸亢進する・怔忡（『百症賦』）

列欠……手首の腱鞘炎

【手　　技】——掌を伏せて取穴する。

0.3〜0.5寸直刺し，刺針部に腫れぼったいだるさを起こさせ，前腕部まで放散させてもよい。橈骨茎状突起のカーベーン病の治療には，「恢刺」法か「短刺」法を用いる。

【注意事項】——本穴は関節や筋腱の近くにあるため，瘢痕灸は行わない。

【古典抜粋】——
- 『針灸甲乙経』第7巻：「鼻水・鼻血・熱病で汗が出ない・眼病・目が痛んで見えない・頭痛・虫歯の痛み・涙が出る・厥逆頭痛・胸満して息ができないなどの症状は陽渓が主治する」
- 『針灸甲乙経』第11巻：「痂疥（乾いて痒みのあるかさぶた）は，陽渓が主治する」
- 『針灸資生経』：「歯痛には，手の母指を曲げたときにできる中手指節関節上方の陥凹部（陽渓穴）に灸3壮をすえる。1壮目で歯が痒くなり，2壮目で歯が音をたて，3壮目で痛みがなくなって二度と起こらなくなる。左側の歯痛には右側に灸をすえ，右側の痛みには左側にすえる」
- 『針灸大成』第6巻：「乱暴な言葉やわけのわからないことを喋り笑ってばかりいて幻覚を見る・熱病・煩心・目風（風邪が頭に侵入して起きる眼病）で眼が充血してただれ角膜が混濁する・厥逆頭痛・胸満して息ができない・寒瘧・熱瘧・寒邪による咳嗽で泡沫を吐く・喉痺・耳鳴り・

耳聾・驚いて肘や腕が引きつり挙がらなくなる・痂疥などの症状を主治する」
- 『針灸資生経』：「辛帥はかつて傷寒を患いようやく治ったが，青梅を食べてひどく歯が痛んだ。達人が手の母指を曲げたときにできる中手指節関節上方の陥凹部に灸を3壮すえた。最初の灸で歯が痒くなり，2壮目で歯が音をたて，3壮目で痛みが止まって20年になる。おそらく陽渓穴のことであろう」

【現代研究】──ある人がバリウム造影法で観察しながら陽渓穴へ刺針したところ，胃の蠕動運動が減退したとのことである。

5．曲池 [きょくち] （LI11）

【別　　名】──鬼臣（『備急千金要方』）・洪池（『瘍医大全』）・陽沢（『中華針灸学』）
【出　　典】──『霊枢』本輸篇：「大腸……曲池に入り，肘外側の橈骨の陥凹部にあり，腕を曲げて取穴する。合穴である」
【穴名解説】──「手陽明大腸経の脈気がこの腧穴に流れこむ様子が，水が池に流れこむ様に似ている。また取穴時に肘を曲げると，その穴位部が陥没し，その形が浅い池に似ていることから，曲池と名づけられた」（『経穴釈義滙解』）
【分　　類】──手陽明大腸経の合穴
【位　　置】──肘の横紋の外側端で，肘を曲げた状態で，尺沢と上腕骨外側上顆とを結ぶ線の中点にある。
【解　　剖】──皮膚→皮下組織→長橈側手根伸筋と短橈側手根伸筋→腕橈骨筋
浅層部には橈側皮静脈の属枝と後前腕皮神経が分布している。深層部には橈骨神経，橈側反回動・静脈と橈側側副動・静脈の間の吻合枝がある。
【効　　能】──調和営衛・清熱消腫・散風止痒
- 本穴は手陽明大腸経の合穴であり，治療効果が確実かつ広範囲に及ぶため，臨床において常用される。
- 疏風解表・清熱退焼作用があり，退焼の要穴である。表裏内外の熱を清解するのに用いられる。表熱を清解するため，風熱が肺を侵襲したり時邪を外感したりしたために起きた咳嗽・咽頭痛・喉頭痛，および外感の余熱が清解しきれないための症状などを主治する。「合穴は内腑を治療する」といわれるように，裏熱を清除し，清熱利湿・調和腸胃機能があるため，吐瀉・便秘・腸癰などの病証に対して一定の効果がある。
- 解毒消腫・涼血止痒作用があり，皮膚病・瘡癰による瘙痒症を治療するための要穴である。
- 安神定驚作用があるため，癲狂(てんきょう)[*3]・すぐに驚くなどの精神および意識異常の治療に用いられる。
- 経絡を疏通し痺痛を止めるため，上肢筋肉の弛緩や拘急攣痛・半身不随・漏肩風（肩関節周囲炎）・肩や腕が挙がらないなどの経絡病証に常用される。

●陽明経は多気多血の経であり，本穴には強い気血調整作用があるため，月経不順の治療にも用いられる。

【主治症】──外感疾患：咽喉の腫痛・咳嗽・精神的要因による喘証・熱病

頭面部疾患：歯痛・眼の充血疼痛・目が見えない

胃腸疾患：腹痛・吐瀉・痢疾・腸癰・便秘

皮膚病：瘡・疥癬・癮疹〔蕁麻疹〕・丹毒，西蕁麻疹・猩紅熱

精神・意識障害：心中煩満・癲狂*3・すぐに驚く・頭痛・神経衰弱・高血圧

本経脈通過部位の疾患：腕の腫痛・上肢が動かない・手や肘や肩に力が入らない，西肩・腕の神経痛

その他：消渇・浮腫・月経不順・乳汁が少ない

【配　穴】──少沢……抽搐・癲証*11（『備急千金要方』）

合谷・三里・三陰交・行間・内庭……全身が浮腫して瘡ができる（『針灸大成』）

絶骨・膏肓・百労……瘧証で最初発熱して後から悪寒する（『針灸大成』）

合谷・三里・行間……全身に瘡ができる（『針灸大成』）

絶骨・三里・大椎・湧泉・合谷……傷寒で高熱が下がらない（『針灸大成』）

絶骨・百労・湧泉……発狂して意識不明になる（『針灸大成』）

支溝・三里・三陰交……無月経・顔色が黄ばむ・乾嘔・不妊（『針灸大成』）

通里・中渚・合谷・手三里・液門……腕が赤く腫れる（『針灸大成』）

三里・復溜……高熱（『針灸大成』）

合谷……頭面部・耳・目・口・鼻の疾患（『雑病穴法歌』）

尺沢……両手が拘攣し動かしづらい（『玉龍歌』）

合谷・肩髃……両手が痛んでだるく物が握りづらい（『勝玉歌』）

合谷・外関……感冒の発熱・咽喉炎・扁桃炎・眼の充血

血海・委中・膈兪……丹毒・蕁麻疹

【手　技】──肘を曲げて取穴する。

①0.8～1.2寸直刺し，刺針部に重だるく腫れぼったいようなしびれを起こさせる。

②斜刺。やや上方に向ければ，上腕・肩部まで針感が達する。やや下方に向ければ，前腕や示指まで達する。肘の疼痛治療には，「合谷」刺か「斉刺」法を用いる。

于書庄先生が肩関節周囲炎を治療するときは，患部が左であれば右の曲池を取穴し，右であれば左の曲池を取穴する。そして最初は針先を遠心方向に向け，針感が手に伝わったら針を皮下まで引き上げ，今度は針先を求心方向に向けて針感を肩まで響かせる。大勢の患者が刺針後すぐに，痛かった腕を持ちあげられるようになった。

③三稜針で点刺して出血させる。

【注意事項】──①針が深部に達したときに，弾力性があって拍動している物にぶつかったら，それは上腕動脈であるため，血管を破らないようにいったん針を引き上げて方向を変える。

②本穴は動かすことの多い関節部にあるため，瘢痕灸は行わない。

【古典抜粋】
- ●『針灸甲乙経』第7巻：「傷寒の余熱が抜けきらないものは，曲池が主治する」
- ●『針灸甲乙経』第8巻：「胸満・耳の前方が痛い・歯痛・眼の充血疼痛・頸の腫脹・悪寒発熱・口が渇いて水を飲むと発汗する・水を飲まなければ皮膚が乾いて熱をもつなどの症状は曲池が主治する」
- ●『針灸甲乙経』第10巻：「肩や肘内部が痛んで屈伸しづらい・手が挙がらない・手首が重く引きつるなどの症状は曲池が主治する」
- ●『針灸甲乙経』第11巻：「目が見えない・手首の拘急・身熱・驚いて狂乱する・両足のしびれ・抽搐などの症状は曲池が主治する」
- ●『千金翼方』第28巻：「蕁麻疹には，曲池二穴に灸をすえる。大人になるほど効果がある」
- ●『針灸大成』第6巻：「繞踝風（果関節周囲の腫脹）・腕が赤く腫れる・肘内部の疼痛・半身不随・悪風・涙が出る・物忘れがひどい・蕁麻疹・喉痺で喋ることができない・胸中煩満・腕の疼痛・筋肉が弛緩して物が握れない・弓が引けない・屈伸しにくい・風痺・肘が細くなって力が入らない・傷寒の余熱が抜けきらない・皮膚の乾燥・抽搐・癲証[*11]・全身に虫に嚙まれたような痛痒感がある・皮がむけて瘡ができる・皮膚に痂疥ができる・無月経などの症状を主治する」

【現代研究】曲池穴研究に関する報告は多い。曲池穴に腸線縫合糸を埋め込んでおくと，二重まぶた手術のために発生した腫脹や疼痛などの不快感を急速に解消し，美容効果を高める。曲池穴には，まぶた周辺の微小循環を改善する作用があるためと考えられる。

曲池穴などへ刺針すると，空腸・回腸の蠕動運動が即座に変化し，弱い者は増強し，強い者は減弱するという。また虫垂炎患者の足三里・曲池穴に刺針すると，X線検査においても，手術などでの直接的観察においても，虫垂の蠕動が明らかに増強され，緊張度が高まり，あるいは虫垂の屈曲角度の変動や移動，振動・弯曲，気泡の移動が加速して内容物を排出させるなどの変化がみられる。また虫垂の血管が収縮したり，本来充血しているものが虚血状態になったりする。また曲池への施灸は，胃の蠕動運動を弛緩させる。

冠状動脈性心疾患患者に対する曲池への刺針は，心筋の収縮力を増強し心拍数を減少させる。また心房性期外収縮や心房細動にも一定の効果がある。血管運動に対する調整作用もあり，軽刺すれば血管を収縮させ，しかも長時間持続させる。反対に強く刺激すれば，血管を拡張させる。

5 手太陽小腸経の五輸穴

1．少沢　[しょうたく]（SI1）

【別　　名】──小吉（『針灸甲乙経』）・少吉（『外台秘要』）
【出　　典】──『霊枢』本輸篇：「小腸の気は，上昇して手太陽経と合流し，少沢に出る。少沢は，小指の先端にあり，井金穴である」
【穴名解説】──「少沢の少とは小さいという意味である。小腸は少陰経の脈気と合流し経絡を通じ合わせている。沢とは潤すという意味であるが，心熱の火は小腸に集まることから，少沢と名づけられた」（『古法新解会元針灸学』）
【分　　類】──手太陽小腸経の井穴
【位　　置】──手の小指の末節尺側で，爪根の角から0.1寸の距離にある。
【解　　剖】──皮膚→皮下組織→指の爪根
尺骨神経の固有掌側指神経の指背枝と，小指の尺・掌側にある動・静脈の指背枝で形成される動・静脈網がある。
【効　　能】──清熱利竅・散瘀通乳
●本穴は手太陽小腸経の井穴であり，開竅泄熱・安神醒脳作用があるため，精神・意識障害を治療する。また清熱作用が強いため，熱邪が上昇して頭面部を撹乱したために生じた疾患を治療する。
●乳汁は気血を源として化生されるが，血脈は心が主り，その心と小腸は表裏の関係にあるため，少沢には心気を調整し血脈を疎通し，乳汁の分泌を促し腫痛を取り除く作用がある。乳腺炎の腫痛と乳汁が出ないなどの症状を治療するための主要穴の1つである。
【主 治 症】──精神・意識障害：中風による昏睡，西精神分裂病
頭面部疾患：頭痛・角膜の混濁・耳聾・喉痺・舌痿・舌がこわばって喋れない，西角膜炎・翼状片
心胸部疾患：心痛・心煩・息切れ・咳嗽・胸脇部痛・乳腺炎・無乳症，西乳腺炎・乳汁分泌不足
外感疾患：悪寒発熱・瘧疾
本経脈通過部位の疾患：腕内側の疼痛・小指が思うように動かない
【配　　穴】──前谷・後渓・陽谷・完骨・崑崙・小海・攢竹……後頸部がこわばって痛み振り返れない（『備急千金要方』）
復溜・崑崙……瘧疾（『備急千金要方』）
合谷・膻中……無乳症（『針灸大成』）
肝兪……翼状片（『百症賦』）
天容……咽喉の腫痛・扁桃炎
人中……熱病の昏睡・ショック
【手　　技】──手を伏せ，指を伸ばして取穴する。
①斜刺で0.1寸刺入し，刺針部に脹痛を起こさせる。乳房疾患を治療する場合は，上方に向けて0.1寸横刺する。

②三稜針で点刺して出血させる。
- 【注意事項】──①妊婦には使用を控える。
  ②瘢痕灸は行わない。
- 【古典抜粋】──●『針灸甲乙経』第7巻：「振寒・小指が思うように動かない・悪寒発熱して汗が出ない・頭痛・喉痺・舌痿・小指の間が熱い・口の中の熱・煩心・心痛・腕の内側および脇部の疼痛・耳聾・咳嗽・抽搐・口の乾き・頭が痛くて振り返れないなどの症状は少沢が主治する」
  ●『針灸大成』第6巻：「瘧疾の往来寒熱・汗が出ない・喉痺・舌のこわばりなどを主治する。口の乾き・心煩・腕の痛み・抽搐・咳嗽・口中に唾液が溢れる・頸部および後頸部が引きつり振り返れない・目の角膜に白斑が生じ瞳が2つに見える・頭痛」
- 【現代研究】──ある報告によれば，無乳症の女性の少沢・膻中に刺針したところ，プロラクチンの血中含有量が増加したとのことである。また少沢に電針療法を行ったところ，脳下垂体後葉のオキシトシン分泌量が増加した。

2．前谷　［ぜんこく］（SI2）

- 【別　　名】──なし。
- 【出　　典】──『霊枢』本輸篇：「小腸の脈気は……前谷に溜れる。前谷は，手の外側で，中手指節関節前方の陥凹部にあり，滎穴である」
- 【穴名解説】──「前谷の前という文字は，手小指の中手指節関節の前という意味である。谷とは谷の空洞を指し，手小指の中手指節関節の前にある骨の間の空隙のことである……そのため前谷と名づけられた」（『古法新解会元針灸学』）
- 【分　　類】──手太陽小腸経の滎穴
- 【位　　置】──手の尺側で，手を軽く握ったときに小指の本節（第5中手指節関節）前方にできる横紋の先端で，手背部と手掌部の境目にある。
- 【解　　剖】──皮膚→皮下組織→小指の一番近位の指骨の基底部
  尺骨神経の指背枝，尺骨神経の固有掌側指神経と，小指尺・掌側の動・静脈網がある。
- 【効　　能】──清心理気・明目聡耳
  ●本穴は手太陽小腸経の滎水穴であり，「滎は身熱を主る」といわれる。水の性質は寒涼で火邪を克し，しかも心と小腸とは表裏の関係にあって，心経に熱があればそれが小腸に移動するため，本穴には清心泄熱・消腫止痛作用があり，風熱・心火上攻を原因として発生する頭面部の病証を治療する。
- 【主治症】──外感疾患：熱病で汗が出ない・悪寒発熱・瘧疾
  頭面部・五官疾患：目が痛み涙が出る・目に白い翳ができる・耳鳴り・鼻づまり・鼻血・頬の腫脹・咽頭の腫脹・喉痺，西扁桃炎・耳下腺炎
  本経脈通過部位の疾患：頭部と後頸部がひきつって痛む・頸を回して振り返ることができない・腕が痛くて挙げられない，西寝違え

　　　　　　　　その他：無乳症・瘧疾
【配　　穴】──京骨……目に白い翳ができる（『備急千金要方』）
　　　　　　　後渓・陽谷……腕が重く肘が拘攣する（『備急千金要方』）
　　　　　　　委中……排尿困難で小便が赤い（『針灸資生経』）
　　　　　　　照海・中封……咽喉部の片側が腫れて物を飲み込むことができない（『針灸資生経』）
　　　　　　　後渓・人中・解渓・金門・申脈……癲証*11（『針灸大成』）
【手　　技】──手を軽く握らせる。
　　　　　　　0.2～0.3寸直刺し、だるく腫れぼったくしびれるような感覚を前腕や手指まで放散させる。
【注意事項】──瘢痕灸は行わない。
【古典抜粋】──●『針灸甲乙経』第9巻：「咳嗽して胸満するものは、前谷が主治する」
　　　　　　　●『針灸甲乙経』第10巻：「肘や腕や手首内部の疼痛・頸が腫れて振り返れない・頭部および後頸部がひきつって痛む・めまい・四肢が痛だるい・肩胛骨や小指の疼痛などの症状は前谷が主治する」「腕が挙がらない・頭部および後頸部の疼痛・喉が腫れて物を飲み込むことができないなどの症状は前谷が主治する」
　　　　　　　●『針灸甲乙経』第12巻：「目に白い翳ができる・目が痛み涙が出る・目が飛び出しそうなほど痛むなどの症状は前谷が主治する」
　　　　　　　●『針灸大成』第6巻：「熱病で汗が出ない・瘧疾・癲証*11・耳鳴り・頸部および後頸部の腫脹・喉痺・頬から耳の後ろまで腫れる・鼻づまり・咳嗽・吐血・腕が痛くて挙がらない・無乳症などを主治する」
【現代研究】──ある人が両側の前谷を取穴して、流行性耳下腺炎を治療した。垂直方向に速刺し、1分ほど（骨膜に達する）刺入して強刺激を与え、7～8回捻転して置針はしなかった。これを隔日に1回施術した。1回で治癒したのが81％で、3回の治療で300例すべてが治癒した。

3. 後渓　[こうけい・ごけい]（SI3）

　　　　　　　手太陽小腸経の輸穴で八脈交会穴でもあり、督脈に通じている。
　　　　　　　第8章第2節の八脈交会穴各論（286頁）を参照。

4. 陽谷　[ようこく]（SI5）

【別　　名】──なし。
【出　　典】──『霊枢』本輸篇：「小腸の脈気は、……陽谷に行き、陽谷は、尺骨茎状突起下方の陥凹部にあり、経穴である」
【穴名解説】──「本穴は手太陽小腸経の経穴で、手首の外側にあり、尺骨茎状突起下方の陥凹部である。その形状は、陽渓・陽池が広く深いのとは違い、小さな谷のようであることから、陽谷と名づけられた」（『経穴釈義滙解』）

【分　　類】──手太陽小腸経の経穴
【位　　置】──手首の尺側で，尺骨茎状突起と三角骨との間の陥凹部にある。
【解　　剖】──皮膚→皮下組織→尺側手根伸筋腱の前方
　　　　　　　浅層部には，尺骨神経の手背枝・尺側皮静脈などが分布している。深層部には，尺骨動脈の背側手根枝などがある。
【効　　能】──清心明目・鎮驚聡耳
　　　　　　●本穴は手太陽小腸経の経火穴であり，疏散風熱・清熱解毒作用が強いため，頭面部・五官の熱証を治療する。
　　　　　　●その他に清心瀉火・安神定驚作用があるため，癲証*11などの精神・意識障害を治療する。
【主　治　症】──外感熱病：熱病で汗が出ない・悪寒発熱
　　　　　　　頭面部・五官疾患：頭痛・耳鳴り・耳聾・目の痛み・目のくらみ・虫歯の痛み・舌のこわばり・頸部およびオトガイ部下方の腫脹，西耳下腺炎
　　　　　　　精神・意識障害：癲証*11で狂ったように走り回る・妄言
　　　　　　　本経脈通過部位の疾患：肩が痛くて挙がらない・腕および手首外側の疼痛・胸脇部痛，西手根関節およびその周囲の軟部組織の疾患・肋間神経痛
【配　　穴】──築賓・通谷……癲証*11（『針灸甲乙経』）
　　　　　　　太衝・崑崙……目が引きつって痛み赤く腫れる（『針灸甲乙経』）
　　　　　　　正営……上顎部の歯痛（『針灸甲乙経』）
　　　　　　　液門・商陽・二間・四瀆……下顎部の歯痛（『針灸甲乙経』）
　　　　　　　腕骨・支溝・臑兪・申脈……脇痛（『針灸大成』）
　　　　　　　俠渓……オトガイ部下方の腫脹・牙関緊急（『百症賦』）
　　　　　　　曲池・外関……手首の痛み・上肢のしびれ
　　　　　　　百会・湧泉……精神分裂病・てんかん
【手　　技】──掌を下に向けて取穴する。
　　　　　　　0.3～0.5寸直刺し，刺針部に腫れぼったいだるさを起こさせる。手首全体に拡散させてもよい。
【注意事項】──瘢痕灸は行わない。
【古典抜粋】──●『針灸甲乙経』第7巻：「泄風*16で発汗する・腰や後頸部が引きつって上下左右どちらにも動かせない・肩や肘が弛緩する・目の痛み・痂疥（乾いて痒みのあるかさぶた）・いぼ・抽搐・頭のふらつき・目の痛みなどの症状は陽谷が主治する」
　　　　　　●『針灸甲乙経』第10巻：「風眩*17・驚く・手首の痛み・泄風*16・腰から上の発汗などの症状は陽谷が主治する」「肩が痛くて一人で服が着られない・腕や手首の外側が痛んで腕が挙がらないなどの症状は陽谷が主治する」
　　　　　　●『針灸大成』第6巻：「癲証*11で狂ったように走り回る・熱病で汗が出ない・脇痛・頸部およびオトガイ部下方の腫脹・悪寒発熱・耳聾・耳鳴り・虫歯の痛み・腕の外側が痛んで挙がらない・吐舌・痙性斜頸・妄言・キョロキョロと左右を見回す・目のくらみ・小児の抽搐・舌がこわ

ばって乳が吸えないなどの症状を主治する」
【現代研究】──陽谷穴を押圧すると，手背の静脈に果糖を注入したときの疼痛が軽減することを，ある人が発見した。

5．小海　[しょうかい]（SI8）

【別　　名】──なし。
【出　　典】──『霊枢』本輸篇：「小腸の脈気は……小海に入り，小海は肘の上腕骨の外側で，その先端から半寸離れた陥凹部にあり，腕を伸ばして取穴する。合穴である」
【穴名解説】──「小とは，小腸経を示している。また本穴は小腸経の脈気が『入る』ところであるが，小腸は受盛の官であり胃とつながって食物を下に流す。そして胃は水穀の海であることから，小腸経の合穴を小海と名づけた」（『経穴命名浅解』）
【分　　類】──手太陽小腸経の合穴
【位　　置】──肘の内側で，尺骨の肘頭と上腕骨内上果の間の陥凹部にある。
【解　　剖】──皮膚→皮下組織→尺骨神経溝の中
　　　　　　　浅層部には，内側前腕皮神経の尺側枝・内側上腕皮神経・尺側皮静脈の分枝などがある。深層部には，尺骨神経溝内の尺骨神経，尺骨神経の後外側には上尺側側副動・静脈と尺側反回動・静脈が吻合してできた動・静脈網がある。
【効　　能】──散熱祛風・寧神定志
　　　　　　　●本穴は手太陽小腸経の合土穴であり，「合は内府を治療する」という理論にもとづけば，腸腑の治療に使用できるが，散熱祛風・寧神定志作用もあるため，臨床においては外感・五官疾患および経脈通過部位の外経病証の治療に用いられることが多い。
【主 治 症】──外感疾患：悪寒・寒熱往来・風眩*17・頭痛
　　　　　　　五官疾患：耳聾・目が黄色い・歯茎の腫れ，西歯齦炎
　　　　　　　精神・意識障害：癲狂*3・てんかん
　　　　　　　本経脈通過部位の疾患：頸部および後頸部が痛んで振り返ることができない，肩・腕・肘の痛み，上肢が挙がらない，西肘関節およびその周囲の軟部組織の炎症・頸部リンパ節の結核
【配　　穴】──曲池・臂臑……肘と腕の疼痛
　　　　　　　合谷・頬車……頬部の腫脹・歯齦炎・咽喉炎
　　　　　　　風池・大椎……癲狂*3・てんかん
【手　　技】──肘を曲げ腕を挙げて取穴する。
　　　　　　　0.3〜0.5寸直刺し，刺針部にだるく腫れぼったい感覚を起こさせ，感電したような感覚を前腕および手部の尺側に放散させてもよい。
【注意事項】──瘢痕灸は行わない。
【古典抜粋】──●『外台秘要』：「悪寒発熱・虫歯の痛み・風眩*17・頭痛・発狂して性格が変

わる・肘の癰・瘧疾で脊椎が振寒する・後頸部から腋や肘までの牽引痛・腰から少腹部までの牽引痛・四肢が挙がらないなどの症状を主治する」
- 『針灸大成』第6巻：「頸部・オトガイ部下方・肩・上腕部・肘や腕の後外側などの痛み，悪寒発熱，歯茎の腫れ，風眩*17，頸部および後頸部の痛み，瘍による腫脹，振寒，肘と腋の腫痛，小腹部痛，てんかんで羊の鳴き声のような声を出す，痙性斜頸，抽搐，狂ったように走り回る，オトガイ部下方が腫れて振り返れない，肩が抜けそうに感じる，上腕が折れそうに痛い，耳聾，目が黄色い，頬部の腫れなどの症状を主治する」

【現代研究】──小海穴へ刺針すると，結腸末端部の常習性迷走神経活動亢進現象が好転するため，過敏性腸症候群の治療に用いられる。

6 手少陽三焦経の五輸穴

1. 関衝 [かんしょう]（TE1）

【別　　名】──なし。
【出　　典】──『霊枢』本輸篇：「三焦の脈気は上昇して手少陽経と合流し，関衝に出る。関衝は手の小指の次の指の先端にあり，井金穴である」
【穴名解説】──「本穴はいわば少陽経の要衝であり関門でもあり，また心包経と会合する関門でもあることから，関衝と名づけられた」（『経穴釈義滙解』）
【分　　類】──手少陽三焦経の井穴
【位　　置】──手の薬指末節の尺側で，爪根の角から0.1寸のところにある。
【解　　剖】──皮膚→皮下組織→指の爪根
皮下組織には，尺骨神経固有掌側指神経の指背枝の分枝，固有掌側指動・静脈指背枝の動・静脈網がある。
【効　　能】──清熱解表・宣達三焦・醒神開竅
- 本穴は手少陽三焦経の井穴であり，泄熱開竅がおもな作用であるため，少陽熱盛を原因とする頭面部・五官疾患に用いられることが多い。また人中・十宣などと組み合わせて，中風による昏睡・中暑による昏睡などの精神・意識障害にも用いられる。

【主治症】──外感疾患：悪寒発熱・頭痛・熱病で汗が出ない
頭面部・五官疾患：頭のふらつき・目の充血・オトガイ部下方の疼痛・角膜の混濁・目がよく見えない・耳聾・耳鳴り・舌瘡・口の乾き・喉痺，
西 神経性頭痛・急性扁桃炎・角膜炎・結膜炎・メニエール病・耳下腺炎
本経脈通過部位の疾患：腕・肘の疼痛
その他：心煩・胸中の気噎*18・食欲不振

【配　　穴】──竅陰・少沢……喉痺・舌瘡・口の乾き（『備急千金要方』）
少商・少沢……咽喉の腫痛
人中・労宮……中暑
風池・商陽……熱病で汗が出ない

50 ｜ 第1章　五輸穴

【手　　技】──掌を下に向けて取穴する。
　　　　　　①0.1寸の浅刺をする。
　　　　　　②三稜針で点刺して血液を絞り出す。
【注意事項】──①妊婦には刺針を控える。
　　　　　　②瘢痕灸は行わない。
【古典抜粋】──●『素問』繆刺論篇：「喉痺・舌痿・口の乾き・心煩・腕外側の疼痛・腕が頭まで挙がらない。手の中指の次の指の爪根部で，端からニラの葉一枚分ぐらい離れたところを1回刺針する」
　　　　　　●『針灸甲乙経』第10巻：「肘が痛み一人で服を着ることができない・頭のふらつき・オトガイ部下方の疼痛・顔色が黒い・風邪のために肩背部が痛み振り返ることができないなどの症状は関衝が主治する」
　　　　　　●『備急千金要方』：「関衝は，肩背部が重くてだるい……顔色が黒いなどの症状を主治する」
　　　　　　●『外台秘要』：「関衝は，熱病で汗が出ない……霍乱・悪寒発熱・耳聾・耳鳴りなどの症状を主治する」
　　　　　　●『銅人腧穴針灸図経』：「関衝は，胸中の気噎*18・食欲不振・痛くて腕や肘が挙がらない・角膜に混濁ができる・目がよく見えないなどの症状を治療する」
　　　　　　●『素問』病機気宜保命集篇：「内眼角の疼痛には，少陽経井穴の関衝に刺針する」
　　　　　　●『類経図翼』：「三焦の邪熱・口渇・唇の乾き・口臭などの症状にはここに刺針して出血させる」
【現代研究】──ある研究によれば，急性無酸素症のハツカネズミの「関衝」に刺針すると，エネルギー代謝を改善することがわかった。そのメカニズムは，刺針によって大脳皮質および心筋Na^+-K^+-ATPase，LDHが活性化されるためではないかと思われる。またある人が関衝穴に点刺して出血させ，耳の帯状疱疹を治療したことがある。また関衝穴を主穴として，目の充血・目の麦粒腫・耳後方の痛みなどの症状を治療した。

2．液門　[えきもん]（TE2）

【別　　名】──なし。
【出　　典】──『霊枢』本輸篇：「三焦は，……液門に溜れ，液門は，小指と次の指との間にあって，滎穴である」
【穴名解説】──「液門は三焦経の滎穴であるが，陽経の滎穴は水穴である。三焦とは決瀆の官であり，ここから水道が出る。水の精を液というが，陽経は気を四肢末端から受けるため，この水穴を液門という」（『子午流注説難』）
【分　　類】──手少陽三焦経の滎穴
【位　　置】──手背部で，第4，5指の間の辺縁部上方で，白っぽい皮膚と赤みがかった皮膚との境目にある。

【解　　剖】――皮膚→皮下組織→第4,5指基節骨基底部の間→第4背側骨間筋と第4虫様筋
　　　　　　　浅層部には，尺骨神経の指背枝，手背静脈網がある。深層部には，背側指動・静脈がある。
【効　　能】――疏風散邪・清利頭目
　　　　　　　●本穴は手少陽三焦経の滎水穴であるため，風邪や火毒の疏泄・清利頭目などの作用があり，臨床においては頭面部・五官の熱証治療に多用される。また外感疾患にも用いられる。
【主　治　症】――頭面部・五官疾患：目が充血して涙が出る・耳聾・耳鳴り・喉の腫脹・虫歯の痛み，国急性扁桃炎・耳下腺炎・中耳炎・結膜炎・歯齦炎
　　　　　　　外感疾患：熱病で汗が出ない・悪寒発熱・頭痛・瘧疾
　　　　　　　本経脈通過部位の疾患：手背部が赤く腫れる・手の筋肉の痙攣
【配　　穴】――中渚……腕から手首にかけて赤くなって痛む（『玉龍歌』）
　　　　　　　魚際……喉の痛み（『百症賦』）
　　　　　　　外関・聴宮……耳鳴り・頭痛
【手　　技】――掌を下に向け指を開くか自然に半分握った状態で取穴する。
　　　　　　　0.3〜0.5寸直刺し，刺針部に腫れぽったいだるさを起こさせ，腕にまで拡散させてもよい。
【注意事項】――瘢痕灸は行わない。
【古典抜粋】――●『針灸甲乙経』第7巻：「瘧疾で後頸部が痛み，突然の気逆が原因のものは，液門が主治する」
　　　　　　　●『針灸甲乙経』第9巻：「胆の病で，めまい・寒厥・腕の痛み・すぐに驚く・妄言・顔面紅潮・涙が出るなどの症状があれば液門が主治する」
　　　　　　　●『針灸甲乙経』第12巻：「下顎部の虫歯で上顎部の歯が痛むものは，液門が主治する」
　　　　　　　●『針灸大成』第7巻：「驚いて心悸亢進する・妄言・喉の外側の腫脹・寒厥・腕が痛くて上げ下げできない・瘧疾の寒熱往来・目が充血して渋る・頭痛・突然の耳聾・歯齦痛などの症状を主治する」
【現代研究】――急性上気道感染症を治療するために液門に刺針すれば，三焦の経気を鼓舞する。すると三焦が通暢して遮るものがなくなるため，五臓六腑および全身に原気が充満し，肺系に侵入した邪気が駆逐されて衛気が全身に行き渡り，肺は宣粛機能を取り戻す。

3．中渚　［ちゅうしょ］（TE3）

【別　　名】――なし。
【出　　典】――『霊枢』本輸篇：「三焦は……中渚に注ぎ，中渚は中手指節関節上方の陥凹部にあり，輸穴である」
【穴名解説】――「中渚は三焦の経気が『注ぐ』輸穴であるが，その様が川（江）の中州（渚）のなかにあるかのようであることから，中渚と名づけられた」（『子午流注

説難』）
- 【分　　類】——手少陽三焦経の輸穴
- 【位　　置】——手背部で，薬指の中手指節関節上方の，第4，第5中手骨の間の陥凹部にある。
- 【解　　剖】——皮膚→皮下組織→第4背側骨間筋
  浅層部には，尺骨神経の背側指神経と，手背静脈網の尺側部がある。深層部には，第4背側中手動脈などがある。
- 【効　　能】——清熱散邪・通絡止痛・明目聡耳
  - 本穴は手少陽三焦経の輸穴であり，「輸穴は体重節痛を主る」といわれるように，本経脈および経別が循行する，手・肘・腕・肩などの関節の疼痛・運動制限などの疾患に用いられる。
  - 本穴は熱邪を清泄する力が強いため，痰熱が三焦経脈に凝結したものや，風熱あるいは三焦の熱邪が経に沿って上昇したために起きた頭面部・五官疾患などを主治する。耳疾患治療の常用穴でもある。
- 【主 治 症】——本経脈通過部位の疾患：肘や腕の痛み・腕が赤く腫れる・五指とも屈伸できない，画肩関節およびその周囲の組織の疾患

  外感疾患：熱病で汗が出ない・悪寒発熱

  頭面部五官疾患：頭痛・目の充血・目のくらみ・目の痛み・角膜の混濁・耳聾・耳鳴り・喉痺，画中耳炎・神経性耳聾・聾唖・結膜炎・耳下腺炎・扁桃炎

  その他：消渇・瘧疾・肋間神経痛
- 【配　　穴】——太白……排便困難（『針灸甲乙経』）

  支溝・内庭……咽喉痛（『備急千金要方』）

  液門……腕が赤く腫れる（『玉龍歌』）

  商陽・丘墟……長期化した瘧疾（『針灸大成』）

  八邪・外関……手指が屈伸できない

  聴宮・翳風……耳鳴り・耳聾

  外関・期門……肋間神経痛
- 【手　　技】——手を伏せて血管を避けて取穴する。
  0.3～0.5寸直刺し，だるく腫れぼったくしびれる感覚を，指先や手首まで拡散させる。一部の症例では，針感が手少陽経に沿って上昇し，手首や肘を通って肩にまで達したことがある。またまれには本経に沿って頸を通り，耳後方の翳風穴や耳の中にまで達した例があり，外眼角に達した例もある。
- 【注意事項】——瘢痕灸は行わない。
- 【古典抜粋】——
  - 『針灸甲乙経』第7巻：「季節に関係なく発症する瘧疾・顔面紅潮・目がよく見えないなどの症状は中渚が主治する」
  - 『針灸甲乙経』第10巻：「咽喉外側の腫脹・肘や腕の痛み・五指が拘急して屈伸できない・頭のふらつき・オトガイ部下方や額の疼痛などの症状は中渚が主治する」
  - 『外台秘要』：「中渚は，熱病・発汗しない・頭痛・耳鳴り・目の痛み・悪寒発熱……喉痺などの症状を主治する」

- 『席弘賦』：「傷寒が長引いたもの，肩背部痛などを主治する」
- 『霊光賦』：「五指がうまく動かせないものは中渚を取穴する」

【現代研究】──ある実験でfMRIで観察しながら左側の中渚穴に刺針すると，大脳の右側中心後回・帯状回，両側の補足運動野・側頭葉・後頭葉・前頭葉・小脳半球・頭頂葉・被殻などを含む多くの領域を活性化することがわかった。したがって刺針による鎮痛作用は，脳の各領域が協調して調節した結果機能するのではないかと考えられる。単一の腧穴に刺針することで，いくつかの異なる痛覚伝導路が遮られるのは，針の鎮痛効果が脳の1つの領域だけを通して起きるのではなく，連絡しあう多くの領域が複雑かつ流動的に絡みあうことによって，血液動力学上の変化および代謝変化を起こすためである。

4．支溝　[しこう]（TE6）

【別　　名】──飛虎（『徐氏針灸大全』）・飛処（『神灸経論』）

【出　　典】──『霊枢』本輸篇：「三焦は……支溝に行く。支溝は手首から三寸上方で，2つの骨の間の陥凹部にあり，経穴である」

【穴名解説】──「支溝は，腕の背側で2つの筋肉の間が溝のようになったところにあり，また肘から先を支ということから，支溝と名づけられた」（『古法新解会元針灸学』）

【分　　類】──手少陽三焦経の経穴

【位　　置】──前腕背側で，陽池と肘の先端を結んだ線上にあり，手首背側の横紋から3寸上方で，尺骨と橈骨の間にある。

【解　　剖】──皮膚→皮下組織→小指伸筋→長母指伸筋→前腕骨間膜
浅層部には，後前腕皮神経，橈側皮静脈，尺側皮静脈などの属枝が分布している。深層部には，後骨間動・静脈と後骨間神経がある。

【効　　能】──理気清熱・降逆通便
- 本穴は手少陽三焦経の経火穴であり，疏利三焦・清熱通竅作用があるため，耳聾・顔面紅潮などの頭面部・五官疾患を主治する。
- その他，支溝穴には調暢気機・理気止痛効果があるため，情志失調・肝鬱気滞からくる脇肋部痛を治療する特効穴である。ただし肝血不足や肝脈失養による脇痛に対しては，あまり効果がない。
- 本穴は便秘の治療にも効果があり，虚実にかかわらず使用することができる。

【主治症】──外感疾患：熱病で汗が出ない
頭面部・五官疾患：耳聾・耳鳴り・顔面紅潮・目が充血し腫れて痛む・突然失声症になり喋れない・牙関緊急
心胸部疾患：咳嗽・逆気・心痛・脇腋部痛，西狭心症・胸膜炎・肋間神経痛
本経脈通過部位の疾患：肩や腕がだるくて痛み挙がらない，西肩関節およびその周囲の軟部組織の疾患
その他：産後の血暈[20]・便秘，西常習性便秘

【配　　穴】——天窓・扶突・曲鬢・霊道……突然失声症になり喋れない（『備急千金要方』）

太渓・然谷……心痛（『備急千金要方』）

章門・外関・行間・中封・期門・陽陵泉……脇肋部痛（『針灸大成』）

三里・三陰交……産後の血暈[*20]で意識不明になる（『針灸大成』）

陽池・八邪……手指の震え

足三里・三陰交……虚証の便秘

上巨虚・天枢……熱証の便秘

気海・太衝……気滞や気虚による便秘

陽陵泉……脇肋部痛

【手　　技】——掌を伏せて取穴する。

0.5～1寸直刺し，刺針部にだるく腫れぼったいような針感を感じさせる。または肘まで針感を拡散させたり，ときには指先に感電したようなしびれを放散させたりしてもよい。ごく一部の症例では，針感が本経に沿って頸から耳の後ろの翳風穴や耳の中にまで達したものもいる。また外眼角まで達した例もある。

【古典抜粋】——●『針灸甲乙経』第9巻：「咳嗽・顔面紅潮・発熱などは，支溝が主治する」

●『針灸甲乙経』第10巻：「馬刀[*19]で腫れあがり瘻管ができる・目の痛み・肩が挙がらない・心痛・心下部がつかえて脹満する・逆気・発汗・牙関緊急などの症状があるものは支溝が主治する」

●『針灸甲乙経』第11巻：「熱病で発汗せずそのために咽喉部外側の頸部が腫れる・肩と腕が重だるい・腋脇部がひきつって痛み腕が挙がらない・痂疥・後頸部がひきつって振り返れないなどの症状があるものは支溝が主治する」

●『針灸甲乙経』第12巻：「突然失声症になり喋れない者は，支溝が主治する」

●『類経図翼』：「霍乱・嘔吐・牙関緊急・突然の失声症・鬼撃〔人事不省の一種〕・突然の心痛・産後の血暈[*20]で人事不省になる・三焦の相火が燃え上がる・便秘・脇肋部痛などの症状を主治するが，いずれも瀉法を施す」

●『玉龍歌』：「脇部が痛み大小便が通じないものには，支溝がめざましい効果を発揮する」

【現代研究】——ある人が支溝穴だけで急性腰部捻挫の治療をしたが，片側の腰痛であれば患側の支溝穴を取穴し，疼痛が正中部であれば両側の支溝穴を取穴した。

5．天井　[てんせい]（TE10）

【別　　名】——なし。

【出　　典】——『霊枢』本輸篇：「三焦は……天井に入り，天井は肘外側骨頭上方の陥凹部にあり，合穴である」

【穴名解説】——「天井は土穴である。土とは大地そのものであり，大地から湧き出す水が

井である。三焦は，水道ここより出ずといわれるように，『井』という意味が含まれている。本穴は肘外側骨頭の上方で，2つの筋肉の間の陥凹部にあり，天位にあることから，天井という星の名前にちなみ，天井と名づけられた」（『経穴釈義会解』）

【分　　類】──手少陽三焦経の合穴
【位　　置】──腕の外側にあり，肘を曲げた状態で，肘の先端から1寸上方の陥凹部にある。
【解　　剖】──皮膚→皮下組織→上腕三頭筋
　　　　　　　浅層部には後上腕皮神経などが分布している。深層部には，肘関節動・静脈網，橈骨神経の筋枝がある。
【効　　能】──理気泄火・清化痰湿
　　　　　　　●本穴は手少陽三焦経の合穴であり，清熱・熄風・止痛効果があるため，風熱が上昇して頭面部・五官を撹乱したための各種疾患を治療する。
　　　　　　　●天井穴には解鬱通絡・理気止痛作用もあるため，気機の鬱滞不通による病変を主治する。
【主 治 症】──頭面部・五官疾患：頭痛・外眼角の痛み・耳聾・耳鳴り・頬の腫脹・喉痺・喉の痛み，西偏頭痛・扁桃炎
　　　　　　　心胸部疾患：胸痺・心痛・咳逆上気
　　　　　　　本経脈通過部位の疾患：頸・後頸部・肩・腕の痛み，西肘関節および周囲軟部組織の疾患，結核性頸部リンパ節炎
　　　　　　　その他：瘿*21・瘰癧*22，西蕁麻疹・神経性皮膚炎
【配　　穴】──外関・曲池……腕が弛緩してしびれる（『備急千金要方』）
　　　　　　　支溝・間使・大陵・太白・丘墟・陽輔……胸脇部痛（『針灸大成』）
　　　　　　　少海……肘の疼痛
　　　　　　　天突・水突……瘿*21
　　　　　　　翳風・耳門……耳聾
【手　　技】──肘を直角に曲げて取穴する。
　　　　　　　0.5～1寸直刺し，刺針部にだるく腫れぼったい針感を起こさせる。
【注意事項】──瘢痕灸は行わない。
【古典抜粋】──●『針灸甲乙経』第7巻：「瘧疾で，食事のときに発作が起きる・心痛・悲しがってばかりいるなどの症状があるものは天井が主治する」
　　　　　　　●『針灸甲乙経』第9巻：「胸痺・心痛・肩の肉がしびれるなどの症状は天井が主治する」
　　　　　　　●『針灸甲乙経』第10巻：「強い風邪を感受し，押し黙って喋らず痛いところがわからない・嗜臥・すぐに驚く・抽搐などの症状があるものは天井が主治する」
　　　　　　　●『針灸甲乙経』第11巻：「癲証*11で，吐血・涎を流す・羊の鳴き声のような声を出す・痙性斜頸などの症状があるものは天井が主治する」
　　　　　　　●『備急千金要方』第30巻：「天井は，肩が痛み弛緩してしびれる・肩を屈伸することができない・肩の筋肉がしびれるなどの症状を主治する」
　　　　　　　●『銅人腧穴針灸図経』：「天井は，心胸部痛・咳嗽上気・膿の混じった唾

を吐く・食欲不振・驚いて心悸亢進する・抽搐・風痹で腕と肘が痛い・物がつかめないなどの症状を主治する」
- 『類経図翼』:「すべての瘰癧*22・瘡腫・蕁麻疹などを瀉す」

【現代研究】──ある人が天井穴で寝違いを治療した。患側の天井穴に，1.5寸の毫針を使い，捻転して強刺激を与えた。そして得気を確認してから患者に頸を動かすよう指示し，1分ごとに1回捻転しながら，頸の動きをだんだんと大きくさせ，それを5回繰り返してから抜針した。総有効率は94%であった。

7 足陽明胃経の五輸穴

1. 厲兌 [れいだ] (ST45)

【別　　名】──なし。

【出　　典】──『霊枢』本輸篇：「胃の脈気は厲兌から出る。厲兌は，足母指の次の指の先端にあり，井金穴である」

【穴名解説】──「厲とは速いという意味である。古代，帯の垂れ下がっている部分も厲といった。また風の名前でもあり，安息という意味でもある。兌とは孔穴のことである。指の腧穴は走ったり跳躍したりするときに欠かせないところにあり，また帯が垂れ下がってくる場所でもあり，風証を治療したり安神をしたりする作用がある」(『針灸穴名釈義』)

【分　　類】──足陽明胃経の井穴

【位　　置】──足第2指末節の外側で，爪根の角から0.1寸(指寸法)のところにある。

【解　　剖】──皮膚→皮下組織→爪根
内側足背皮神経の背側指神経と，背側指動・静脈網が分布している。

【効　　能】──蘇厥醒神・和胃理気
- 本穴は足陽明胃経の井金穴であるとともに，本経の子穴でもあるため，胃経・胃腑の実証・熱証の治療に多用される。また精神・意識障害治療にも常用される。
- 和胃理気作用があるため，胸腹脹満・消化不良などの胃腑疾患を治療する。
- 祛風通絡作用があるため，胃経の通過部位である頭面部の疾患を治療する。
- 清熱蘇厥寧神作用があるため，精神・意識障害を治療する。

【主 治 症】──頭面部疾患：顔面部の腫脹・口のゆがみ・歯痛・鼻血・黄色い鼻水を流す・鼻炎・歯齦炎・扁桃炎
精神・意識障害：悪夢・癲狂*3，西精神分裂病・神経衰弱
胃腸疾患：胸腹脹満，西消化不良
熱病：熱病で汗が出ない
本経脈通過部位の疾患：足の痛み・足部と下腿部の冷え

【配　　穴】──条口・三陰交……下腿部が冷えて寝られない(『備急千金要方』)
大敦……寝てばかりいる(『針灸資生経』)
内庭・陥谷・衝陽・解渓……口ひげの間に瘡瘍ができる(『針灸大成』)

　　　　　　　隠白……悪夢ばかり見て安眠できない（『百症賦』）
　　　　　　　隠白・中衝・大敦……中風による昏睡
【手　　技】──椅子に座って脚を垂らすか仰臥位で取穴する。
　　　　　　　①上方に向け斜刺で0.2〜0.3寸刺入し，刺針部に脹痛を起こさせる。
　　　　　　　②三稜針で点刺して血液を絞り出す。
【注意事項】──①妊婦には刺針を控える。
　　　　　　　②瘢痕灸は行わない。
【古典抜粋】──●『針灸甲乙経』第7巻：「熱病で汗が出ない・鼻水・鼻血・めまい・しょっちゅう倒れ浮腫する・下腿部の冷え・寝ていられない・振寒・人の気配や木立の音をいやがる・喉痺・虫歯・悪風・鼻づまり・すぐに驚くなどの症状は厲兌が主治する」
　　　　　　　●『針灸大成』第6巻：「尸厥*23，牙関緊急，人事不省，中悪*24，心腹脹満，浮腫，熱病で汗が出ない，寒瘧，食欲不振，顔面部の腫脹，下腿部の冷え，喉痺，上顎部の歯の虫歯，悪寒，鼻づまり，すぐに驚く，寝てばかりいる，狂って高いところに登り唄を歌う，服を脱いで歩き回る，黄疸，鼻水，鼻血，口がゆがむ，口唇部の瘡，頭部の腫脹，膝蓋部の腫痛，胸・乳房・気街・伏兎・下腿部外側・足背部などがすべて痛む，食べてもすぐに空腹になる，小便が黄色いなどの症状を主治する」
【現代研究】──厲兌穴への刺針は，肺機能に一定の影響を及ぼし，安静状態での換気量や酸素消費量，最大換気量を増大させるが，その作用は足三里ほどではない。またある報告によれば，動物の「足三里」「厲兌」穴に刺針すると，各組織に含まれる還元型グルタチオンが増加し，コハク酸脱水素酵素が活性化するが，非穴位点への刺針ではこのような変化はみられないという。

2. 内庭　[ないてい]（ST44）

【別　　名】──なし。
【出　　典】──『霊枢』本輸篇：「胃の脈気は……内庭に溜れる。内庭は，示指の外側にあり，榮穴である」
【穴名解説】──「門内を庭といい，家の中心の母屋も庭といい……本穴だけは門庭の内側にある。また本穴の主治症は，穴位部の近くではなく，頭部や腹部，心胸部の疾患が多く，その作用は『内』に対して機能する。つまり体における庭であり，体内部の治療に用いられることから，内庭と名づけられたのである」（『針灸穴名解』）
【分　　類】──足陽明胃経の榮穴
【位　　置】──足背部の，第2指と第3指の間の皮膜端より上方で，白っぽい皮膚と赤みがかった皮膚との境目にある。
【解　　剖】──皮膚→皮下組織→足第2指，第3指の長指伸筋腱と短指伸筋腱の間→第2，第3中足骨頭の間
　　　　　　　浅層部には，内側足背皮神経の背側指神経と足背動・静脈網が分布してい

る。深層部には、背側指動・静脈がある。

【効　　能】── 清泄胃火・通腑止痛

- 本穴は胃経の滎水穴であり、「滎穴は身熱を主る」という機能があり、また水の性質は寒涼であるため、主要作用は熱邪を清泄し、胃腑を通じさせることである。胃火熾盛を原因とする各種病証を治療するための常用穴である。
- 胃経が循行・通過する部位の各種病証および胃腸に関わる各種病証すべてに用いることができ、臨床上常用される有効穴である。
- 陽明の熱が燃えさかり、それが経脈に沿って上昇したために発生した、頭面部、咽喉・口・歯・鼻などの五官疾患を治療する常用穴である。弁証取穴による清熱泄火作用と、循経取穴による清宣陽明経気作用との、両方の効果が期待できる。

【主　治　症】── 胃腸疾患：腹痛・腹部脹満・泄瀉・痢疾、西急・慢性胃炎、急・慢性腸炎

頭面部疾患：歯痛・頭面部の疼痛・口のゆがみ・喉痺・鼻血・歯齦炎・扁桃炎

熱病：高熱が下がらない

精神・意識障害：心煩・不眠・多夢・精神異常、西ヒステリー

本経脈通過部位の疾患：足背部の腫痛、西中足指節関節の疼痛

【配　　穴】── 環跳……下腿部が痛み屈伸できない（『備急千金要方』）

天枢・隠白・気海・照海・内関……赤白痢のうちの赤痢（『針灸大成』）

合谷……歯齦の腫痛

上星・太陽・頭維……頭痛・目が充血し腫れて痛む

【手　　技】── 椅子に座って脚を垂らすか仰臥位で取穴する。

0.3〜0.5寸の直刺あるいは斜刺で、刺針部にだるく腫れぼったい針感を起こさせ、足背部まで放散させてもよい。やや上向きの斜刺で刺入し捻転を続けると、針感が足陽明胃経に沿って上昇し、下腿部・大腿部・腹部にまで達する。まれには胃まで達した例がある。またごくまれには、喉や前額部、顔面部まで達した例もある。

【注意事項】── 灸は可能だが、あまり多用しない。瘢痕灸は行わない。

【古典抜粋】──
- 『針灸大成』第6巻：「四肢厥逆・腹部の脹満・よくあくびをする・人の声をいやがる・振寒・喉の中が引きつって痛む・口のゆがみ・上顎部の虫歯・瘧疾・食欲不振・頭皮の痛み・鼻血が止まらない・傷寒・手足の逆冷・発汗しない・粘液や膿血混りの下痢などを主治する」
- 『玉龍歌』：「小腹脹満して気が心を衝けば、まず内庭2穴に刺針する」
- 『通玄指要賦』：「腹部が膨脹したときは、躊躇せず内庭を選択すべきである」

【現代研究】── 健康なウサギの「内庭」「足三里」「上巨虚」に刺針すると、いずれの場合も腸の蠕動運動を促進するが、大腸の蠕動運動が亢進しているか緊張度が高いものの場合は、減弱させる。つまり、「内庭」などへの刺針には、腸の運動をある程度調節する作用があることがわかる。

3．陥谷　[かんこく]（ST43）

【別　　名】──なし。

【出　　典】──『霊枢』本輸篇：「胃の脈気は……陥谷に注ぐ。陥谷は中指の内側を2寸上方に上った陥凹部にあり，輸穴である」

【穴名解説】──「陥谷の陥とは，下がるという意味である。谷とは空洞である。足背部示指の中足指節関節の上方で，骨が陥下した空洞のようなところにあることから，陥谷と名づけられた」（『古法新解会元針灸学』）

【分　　類】──足陽明胃経の輸穴

【位　　置】──足背部で，第2，第3中足骨結合部下方の陥凹部にある。

【解　　剖】──皮膚→皮下組織→長指伸筋腱→短指伸筋腱の内側→第2背側骨間筋→母指内転筋斜頭
浅層部には，内側足背皮神経と足背静脈網が分布している。深層部には，第2指背側指動・静脈などがある。

【効　　能】──和胃行水・通経活絡
- 本穴は足陽明胃経の輸木穴であり，健脾和胃・理気行水作用があるため，腹鳴・腹痛などの胃腑疾患を主治する。
- 「輸穴は体重節痛を主る」といわれるように，通経活絡機能があるため，足背部の腫痛を主治する。
- その他に利水消腫作用があるため，顔面部および目の浮腫・水腫などを治療する。

【主 治 症】──胃腸疾患：腹鳴・腹痛・胸脇支満，囲急・慢性腸炎
本経脈通過部位の疾患：足背部の腫痛
その他：顔面部および目の浮腫・水腫

【配　　穴】──上星・顖会・前頂・公孫……突然顔面部が腫脹する（『針灸資生経』）
列欠……顔面部および目に癰ができて腫脹する
内庭・太衝……足背部の腫脹

【手　　技】──椅子に座って脚を垂らすか仰臥位で取穴する。
0.3～0.5寸直刺し，刺針部にだるくしびれ腫れぼったいような針感を起こさせる。足指あるいは足背部まで拡散させてもよい。

【注意事項】──瘢痕灸は行わない。

【古典抜粋】──
- 『針灸甲乙経』第8巻：「水腫・留飲胸脇支満などは，陥谷に刺針して出血させればすぐに治る」
- 『針灸甲乙経』第11巻：「顔面部が腫脹し，目に癰ができれば，陥谷に刺針して出血させればすぐに治る」
- 『備急千金要方』第30巻：「熱病であれば，陥谷に刺針する。するとまず足が冷え，それが膝まで上ってきたら抜針する。体の痺証・ブルブル震える・季肋部が支満して痛むなどの症状を主治する」

【現代研究】──ある報告によれば，ネコの「陥谷」「内関」「足三里」などの腧穴への刺針は，大内臓神経を刺激することによって引き起こされた，大脳皮質鉤状束

前内端および視床後外側腹側核あるいは視床下部後部の誘発電位を明らかに抑制するという。

4．解渓　［かいけい］（ST41）

【別　　名】──草鞋帯穴（『扁鵲神応針灸玉龍経』）・鞋帯（『審視瑶函』）

【出　　典】──『霊枢』本輸篇：「胃……解渓に行く。解渓は衝陽の1寸半上方の陥凹部にある。経穴である」

【穴名解説】──「解渓は足首上方の陥凹部にあるが，そこは紐を縛る位置である。その紐を解いて開くことから，解渓と名づけられた」（『古法新解会元針灸学』）

【分　　類】──足陽明胃経の経穴

【位　　置】──足背部と下腿部の境界で，横紋中央の陥凹部にある。長母指伸筋腱と長指伸筋腱の間である。

【解　　剖】──皮膚→皮下組織→長母指伸筋腱と長指伸筋腱の間→距骨
　　　　　　　浅層部には内側足背皮神経と足背部の皮下静脈が分布している。深層部には，深腓骨神経と前脛骨動・静脈がある。

【効　　能】──清胃降逆・鎮驚安神・舒筋活絡
　　　　　　　●本穴は胃経の経火穴であり，胃火熾盛・陽明火熱・熱邪が経脈に沿って上昇するなどを原因とする，顔面・額・口・歯・咽喉・胃・足陽明経脈および経別が循行する部位などの疾患に対して，弁証取穴および循経取穴双方による効果が期待できる。
　　　　　　　●胃火の影響を受ける肺胃・胃腸・心胃同病などの病証に，本穴を組み合わせる。
　　　　　　　●臨床においては，果関節の疾患にも常用される。

【主 治 症】──頭面部の疾患：頭面部の浮腫・顔面紅潮・目の充血・頭痛・めまい・眉稜骨の痛み，西顔面神経麻痺・神経性頭痛・咽頭炎・流行性耳下腺炎・急性扁桃炎
　　　　　　　胃腸疾患：腹部脹満・便秘，西胃炎・腸炎・消化不良
　　　　　　　精神・意識障害：癲証*11・胃熱による譫語
　　　　　　　本経脈通過部位の疾患：下肢のしびれ，西下垂足・果関節およびその周囲の軟部組織の疾患

【配　　穴】──条口・丘墟・太白……膝と大腿部の腫脹・下腿部がだるい・腓腹筋痙攣（『備急千金要方』）
　　　　　　　陽蹻……癲証*11（『備急千金要方』）
　　　　　　　陰陵泉……霍乱（『針灸資生経』）
　　　　　　　承光……目のくらみ・頭痛（『針灸資生経』）
　　　　　　　血海・商丘……腹部脹満（『針灸資生経』）
　　　　　　　商丘・丘墟・崑崙・太渓……果部の疼痛

【手　　技】──椅子に座って脚を垂らすか仰臥位で取穴する。
　　　　　　　①関節腔に向けて直刺し，0.4～0.6寸刺入する。

②左右各方向に1〜1.5寸の透刺。だるくしびれ腫れぼったいような針感を足背部まで放散させる。

【注意事項】——①解渓穴に刺入していて何かにぶつかったときには，果関節包を突き抜けて距骨に達したということであるため，あまり深く刺しすぎてはならない。
②本穴は果関節部にあり，果関節の運動機能を阻害するため，瘢痕灸は行わない。

【古典抜粋】—— ●『針灸甲乙経』第7巻：「熱病で発汗しない・よくげっぷをする・腹部脹満・胃熱があって譫語するなどの症状は解渓が主治する」「瘧疾で，抽搐・驚く・大腿部と膝が重い・腓腹筋痙攣・めまい・頭痛などの症状があるものは解渓が主治する」
●『針灸甲乙経』第11巻：「癲証[*11]・悪寒発熱・あくび・煩満・悲しんで涙を流すなどの症状は解渓が主治する」
●『針灸甲乙経』第12巻：「白膜に覆われて瞳が見えなくなったものは，解渓が主治する」
●『針灸大成』第6巻：「風邪による顔面浮腫，顔色が黒い，厥気上衝，腹部脹満，裏急後重，抽搐，すぐに驚く，膝・大腿・下腿の腫脹，腓腹筋痙攣，目のくらみ，頭痛，癲証[*11]，煩心，悲しがって泣く，霍乱，頭風[*25]，顔面紅潮，目の充血，眉に耐えがたい刺痛があるなどの症状を主治する」

【現代研究】——ネコの「解渓」「足三里」穴に刺針した3日後，回腸末端に人工的につくった潰瘍からの滲出物がきれいになくなり，大量の肉芽組織ができていた。それに対し対照グループでは，肉芽組織ができ始めたばかりだった。このことは，刺針によって肉芽組織の生成と，細胞の修復・再生・瘢痕化が促進されたことを表している。実験によって，刺針したグループでは，新生した上皮細胞のALP反応が加速・増強されたことがわかっている。また傷口周囲の粘膜の過ヨウ素酸シッフ反応も，対照グループよりはるかに強かった。

5．足三里　［あしさんり・あしのさんり］（ST36）

足陽明胃経の合穴であり，胃の下合穴である。
第7章第2節の下合穴各論（252頁）を参照。

8 足太陽膀胱経の五輸穴

1．至陰　［しいん］（BL67）

【別　名】——なし。
【出　典】——『霊枢』本輸篇：「膀胱の脈気は至陰から出る。至陰は足の小指の先端にあり，井金穴である」

【穴名解説】——「至陰とは，足太陽経脈の根源がここで少陰に通じているという意味である。陽から陰分に至り，脈気は独陰から斜めに走って湧泉へと至ることから，至陰と名づけられた」(『古法新解会元針灸学』)
【分　　類】——足太陽膀胱経の井穴
【位　　置】——足の小指末節外側で，爪根から0.1寸（指寸法）のところ。
【解　　剖】——皮膚→皮下組織→爪根
　　　　　　　外側足背皮神経の背側指神経と背側指動・静脈網が分布している。
【効　　能】——清頭明目・疏通経絡・通利下焦
　　　　　　●本穴は足太陽膀胱経の井金穴で，婦人科で常用される腧穴の1つであり，胎気の調整・行気による出産の促進をする作用があるため，産科疾患にはいずれも効果がある。特に胎位の矯正にはめざましい効果をあげる。
　　　　　　●疏散風熱・清頭明目効果もあるため，頭面部疾患に対する遠部取穴の常用穴の1つである。『肘後歌』は「頭面部の疾患なら至陰に刺針する」と述べており，各種頭面部疾患には本穴を選択するとよい。
【主 治 症】——産科疾患：胎盤残留・逆子・難産
　　　　　　　本経脈通過部位の疾患：足底部の熱
　　　　　　　頭面部の疾患：頭痛・鼻づまり・鼻血・目の痛み・神経性頭痛
【配　　穴】——三陰交……胎盤残留・難産
　　　　　　　風池・攢竹……頭痛・目の痛み
【手　　技】——椅子に座るか臥位で取穴する。
　　　　　　　①0.1～0.2寸刺入し，刺針部に脹痛を起こさせる。
　　　　　　　②三稜針で点刺して出血させる。
【注意事項】——妊婦には刺針を禁ずる。瘢痕灸は行わない。
【古典抜粋】——●『針灸甲乙経』第7巻：「頭重・鼻血・抽搐・発汗しない・心煩・足底部の熱・服を着たがらない・後頸部の疼痛・角膜の混濁・鼻づまり・排尿困難などの症状があれば至陰が主治する」
　　　　　　●『備急千金要方』第24巻：「蠱毒〔寄生虫症〕に灸をすえる場合は，足の小指の先に3壮すえれば，その虫が出てくる。酒と一緒に飲んだのなら酒が出てくるし，ご飯と一緒ならご飯が出て，肉と一緒なら肉が出て治る。効果てきめんであり，毒はみな灸の痕に出てくる」
　　　　　　●『針灸大成』第6巻：「角膜に混濁ができる・鼻づまり・頭重・足の小指から風寒が侵入する・脈痺で胸脇部の疼痛を伴って痛みが動き回る・腓腹筋痙攣・寒邪による各種症状・発汗しない・心煩・足底部の熱・排尿困難・遺精・目の痛み・内眼角痛などの症状を主治する」
　　　　　　●『肘後歌』：「頭面部の疾患は至陰に刺針する」
【現代研究】——多くの臨床例から，胎位の矯正に対して至陰穴が高い効果を発揮することが証明されている。腧穴と内臓との関係を解き明かす形態学の研究によれば，セイヨウワサビのペルオキシターゼ（HRP）は特に末梢神経および神経幹に吸収されやすいため，ウサギの「至陰」穴にあたる部位に乾燥HRP粉末を埋め込むと，L2-S1（計7節）後根神経節内に酵素標識細胞

があることが確認された。また別のウサギの子宮漿膜に乾燥HRP粉を埋め込むと，T11−S3（計13節）の後根神経節内に酵素標識細胞が認められた。このように「至陰」穴に分布する知覚神経の神経節領域は子宮漿膜に分布する知覚神経の神経節領域に含まれており，7段もの神経節で重なっていることがわかる。したがって「至陰」穴を刺激すれば，子宮の活動を活発にし，腹筋を弛緩させ，胎動を活発にするため，胎位が正常に戻るのである。またある人が，至陰穴に施灸すると胎位が矯正されるメカニズムについて研究した結果，妊婦の尿中の17-ヒドロキシコルチコステロイドと17-ケトステロイドの数値は妊娠していない女性よりも高いが，施灸後，妊婦のこれらのホルモン数値が大幅に上昇することを発見した。また施灸前と施灸後の血漿遊離コルチゾール値を測定したときにも，同じような結果が得られた。これらの結果が示しているのは，施灸によって脳下垂体―副腎皮質系が興奮し，子宮の活動を増強するとともに，胎児の活動をも強化した（胎児の心拍数が増加する）ために，自然に胎位が正常に戻ったということである。

2．足通谷　[あしつうこく・あしのつうこく]（BL66）

【別　　名】──なし。

【出　　典】──『霊枢』本輸篇：「膀胱……通谷に溜れ，通谷は，中足指節関節の外側下方にあり，滎穴である」（『針灸大成』からはじめて足通谷となった）

【穴名解説】──「本穴は足小指の外側の，中足指節関節下方の陥凹部にあり，足太陽経の脈気が本穴とともに足少陰腎経の然谷も通過することから，通谷と名づけられた」（『経穴釈義滙解』）

【分　　類】──足太陽膀胱経の滎穴

【位　　置】──足の外側で，小指の本節（第5中足指節関節）下方の，足背部と足底部の境目にある。

【解　　剖】──皮膚→皮下組織→小指基節骨底の足底側
外側足背皮神経と足背静脈弓の属枝，固有底側指動・静脈が分布している。

【効　　能】──疏通経気・清脳安神
- 本穴は足太陽膀胱経の滎水穴であり，「滎は身熱を主る」といわれるような作用があるうえに，水は火を克するため，本穴には清頭明目・活絡止痛作用があり，頭部および後頸部の疾患に常用される。
- 膀胱経は「入りて脳に絡す」ため，本穴には醒脳蘇厥・安神定志作用もあり，癲狂[*3]を主治する。

【主治症】──頭部および後頸部疾患：頭痛・後頸部のこわばり・目のくらみ・鼻血・口のゆがみ・舌の腫脹，西神経性頭痛
精神疾患：癲狂[*3]・精神病
その他：熱病で汗が出ない・咳喘・胸満

【配　　穴】──上星・内庭……鼻水・鼻血

　　　　　　　　章門・豊隆……てんかん・精神分裂病
【手　　技】──椅子に座るか臥位で取穴する。
　　　　　　　0.2～0.3寸直刺し，だるく腫れぼったい感覚を刺針部から小指まで放散
　　　　　　　させる。
【注意事項】──瘢痕灸は行わない。
【古典抜粋】──●『針灸甲乙経』第7巻：「体の痛み・ちょっとしたことで驚く・筋脈が引
　　　　　　　きつる・鼻血が出るなどの症状は通谷が主治する」
　　　　　　●『針灸大成』第6巻：「頭重・目のくらみ・ちょっとしたことで驚く・鼻
　　　　　　　水・鼻血・後頸部の痛み・目が見えない・留飲による胸満・消化不良・
　　　　　　　あくびなどを主治する」

3．束骨　［そっこつ・そくこつ］（BL65）

【別　　名】──なし。
【出　　典】──『霊枢』本輸篇：「膀胱……束骨に注ぎ，束骨は中足指節関節上方の陥凹部
　　　　　　　にあり，輸穴である」
【穴名解説】──「束骨：小指の中足指節関節の上方を『束骨』といい，本穴はそこにある
　　　　　　　ことから，束骨と名づけられた」（『孔穴命名的浅説』）
【分　　類】──足太陽膀胱経の輸穴
【位　　置】──足外側で，小指の本節（第5中足指節関節）上方の，足背部と足底部の境
　　　　　　　目にある。
【解　　剖】──皮膚→皮下組織→小指外転筋→小指対立筋腱→短小指屈筋
　　　　　　　浅層部には，外側足背皮神経と足背静脈弓の属枝が分布している。深層部
　　　　　　　には，固有底側指神経，固有底側指動・静脈がある。
【効　　能】──散風活絡・寧心安神
　　　　　　●本穴は足太陽膀胱経の輸木穴であり，足通谷穴とも場所が近いため，作
　　　　　　　用も似かよっており，どちらも頭面部疾患と精神疾患を治療する。
　　　　　　●「輸穴は体重節痛を主る」といわれ，本穴には通経活絡・祛風止痛作用
　　　　　　　があり，頸部のこわばり・腰背部痛・下肢後側の痛みなどを主治する。
【主治症】──頭面部疾患：頭痛・目の充血・耳聾・めまい，西神経性頭痛
　　　　　　精神疾患：癲狂*3・急驚風*26，西精神分裂病
　　　　　　本経脈通過部位の疾患：頸部のこわばり・腰背部痛・背中に疔瘡ができる・
　　　　　　　痔瘡・下肢後側の疼痛，西坐骨神経痛
【配　　穴】──天柱……後頸部のこわばり・悪風
　　　　　　　殷門・崑崙……腰背部痛・坐骨神経痛
　　　　　　　百会・肝兪……頭痛・目のくらみ
【手　　技】──椅子に座るか臥位で取穴する。
　　　　　　　0.3～0.5寸直刺し，だるくしびれるような痛みを足の小指まで放散させる。
【注意事項】──瘢痕灸は行わない。
【古典抜粋】──●『針灸甲乙経』第7巻：「突然発病する・頭痛・身熱・身痛・筋肉の痙攣・

耳聾・悪風・眼角が赤くただれる・後頸部がこわばって振り返れない・大腿骨大転子の痛み・泄瀉・痢疾などの症状は束骨が主治する」
- ●『針灸大成』第6巻：「腰脊部が折れそうなほど痛む・大腿を曲げることができない・膝が固まったかのように動かない・ふくらはぎが裂けそうに痛む・耳聾・悪風・悪寒・頭頂泉門部や後頸部の疼痛・目のくらみ・身熱・目が黄色くなって涙が出る・筋肉痙攣・後頸部がこわばって振り返れない・内眼角が赤くただれる・痢疾・泄瀉・痔・瘧疾・癲狂*3・脊背部に癰疽ができる・癰疽・背中に疔瘡ができるなどの症状を主治する」

【現代研究】──ある人が束骨穴に刺針して腓腹筋痙攣を治療したが，一側が痙攣しているときには患側に刺針し，両側が痙攣しているときには両側に刺針したところ，有効率は100%であったという。

4．崑崙　［こんろん］（BL60）

【別　　名】──上崑崙（『聖恵方』）・下崑崙（『中華針灸学』）
【出　　典】──『霊枢』本輸篇：「膀胱……崑崙に行き，崑崙は足の外果の後方で，踵骨の上方にあり，経穴である」
【穴名解説】──「崑崙は，上方には果骨があり，傍らには踵骨があり，下方には軟骨があって，山のように高くなっている。また足太陽経の経水は，上昇して陽を鼓舞してまた下ってくるという性質があることから，崑崙と名づけられた」（『古法新解会元針灸学』）
【分　　類】──足太陽膀胱経の経穴
【位　　置】──足部外果後方で，外果尖とアキレス腱の間の陥凹部にある。
【解　　剖】──皮膚→皮下組織→アキレス腱前方の結合織の中
　　　　　　　浅層部には，腓腹神経と小伏在静脈がある。深層部には，腓骨動・静脈の分枝あるいは属枝がある。
【効　　能】──舒筋活絡・清頭明目
　●本穴は足太陽膀胱経の経火穴であり，疏風散熱・清頭明目の効果があるため，頭痛・目のくらみ・鼻血などの症状を治療する。
　●舒筋活絡・散寒止痛作用が強いため，後頸部・肩背部・腰仙部・かかとなど，足太陽膀胱経が循行する体表部の疼痛性疾患に常用される。
【主 治 症】──頭面部疾患：頭痛・目のくらみ・目の痛み・鼻血，西内耳性めまい・高血圧
　　　　　　　本経脈通過部位の疾患：後頸部のこわばり・腰仙部の痛み・肩背部の拘急・踵の腫痛，西坐骨神経痛・下肢麻痺
　　　　　　　その他：急驚風*26・難産・瘧疾
【配　　穴】──曲泉・飛揚・前谷・少沢・通里……頭のふらつき・頭痛（『備急千金要方』）
　　　　　　　申脈・太渓……下腿部が赤く腫れる・踵や鼠径部に水疱ができる（『玉龍歌』）
　　　　　　　風池・後渓……頭痛・急驚風*26
　　　　　　　風市・陽陵泉……下肢麻痺

【手　　技】──椅子に座るか臥位で取穴する。
　　　　　　①0.5～1寸直刺し，だるく腫れぼったい感覚を刺針部から足の指まで放散させる。
　　　　　　②足外側の疾患には，前下方に向けて刺針し，針感を経に沿って小指まで響かせる。
　　　　　　③果関節疾患には，果関節に向けて刺針し，針感を関節内に拡散させる。
　　　　　　④下肢および頭頂部，腰背部の疾患には，太渓穴方向か，あるいはやや上方に向けた斜刺で，針感を経に沿って膝・大腿・臀部まで響かせる。まれには仙骨部まで響く場合もあり，また後頸部や内眼角にまで達した例もある。
【注意事項】──①妊婦には刺針を禁ずる。
　　　　　　②瘢痕灸は行わない。
【古典抜粋】──●『針灸甲乙経』第7巻：「痙病*27・脊椎のこわばり・頭のふらつき・頭痛・足が固まったかのように動かない・腓腹筋が裂けそうに痛むなどの症状は崑崙が主治する」「瘧疾・多汗・腰痛で曲げたり伸ばしたりできない・目が飛び出しそうに感じる・後頸部が抜けそうに感じるなどの症状は崑崙が主治する」
　　　　　　●『針灸大成』第6巻：「腰から臀部にかけての脚気・足やふくらはぎが腫れて足を地面につけられない・鼻水・鼻血・膝が固まったようになる・くるぶしが裂けそうに痛む・頭重・肩背部の拘急・咳喘・喘満・腰脊部の中まで痛む・脊柱後弯症・女性陰部の腫脹疼痛・目のくらみ・目が脱けそうに痛い・瘧疾・多汗・心痛が背中まで牽引する・不妊症・胎盤残留・小児のてんかん・抽搐などを主治する」
　　　　　　●『明史』：「諸暨黄生は背中が曲がり，杖をついて歩かなければならなかったが，他の医者たちはみな風証として治療した。ところが漢卿が血渋だと言って両足の崑崙穴に刺針したところ，たちまち杖を投げ捨てて行ってしまった。このように速効があるのである」
【現代研究】──崑崙に刺針すれば，蠕動しないか蠕動運動が弱い下行結腸および直腸の蠕動運動を増強させるとともに，便意を催させる。

5．委中　［いちゅう］（BL40）

足太陽膀胱経の合穴であり，下合穴でもある。
第7章第2節の下合穴各論（257頁）を参照。

9 足少陽胆経の五輸穴

1．足竅陰　［あしきょういん・あしのきょういん］（GB44）

【別　　名】──なし。

【出　　典】──『霊枢』本輸篇：「胆経の脈気は竅陰（『足』の字は後に明代・徐鳳によって加えられた）から出る。竅陰は足小指の次指の先端にあり，井金穴である」

【穴名解説】──「ここは陽と陰が交接する場所であり，足少陽経脈と足厥陰経脈がこの竅（あな）で合流する。内臓では肝と胆が連絡しあい，外部では肝胆の経絡が通じあい，表と裏の気脈が通じあって，睾丸の関竅（要所）に注ぎこむことから，竅陰と名づけられた」（『古法新解会元針灸学』）

【分　　類】──足少陽胆経の井穴

【位　　置】──足第4指末節の外側で，爪根の角から0.1寸（指寸法）のところ。

【解　　剖】──皮膚→皮下組織→爪根
　　　　　　　中間足背皮神経の背側指神経，背側指動・静脈と固有底側指動・静脈からなる動・静脈網が分布している。

【効　　能】──瀉肝熄風・清熱解鬱
　　　　　　　●本穴は足少陽胆経の井金穴であり，肝胆の火を瀉し，清利頭目作用があるため，頭面部・五官疾患および熱病，精神・意識障害を主治する。
　　　　　　　●本穴には解鬱通絡・理気止痛作用もあるため，胸脇部痛などを治療する。

【主 治 症】──頭面部・五官疾患：偏頭痛・目が充血し腫れて痛む・耳鳴り・耳聾・喉痺，西高血圧
　　　　　　　本経脈通過部位の疾患：足背部の腫痛
　　　　　　　胸脇部疾患：胸脇部痛，西肋間神経痛
　　　　　　　その他：多夢・悪夢・熱病

【配　　穴】──頭維・太陽……偏頭痛
　　　　　　　翳風・聴会・外関……耳鳴り・耳聾
　　　　　　　少商・商陽……喉痺

【手　　技】──椅子に座って脚を垂らすか仰臥位で取穴する。
　　　　　　　①0.1～0.2寸直刺し，刺針部に脹痛を起こさせる。
　　　　　　　②三稜針で点刺して出血させる。

【注意事項】──瘢痕灸は行わない。

【古典抜粋】──●『素問』繆刺論篇：「邪が足少陽の絡に侵入し，脇痛で息もできず，咳をして発汗するものは，足小指の次指の爪根と肉の境目に，各1回ずつ刺針する。息ができなかったものはたちまち治り，発汗はすぐに止まる。咳をしているものは衣服を重ねて温かいものを飲食すれば，1日で治る。左の病には右に刺針し，右の病には左に刺針すれば，たちまち治る。治らなければ，また同じように刺針する」
　　　　　　　●『針灸甲乙経』第7巻：「手足の冷え・煩熱があっても発汗しない・上肢の痙攣・頭が錐で刺したかのように痛む・しだいに悪化して動けない・動けば心煩する・喉痺・舌萎・口の乾き・腕の内側が痛んで腕を頭の高さまで挙げられない・耳聾・耳鳴りなどの症状は竅陰が主治する」
　　　　　　　●『医学綱目』：「胆寒で横になることができないものは，竅陰に1分刺入して補い，灸をすえる」

【現代研究】──足竅陰に刺針すると，主観的色覚を改善し，眼底網膜側頭部側の反射光が増大する。

2．侠渓　［きょうけい］（GB43）

【別　　　名】──なし。
【出　　　典】──『霊枢』本輸篇：「胆……侠渓に溜(なが)れる。侠渓は足小指と次指との間にあり，滎穴である」
【穴名解説】──「この部位では，足の小指と次の指の骨が交わって経絡を挟む形になっており，その経絡の流れる様が渓流のようであることから，侠渓と名づけられた」（『古法新解会元針灸学』）
【分　　　類】──足少陽胆経の滎穴
【位　　　置】──足背部外側で，第4，第5指の間の皮膚先端上方で，白っぽい皮膚と赤みがかった皮膚との境目にある。
【解　　　剖】──皮膚→皮下組織→第4指の長指伸筋・短指伸筋腱と第5指の長指伸筋・短指伸筋腱との間→第4と第5の基節骨底の間
中間足背皮神経の背側指神経と，背側指動・静脈が分布している。
【効　　　能】──瀉熱熄風・消腫止痛
●本穴は足少陽胆経の滎水穴であり，清瀉肝胆・疏散風熱・清利官竅作用が強いため，肝胆の実火が経に沿って頭面部に上昇したり，あるいは外感風熱の邪が頭面部に侵入したりしたために発生した症状に常用される。
●本穴には通経活絡・理気止痛作用もあるため，胸部・乳房・膝・大腿部など，本経脈通過部位の疼痛を治療する。
【主 治 症】──頭面部疾患：頭痛・耳鳴り・耳聾・目の痛み・頬の腫脹
高血圧
胸部疾患：胸脇部痛・乳房の腫痛・精神的要因による喘証・咳逆
肋間神経痛
本経脈通過部位の疾患：膝や大腿部の痛み・足背部の腫痛
【配　　　穴】──陽関……膝外側の痛み（『備急千金要方』）
陽輔・太衝……腋下部の腫脹・馬刀瘻(ばとうろう)*19（『備急千金要方』）
太陽・率谷・風池……少陽頭痛
支溝・陽陵泉……胸脇部痛
聴宮・翳風……耳鳴り・耳聾
【手　　　技】──椅子に座って脚を垂らすか仰臥位で取穴する。
0.3〜0.5寸直刺あるいは斜刺で刺入し，刺針部にだるく腫れぼったい感覚を起こさせ，上下方向に放散させてもよい。
【注意事項】──瘢痕灸は行わない。
【古典抜粋】──●『針灸甲乙経』第7巻：「膝外側の痛み・熱病で汗が出ない・外眼角が赤くなって痛む・頭のふらつき・両オトガイ部下方の痛み・寒邪が上逆して涙が出る・耳鳴り・耳聾・多汗・目の痒み・胸の中が痛み転側できな

　　　　　　　　　い・遊走痛などの症状は侠渓が主治する」
　　　　　　●『針灸甲乙経』第9巻：「胸脇支満し，風に吹かれているかのように寒がるのは，侠渓が主治する」
　　　　　　●『針灸聚英』：「東垣が言った。亡き潔古先生は頭痛に苦しみ，発作時には両頬が青くなったり黄色くなったりし，めまいがして目を開けたがらず，懶言し，体が重く，しきりに嘔吐したがった。これは厥陰と太陰の合病であり，風痰という。侠渓に灸をすえ，局方玉壺丸を服用したところ，治癒した」
【現代研究】──慢性胆嚢瘻のイヌの「侠渓」穴に刺針したところ，胆汁の分泌が明らかに増加したことが認められた。

3．足臨泣　［あしりんきゅう・あしのりんきゅう］（GB41）

　　　　　　足少陽胆経の輸穴であり，八脈交会穴でもあって帯脈に連絡している。第8章第2節の八脈交会穴各論（279頁）を参照。

4．陽輔　［ようほ］（GB38）

【別　　名】──分肉（『針灸聚英』）
【出　　典】──『霊枢』本輸篇：「胆……陽輔に行き，陽輔は外果の上方，腓骨の前方で，絶骨の端にあり，経穴である」
【穴名解説】──「腓骨は脛骨を輔佐するため，古くは輔骨といった。本穴は輔骨の外側にあり，外側の属性は陽であることから，陽輔と名づけられた」（『針灸穴名解』）
【分　　類】──足少陽胆経の経穴
【位　　置】──下腿外側の，外果尖穴の4寸上方で，腓骨前縁のやや前方。
【解　　剖】──皮膚→皮下組織→長指伸筋→長母指伸筋→下腿骨間膜→後脛骨筋
　　　　　　　浅層部には，外側腓腹皮神経と浅腓骨神経が分布している。深層部には，腓骨動・静脈がある。
【効　　能】──清熱散風・舒筋活絡
　　　　　　●本穴は足少陽胆経の経火穴であり，疏瀉肝胆・調暢気機・活血止痛して，足少陽胆経の循行部位である胸脇部・腋下・下肢外側などの部位の疾患を治療するだけでなく，清瀉胆火機能もあり，偏頭痛・外眼角痛を治療する。
【主治症】──頭面部疾患：偏頭痛・外眼角の痛み
　　　　　　本経脈通過部位の疾患：胸脇部痛・腋窩部の腫脹・下肢外側の痛み，西坐骨神経痛・膝関節炎
　　　　　　その他：瘰癧[*22]，西頸部リンパ節の結核
【配　　穴】──陽交・陽陵泉……大腿骨大転子がしびれる（『備急千金要方』）
　　　　　　丘墟・足臨泣……腋下部の腫脹（『針灸大成』）

　　　　　　環跳・陽陵泉……下肢外側の痛み
　　　　　　風池・太陽……偏頭痛
【手　　技】──椅子に座って脚を垂らすか仰臥位で取穴する。
　　　　　　0.5～0.8寸直刺し，腫れぼったいようなしびれを上方あるいは足部に向けて放散させる。
【注意事項】──深く刺入する場合には，前脛骨動・静脈を傷つけないように注意する。
【古典抜粋】──●『針灸甲乙経』第8巻：「悪寒発熱，痛だるい，四肢が挙がらない，腋下部の腫脹，馬刀瘻※19，喉痺，大腿・膝・下腿部の筋骨が弛緩して揺動する・しびれてだるいなどの症状は陽輔が主治する」
　　　　　　●『針灸甲乙経』第9巻：「小さな錘が入っているかのように腰が痛む・膨れて痛む・咳をすることができない・咳をすると筋肉が引きつって収縮する・あちこちの関節が痛む・遊走痛・悪寒発熱などの症状は陽輔が主治する」
　　　　　　●『備急千金要方』第30巻：「風邪による腫脹には，両側の陽輔穴にそれぞれ7壮灸をすえる」
　　　　　　●『医学綱目』：「全身が痛み，痛みが上下して場所が定まらないものは，陽輔を取穴する」

5．陽陵泉　[ようりょうせん]（GB34）

　　　　　　足少陽胆経の合穴であり，胆の下合穴・八会穴の筋会穴でもある。
　　　　　　第6章第2節の八会穴各論（235頁）を参照。

10　足太陰脾経の五輸穴

1．隠白　[いんぱく]（SP1）

【別　　名】──鬼塁・鬼眼（『中華針灸学』）
【出　　典】──『霊枢』本輸篇：「脾の脈気は隠白から出る。隠白は足母指の先端内側にあり，井木穴である」
【穴名解説】──「隠白とは足を隠し秘蔵するという意味であり，白は無色ということを表し，金属のことである。隠白穴は土に属し金を生み肺を栄えさせる。内には木の性を隠し，酸甘化陰作用がある。また足母指内側の白肉〔足背部の境目〕にあることから，隠白と名づけられた」（『古法新解会元針灸学』）
【分　　類】──足太陰脾経の井穴
【位　　置】──足の母指末節内側で，爪根角から0.1寸（指寸法）のところ。
【解　　剖】──皮膚→皮下組織→爪根
　　　　　　内側足背皮神経の分枝である背側指神経と背側指動・静脈が分布している。
【効　　能】──調経統血・寧心安神
　　　　　　●本穴は調経統血の力が強く，血が経脈から漏れ出したことによる疾患で，

　　　　　　経血が予定を過ぎても止まらない・崩漏などの病証に使用すれば，灸でも針でも著効がある。さまざまな出血性疾患に常用される。
　　　　●本穴は脾経の井木穴であり，清熱化痰作用があるため，痰火内擾による精神・意識障害に著効する。
　　　　●脾胃・肺・胸部疾患に常用される。
【主 治 症】──血証：月経が予定を過ぎても止まらない・崩漏・吐血・衄血・血尿・血便，⻄上部消化管出血・機能性子宮出血
　　　　精神・意識障害：癲狂*3・多夢・悪夢・尸厥*23・心煩・悲しんでばかりいる・慢驚風*5・昏厥*28，⻄精神分裂病・神経衰弱・ショック
　　　　脾胃疾患：腹脹・突発性の激しい下痢・吐いてばかりいる，⻄急性腸炎
　　　　肺・胸部疾患：胸満・咳嗽して嘔吐する・喘息・心痛
　　　　本経脈通過部位の疾患：足指の痛み
【配　　穴】──大敦……尸厥*23 だが脈拍に変化がない（『針灸甲乙経』）
　　　　委中……大量の衄血が止まらない（『針灸資生経』）
　　　　三里……下血（『針灸大成』）
　　　　脾兪・肝兪・上脘……吐血・衄血（『針灸大成』）
　　　　気海・血海・三陰交……月経過多
　　　　厲兌……多夢
【手　　技】──椅子に座って脚を垂らすか仰臥位で取穴する。
　　　　①斜刺で0.1寸刺入し，刺針部に脹痛を感じさせる。
　　　　②三稜針で点刺して出血させる。
　　　　③出血性疾患の治療には灸法を常用するが，刺針も有効である。
【注意事項】──①妊婦には刺針を控える。
　　　　②瘢痕灸は行わない。
【古典抜粋】──●『霊枢』熱病篇：「気が胸中に満ちて喘息になれば，足太陰経の，母指の先端の爪からニラの葉ほど離れた腧穴を取穴する。寒証であれば置針し，熱証であれば速刺法を用い，上逆していた気が降りれば治療をやめる」
　　　　●『針灸甲乙経』第7巻：「精神的要因による喘証・熱病で衄血が止まらない・心煩・悲しんでばかりいる・腹脹・呼吸が上逆して口から熱気が出る・下腿部の冷え・横になって寝ることができない・胸中に気が満ちて煩熱がある・突発性の激しい下痢・仰向けで太息する・足底部の冷え・胸膈内部の煩悶・嘔吐・食欲不振などの症状は隠白が主治する」
　　　　●『針灸大成』第6巻：「腹脹・喘満して横になっていることができない・嘔吐して食べることができない・胸中の熱・突発性の激しい下痢・衄血・尸厥*23 で失神する・足が冷えて温まらない・月経が予定を過ぎても止まらない・小児の客忤*29・慢驚風*5 などを主治する」
【現代研究】──X線透視をしながら隠白穴に刺針したところ，胃の蠕動運動が減弱するのが認められた。

2．大都 ［だいと・たいと］（SP2）

【別　　名】──なし。
【出　　典】──『霊枢』本輸篇：「脾……大都に溜れ，大都は中足指節関節前方の陥凹部にあり，滎穴である」
【穴名解説】──「大都の都とは，盛り上がっているという意味である。本穴は足母指の本節（中足指節関節）前内側の陥凹部にあり，皮肉が盛り上がっていることから，大都と名づけられた」（『経穴命名浅解』）
【分　　類】──足太陰脾経の滎穴
【位　　置】──足の内側端で，母指本節（第1中足指節関節）前下方の，足背部と足底部の境目の陥凹部にある。
【解　　剖】──皮膚→皮下組織→第1指骨基底部
　　　　　　　内側足底神経の固有底側指神経，表在静脈網，内側足底動・静脈の分枝や属枝が分布している。
【効　　能】──健脾和胃・鎮驚寧神・疏散表邪
　　●本穴は足太陰脾経の滎火穴であるが，補・瀉いずれの手法を施すかによって，作用が変わってくる。
　　●補法：脾陽を温補し，脾胃虚寒で運化機能に異常が生じたための諸症状を治療する。
　　●瀉法：清熱利湿し，痰熱内阻・中焦気機不暢・痰熱擾心・心神不寧などの病証を治療する。
　　●本穴と手の陽経の腧穴とを組み合わせれば，疏散表邪し，寒熱表証を治療する。
【主治症】──脾胃疾患：腹脹・胃痛・消化不良・嘔逆・泄瀉・便秘，囲急・慢性胃炎，急性胃腸炎
　　　　　　精神・意識障害：小児の客忤[*29]・心煩があり横になって寝ることができない
　　　　　　本経脈通過部位の疾患：足母指の中足指節関節が赤く腫れて痛む
　　　　　　その他：熱病で汗が出ない・体が重い・四肢の腫脹・手足の厥冷
【配　　穴】──隠白……熱病で汗が出ない・厥証・手足が冷たい・突発的な激しい下痢・心痛・腹脹（『針灸甲乙経』）
　　　　　　経渠……熱病で汗が出ない（『百症賦』）
【手　　技】──足を伸ばして取穴する。
　　　　　　0.3〜0.5寸直刺し，刺針部に腫れぼったいようなだるさを起こさせ，母指に放散させてもよい。
【注意事項】──瘢痕灸は行わない。
【古典抜粋】──●『針灸甲乙経』第7巻：「瘧疾で，どこが苦しいともわからないものは，大都が主治する」
　　　　　　●『針灸甲乙経』第10巻：「風邪による逆証で，突然四肢が腫脹し，湿邪を伴えば寒くてガタガタと震え，空腹になれば心煩し，満腹になるとめまいがするものは，大都が主治する」

- 『備急千金要方』第5巻:「便秘には，足の大都に灸をすえれば，年々丈夫になる」
- 『備急千金要方』第20巻:「下痢が止まらなければ，大都に7壮灸をすえる」
- 『針灸大成』第6巻:「熱病で汗が出ない・横になって休むことができない・体が重く骨が痛む・傷寒で手足が逆冷する・腹部脹満してしきりに嘔吐する・煩熱で煩悶する・吐逆・目のくらみ・腰痛で腰を曲げ伸ばしできない・果関節の痛み・胃痛・腹脹・胸満・回虫による痛み・小児の客忤[*29]などを主治する」

【現代研究】──X線バリウム検査をしながら大都穴に刺針したところ，胃の蠕動運動が緩慢になった。

またある実験によれば，大都穴への刺針は，副腎皮質ホルモン25単位の注射よりも好酸性白血球を増加させることがわかった。そのため大都穴が好酸性白血球に強い影響を与える腧穴であると考えるものもいる。

3. 太白 [たいはく] (SP3)

足太陰脾経の原穴・輸穴である。
第2章第2節の原穴各論（102頁）を参照。

4. 商丘 [しょうきゅう] (SP5)

【別　　名】──なし。
【出　　典】──『霊枢』本輸篇:「脾……商丘に行き，商丘は内果下方の陥凹部にあり，経穴である」
【穴名解説】──「商丘の商とは，五音のうちの肺の音である。丘とは土の丘である。土の丘は宝土が集まれば金を生むという象があり，肺がここで輝くことから，商丘と名づけられた」（『古法新解会元針灸学』）
【分　　類】──足太陰脾経の経穴
【位　　置】──足内果前下方の陥凹部にあり，舟状骨結節と内果尖穴とを結んだ線の中点にある。
【解　　剖】──皮膚→皮下組織→内側三角靱帯→脛骨内果
浅層部には，伏在神経・大伏在静脈が分布している。深層部には，前内果動・静脈の分枝や属枝がある。
【効　　能】──健脾化湿・通調腸胃
- 本穴は健脾和胃し，おもに湿証を治療するため，中焦に湿が停滞したことによって起きた腹脹・悪心嘔吐・泄瀉などの脾胃疾患に用いられる。
- 本穴は経金穴であり，肺気と通じあっているため，肺経の腧穴と組み合わせて，肺気不降・痰が多い・咳嗽などの証を治療する。

【主治症】──脾胃疾患:嘔吐・胃酸過多・腹脹・腹鳴・泄瀉・消化不良・便秘・痢疾・

黄疸，西神経性嘔吐・消化不良・急・慢性腸炎

精神・意識障害：癲狂*3・笑ってばかりいる・悪夢・よくため息をつく・小児のてんかん

本経脈通過部位の疾患：舌根部がこわばって痛む・足果部痛，西腓腹筋痙攣・果関節およびその周囲の軟部組織の疾患・外反足・足下垂

その他：体が重く節々が痛む・怠惰で嗜臥する

【配　穴】──幽門・通谷……しきりに嘔吐する（『備急千金要方』）

　　　　　　復溜……痔で下血する・裏急後重（『備急千金要方』）

　　　　　　中極……不妊症（『針灸大成』）

　　　　　　三陰交……脾虚による便秘

　　　　　　天枢・陰陵泉……下痢・腹脹

【手　技】──椅子に座って脚を垂らすか仰臥位で取穴する。

　　　　　　① 0.3～0.5寸の直刺。

　　　　　　② 1～1.5寸の横刺で，解渓穴に透刺する。刺針部に腫れぼったいようなだるさやしびれを起こさせる。

【注意事項】──瘢痕灸は行わない。

【古典抜粋】──
- 『針灸甲乙経』第8巻：「悪寒発熱し吐いてばかりいるものは，商丘が主治する」
- 『針灸甲乙経』第9巻：「厥逆による頭痛で，顔面部が腫脹したものは，商丘が主治する」
- 『針灸甲乙経』第10巻：「骨痺・煩満は，商丘が主治する」
- 『針灸甲乙経』第11巻：「癲狂*3・発狂・多食・笑ってばかりいる・人前に出たがらない・心煩・口渇などは商丘が主治する」
- 『針灸甲乙経』第12巻：「小児で咳をして泄瀉し，食欲不振があるものは，商丘が主治する」
- 『針灸大成』第6巻：「腹脹・腹鳴・便秘・脾虚で気持ちが落ち込む・体が冷える・よくため息をつく・悲しむ・骨痺・気逆・痔疾・附骨疽（筋骨部に生じる疽）・悪夢・筋肉の痙攣収縮・悪寒発熱・しきりに嘔吐する・大腿部上内側の痛み・気の塞がり・狐疝*43で腸が上がったり下がったりし痛みが少腹部に牽引する・俯いたり仰向けになったりすることができない・脾積*30・黄疸・舌根部がこわばって痛む・腹脹・寒瘧・泥状便・飧泄（宿食が積滞したために起きる下痢）・水様便・顔が黄色くなる・考え込む・消化不良・体が重く節々が痛い・怠惰で寝てばかりいる・不妊症・小児の慢驚風*5などを主治する」
- 『勝玉歌』：「脚や背中が痛いときは，商丘に刺針する」

【現代研究】──ある人が商丘だけで痔瘡を治療したところ，有効率は90.4％であったという。

5．陰陵泉　［いんりょうせん］（SP9）

【別　名】──陰之陵泉（『霊枢』九針十二原篇）

【出　　典】──『霊枢』四時気篇：「飧泄（そんせつ）には三陰交を補い，陰陵泉も補う。どちらも長く置針し，熱がめぐってくればやめる」

【穴名解説】──「陰陵泉とは，陰側で丘陵のように小高くなったところに湧き出る甘泉であり，それが上昇して宗筋を潤し，また胸膈に達して肺原を栄養することから，陰陵泉と名づけられた」（『古法新解会元針灸学』）

【分　　類】──足太陰脾経の合穴

【位　　置】──下腿内側で，脛骨内側果後下方の陥凹部。

【解　　剖】──皮膚→皮下組織→半腱様筋腱→腓腹筋内側頭

浅層部には，伏在神経の内側下腿皮枝と大伏在静脈，下行膝動脈の分枝が分布している。深層部には，内側下膝動・静脈がある。

【効　　能】──健脾利湿・通利下焦病

●本穴は足太陰脾経の合水穴で，健運中焦・利水消腫作用があり，水湿証を治療するのが本穴の特徴であるため，脾胃虚寒，脾虚湿盛，下焦の寒湿・湿熱などによる各種病証に用いられる。

【主　治　症】──脾胃疾患：腹痛・腹脹・食欲不振・黄疸・霍乱吐瀉，西急・慢性腸炎，細菌性赤痢，腹膜炎

脾腎疾患：浮腫・排尿困難または失禁・遺尿・遺精・インポテンツ，西尿閉・尿失禁・尿路感染症

婦人科疾患：月経不順・月経困難・帯下，西腟炎

皮膚病：湿疹・蕁麻疹・疥癬，西神経性皮膚炎・乾癬

本経脈通過部位の疾患：膝の痛み・脚気・痿証，西膝関節およびその周囲の軟部組織の疾患

その他：動悸・嗜臥・頭のふらつき・頭痛・咳嗽が出て痰が多い

【配　　穴】──関元……不規則な悪寒発熱・腎病で俯いたり仰向いたりできない・気淋で小便が黄色い（『備急千金要方』）

陽陵泉……知らぬ間に失禁や遺尿をする（『備急千金要方』）

隠白……胸中が熱い・突発的な激しい下痢（『備急千金要方』）

気海・三陰交・陰谷・大陵……尿閉（『針灸大成』）

太渓・丘墟・照海……疝瘕*31（『針灸大成』）

承山・解渓・太白……霍乱（『針灸大成』）

水分……浮腫（『百症賦』）

湧泉……小腸から臍までの牽引痛（『天星秘訣』）

三陰交……腹部の冷え

三陰交・日月・至陰・胆兪・陽綱……黄疸

【手　　技】──椅子に座るか仰臥位で取穴する。

0.5～0.8寸直刺し，腫れぼったいようなだるさを，刺針部から下腿内側に沿って下方へ拡散させる。

【注意事項】──深部まで刺入するときは，後脛骨動・静脈を傷つけないように注意すること。

【古典抜粋】──●『針灸甲乙経』第8巻：「腹内部の寒気が強くなり，腹脹して喘逆し，横になることができないものは，陰陵泉が主治する」

- ●『針灸甲乙経』第9巻：「腹内部が気脹し，飲み物ばかり飲んで食べようとせず，脇の下が脹満するものは，陰陵泉が主治する」「腎疾患のために腰痛があり，俯くことも仰向けになることもできないものは，陰陵泉が主治する」
- ●『針灸甲乙経』第11巻：「泥状便で，消化せず，不規則な悪寒発熱があるものは，陰陵泉が主治する」
- ●『針灸甲乙経』第12巻：「女性で陰部が痛み，少腹部が堅くひきつって痛むものは，陰陵泉が主治する」
- ●『針灸大成』第6巻：「腹内部が冷えて食欲がない・脇下部の脹満・腹部が浮腫して堅い・喘逆して横になることができない・腰痛で俯いたり仰向いたりすることができない・霍乱・疝瘕*31・遺精・知らぬ間に尿を失禁する・排尿困難・気淋・不規則な悪寒発熱・陰部の痛み・胸中の熱・突発的な激しい下痢・飧泄などを主治する」

【現代研究】──陰陵泉への刺針には膀胱の張力を調節する作用があり，弛緩しているものは張力を増強し，拡張しているものは引き締めることができる。

11 足少陰腎経の五輪穴

1．湧泉　[ゆうせん]（KI1）

【別　　名】──地衝（『針灸甲乙経』）

【出　　典】──『霊枢』本輸篇：「腎の脈気は湧泉から出る。湧泉は足心にあり，井木穴である」

【穴名解説】──「湧泉は足心部の腧穴であり，足心の陥凹部にある。本穴は少陰腎経の井穴であるが，腎は水に属しており，本穴は泉がはじめて湧き出すところのようであることから，湧泉と名づけられた」（『経穴釈義滙解』）

【分　　類】──足少陰腎経の井穴

【位　　置】──足底部で，足の指を屈したときに前方にできる陥凹部にあり，第2指，第3指の接合部とかかとを結んだ線上で前から3分の1の場所である。

【解　　剖】──皮膚→皮下組織→足底腱膜→第2指総底側指神経→第2虫様筋
浅層部には，内側足底神経の分枝が分布している。深層部には，第2指総底側指神経と第2指総底側指動・静脈がある。

【効　　能】──滋陰益腎・平肝熄風・開竅醒神
- ●湧泉穴は足底部にあり，きわめて敏感で反応が強く，開竅蘇厥・降下潜陽効果がある。実火熾盛のものに対しては実火を根底から取り除き，虚火上炎のものに対しては壮水制火するため，心腎に関わる疾患に常用される。
- ●本穴は，精神および意識の急変を原因とする意識不明などの陽実閉鬱証を主治するための救急穴であり，陽気暴脱や元気衰亡などの虚脱証には用いられない。先人は本穴を「回陽九穴」の1つとしてあげている。

- ●本穴は人体のなかで最も低い位置にあり，上病下取配穴法，すなわち頭部の病に足の腧穴を取穴するという理論にもとづき，頭痛などの頭面部・五官疾患に多用される。
- ●本穴は腎経の脈気が出てくるところであるため，本穴に刺針すれば益腎填精作用があり，不妊症・男性の生殖不能症などに用いられる。

【主治症】──精神・意識障害：尸厥*23・癲狂*3・てんかん・何でも恐がる・忘れっぽい・小児の驚風*5，西ショック・中風による昏睡・ヒステリー・神経衰弱

頭面部・五官疾患：頭痛・頭のふらつき・目のくらみ・舌の乾燥・咽喉の腫痛・鼻血・失声症，西三叉神経痛・扁桃炎

前陰部疾患：インポテンツ・無月経・難産・女性の不妊

胸肺部疾患：喘逆・咳嗽・息切れ・喀血・肺結核，西気管支喘息

本経脈通過部位の疾患：足心部の熱・足の五指すべてが痛む・下肢麻痺・奔豚気

【配　穴】──陰陵泉……熱病で臍の両傍が痛み，胸脇満悶する（『針灸甲乙経』）

然谷……喉痺・喉に物がつかえる・悪寒発熱。五指すべてが痛み地に足をつけることができない（『備急千金要方』）

百会・人中……昏厥*28・てんかん・ショック

四神聡・神門……頭のふらつき・不眠・ヒステリー

【手　技】──臥位で取穴する。

0.5〜0.8寸直刺し，刺針部に脹痛を起こさせ，足底部全体に拡散させてもよい。

【注意事項】──①刺針時には，足底動脈弓を傷つけないように注意すること。

②瘢痕灸は行わない。

③「湧泉に深く刺入すると人を死亡させる」（『千金翼方』），「湧泉は傷つけてはならない。傷つければ，あらゆる神気が離散してしまう」（『聖済総録』）といわれている。したがって臨床においては，あまり深く刺針してはならない。深く刺入すると，舌筋の痙攣や麻痺が発生したり，舌がこわばって喋りにくくなったりすることがある。

【古典抜粋】──●『針灸甲乙経』第7巻：「胸中の熱・少気・厥冷には，湧泉に灸をすれば熱が出ていく。心煩・食欲不振・咳をして息切れする・よく喘息になる・喉痺・身熱・脊椎から脇部まで引きつる・ボーッとして物忘れが激しいなどの症状は湧泉が主治する」

●『針灸大成』：「尸厥*23・顔が炭のように黒い・喀血・口渇・喘息・立ち上がると目の前が真っ暗になって見えなくなる・恐がってばかりいる・誰かに追われているかのようにビクビクする・舌の乾燥・喉の腫脹・上気・咽喉の乾燥・心煩・心痛・黄疸・痢疾・大腿部後内側の痛み・痿厥*32・嗜臥・悲しがる・よくあくびをする・小腹部がひきつって痛む・泄瀉して後重になる・下腿部が冷えて逆気する・腰痛・排便困難・心中に熱が鬱結する・風疹・風癇*33・心病で空腹になるが食べたがらない・咳嗽・身熱・喉がつまる・舌が引きつって喋れない・突然の心痛・喉痺・胸脇

満悶・頭痛・目のくらみ・五指すべての末端が痛む・足を地面につけることができない・足底部の熱・男性が疝瘕[*31]になったかのように腹部膨満する・女性が妊娠したかのように腹部膨満する・女性の不妊症・転胞[*34]による尿閉などを主治する」

- ●『扁鵲心書』:「ある人が脚気になり，両脛骨から腰にかけて日夜痛んで耐えられない。湧泉穴に50壮灸をすえ，金液丹を服用したところ，5日で全快した」

【現代研究】── ある人が湧泉穴に刺針して，抜歯による失神を治療したことがある。方法は，0.5〜1寸直刺した後，雀啄・捻転を得気を得るまで行った。すると刺針後30秒で意識を回復し，手術を続けることができた。その他の方法を用いた場合は，覚醒までに6分も要し，しかも再び失神する者もおり，手術に支障を来すうえ，患者の心身両面の苦痛も大きかった。またある人は，『仁斎直指方』の「心は声の主体であり，肺は声の門であり，腎は声の根である」という説にのっとり，突然恐怖と驚きを受けたために腎を損傷して気機鬱閉し，声が出なくなった突発性失声症の患者に，腎の井穴である湧泉穴を取穴し，強刺激を与え，30分間置針したところ，腎脈が伸びやかになり，気機が自然に通暢して声が出るようになったという。

2. 然谷 [ねんこく] (KI2)

【別　　名】── 竜淵（『針灸甲乙経』）・竜泉（『備急千金要方』）・然骨（『徐氏針灸大全』）

【出　　典】── 『霊枢』本輸篇:「腎……然谷に溜れ，然谷は舟状骨の下方にあり，滎穴である」

【穴名解説】──「然とは，然骨（舟状骨）を指す。然骨は古代の解剖学名称である。谷とは，山道で水のないところであり，筋肉の結合部でもある。古代のいわゆる『肉の大会』もまた谷と呼ばれる。本穴は然骨下方の谷のように陥没したところにあることから，こう名づけられた」（『針灸穴名釈義』）

【分　　類】── 足少陰腎経の滎穴

【位　　置】── 足の内側端で，舟状骨粗面下方の，足底部と足背部との境目。

【解　　剖】── 皮膚→皮下組織→母指外転筋→長指屈筋腱
浅層部には，伏在神経の内側下腿皮枝・内側足底神経の皮枝・足背静脈網の属枝が分布している。深層部には，内側足底神経，内側足底動・静脈がある。

【効　　能】── 滋陰益腎・清熱利湿

- ●本穴は足少陰腎経の滎火穴であり，滋陰清熱し，心腎不交・水火不済による精神・意識障害に用いられるだけでなく，清利湿熱作用もあるため，下焦・中焦の湿熱を原因とする諸症状にも用いられる。

【主　治　症】── 婦人科疾患：月経不順・子宮脱・無月経・月経困難・白帯下・血崩・不妊
前陰部疾患：遺精・白濁尿・小便がポタポタとしか出ない・外陰瘙痒症，
西膀胱炎・尿道炎・睾丸炎・陰部瘙痒症

　　　　　　　その他：泄瀉・胸脇脹満・喀血・小児の破傷風・牙関緊急・消渇・黄疸

【配　　穴】──太渓……脾心痛（厥心痛*7の一種。臍まで牽引する心痛）（『霊枢』厥病篇）

　　　　　　　讝譫（けいびょう）……痙病*27で牽引拘急し，身熱がある（『針灸甲乙経』）

　　　　　　　陽陵泉……誰かが捕まえに来るのではないかと恐れ，ビクビクする（『備急千金要方』）

　　　　　　　伏兎・足三里……下肢のしびれ・足背部の痛み

　　　　　　　血海・三陰交……外陰部の瘙痒感・白濁尿

　　　　　　　神門・大陵……心煩して寝られない

【手　　技】──椅子に座って脚を垂らすか仰臥位で取穴する。

　　　　　　　0.5〜0.8寸直刺し，刺針部に腫れぼったいようなだるさを起こさせ，ときには足底部まで響かせてもよい。

【注意事項】──瘢痕灸は行わない。

【古典抜粋】──●『針灸甲乙経』第7巻：「熱病には然谷に刺針すれば，まず足が冷えるが，それが膝まで上ってきたら抜針する」

　　　　　　　●『針灸甲乙経』第11巻：「消渇・黄疸・足が冷たくなったり熱くなったりする・舌の弛緩・煩満などの症状は然谷が主治する」

　　　　　　　●『針灸甲乙経』第12巻：「女性の不妊症・突然子宮脱になる・不正出血などは然谷が主治する」

　　　　　　　●『備急千金要方』第2巻：「女性の不妊症には，然谷にそれぞれ50壮灸をすえる」

　　　　　　　●『針灸大成』第6巻：「咽内部が腫れて唾を飲み込めない・ときには唾を吐き出せない・誰かが捕まえにくるかのように恐がる・涎が出る・喘息でヒューヒュー音がする・少気・足背部が腫れて地面に足をつくことができない・寒疝・小腹部の脹満・気が胸脇部に上衝する・血液混じりの唾を喀出する・喉痹・小便がポタポタと出る・白濁尿・下腿部がだるく長くは立っていられない・足が冷えたり熱くなったりする・舌の弛緩・煩満・消渇・自汗・盗汗・痿厥*32・洞泄*13・心下部が錐で刺したように痛む・流産の後悪血が子宮に残留する・遺精・女性の不妊症・子宮脱・月経不順・外陰部の瘙痒感・新生児の破傷風で牙関緊急するなどを主治する」

　　　　　　　●『百症賦』：「破傷風には然谷を選択すれば，すぐに意識を回復する」

【現代研究】──ある人の発見によれば，然谷穴への刺針は，好酸性白血球に対して一定の効果を発揮するという。

3. 太渓　[たいけい]（KI3）

足少陰腎経の原穴であり，輸穴である。
第2章第2節の原穴各論（108頁）を参照。

4. 復溜 [ふくりゅう] (KI7)

【別　　名】——伏白・昌陽（『針灸甲乙経』），復白（『針灸指南』）

【出　　典】——『霊枢』本輸篇：「腎……復溜に行き，復溜は内果の2寸上方で，絶えず脈動している部位にあり，経穴である」

【穴名解説】——「復溜穴は足の内果から2寸上方の陥凹部にあり，大鍾などの胳穴から復って来て溜れ上昇することから，この名がある」（『経穴釈義滙解』）

【分　　類】——足少陰腎経の経穴

【位　　置】——下腿内側で，太渓穴からまっすぐ上に2寸上ったところにあり，アキレス腱の前方。

【解　　剖】——皮膚→皮下組織→足底筋腱とアキレス腱の前方→長母指屈筋
　　　　　　　浅層部には，伏在神経の内側下腿皮枝と大伏在静脈の属枝が分布している。深層部には，脛骨神経と，後脛骨動・静脈がある。

【効　　能】——補腎益陰・利水消腫
　　　　　　●本穴は足少陰腎経の経金穴である。腎は水に属するが，本穴は金に属して腎経の母穴であるため，腎の臓病・経病・気化疾患，および腎に関わる臓腑器官の病変を主治し，腎陰不足・陰虚火旺を原因とする諸症状に多く用いられる。
　　　　　　●汗症を主治することが特徴であり，多汗・少汗・自汗・盗汗のいずれにも使用することができる。

【主 治 症】——腎臓疾患：浮腫・腹脹・腰脊部がこわばって痛む・下肢の腫脹，西腎炎・睾丸炎・尿路感染症
　　　　　　　胃腸疾患：泄瀉・腹鳴
　　　　　　　肺臓疾患：肺結核・咳嗽・失声症，西軟口蓋麻痺
　　　　　　　五官疾患：耳鳴り・耳聾・緑内障・突然の失明，西近視
　　　　　　　発汗障害：盗汗・身熱があって発汗しない・自汗
　　　　　　　本経脈通過部位の疾患：足が弛緩する・下肢麻痺・踵の痛み
　　　　　　　その他：不眠・健忘・頭痛・めまい，西脳炎・糖尿病

【配　　穴】——豊隆……風邪によって逆気し四肢が腫脹する（『備急千金要方』）
　　　　　　　申脈・厲兌……下腿部の冷え（『銅人腧穴針灸図経』）
　　　　　　　神闕……浮腫・気脹（『銅人腧穴針灸図経』）
　　　　　　　水分……浮腫（『雑病穴法歌』）
　　　　　　　合谷……多汗・無汗・少汗
　　　　　　　肝兪・脾兪……泄瀉・浮腫

【手　　技】——椅子に座って脚を垂らすか仰臥位で取穴する。
　　　　　　　0.8〜1寸直刺し，刺針部にしびれるようなだるさを起こさせ，足底部に向かって放散させてもよい。

【注意事項】——①深部まで刺入するときには，後脛骨動・静脈を刺傷しないように注意すること。
　　　　　　　②刺針時あるいは捻転時に，かかと・内果・足底部に熱感あるいはしびれ

るような熱感，引きつるような痙攣が現れれば，刺入方向を変えること。さもなければ後遺症や運動障害などを起こす可能性がある。

【古典抜粋】──●『針灸甲乙経』第7巻：「瘧疾で，発熱は少なくときどき悪寒し，体が温まらず，上腹部が脹満し，切るような痛みが心下部まで牽引するものは，復溜が主治する」

●『針灸甲乙経』第8巻：「痔瘡で下血する・泄瀉後重する・尿閉のような腹痛がある・支えていないと狂乱して倒れる・強い邪気のために涎を流す・鼻孔の中が痛む・常に腹鳴がある・寒熱証が骨に達し躁動して落ち着かない・発汗が止まらないなどの症状は復溜が主治する」

●『針灸大成』第6巻：「痢疾・腰脊内部の牽引痛・俯いたり仰向けになったり立ったり座ったりができない・目が見えない・怒りっぽい・よく喋る・舌の乾燥・胃熱・回虫が腸内で動き回って涎が出る・足が弛緩して歩けない・下腿部が冷えて温まらない・腹中雷鳴・腹部が鼓のように脹満する・四肢の腫脹・五種類の水病〔青・赤・黄・白・黒がある。青は井穴，赤は滎穴，黄色は輸穴，白は経穴，黒は合穴を取穴する〕・痔疾の下血・泄瀉後重・五淋・血淋・排尿すると火花が散ったように熱い・骨にまで達する寒熱証・盗汗・流れるように発汗して止まらない・虫歯・脈微細でわかりにくいかときどき脈が飛ぶなどの症状を主治する」

●『勝玉歌』：「脚気には復溜で間違いない」

【現代研究】──ある研究によれば，一定の水負荷をかけた状態で健常者の復溜穴にフロセミドを注射したところ，各時点での排尿量は，フロセミドを筋肉に注射した例よりも少なく，薬効が減弱されていた。ところが排尿機能に障害のある患者については，むしろ復溜穴に注射した場合のほうが筋肉注射をした場合よりも排尿量が増加し，薬効が増強されたという。

またある人は，復溜穴だけで喉と舌の乾燥・腎結石を治療した。

5．陰谷　[いんこく]（KI10）

【別　　名】──なし。
【出　　典】──『霊枢』本輸篇：「腎……陰谷に入る。陰谷は脛骨内側果の後方の，半膜様筋腱と半腱様筋腱との間にあり，手で押えると脈動が感じられる。膝を曲げて取穴する。合穴である」
【穴名解説】──「谷はよく通じ，遠くまで伝達することができる。2つの筋肉の間が谷のようになっていて，陰側の筋肉の分かれ目にあることから，陰谷と名づけられた」（『古法新解会元針灸学』）
【分　　類】──足少陰腎経の合穴
【位　　置】──膝窩内側で，膝を曲げたときの，半腱様筋腱と半膜様筋腱との間の位置である。
【解　　剖】──皮膚→皮下組織→半膜様筋腱と半腱様筋腱との間→腓腹筋内側頭
　　　　　　　浅層部には，後大腿皮神経と皮下静脈が分布している。深層部には，内側

上膝動・静脈の分枝や属枝がある。

【効　　能】──益腎培元・理気止痛

- 本穴は足少陰腎経の合水穴であり，少陰の経気が深く入り込んで腎臓に連絡するところであり，補腎培元機能があるため，腎気不足や，腎精が固摂機能を失ったことなどを原因とする諸症状に用いられる。
- 五行では水に属しているため，清熱利湿止痒作用があり，下焦の湿熱症に用いられる。
- 理気止痛作用が強いため，外陰部および腎経が循行する部位の疼痛に常用される。

【主 治 症】──少腹・前陰・肝腎疾患：少腹部痛・排尿困難・疝痛・遺精・インポテンツ・いんきん・崩漏・帯下・無月経

泌尿器系の感染症・膣炎・陰部瘙痒症

本経脈通過部位の疾患：膝および大腿部後側の痛み・舌下部の腫脹・心窩部の痛み

【配　　穴】──陰陵泉……尿閉（『針灸大成』）

関元・気海・三陰交・陰陵泉……小便がポタポタとしか出ない（『針灸大成』）

腎兪・関元……インポテンツ・排尿困難

曲池・血海・曲骨……陰部の疼痛・陰部の痒み

【手　　技】──椅子に座り，膝を90°に曲げて取穴する。

0.5〜1.2寸直刺し，刺針部に腫れぼったいようなだるさを起こさせ，膝窩部まで拡散させてもよい。

【注意事項】──瘢痕灸は行わない。

【古典抜粋】──
- 『針灸甲乙経』第8巻：「男性で疝瘕[*31]のように腹部が脹満する・女性がつわりのような状態で無月経になる・悪寒発熱・少腹部だけが腫脹するなどの症状は陰谷が主治する」
- 『針灸甲乙経』第11巻：「癲狂[*3]は，陰谷が主治する」「脊椎内側の痛み・排尿困難・インポテンツ・少腹部が引きつって陰部や脚の内側まで牽引するなどの症状は陰谷が主治する」
- 『針灸甲乙経』第12巻：「女性の不正出血・腹部が脹満し息ができない・小便が黄色いなどの症状は陰谷が主治する」
- 『類経図翼』第7巻：「舌が弛緩して涎が垂れる・腹部が脹満する・煩満・排尿困難・小腹部の疝痛で陰部まで引きつる・大腿上部内側が痛み弛緩してしびれる・膝が痛くて屈伸できない・女性の不正出血が止まらない・妊娠しにくいなどの症状を主治する」

【現代研究】──陰谷穴への刺針は，膀胱を収縮させる効果がある。また照海穴と同じように一定の利尿作用があり，健常者の平均尿量がいくらか増加する。

12 足厥陰肝経の五輸穴

1．大敦　［だいとん・だいと・たいとん］（LR1）

【別　　名】──水泉（『備急千金要方』）・大訓（『西方子明堂灸経』）・大順（『中華針灸学』）

【出　　典】──『霊枢』本輸篇：「肝の脈気は大敦から出る。大敦は足母指先端の，三毛〔爪の上部の毛の生えているところ〕の中にあり，井木穴である」

【穴名解説】──「敦とは大きい，または厚いという意味である。本穴は足母指の先端にあり，……その指の先端が最も敦（厚）く，形が蓋の丸い敦器〔キビやアワなのを盛る器〕に似ていることから，大敦と名づけられた」（『経穴釈義滙解』）

【分　　類】──足厥陰肝経の井穴

【位　　置】──足母指末節の外側で，爪の角から0.1寸のところ。

【解　　剖】──皮膚→皮下組織→爪根
深腓骨神経の内側足背皮神経と背側指動・静脈が分布している。

【効　　能】──疏肝理気・清熱利湿・理血調経
● 本穴は足厥陰肝経の井木穴であり，肝は木に属して疏泄を主るが，大敦穴の穴性も木に属するため，疏肝理気作用が強い。
● 清熱利湿・調理下焦作用も強いため，疝気治療の要穴であり，その他外陰部疾患の治療にも常用される。
● 本穴は理血調経するため，女性の月経病治療に選択されることが多い。

【主治症】──婦人科疾患：無月経・崩漏・子宮脱，圈機能性子宮出血・子宮下垂
前陰疾患：疝気・遺尿・尿閉，圈精索神経痛・陰茎の痛み
精神・意識障害：てんかん・嗜臥

【配　　穴】──行間……尿失禁（『備急千金要方』）
期門・委中・委陽……ヘルニアで排尿困難がある（『備急千金要方』）
気門……五淋で尿閉する（『備急千金要方』）
関元……小便が血のように赤い（『針灸大成』）
太衝・気海・地機……疝気
隠白……機能性子宮出血
百会・三陰交……子宮下垂

【手　　技】──椅子に座るか仰臥位で取穴する。
①斜刺で0.1～0.2寸刺入し，刺針部に腫れぽったくしびれるような痛みを起こさせる。
②三稜針で点刺して出血させる。

【注意事項】──瘢痕灸は行わない。

【古典抜粋】──●『針灸甲乙経』第9巻：「突然の心痛で発汗するものは，大敦が主治し，出血（原文まま）はすぐに止まる」「睾丸が上がる・遺尿・排尿困難で痛む・睾丸が上下して腹の中に入る・寒疝・子宮脱・睾丸の片方だけが腫れる・臍を中心とした腹部の痛み・腹内部の不快感などは大敦が主治する」

- 『針灸甲乙経』第 11 巻：「小児の筋肉痙攣・遺精・遺尿・虚証の各種てんかん・実証の尿閉・小腹内部の熱・嗜臥などは大敦が主治する」
- 『備急千金要方』第 30 巻：「大敦は，物を見たがらず太息するものを主治する」
- 『千金翼方』第 28 巻：「五淋には，大敦に 30 壮灸をすえる」
- 『通玄指要賦』：「大敦は，七疝で片方の睾丸が腫大疼痛して下垂するものを治療する」
- 『席弘賦』：「大便が出なかったり出渋ったりするものは，大敦に灸をすえる」
- 『儒門事親』：「項関県のある男性が突然疝病になり，激痛に耐えられず町中で倒れてしまった。呼んでも動かないので，私が治療のために呼ばれた。私は経から判断して，邪気が足厥陰の絡に侵入して突然の疝病を起こしたために睾丸が痛むのだと弁証した。そこで急いで大敦 2 穴を瀉したところ，激痛はすぐに治まった。大敦穴とは，厥陰経の 2 穴である」

【現代研究】——大敦穴への刺針には，明らかに大腸の運動を調節する作用があり，蠕動しないか蠕動運動が弱い下行結腸および直腸の蠕動運動を増強する。

2．行間　[こうかん・ぎょうかん]（LR2）

【別　　名】——なし。
【出　　典】——『霊枢』本輸篇：「肝……行間に溜れ，行間は，足の母指と次の指との間にあり，滎穴である」
【穴名解説】——「本穴は足母指と次指の間の動脈が触れる陥凹部にあり，その脈が両方の指の間を行って本穴に入ることから，行間と名づけられた」（『経穴釈義滙解』）
【分　　類】——足厥陰肝経の滎穴
【位　　置】——足背部，第 1，第 2 指の間の接合部上方で，白っぽい皮膚と赤みがかった皮膚との境目。
【解　　剖】——皮膚→皮下組織→母指基節骨と第 2 指骨頭の間
　　　　　　　深腓骨神経の背側指神経と，背側指動・静脈が分布している。
【効　　能】——清瀉肝胆・熄風定驚・涼血止血
- 本穴は足厥陰肝経の滎火穴であり，肝胆の火熱を清瀉する作用があるのが特徴である。
- 肝火を清瀉し，頭目を通利し，肝胆の実火が炎上したために起きた頭面部・五官病証を主治する。
- 気機を暢やかにし，鬱熱を宣泄し，気鬱化熱を原因とする心肺・胸脇部の病証を主治する。
- 熄風止痙し，肝鬱化火・火熱生風のために起きた病証を主治する。
- 肝逆を降下させ，涼血止血して，肝火内擾・血熱妄行を原因とする出血症を主治する。

●湿熱を清泄し，下焦を通利し，前陰部の病証を主治する。

【主治症】──頭面部・五官疾患：頭痛・めまい・目が充血して痛む・緑内障・口のゆがみ・耳鳴り・耳聾，西緑内障

心肺・胸脇部疾患：胸脇部の脹痛・咳嗽・精神的要因による喘証・心煩・不眠

風証：中風・てんかん・抽搐

血証：喀血・吐血・鼻血

前陰部疾患：膣内部の痛み・淋証・遺精・インポテンツ，西外陰瘙痒症・睾丸炎

婦人科疾患：月経困難・崩漏・月経過多・無月経・帯下，西機能性子宮出血

【配　穴】──京門……腰痛で長く立っていたり俯いたり仰向いたりすることができない（『針灸甲乙経』）

天容……咳逆上気・唾を吐く（『針灸甲乙経』）

太衝……肝心痛〔肝経の熱のために起きる心痛〕

睛明・太陽……目の充血腫痛

気海・地機・三陰交……月経困難

百会・風池・率谷……偏頭痛

【手　技】──椅子に座るか仰臥位で取穴する。

0.5～0.8寸直刺し，刺針部に腫れぼったいようなだるさを起こさせ，足背部まで拡散させてもよい。また捻転を続ければ，針感が足厥陰肝経に沿って上昇し，外性器をめぐって小腹部に達する。ある患者では，針感が小腹部から中脘・上脘まで上昇し，さらに上腹部から分かれて期門・章門穴まで達した。また一部の患者では，針感が足厥陰肝経に沿って小腹部に上昇し，さらに小腹部からまっすぐ頭頂部まで上昇した。

【注意事項】──瘢痕灸は行わない。

【古典抜粋】──●『針灸甲乙経』第9巻：「すぐに驚く・悲しんでばかりいる・厥証・下腿部と足底部の熱・顔面部全体の熱・口渇などは行間が主治する」「排尿困難で疼痛がある・白濁尿・突然の疝痛・少腹部の腫脹・咳逆・嘔吐・突然の陰茎の萎縮・腰痛で俯いたり仰向いたりできない・顔色が黒くなって熱がある・腹中脹満・身熱・厥逆疼痛などは行間が主治する」「腹痛が心窩部まで衝き上げる・心窩部の脹満・尿閉・陰茎内部の疼痛・怒って目をむき物を見ようとしない・涙が出る・長々とため息をつくなどは行間が主治する」

●『針灸甲乙経』第11巻：「癲証[*11]・息切れ・血液混じりの嘔吐・胸背部痛などは行間が主治する」

●『針灸甲乙経』第12巻：「月経不順・下血があって流産する・陰部の冷えなどは行間が主治する」

●『通玄指要賦』：「行間は，膝の腫脹や目の疾患を治療する」

●『針灸聚英』：「東垣が言った。ある裕福な人の前陰部が生臭かったが，

それは連日酒を飲んで腹中が調和していなかったからである。亡き先生に治療をお願いしたところ，こうおっしゃった。前陰部は足厥陰経の脈絡が通るところであり，陰器をめぐってその末端から出る。それが臭いというのは，心が主っているが，五方のいずれに入るかによって五臭に分かれる。肝に入れば生臭くなり，これがそのうちの1つである。肝経の行間を瀉して本を治療し，その後心経の少衝を瀉して標を治療すべきであると」

【現代研究】——行間への刺針は，各種代償性原発性緑内障の眼圧を，短時間のうちに5～23mmHg 降下させる。そのメカニズムは，一時的に眼圧を改善する代償機能であると考えられる。

3．太衝　[たいしょう]（LR3）

足厥陰肝経の原穴であり，輸穴である。
第2章第2節の原穴各論（114頁）を参照。

4．中封　[ちゅうほう]（LR4）

【別　　名】——懸泉（『備急千金要方』）
【出　　典】——『霊枢』本輸篇：「肝……中封に行く。中封は，内果の1寸半前方の陥凹部にあり，刺針時，その脈気に逆らえば鬱滞し，従えば通じる。足を揺らして取穴する。経穴である」
【穴名解説】——「本穴は内果前方の陥凹部にあり，2つの大きな筋肉に封じ込められていることから，中封と名づけられた」（『子午流注説難』）
【分　　類】——足厥陰肝経の経穴
【位　　置】——足背部の内果前方で，商丘と解渓を結んだ線上にあり，前脛骨筋腱の内側陥凹部。
【解　　剖】——皮膚→皮下組織→前脛骨筋腱の内側→距骨と脛骨内果の間
内側足背皮神経の分枝，前内果動脈，足背の表在静脈が分布している。
【効　　能】——清肝胆・利下焦・舒筋脈
　　　　　　　●本穴は清利肝胆・通利下焦作用が強いため，臨床においては，おもに前陰・肝胆・腎系統の疾患の治療に用いられる。
【主 治 症】——前陰部疾患：疝気・陰茎の痛み・遺精
　　　　　　　腎系疾患：腰痛・排尿困難
　　　　　　　肝胆疾患：胸腹脹満・黄疸，西肝炎
　　　　　　　本経脈通過部位の疾患：内果の腫痛・足の冷え・少腹部痛・咽喉の乾燥
【配　　穴】——五里……体が黄色くなりときどき微熱が出る（『針灸甲乙経』）
　　　　　　　然谷・内庭・大敦……小腹部が脹満して痛む（『針灸大成』）
　　　　　　　足三里・太衝……歩行困難（『玉龍歌』）
　　　　　　　解渓・崑崙……内果部の腫痛

　　　　　　　　気海・中極……排尿困難
　　　　　　　　大赫・志室……遺精
【手　　技】──仰臥位で足を伸ばして取穴する。
　　　　　　　0.5～0.8寸直刺し，刺針部に腫れぼったいようなだるさを起こさせ，足背部に放散させる。
【注意事項】──瘢痕灸は行わない。
【古典抜粋】──●『針灸甲乙経』第9巻：「顔色が真っ青である・ため息をつく・死にそうな様子である・振寒・小便が白い・便秘などの症状は中封が主治する」
　　　　　　　●『針灸甲乙経』第11巻：「体が黄色くなる・ときどき微熱が出る・食欲不振・膝の内側や内果の前方が痛む・少気・体が重いなどは中封が主治する」
　　　　　　　●『針灸甲乙経』第12巻：「女性で少腹が膨大する・乳汁があまり出ない・咽喉の乾燥・水を飲みたがるなどの症状は中封が主治する」
　　　　　　　●『備急千金要方』第30巻：「中封は，癩疝[*35]・尿閉・突然の激痛・痿厥[*32]・体のしびれなどを主治する」
　　　　　　　●『千金翼方』第26巻：「遺精・筋肉の痙攣・陰嚢が収縮して腹の中に入り牽引痛があるなどを治療するには，中封に50壮灸をすえる」
【現代研究】──中封への刺針は，内関・足三里が心拍数を減少させる作用を強化する。また中封などのツボに刺針すれば，急性黄疸型伝染性肝炎を治療し，症状を消失させるだけでなく，トランスアミナーゼを減少させる。

5．曲泉　[きょくせん]（LR8）

【別　　名】──なし。
【出　　典】──『霊枢』本輸篇：「肝……曲泉に入り，曲泉は，大腿骨内側果の下方で，大きな筋肉の上にあり，膝を曲げて取穴する。合穴である」
【穴名解説】──「膝は曲がった形状をしており，膝の内側は陰に属し，陰からは泉が湧き出ることから，曲泉と名づけられた」（『孔穴命名的浅説』）
【分　　類】──足厥陰肝経の合穴
【位　　置】──膝の内側で，膝を曲げたときにできる膝関節内側面横紋の内側端にあり，大腿骨内側果の後縁であり，半腱様筋と半膜様筋の停止部前縁の陥凹部。
【解　　剖】──皮膚→皮下組織→縫工筋後縁→半膜様筋腱→腓腹筋内側頭
　　　　　　　浅層部には，伏在神経・大伏在静脈が分布している。深層部には，内側上膝動・静脈の分枝や属枝がある。
【効　　能】──清熱利湿・平肝潜陽
　　　　　　　●本穴は足厥陰肝経の合水穴であり，利湿作用のあることが特徴であることから，下焦の湿熱を原因とする婦人科・肝腎・前陰の病証に多く用いられる。
　　　　　　　●本穴には平肝潜陽・清利頭目作用もあるため，肝腎陰虚・肝陽上亢などの証を主治する。
【主治症】──婦人科疾患：月経不順・月経困難・白帯・子宮脱，囲子宮下垂・膣炎・産

　　　　　　　　後の腹痛

　　　　　前陰部疾患：疝気・インポテンツ・遺精

　　　　　腎臓疾患：排尿困難，西前立腺炎・腎炎・尿閉

　　　　　肝臓疾患：頭痛・目のくらみ・癲狂*3，西精神病

　　　　　本経脈通過部位の疾患：膝蓋部の腫痛・下肢のしびれ

【配　　穴】──跗陽・天池・大巨・支溝・小海・絶骨・前谷……四肢が挙がらない（『備急千金要方』）

　　　　　照海・大敦……子宮脱（『針灸大成』）

　　　　　膝眼・梁丘・血海……膝蓋部の腫痛

　　　　　百会・気海……子宮脱

　　　　　中極・陰陵泉……排尿困難

【手　　技】──椅子に座って膝を曲げるか臥位で取穴する。

　　　　　1〜1.5寸直刺し，刺針部に腫れぼったいようなだるさを起こさせ，膝関節まで拡散させてもよい。

【注意事項】──深く刺入するときには，膝窩動・静脈を傷つけないように注意すること。瘢痕灸は行わない。

【古典抜粋】──●『霊枢』厥病篇：「激しい下痢と下血には，曲泉を取穴する」

　　　　　●『針灸甲乙経』第12巻：「女性の疝瘕*31で推すと熱湯をかけたように股間に熱痛が走る・少腹部の腫脹・子宮脱で痛む・月経が始まると膣の内部が腫脹するか痒くなる・アオイの煮汁のような青い汁が出る・無月経で不妊症・食欲不振などは曲泉が主治する」

　　　　　●『備急千金要方』第19巻：「遺精・膝や下腿部が冷えて痛むなどの症状には曲泉に百壮灸をすえる」

　　　　　●『針灸聚英』第1巻：「癩疝*35・股の内側上部の痛み・排尿困難・腹部および脇部の支満・尿閉・少気・大小便の失禁・四肢が挙がらない・実証で目がくらんで体や目が痛む・無汗・目が見えない・膝関節の痛み・筋肉が拘攣して屈伸できない・発狂・衄血・下血・喘息でヒューヒュー音がする・小腹部の疼痛が咽喉まで牽引する・房労による遺精・体の激痛・水様便・膿血混じりの下痢をする・陰部の腫脹・陰茎の疼痛・下腿部の腫脹・膝や下腿部が冷えて痛む・女性の血瘕*36で股間を推すと熱湯で浸したような熱痛がある・小腹部の腫脹・子宮脱・陰部の瘙痒感」

【現代研究】──イヌにピツイトリンを注射して内分泌性高血圧を起こさせた後，「曲泉」穴の部位に刺針すると，明らかな降圧効果がみられた。

第2章 原穴

第1節 原穴総論

1 概説

　原穴は，臓腑の原気が通過あるいは留まる場所であり，手首や足首，果関節付近にある。また原穴は十二経脈それぞれに1つずつあるため，十二原ともいわれる。臨床においては，おもにその経絡の属する臓腑の疾患を診断したり治療したりするのに用いられる（**表5**，**図3**）。

　十二原穴がはじめて登場したのは，『霊枢』である。『霊枢』九針十二原篇には，次のように述べられている。「五臓の表には六腑があり，六腑の外には十二原がある。十二原は両肘両膝4つの関節の周囲に出るが，この四関の原穴が五臓の病変を主治する。したがって五臓に疾病があれば十二原を取穴すべきである。十二原は，五臓が三百六十五の関節に気味を分配することによって成り立っているので，五臓に疾病があれば，その反応が十二原に出る。そして十二原はそれぞれの臓腑に所属しているので，十二原の状況や反応を観察すれば，五臓の病変を把握することができる。……肺の原穴は太淵であり，2穴ある。……心の原穴は大陵であり，2穴ある。……肝の原穴は太衝であり，2穴ある。……脾の原穴は太白であり，2穴ある。……腎の原穴は太渓であり，2穴ある。膏の原穴は鳩尾であり，1穴である。肓の原穴は脖胦（ぼつおう）であり，1穴である。そもそもこの十二原とは，五臓六腑の疾病を主治するものである」。この文章では，五臓の原穴と膏肓の原穴については説明しているが，心と六腑の原穴についてはまだ触れられていない。一方『霊枢』本輸篇では，五臓の原穴（『霊枢』九針十二原篇に記載のある原穴と同じ）以外に，六腑の原穴についても記載している。「膀胱の脈気は……京骨を通り，京骨は原穴である。胆

表5 十二原穴表

経脈（陰経）	原穴		経脈（陽経）
手太陰肺経	太淵	合谷	手陽明大腸経
手少陰心経	神門	腕骨	手太陽小腸経
手厥陰心包経	大陵	陽池	手少陽三焦経
足太陰脾経	太白	衝陽	足陽明胃経
足少陰腎経	太渓	京骨	足太陽膀胱経
足厥陰肝経	太衝	丘墟	足少陽胆経

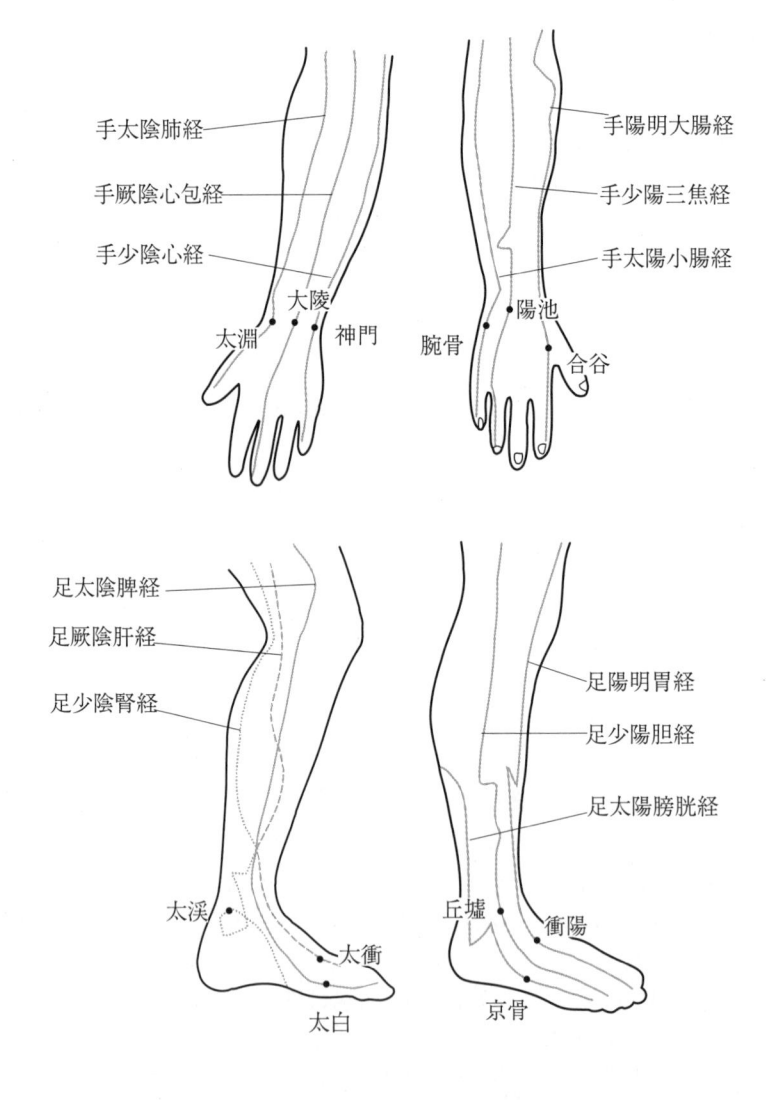

図3　十二原穴分布図

の脈気は……丘墟を通り，丘墟は……原穴である。胃の脈気は……衝陽を通り，衝陽は……原穴である。三焦の脈気は，陽池を通り，陽池は……原穴である。小腸の脈気は，腕骨を通り，腕骨は……原穴である。大腸の脈気は……合谷を通り，合谷は……原穴である」。このように『霊枢』本輸篇には11の原穴が明示されているが，心の原穴は依然として心包の原穴である大陵で代用されている。

『霊枢』邪客篇はこのように述べている。「手少陰の脈だけに腧穴がないのは，どうしてだろうか？　岐伯が申し上げた。少陰は心の脈です。心とは五臓六腑の主宰者であり，精神の宿るところです。その臓は堅固で邪が入り込むことはできません。入り込めば心が損傷し，損傷すれば神が遊離し，神が遊離すれば死ぬだけです。したがってさまざまな邪が心にあるというのは，邪が心の包絡にあるという意味であり，包絡は心が主る脈です。そのため少陰心経だけに腧穴がないのです」。つまり心包は心に代わって邪を受けるため，心の疾患は心包経の腧穴で治療することができることを指摘している。またこのようにも述べている。「外をめぐる経が病んでも臓が病むことはないので，心経の尺骨茎状突起の端にある神門穴だけを取穴しておけばよい」。このような考え方に影響され，『難経』時代になっても，「心の原穴は大陵である」と六十六難で述べている。ただし大陵は心包経の原穴であり，別に心の原穴を設けるべきであるという考え方も生まれ始めており，『内経』にならって「少陰」の名称を用い，「少陰の原穴は尺骨茎状突起のところである」と明確に指摘している。ここにいたって原穴は『霊枢』本輸篇の11個から12個へと発展したのである。

晋代になると，皇甫謐（こうほひつ）が『針灸甲乙経』のなかで手少陰心経の五輸穴をはっきりと明示し，「心の脈気は少衝から出て，……神門は，手少陰の脈気が注ぐところであり，輸穴である」と述べている。ここにきてようやく，心の原穴が正式に確定されることになったのである。

また『霊枢』九針十二原篇と『霊枢』本輸篇とでは原穴が異なっているが，後世の医家が両者を統一して，膏と肓の原穴を削除し，大陵を心包の原穴とし，神門を心の原穴として加え，十二原穴理論を完成させた。

2 理論的根拠

原気と原穴のもつ意味を考えれば，原穴の重要性がさらに深く理解されるだろう。原とは，本源，原気という意味であり，原気はまた，元気・真気・真元の気とも呼ばれる。原気という言葉が最初に登場したのは，『難経』三十六難であり，「命門とは，精神の宿るところであり，原気を維持するところである」と述べている。原気は先天的に授かったものであり，先天の精が化生することによってできるものであり，腎間の命門に源を発し，臍下丹田に貯蔵される。ただし後天の精気によって常に滋養されなければ，その作用を十分に発揮することはできない。そのため『霊枢』刺節真邪篇が「真気は天より授かり，穀気とともに全身を充たす」と述べている。そしてその原気は三焦を経て全身に送られ，臓腑経絡はすべて原気を得ることによってはじめてそれぞれの機能を発揮することができ，人体の生命活動を正常に保つことができるのである。また臓腑経絡の気も，原気に滋養温煦されることによってはじめて生じる。

したがって原気がみなぎればみなぎるほど，臓腑経絡の機能は旺盛になり，体も健康になる。反対に原気が不足すれば，臓腑経絡の気は衰え，体は虚弱になって病気がちになる。『難経』六十六難はこのように述べている。「臍下にある腎間の動気とは，人の生命そのものであり，五臓六腑の本であり，十二経脈の根源であるので，原と名づけられた」「三焦とは，原気の通る別ルートであり，上・中・下三焦の気の通行を主って，五臓六府に散布する。原とは三焦の尊称でもあり，気の留まるところを原穴という」。つまり三焦は原気が通るもう1つの道であり，原気を全身に輸送する機能があることを説明している。そして腎間の原気は別ルートである三焦を通って五臓六腑に行き，手首や足首，果関節付近の12穴を通ったりそこに留まったりするが，その12穴というのが原穴である。三焦の気と腎間の動気が通じあうことによって，十二原穴は人体に対して非常に重要な役割を果たす。

原気・原穴の生成とその作用略図

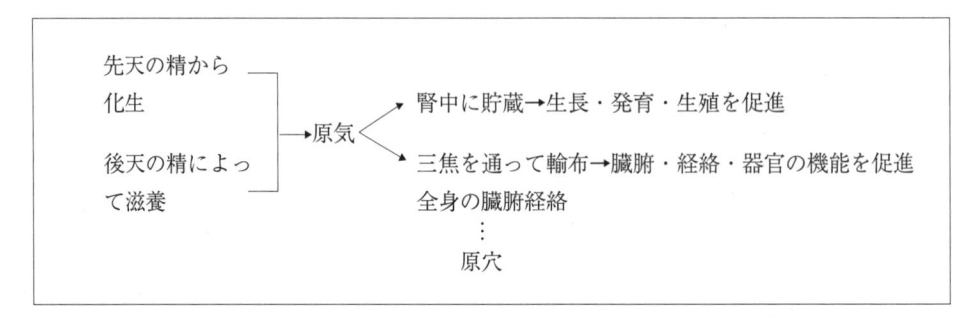

```
先天の精から
化生            ┐
                ├→原気┬→腎中に貯蔵→生長・発育・生殖を促進
後天の精によっ  ┘      │
て滋養                  └→三焦を通って輸布→臓腑・経絡・器官の機能を促進
                           全身の臓腑経絡
                                ⋮
                               原穴
```

3 臨床応用

1 診断

　原穴部の反応から，臓腑機能の状況を推測することができる。『霊枢』九針十二原篇は「五臓に疾患があれば，反応が十二原に現れる。十二原にはそれぞれが所属する臓腑があるので，所属する臓腑がわかれば，その反応から，五臓の病変を把握することができる」と述べている。つまり臓腑に疾病があれば，それに所属する原穴に必ず異常が現れるため，原穴を観察および切診することによってその異常を発見し，そこから臓腑の病状を推測することができるということである。たとえば心筋炎では大陵穴に圧痛が現れ，腎炎では太渓穴に圧痛が現れる。

　現代の臨床では，原穴に経穴導電性測定法・知熱感度測定法を用い，臓腑経絡の虚実を診断・治療している。

2 治療

　原穴治療の特徴は，瀉実もできれば補虚もできるということである。原穴に刺針すれば，原気を行き渡らせることができるため，正気を保護し外邪を防ぐ機能を活性化することができる。したがって原穴には臓腑経絡の虚実を調整する機能

があり，臨床においては実証だけでなく虚証にも多用され，治療範囲がきわめて広い。『霊枢』九針十二原篇は「五臓に疾病があれば，十二原を取穴すべきである」と述べ，『難経』六十六難は「五臓六腑に疾病があれば，いずれもその経絡の原穴を取穴する」と述べている。したがって臓腑自体の病証や，臓腑に関わりのある器官・四肢・体幹部の病証など，臓腑に関係する病証であればすべて，虚証・実証・熱証・寒証・表証・裏証・急性病・慢性病にかかわらず，対応する原穴で治療することができる。

　もちろん原穴の特性は臓腑の原気が通過あるいは留まるところであるということであるため，おもな治療作用は臓腑機能の調節であり，臓腑病証，なかでも五臓の病証に多用される。

3　配穴法

1）原穴単独で内臓疾患を治療する。

2）原絡配穴：原穴と絡穴を組み合わせて内臓疾患を治療する。

3）臓の原穴と腑の原穴を組み合わせる。
　たとえば太白と太淵・太衝と太渓・合谷と太衝・神門と大陵を組み合わせれば，協調して作用する。

4）原兪配穴：原穴と兪穴を組み合わせる（「第4章第1節の兪・募穴総論，兪原配穴」を参照）。

5）原合配穴：原穴と合穴を組み合わせる。
　臨床応用にはさまざまな形があり，たとえば表裏関係にある経の原穴と合穴を組み合わせたり，同経または異経の原穴と合穴を組み合わせたりするなどの方法がある。そのうち表裏経の原合配穴では，陰経の原穴と陽経の合穴か下合穴を組み合わせる方法が一般的で，これが表裏双治法であり，臨床において非常によく使用される。たとえば太白と足三里を組み合わせて，健脾和胃・昇清降濁をする。太衝と陽陵泉を組み合わせて，清肝利胆・疏土抑木をする。同経どうしの組合せでは，たとえば合谷と曲池を組み合わせて，気血双方を調節し，清理上焦する。太衝と曲泉を組み合わせて，調理肝気・舒筋止痛し，疝気・癥瘕[*37]・陰茎の腫痛を主治する。異経配穴では，たとえば合谷と足三里を組み合わせて，調理胃腸・理気消脹・化滞通便をする。太衝と足三里を組み合わせて，疏肝理気・和胃止痛をする。

6）原募配穴：原穴と募穴を組み合わせる。
　手首や足首，果関節に位置する原穴と胸腹部に位置する募穴を組み合わせるという遠部配穴で，臓腑病の治療に用いられる。たとえば合谷と天枢を組み合わせて，頭痛発熱・腹痛泄瀉を主治する。神門と巨闕を組み合わせて，動悸・不眠・心痛・昏厥[*28]を主治する。

この他，原穴は八会穴や八脈交会穴などと組み合わせることができ，臨床応用の範囲は非常に広い。

4 現代研究

近年，十二原穴に関する実験・研究が進み，さらにその重要性が以下の点において証明されている。

1）原穴は，生体全体の生理・病理状況を反映している。

ある実験により，人体の陽気が旺盛（生理機能が旺盛）なときには，原穴の導電量は増加し，その反対の状況では減少することが証明されている。生体の病変に対しては，原穴は郄穴・募穴・背兪穴よりも敏感で，原穴の導電量がゼロになったときは，危険な状態である。

2）各原穴はその経脈を代表する腧穴である。

日本の研究者である中谷義雄が良導絡治療の過程で導電量を測定し，各経経穴の導電量の平均値が，その経の原穴の導電量の数値と近似していることを発見し，以降原穴をその経脈の代表点として良導絡の研究に役立てるようになった。中国でもある研究者が，経絡導電量の変化は原穴では少なく，また原穴は循経感伝を誘発しやすいことを発見し，原穴を各経の代表穴として経絡研究を進めている。

3）各原穴とその経が所属する臓腑とは特異的なつながりがある。

各種実験（脈拍図・原穴の導電量・穴位温度・電気泳動・特定穴と体幹部の針感の強い部位との関係など）による原穴研究の結果，十二原穴とその関連臓腑との間には，特異的な関係があることがわかった。たとえば心の原穴である神門や，肝の原穴である太衝へ刺針して脈拍図を観察したところ，それぞれ左寸部（心）と左関部（肝）の変化が大きく，その数値は統計学的に有意なものであった。また肝の実熱証患者の太衝穴は，健康な人のグループよりも温度が1.55℃高く，両者には明らかな差異があった。

附記：十二原穴歌

大腸は合谷で肺は太淵，胃の原穴は衝陽で太白は脾
小腸は腕骨で心は神門，膀胱は京骨で腎は太渓
心包は大陵で三焦は陽池，肝経は太衝で胆は丘墟。

第2節　原穴各論

1．太淵　[たいえん]（LU9）

手太陰肺経の原穴・輸穴であり，八会穴の脈会穴でもある。
第6章第2節の八会穴各論（236頁）を参照。

2．合谷　[ごうこく]（LI4）

【別　　名】──虎口（『針灸甲乙経』）・合骨（『経絡会編』）・含口（『針灸学』）
【出　　典】──『霊枢』本輸篇：「大腸……合谷を通る。合谷は母指がもう一つの骨と交わるところにあり，原穴である」
【穴名解説】──「合谷は，手の母指と次指とが開闔する部位にあり，2つの骨が交わって谷のような空間を作っていることから，合谷と名づけられた」（『古法新解会元針灸学』）
【分　　類】──手陽明大腸経の原穴
【位　　置】──手背部で，第1，第2中手骨の間にあり，第2中手骨橈側の中点。
【解　　剖】──皮膚→皮下組織→第1背側骨間筋→母指内転筋
　　　　　　　浅層部には，橈骨神経浅枝，手背静脈網の橈側部，第1背側中手動・静脈の分枝や属枝が分布している。深層部には，尺骨神経深枝の分枝などがある。
【効　　能】──疏風解表・清泄陽明・理気止痛・鎮静安神
- 本穴は手陽明大腸経に属するが，大腸は肺と表裏の関係にあり，肺は皮毛を主るため，本穴には疏風解表作用がある。表証治療の要穴である。肺経の腧穴や背兪穴と組み合わせて使用することが多い。
- 本穴は鎮静安神作用が強く，疏経通絡・理気活血作用もあるため，鎮痛の要穴であり，さまざまな内臓や器官の疼痛に対し即効性がある。
- 本穴には祛風散邪・清宣熱邪作用があるが，手陽明大腸経は顔面部を循行し，頭面部・五官の病証は寒熱を伴う風邪が原因であることが多いため，歴代の医家は本穴を頭面部・五官疾患の有効穴であると認め，「面口合谷収」（顔面部と口の疾患ならば合谷が治める）という金言を残している。
- 大腸経のその他の腧穴と比べ，合谷には強い胃腸機能調節作用があり，清泄陽明・理気調中することができるため，胃痛・泄瀉などの陽明腑証に用いられる。
- 陽明経は多気多血の経であり，合谷への刺針には理気活血作用があるため，気滞血瘀を原因とする諸症状に用いられる。婦人科疾患治療の常用穴である。

- 補気効果があり，補法で刺針すれば，補気固表・益気固脱・益気昇陽・益気摂血作用があるため，慢性の痙病*27・臓器下垂・長期化した泄瀉や痢疾・脱証などに用いられる。
- 補気すれば固脱し，益気すれば回陽し，行気すれば散滞啓閉し，清熱すれば開竅醒神するため，合谷穴は脱証・閉証・厥証など広範囲の病証に用いられ，回陽九針穴の1つとして，救急治療に用いられる。
- 合谷穴には養血養筋・平肝熄風止痙作用もあるため，痙証*27・痿証・瘧証の治療に常用される。
- 合谷穴には強い調補気血作用があるため，気血の失調を原因とするすべての病証に用いることができ，治療範囲はきわめて広い。

【主治症】──外感疾患：熱病で汗が出ない・発汗して傷風になる・咳嗽・哮喘*8・流行性耳下腺炎・喉痺，西インフルエンザ・耳下腺炎・急性扁桃炎

頭面部・五官疾患：頭痛・目のくらみ・鼻づまり・鼻血・副鼻腔炎・耳聾・耳鳴り・目の充血腫痛・眼瞼下垂・歯痛・虫歯による腫脹・咽喉の腫痛・口腔内の瘡・牙関緊急・口眼喎斜・舌の痛み，西三叉神経痛・顔面神経麻痺や顔面痙攣・舌炎・虫歯による炎症・歯性神経痛・電気性眼炎・近視

胃腸疾患：胃痛・腹痛・便秘・痢疾

婦人科疾患：月経不順・月経困難・無月経・遷延分娩・胎盤残留・悪露過多・乳汁分泌不足

本経脈通過部位の疾患：指の拘攣・手指がうまく屈伸できない・腕の痛み・上肢の麻痺

その他：癮疹〔蕁麻疹〕・皮膚の瘙痒・蕁麻疹・慢性の痙証*27・高血圧・脈なし病・小児の舞踏病

【配　穴】──五処……風邪による頭部の熱（『備急千金要方』）

人中……唇の弛緩・失声症・牙関緊急（『備急千金要方』）

偏歴・三陽絡・耳門……虫歯（『針灸資生経』）

曲池……風疹（『針灸資生経』）

豊隆・解渓・風池……頭風*25・めまい（『針灸大成』）

攅竹・太陽……傷寒頭痛（『針灸大成』）

臨泣・角孫・液門・後渓・中渚・睛明……角膜が混濁する（『針灸大成』）

少商……咽喉が腫痛して閉塞し，1滴の水も入らない（『針灸大成』）

内庭・浮白・陽白・三間……歯痛（『針灸大成』）

肩髃・手三里・百会・肩井・風市・環跳・足三里・委中・陽陵泉（はじめ健側の手足に刺針してから患側の手足に刺針する）……中風の陽症・中風の言語障害・手足の麻痺，中風の陰症・中風の半身不遂・拘急・手足の痙攣などを治療するが，補ってから瀉す（『針灸大成』）

合谷（補）・復溜（瀉）……少汗（『針灸大成』）

合谷（瀉）・復溜（補）……多汗（『針灸大成』）

合谷（補），三陰交・太衝（瀉）……難産（『針灸大成』）

陰交・血海・気衝……無月経（『針灸集成』）

地倉・承漿・大迎・下三里・間使……口眼喎斜（『針灸集成』）

三陰交……寒邪による咳嗽（『席弘賦』）

光明……眼病（『席弘賦』）

太衝……鼻づまり・鼻ポリープ・副鼻腔炎（『雑病穴法歌』）

太衝……癲狂*3・頭痛・めまい・高血圧

頰車・迎香……感冒・頭痛・発熱・鼻づまり

風池・大椎……皮膚の瘙痒感・蕁麻疹・疔瘡・瘧疾

三陰交……月経不順・月経困難症・無月経・遷延分娩

【手　　技】──①0.5〜0.8寸直刺し，刺針部に腫れぼったいようなだるさを起こさせる。

②第1，第2指骨の各方向に刺入し，腫れぼったいようなしびれをそれぞれ母指と食指に響かせる。

③労宮あるいは後渓に透刺し，2〜3寸刺入して，腫れぼったいようなしびれを手から指先まで拡散させる。手指の拘攣や筋肉の麻痺を治療する。

【注意事項】──①手背静脈網および深掌動脈弓からの出血を避けるために，手首方向に刺針しない。また血管を損傷して血腫を発生させることがないよう，本穴での雀啄の幅はあまり大きくしない。

②妊婦には刺針しない。

【古典抜粋】──●『針灸甲乙経』第10巻：「痺*38・痿証・腕が使えない・唇の弛緩などは合谷が主治する」

●『針灸甲乙経』第12巻：「耳聾・耳が閉塞して通じないなどの症状は合谷が主治する」「虫歯の痛みは，合谷が主治する」

●『備急千金要方』第6巻：「唇緊（唇周囲の筋肉が緊縮して開かなくなる病症）を治療するには，男性は左，女性は右の虎口（合谷）に灸をすえる」

●『針灸大成』第6巻：「傷寒で強い口渇がある・脈浮で邪が表にある・発熱悪寒・頭痛・脊背部がこわばる・無汗・寒熱瘧・鼻血が止まらない・熱病で汗が出ない・目が見えない・角膜に白い翳ができる・下顎部の虫歯・耳聾・喉痺・顔面部の腫脹・唇の弛緩・失声症・牙関噤急・半身不随・風疹・痂疥（乾いて痒みのあるかさぶた）・偏頭痛・頭痛・腰脊内部の牽引痛・小児の単側の扁桃炎などを主治する」

●『四総穴歌』：「顔面部と口の疾患は，合谷が主治する」

【現代研究】──ある人が，胎児をモニタリングしながら合谷・三陰交に刺針したところ，子宮の収縮を増強する作用と，出産に要する時間を短縮する作用が確認された。出産を促進するメカニズムは，神経反射によるものではないかと考えられる。三陰交は腰神経の支配領域にあるため，三陰交に刺針すれば，体幹部の刺激が知覚線維を通じて脊髄中枢へ興奮として伝えられ，その結果，交感神経が子宮の筋肉に生理的変化を引き起こして，子宮を収縮させるのである。また一説によれば，刺針が妊娠および分娩のために分泌されるホルモンバランスを調整・維持するためではないかとも考えられている。刺針後，プロゲステロン含有量が大幅に減少したのに対し，エストラジオ

ールが大幅に増加するとともに，E_2／P，オキシトシン／プロゲステロン，6-ケトプロスタグランジンF1α／プロゲステロンなどの各比率が，大幅に上昇することが観察されている。したがって合谷・三陰交への刺針が出産を促進するメカニズムの1つは，プロゲステロン量が減少したために子宮筋肉が抑制から解放されて，オキシトシンに対する子宮筋肉の感受性が増大し，オキシトシンの影響下で子宮のプロスタグランジン類の放出量が増加し，また反対にプログランジン類が子宮のオキシトシンに対する刺激閾値を減少させるとともに，脳下垂体のオキシトシン放出を促進しているものと考えられる。もう1つの可能性としては，プロゲステロンを減少させエストロゲンを増加させることによって，子宮筋層の間に急激に間隙が増大し，子宮収縮を発生させることが考えられる。その他，合谷・膻中への刺針は，乳汁不足の女性の血中プロラクチンを増加させる。また合谷・石門などへの刺針は，子宮の位置を変化させ，避妊させることができるという報告もある。

合谷穴への刺針は，高血圧および初期の動脈硬化症の患者の脳血流量を改善し，血流量計の重拍波を好転させ，振幅を増大させ，上昇時間を短縮し，QRS幅を狭くする。つまりこのことは，刺針によって，脳血管の緊張が寛解し，動脈の弾力性が改善し，拍動と血液供給量が増大することによって，脳への血液供給が改善されていることを説明している。また合谷への刺針は，血圧に対してもある程度影響を及ぼす。

合谷への刺針は血球に対しても影響力あるいは調整作用があり，特に白血球に対する影響についての研究が多く進められている。その結果に対する報告はさまざまであるが，大筋では良好な調整作用があると考えられている。白血球が少なすぎたり多すぎたりしたときに調整作用を発揮することは確認されており，もともと白血球が多すぎるものは刺針後減少し，少なすぎるものは刺針後に増加することが多い。炎症がある場合も同様の結果が得られ，化学療法によって白血球が減少した患者の合谷・大椎などに刺針すると白血球が増加し，その有効率は80〜94.7％であった。またある報告によれば，合谷穴への刺針によって，血小板減少性紫斑病や脾性汎血球減少症患者の症状に好転がみられ，血小板を増加させるという。

合谷穴への刺針には鎮痛作用があり，人体の疼痛耐性閾値を増大させる。ある人の観察によれば，ラットの両側の「合谷」穴に電針療法を施したところ，延髄大縫線核ニューロンを活性化し，自発放電を大幅に増加させた。しかも尾の先端を電気刺激したことによって引き起こされる侵害反射を抑制するという。また歯髄を刺激することによって引き起こされる侵害反射も明らかに抑制し，しかも抑制作用は確実であり持続時間も長いという。このように，合谷穴への電針療法が延髄大縫線核ニューロンを興奮させることによって全身に鎮痛作用をもたらすと同時に，刺針部に近い皮節に対する侵害反射を抑制する作用が高まるのではないかと考えられる。

3．衝陽　[しょうよう]（ST42）

【別　　名】──会原（『針灸甲乙経』），趺陽・会湧（『中華針灸学』），会骨（『中国針灸学』），会屈（『針灸学』）

【出　　典】──『霊枢』本輸篇：「胃……衝陽を通る。衝陽は足背部の5寸上方の陥凹部にあり，原穴である。足を揺すって取穴する」

【穴名解説】──「衝とは動くという意味である。本穴は足陽明胃経に属し，ちょうど足背部の趺陽脈〔衝陽脈ともいう〕があるところで，ここに胃脈が通ることから，衝陽と名づけられた」（『経穴命名浅解』）

【分　　類】──足陽明胃経の原穴

【位　　置】──足背部の最も高くなっているところで，長母指伸筋腱と長指伸筋腱の間の，足背動脈が拍動するところ。

【解　　剖】──皮膚→皮下組織→長母指伸筋腱と長指伸筋腱の間→短母指伸筋→中間楔状骨
　　　　　　　浅層部には，内側足背皮神経，足背静脈網が分布している。深層部には，足背動・静脈と深腓骨神経がある。

【効　　能】──和胃化痰・鎮驚安神
　　　　　　　●本穴は足陽明胃経に属し，健脾和胃・化湿除痰効果があり，頭面部の風証を治療し，胃腑を通利して瀉熱するため，脾胃疾患，痰火擾心による精神・意識障害，風熱が上昇したための頭面部疾患に用いられる。
　　　　　　　●足部の血脈が鬱滞して赤く腫れて痛むもの，外陰部の潰瘍などを治療する常用穴でもあり，灸法が多用される。

【主 治 症】──頭面部疾患：頭重・頭痛・口眼喎斜・歯痛・頬の腫脹，西虫歯による炎症
　　　　　　　脾胃疾患：嘔吐・腹部が堅くなる・上腹部痛・食欲不振
　　　　　　　精神・意識障害：すぐに驚く・発狂，西てんかん
　　　　　　　本経脈通過部位の疾患：足の痿証・足が弛緩する・足背部が赤く腫れる，西脈管炎

【配　　穴】──地倉……半身不遂で口がゆがむ（『針灸資生経』）
　　　　　　　公孫……腹部脹満・上腹部の満悶・発狂・痰が多い・足の痛み・瘡瘍・気滞による鼓脹[*6]・胸や大腿部の痛み（『針灸大成』）
　　　　　　　足三里・僕参・飛揚・復溜・完骨……足が弛緩して歩けない
　　　　　　　豊隆……狂ったように歩き回る・高いところに登って唄を歌う・衣服を脱いで歩き回る

【手　　技】──椅子に座って脚を垂らすか仰臥位で取穴する。
　　　　　　　0.2～0.3寸直刺し，腫れぼったくしびれるようなだるさを，刺針部から足指に向けて放散させる。

【注意事項】──①動脈を避けること。
　　　　　　　②瘢痕灸は行わない。

【古典抜粋】──●『素問』刺瘧篇：「足陽明経の瘧証では，まず寒くなってブルブル震えるが，寒が極まると発熱し，熱が下がると発汗し，日月の光や火気を見た

がり，見ると痛快になる。このような症状には，足背部足陽明経の衝陽穴に刺針する」
- 『針灸甲乙経』第7巻：「よく歯ぎしりをしたり頬や唇を噛んだりする・熱病で汗が出ない・口中の熱痛などは衝陽が主治する。上腹部痛・よく悪寒発熱するなども皆主治する」
- 『針灸甲乙経』第8巻：「風邪・水飲のために顔や足背部が腫脹するものは，衝陽が主治する」
- 『備急千金要方』：「瘿*21・虚労は，衝陽に灸をすえれば，年々丈夫になる」
- 『針灸大成』第6巻：「半身不遂による口眼喎斜・足背部の腫脹・虫歯・悪寒発熱・腹部が堅くなって腫脹する・食欲不振・傷寒病で振寒しあくびをする・長期間発狂状態が続く・高いところに登って唄を歌う・衣服を脱いで歩き回る・足が弛緩して歩けない・体の前部の疼痛などを主治する」

【現代研究】——衝陽穴に刺針しながらX線透視で観察すると，胃の蠕動運動が緩慢になった。

衝陽穴に刺針すると，心拍数が減少し，心筋の収縮力を増強し，心電図ではP波・R波がみられ，PR間隔・QT間隔の持続的な延長が現れるが，明確ではない。

4．太白　[たいはく]（SP3）

【別　　名】——大白（『霊枢』）

【出　　典】——『霊枢』九針十二原篇：「陰中の至陰は脾である。その原穴は太白である」

【穴名解説】——「太とは大きいという意味である。本穴は足母指の上方内側で，種子骨下方の，赤白肉（足底部と足背部）の境目の陥凹部にあることから，太白と名づけられた。また一説には，一日の運行で太白に位置しているためともいわれている。太白とは，西方の金の精である。本穴は土穴であり，土は金を生じる。西方金の色は，白である。西方の白は……四時に呼応し，天上では太白星であり，本穴は太白星と呼応していることから，太白と名づけられた」（『経穴釈義滙解』）

【分　　類】——足太陰脾経の輸穴・原穴

【位　　置】——足内側端で，母指本節（第1中足指節関節）上方のやや下方で，足底部と足背部の境目の陥凹部。

【解　　剖】——皮膚→皮下組織→母指外転筋→短母指屈筋

浅層部には，伏在神経・表在静脈網などが分布している。深層部には，内側足底動・静脈の分枝や属枝，内側足底神経の分枝がある。

【効　　能】——健脾和胃・除湿化痰
- 本穴は脾経の原穴であり，脾胃疾患，特に脾虚証の治療に効果がある。脾虚による運化機能の失調・生化不足・脾虚による痰などを原因とする病証であれば，いずれも本穴で治療することができる。
- 脾が健全であれば，統血・生血することができるため，女性の血虚・失

血性疾患の一部にも常用できる。
- 脾は後天の本であり，その他の臓腑にも影響を及ぼすため，本穴を取穴すればその他の臓腑を調整治療することができ，治療範囲は広い。

【主 治 症】──脾胃疾患：胃痛・腹脹・腹痛・腹鳴・嘔吐・泄瀉・痢疾・便秘・痔証[*39]・空腹でも食べたくない・よくげっぷが出る・消化不良，囚急・慢性胃炎，急性胃腸炎，神経性嘔吐，消化不良，胃痙攣

婦人科疾患：崩漏・帯下・無月経・月経不順・乳汁不足

本経脈通過部位の疾患：足の痛み・足の腫脹

その他：虚労・咳嗽・脱証・心痛で脈が緩慢になる・胸脇部の脹痛・痿証・体が重く関節が痛む

【配　　穴】──公孫……腹脹・消化不良（『備急千金要方』）

陥谷・大腸兪……腸癰による疼痛（『備急千金要方』）

豊隆……体が重い・倦怠感・顔が黄色くなる・舌がこわばって痛む・腹部脹満して常に痛む・嘔吐か泄瀉・すぐに空腹になるが食べたくない（『医宗金鑑』）

公孫・大腸兪・三焦兪……腹鳴・下痢

復溜・足三里……腹脹

【手　　技】──足を伸ばして取穴する。

0.3〜0.5寸直刺し，腫れぼったく痛だるい針感を刺針部に響かせる。

【古典抜粋】──
- 『針灸甲乙経』第9巻：「体が重く骨がだるく感覚がないものは，太白が主治する」
- 『針灸甲乙経』第10巻：「萎えて感覚がないものは，太白が主治する」
- 『針灸大成』第6巻：「身熱・煩満・腹脹・消化不良・嘔吐・膿血混じりの便を泄瀉する・腰痛・排便困難・気逆・霍乱・腹部の切痛・腹鳴・膝や大腿部や下腿部がだるい・腓腹筋痙攣・体が重い・骨が痛む・胃および心下部の痛み・腹脹・胸満・心痛があって脈が緩慢になるなどを主治する」

【現代研究】──太白穴への刺針には血糖値を調節する作用があるが，その効果は刺針法によって異なる。たとえば焼山火法で刺針すれば血糖値は上昇し，透天涼法では血糖値は下降する。

太白穴への刺針は，オディ括約筋を拡張させ，胆管の圧力を下降させる。

5．神門　［しんもん］（HT7）

【別　　名】──兌衝・中都（『針灸甲乙経』），鋭中（『針灸聚英』），兌骨（『針灸学』）

【出　　典】──『針灸甲乙経』：「神門は土穴であり，兌衝・中都ともいう。掌の上方，尺骨茎状突起の端の陥凹部にあり，手少陰経の脈気が注ぐ所であり，輸穴である」

【穴名解説】──「心は君主の官であり，神明が生まれるところである。心は神を蔵し，精神作用を主るが，本穴は心脈の輸穴で心気が出入するところであることか

ら，神門と名づけられた」(『経穴釈義滙解』)

【分　　類】――手少陰心経の輸穴・原穴
【位　　置】――手首掌側の横紋の尺側端にあり，尺側手根屈筋腱の橈側陥凹部。
【解　　剖】――皮膚→皮下組織→尺側手根屈筋腱の橈側縁
　　　　　　　　浅層部には，内側前腕皮神経・尺側皮静脈の属枝・尺骨神経の掌皮枝などがある。深層部には，尺骨動・静脈と尺骨神経がある。
【効　　能】――寧心安神・理気活血
- 神門穴は補うことも瀉すこともでき，心実証にも心虚証にも用いることができる。養心安神・益智定驚作用が強いため，心神疾患治療の要穴である。
- 『十四経要穴主治歌』:「神門は，動悸・怔忡・認知症・中悪*24・恍惚・驚くなどを主治するとともに，小児の急驚風*26を治療し，金針で補瀉すれば疾病は落ち着く」。心は血脈を主るため，心による血液循環障害に起因する病証であれば，いずれも神門穴で治療することができ，理気活血・祛瘀止痛作用を発揮する。
- 心は舌に開竅し，小腸と表裏の関係にあるため，口舌に瘡が生じるなど，心火上炎やその熱が小腸に移ったことによって起きた病証などにも使用できる。

【主治症】――精神・意識障害：心煩・健忘・不眠・認知症・癲狂*3・癇証*4・頭痛・頭のふらつき，西精神分裂病・神経衰弱・ヒステリー
　　　　　　心系疾患：心痛・動悸・怔忡，西冠状動脈性心疾患・不整脈
　　　　　　本経脈通過部位の疾患：目のくらみ・目が黄色い・喉の乾燥・失声症・腕が冷えて痛む・しびれ，西尺骨神経麻痺・脈なし病・舌骨筋麻痺
　　　　　　その他：口舌に瘡ができる・目が充血し腫れて痛む・小便が黄赤色になり出渋って痛む・喘逆上気・血液混じりの嘔吐・熱病で食欲がない

【配　　穴】――陽谷……狂ったように笑う(『備急千金要方』)
　　　　　　　魚際・太衝・大敦・関元……遺尿(『針灸大成』)
　　　　　　　鬼眼・百会・鳩尾……認知症(『針灸大成』)
　　　　　　　太淵・少商・労宮・太渓・陥谷・太白・大敦……げっぷ(『針灸大成』)
　　　　　　　大敦・大陵・魚際……心痺(『針灸大成』)
　　　　　　　陰陵泉・崑崙・足臨泣……喘逆(『針灸大成』)
　　　　　　　後渓・衝陽……発狂して高いところに登って唄を歌い，衣服を脱いで歩き回る(『針灸大成』)
　　　　　　　支正……心神が滋養されない・健忘・不眠・脈なし病
　　　　　　　大椎・豊隆……癲狂*3・癇証*4
　　　　　　　関元・中極……遺尿・遺精
　　　　　　　膈兪・血海……血液混じりの嘔吐・吐血・血便

【手　　技】――掌を上に向けて取穴する。
　　　　　　　0.3～0.4寸直刺し，腫れぼったくしびれるようなだるさを小指や肘まで放散させる。一部の症例では，針感が手少陰心経に沿って上昇し，肘や上腕の内部を通って胸部にまで達したことがある。またごく少数の症例では，

　　　　　　　　　　前胸部から喉にまで達した。
【注意事項】──①出血させないように，尺骨動・静脈を避ける。
　　　　　　　②瘢痕灸は行わない。
【古典抜粋】──●『素問』刺瘧篇：「心瘧では，心煩し，ひどく水を飲みたがるが，むしろ悪寒することが多く発熱はあまりしない。手少陰心経に刺針する」
　　　　　　●『針灸甲乙経』第10巻：「手および腕の拘攣は，神門が主治する」
　　　　　　●『針灸甲乙経』第11巻：「血液混じりの嘔吐・上気などは神門が主治する」
　　　　　　●『銅人腧穴針灸図経』：「神門は，大人と子供の五癇〔5種類の癇証*4〕を治療するので，灸7壮をすえる。艾炷は小麦ぐらいの大きさにする」
　　　　　　●『針灸大成』第6巻：「瘧証・心煩・冷たい物を飲みたがる・悪寒して暖を求めるなどの症状を主治する。喉の乾燥・食欲不振・心痛・しょっちゅうげっぷをする・恐がって動悸がする・少気・腕の冷え・顔面紅潮・笑ってばかりいる・手心部が熱く乾嘔する・目が黄色い・脇痛・喘逆・身熱・狂ったように悲しんだり笑ったりする・血液混じりの嘔吐・吐血・振寒・上気・遺尿・失声症・心因性認知症・健忘・心積による腹部の痞塊・大人と子供の五癇」

【現代研究】──神門穴への刺針は，冠状動脈性心疾患や狭心症に対して大きな効果を発揮し，心電図のP波・R波・P-R間隔・Q-T間隔の時間を延長する。実験報告によれば，神門穴への刺針により，冠状動脈への血液供給量が不足している患者のバリストカルジオグラム複合波の振幅が増大したという。
　またある人が「神門─心臓」の間をつなぐ神経メカニズムについて研究したところによれば，「神門」穴付近の反応点は，おもにプルキンエ線維の作用によるものであり，同時にⅢ，Ⅳ類の細い知覚神経線維も関与しており，神門穴付近への伝達経路の起始部は脊髄神経のC5内にあるものと考えられる。神門と心臓に入るそれぞれの知覚神経ニューロンの分節が重なるということが，両者の関係を示す重要な形態学的根拠となるものである。神門穴への刺針は肺機能を増強し，肺の換気機能を増大させる。また心臓喘息患者の神門穴に刺針すると，針感が心経に沿って胸部まで達し，すぐに呼吸回数が減少し，効果てきめんである。
　また神門穴への刺針は，大脳皮質に対しても一定の影響力がある。強刺激にすれば，クロナキシーを増大させ，大脳皮質運動野に抑制作用が起きる。ただし健常者にはあまり変化がみられない。反対に病人に対して軽刺激を与えると，半数の人の大脳皮質に興奮作用が発生する。脳波計の観察によれば，脳内には調整作用が起きており，α波が平坦なものは増幅し，高いものは平坦になることがわかった。

6．腕骨　[わんこつ]　(SI4)

【別　　名】──なし。
【出　　典】──『霊枢』本輸篇：「手太陽小腸経は……腕骨を通り，腕骨は手外側の手根骨

の前方にあり，原穴である」

【穴名解説】——「腕骨は，尺骨と手根骨が接するところにある。手首下方の骨を起骨，上方の骨を手髁骨という。本穴は手腕（手首）下方，起骨の下の陥凹部にあることから，腕骨と名づけられた」（『古法新解会元針灸学』）

【分　　類】——手太陽小腸経の原穴

【位　　置】——手掌の尺側で，第5中手骨底と有鈎骨の間の陥凹部であり，手背側と手掌側の境目。

【解　　剖】——皮膚→皮下組織→小指外転筋→豆鈎靱帯

浅層部には，内側前腕皮神経・尺骨神経掌皮枝・尺骨神経手背枝・表在静脈などが分布している。深層部には，尺骨動・静脈の分枝や属枝がある。

【効　　能】——清熱散風・舒筋活絡・増液止渇

● 本穴は手太陽小腸経に属し，太陽は全身の表を主るため，本穴には清熱散風解表作用があり，風熱外感や，熱邪が上昇して清竅を乱したりしたことによって起きた頭面部・耳目疾患などに用いられる。

● 小腸は液によって発生した疾病を主るため，小腸経の原穴には清熱・増液止渇作用があり，消渇・中焦湿熱証に用いられる。

● 本経が循行・通過する部位の経筋病証にも，本穴が常用される。

【主 治 症】——外感疾患：悪寒発熱・黄疸・熱病で汗が出ない・瘧疾・頭風[*25]，西感冒

頭面部・耳目疾患：頭痛・オトガイ部下方の腫脹・涙が出る・角膜の混濁・耳鳴り，西慢性涙嚢炎

本経脈通過部位の疾患：半身不遂・腕や肘を屈伸できない・五指の拘攣疼痛，西手根関節およびその周囲の軟部組織の疾患

その他：消渇・癲狂[*3]・驚風[*5]・抽搐，西胆嚢炎・胃炎・糖尿病・坐骨神経痛

【配　　穴】——陽谷・肩貞・竅陰・俠渓……オトガイ部下方の痛みが耳にまで達し，耳鳴りがして他の音が聞こえない（『備急千金要方』）

陽谷……脇の下が痛んで息ができない（『備急千金要方』）

中渚……五指が引きつって屈伸できない（『備急千金要方』）

前谷・曲池・陽谷……腕や手首の引きつり・手首外側の痛み（『備急千金要方』）

通里……頬の腫脹・肩の痛み・頚部および後頚部がこわばって痛み転側できない・咽喉やオトガイ部下方の腫痛・肩が抜けそうに感じる・上腕部が折れそうに痛む・耳聾・目が黄色い・上腕部や肘や腕の後外側の痛み（『針灸大成』）

中脘……翻胃[*40]・食べた物を嘔吐する・黄疸（『玉龍歌』）

通里……高熱・驚風[*5]・てんかん

太衝・陽陵泉……黄疸・脇痛・胆嚢炎

足三里・三陰交……消渇

【手　　技】——手を軽く握って取穴する。

0.3〜0.5寸直刺し，腫れぼったいようなだるさを刺針部に起こさせ，前

　　　　　　腕や小指まで放散させてもよい。
【注意事項】——瘢痕灸は行わない。
【古典抜粋】——●『針灸甲乙経』第7巻：「瘛病*27で筋脈が引きつるものは，腕骨が主治する」
　　　　　　●『針灸甲乙経』第10巻：「半身不遂・腕や手首の痛み・肘を曲げると伸ばせない・風邪による頭痛・鼻水が出る・肩や腕や頸の痛み・後頸部の引きつり・煩満・すぐに驚く・五指が引きつって屈伸できない・恐がってビクビクするなどの症状は腕骨が主治する」
　　　　　　●『針灸甲乙経』第12巻：「衄血は腕骨が主治する」
　　　　　　●『針灸大成』第6巻：「熱病で汗が出ない・脇の下が痛んで息ができない・後頸部やオトガイ部下方の腫脹・悪寒発熱・耳鳴り・目が冷えて涙が出る・角膜の混濁・発狂・半身不遂・肘が屈伸できない・瘛疾・頭痛・煩悶・驚風*5・抽搐・五指の引きつり・頭痛などの症状を主治する」
　　　　　　●『雑病穴法歌』：「腰から大腿部までの牽引痛は腕骨が主治する」
【現代研究】——腕骨への刺針は，蠕動しないか蠕動運動が弱い下行結腸下部や直腸の蠕動を強化するとともに，便意を催させる。
　　　　　　ある報告によれば，腕骨穴だけに刺激を与えると，皮質誘発電位を発生させ，穴位部ではない部位とは明らかな違いがあったという。

7. 京骨　[けいこつ]（BL64）

【別　　名】——なし。
【出　　典】——『霊枢』本輸篇：「膀胱……京骨を通る。京骨は足外側の外果の下方にあり，原穴である」
【穴名解説】——「京とは大きいという意味であり，足外側の大きな骨の下方にある。また京は原とも書き，古代では同じように用いた。本穴は足太陽膀胱経の原穴であることから，京骨と名づけられた」（『経穴釈義滙解』）
【分　　類】——足太陽膀胱経の原穴
【位　　置】——足外側，第5中足骨粗面下方の，足背部と足底部の境目。
【解　　剖】——皮膚→皮下組織→小指外転筋
　　　　　　外側足背皮神経・小伏在静脈が分布している。
【効　　能】——清熱熄風・鎮痙止痛・舒筋活絡
　　　　　　●本穴は足太陽膀胱経に属し，膀胱は脳に通じ清熱熄風効果があるため，頭目部の疾患に用いられ，上部の疾患を下部の腧穴で治療するという方法を用いて効果を発揮するだけでなく，精神・意識障害の治療にも用いられる。
　　　　　　●本穴には鎮痙止痛・舒筋活絡作用もあるため，本経脈循行部位の筋肉痛に常用される。
【主 治 症】——頭目部の疾患：頭痛・めまい・目の充血・角膜の混濁・鼻づまり・鼻血，西神経性頭痛
　　　　　　腰背部疾患：背中の冷え・脊椎のこわばり・腰仙部の痛み・大腿骨大転子

の痛み，[西]急性腰部捻挫

下肢疾患：半身不遂・膝と下腿部が痛だるい・寒湿脚気・両足に瘡ができる

精神・意識障害：癲狂*3・癇証*4

その他：心痛・腹部脹満・泄瀉・血便・瘧疾

【配　穴】──然谷・腎兪……足の冷え（『備急千金要方』）

承山・承筋……脚の拘攣（『備急千金要方』）

申脈……鼻血が止まらない（『備急千金要方』）

大鍾……頸部の疾患，目の中が痛む，後頸部・腰・大腿・足が痛んで歩けない，痢疾，瘧，癲狂*3，角弓反張，鼻血，脱肛，痔瘻，腹部および心下部の膨満（『針灸大成』）

風池・天柱……頭痛・後頸部のこわばり

【手　技】──椅子に座るか臥位で取穴する。

0.3～0.5寸直刺し，腫れぼったいようなだるさを刺針部から足底部まで拡散させる。

【注意事項】──瘢痕灸は行わない。

【古典抜粋】──●『針灸甲乙経』第7巻：「鼻水や鼻血が止まらない・邪気が深く入り込んだために起きる頭痛・角膜に白い混濁ができる・踵と臀部の拘攣・頭頂部の腫痛・水様便・気が心に上衝する・目が充血し眼角が潰爛して物が見えない・内眼角から始まる疼痛・腹部脹満・頸部および後頸部のこわばり・腰脊部を俯けにしたり仰向けにしたりできない・めまい・背部から触られているかのような肩背部まで牽引する心痛・下腿部から始まった冷えが全身に回るなどの症状は京骨が主治する」

●『針灸大成』第6巻：「頭が割れるように痛む・腰が痛んで曲げたり伸ばしたりできない・体の後面の痛み・内眼角が赤く爛れるなどの症状を主治する。内眼角を挟んで両目に白い翳ができる・目が白くなる・目のくらみ・瘧証で寒熱往来する・すぐに驚く・飲食をしない・筋肉の拘攣・足および下腿部と大腿骨大転子の疼痛・頸部および後頸部のこわばり・腰背部を曲げたり伸ばしたりできない・脊柱後弯症・鼻水が止まらない・心痛」

【現代研究】──現代の臨床においては，京骨穴は急性の腰痛や神経性頭痛だけでなく，感冒・鼻血・心筋炎などの病証にも用いられる。

8．太渓　[たいけい]（KI3）

【別　　名】──大渓（『医心方』）・呂細（『雲岐子論経絡迎随補瀉法』）

【出　　典】──『霊枢』九針十二原篇：「陰中の太陰は腎である。その原穴は太渓である」

【穴名解説】──「山の谷とは渓であり，渓とは川である。腎は志を蔵して静寂を喜び，太深（非常に深い）の渓流を出してその大志を養うことから，太渓と名づけられた」（『古法新解会元針灸学』）

【分　　類】──足少陰腎経の輸穴・原穴

【位　　置】──足内側，内果の後方で，内果の先端とアキレス腱の間の陥凹部。

【解　　剖】──皮膚→皮下組織→後脛骨筋腱・長指屈筋腱とアキレス腱・足底筋腱の間→長母指屈筋

浅層部には，伏在神経の内側下腿皮枝・大伏在静脈の属枝が分布している。
深層部には，脛骨神経と後脛骨動・静脈がある。

【効　　能】──益腎滋陰・調理衝任

● 太渓は輸土穴であり，回陽九針穴の1つでもある。腎臓の病理変化についていえば，腎には虚証が多く，表証と実証はない。したがって本穴の特徴は補虚が中心だということであり，腎陽を温補するだけでなく滋補腎陰・陰陽双補も行うことができ，主治範囲はきわめて広い。そのため腎陽不足による遺尿・インポテンツ・泄瀉だけでなく，腎陰不足・虚火上炎によって起きた歯痛・咽喉の腫痛なども治療し，腎不納気による咳嗽・精神的要因による喘証にも使用できる。

● 女性の生理・病理は肝腎と深く関わっているため，本穴は婦人科疾患にも多用される。

● 腰は腎の府であるため，太渓は腎虚による腰痛治療の常用穴である。

【主 治 症】──腎臓疾患：遺尿・尿閉・淋証・遺精・インポテンツ・頻尿・浮腫，西腎炎・膀胱炎

婦人科疾患：月経不順・無月経・帯下・不妊，西切迫流産・習慣性流産

胸肺部疾患：咳嗽・精神的要因による喘証・喀血，西気管支炎

精神・意識障害：不眠・健忘・神経衰弱

五官疾患：頭痛・歯痛・咽喉の腫痛・急性失声症・鼻血が止まらない・耳鳴り・耳聾・緑内障・夜盲症・口中の熱，西口内炎・慢性咽頭炎・神経性耳聾

本経脈通過部位の疾患：内果の腫痛・踵の痛み・下肢の厥冷・腰脊部痛，西下肢麻痺

その他：虚労・脱証・脱毛・喀血・消渇，西貧血・神経衰弱

【配　　穴】──三里・列欠・太淵……血液混じりの唾を吐く・振寒（『針灸大成』）

魚際・中極・三陰交……陰茎の疼痛・陰茎周囲の発汗（『針灸大成』）

崑崙・申脈……足の腫脹（『玉龍歌』）

少沢……咽頭喉頭炎・歯痛

飛揚……頭痛・めまい

腎兪・志室……遺精・インポテンツ・腎虚による腰痛

【手　　技】──椅子に座って脚を垂らすか仰臥位で取穴する。

①0.5〜0.8寸直刺し，深部まで刺入して崑崙穴への透刺をしてもよい。腫れぼったいようなだるさを刺針部に起こさせれば，感電したようなしびれが下腿や足底部まで放散する。

②針先をやや内果に向けて0.5〜1寸刺入し，感電したようなしびれを足底部に放散させ，足底部の疼痛に用いる。

【注意事項】──①深部まで刺入して崑崙穴への透刺を行うときには，後脛骨動・静脈を刺傷しないように気をつける。

②瘢痕灸は行わない。

【古典抜粋】
- 『針灸甲乙経』第7巻：「熱病で汗が出ない・押し黙って嗜臥する・小便が黄色い・少腹部の熱・咽喉内部の痛み・腹内部の腫脹・涎を流す・心下部が錐で刺したかのように痛むなどの症状は太渓が主治する」
- 『針灸大成』第6巻：「長期に及ぶ瘧証・咳逆・錐で刺したような心痛・心脈沈・手足から関節部までの冷え・喘息・嘔吐・痰の凝結・口中が膠のように粘る・しきりにげっぷをする・寒疝・熱病で汗が出ない・押し黙って嗜臥する・小便が黄色い・消渇・排便困難・喉の腫脹・血液混じりの唾を吐く・痃癖[*41]・悪寒発熱・咳嗽・食欲不振・腹痛・脇痛・極度の消痩・傷寒・手足の厥冷などの症状を主治する」
- 『医学綱目』：「歯痛・歯の破損は、太渓に灸をすえる」

【現代研究】——ある人が、太渓穴単独で急性一酸化炭素中毒・抱水クロラール中毒・局所痙攣などを治療した結果、いずれも満足できる効果を得ることができた。また本穴の位置について、『霊枢』本輸篇の「太渓は内果の後方で、踵骨の上方の陥凹部にある」という説明が正しいことを確認したという。そして得気は魚が釣り餌を飲み込んだときのような状態が好ましいと言っているが、たとえばそれは飲み込んだときに釣り餌が浮き沈みするような感覚や、魚が逃れようとする感覚であり、ただ針が重くなって締まるような感覚ではないという。

9．大陵　［だいりょう・たいりょう］（PC7）

【別　　名】——心主（『脈経』）・鬼心（『備急千金要方』）

【出　　典】——『霊枢』九針十二原篇：「陽中の太陽は心である。その原穴は大陵である」

【穴名解説】——「本穴は掌の上方で、2つの筋肉の間の陥凹部にあり、その部分の起伏が大きく、中手骨が大きな陵（丘）のようであることから、こう名づけられた」（『経穴釈義滙解』）

【分　　類】——手少陰心包経の輸穴・原穴

【位　　置】——手首掌側の横紋の中点にあり、長掌筋腱と橈側手根屈筋腱の間。

【解　　剖】——皮膚→皮下組織→長掌筋腱と橈側手根屈筋腱の間→長母指屈筋腱と浅指屈筋腱・深指屈筋腱の間→橈骨手根関節の下方

浅層部には、内・外側前腕皮神経、正中神経掌枝、掌側手根静脈網が分布している。深層部の長掌筋と橈側手根屈筋の間の深部では、正中神経に達する可能性がある。

【効　　能】——清心安神・寛胸和胃
- 大陵穴の五行属性は土であり、心包経の子穴であるため、清心安神作用が強く、心火熾盛を原因とする精神・意識障害、心肺部疾患、五官疾患に対して効果がある。
- 本穴は心包経に属し、心包と三焦は表裏の関係にあり、三焦は気を主るため、本穴を取穴すれば寛胸利気和胃作用が期待でき、気機阻滞や気滞

　　　　　　　血瘀を原因とする胸・脇・胃・腹部の疾患に用いることができる。
【主治症】――心肺部疾患：心痛・動悸・飢餓感・胸中の熱痛・息切れ・喘咳，西心筋炎・狭心症・不整脈
　　　　　　精神・意識障害：心煩・悲しんで泣いたり驚いて恐怖を覚えたりする・笑ってばかりいて止まらない・支離滅裂で粗暴なことを言う・臓躁*42，西不眠・精神病・ヒステリー
　　　　　　脾胃疾患：胃痛・嘔吐・血液混じりの吐瀉物を嘔吐する，西胃炎
　　　　　　五官疾患：頭痛・目が黄色い・目が充血して痛む・喉痺・喉の乾燥・口にできる瘡・口臭，西扁桃炎
　　　　　　本経脈通過部位の疾患：手首や腕の痛み，手根下垂，西周囲の軟部組織の疾患
【配　　穴】――間使……心痛・悲しんでばかりいる・厥逆・飢餓感・動悸がありすぐに驚く（『針灸甲乙経』）
　　　　　　内関・曲沢……心胸部の疼痛（『針灸大成』）
　　　　　　人中……口臭・心配性（『玉龍歌』）
　　　　　　神門・列欠……手根下垂
　　　　　　心兪・膈兪……心血が瘀阻したための動悸
　　　　　　豊隆・太衝……気が胆に鬱結したための癲狂（てんきょう）*3
【手　　技】――掌を上に向けて取穴する。
　　　　　　①0.3～0.5寸直刺し，腫れぼったいようなしびれるだるさを，刺針部から指先に向けて拡散させる。
　　　　　　②上方に向けて斜刺で1.5～2.0寸刺入し，外関へ透刺し，刺針部に腫れぼったいようなだるさを起こさせ，肘や腋まで拡散させてもよい。
　　　　　　③三稜針で点刺して出血させる。
【注意事項】――瘢痕灸は行わない。
【古典抜粋】――●『針灸甲乙経』第7巻：「熱病で心煩があっても発汗しない・肘の拘攣・腋の腫脹・笑ってばかりいて止まらない・胸膈内の疼痛・目が黄赤色になる・小便が血のように赤い・悪心・胸中の熱・苦悶する・ため息・喉痺・咽喉部の乾燥・喘逆・体が火のように熱い・頭が割れそうに痛む・息切れ・胸痛などの症状は大陵が主治する」
　　　　　　●『針灸甲乙経』第10巻：「両手が拘攣して伸びずその拘攣が腋下部まで牽引する，半身不遂でしびれる，手の拘急，手と腕内側の屈筋の拘急などの症状は大陵が主治する」
　　　　　　●『素問』病機気宜保命集篇：「嘔吐が止まらなければ，手厥陰経の大陵穴に刺針する」
　　　　　　●『世医得効方』：「吐血には，大陵に灸をすえる」
【現代研究】――大陵穴は心機能に影響を与える。ある人が，心弾動図・ベクトル心電計とエレクトロキモグラフィを用いて，神門・大陵穴への刺針が心臓病患者の心臓機能に与える影響を観察したところ，さまざまな状況下で，心弾動図の収縮波が大きくなった。エレクトロキモグラフィでは，刺針前，左心室

と大動脈のスパイク波の低下変形・収縮性変形・拡張期隆起の減弱などがみられたが，刺針後は左心のスパイク波の増大・収縮性変形の減弱・拡張期隆起の増大などがみられ，刺針後に心筋の収縮力が増強され，心臓機能が改善したことがわかった。

大陵穴への刺針により，てんかん大発作を起こしている患者の一部に，脳波の正常化がみられた。

10. 陽池 ［ようち］（TE4）

【別　　名】──別陽（『針灸甲乙経』）

【出　　典】──『霊枢』本輸篇：「三焦は……陽池を通る。陽池は，手首の陥凹部にある」

【穴名解説】──「陽池は……2つの筋肉の間が池のようになり，また手首背側は陽に属することから，陽池と名づけられた」（『古法新解会元針灸学』）

【分　　類】──手少陽三焦経の原穴

【位　　置】──手首背側の横紋上にあり，指伸筋腱の尺側縁陥凹部。

【解　　剖】──皮膚→皮下組織→伸筋支帯→指伸筋腱（橈側）と小指伸筋腱の間→橈骨手根関節

浅層部には，尺骨神経手背枝・手背静脈網・後前腕皮神経の終枝が分布している。深層部には，尺骨動脈の背側手根枝の分枝がある。

【効　　能】──清熱散風・益陰増液・舒筋活絡
- 本穴は手少陽三焦経に属し，少陽風熱を疏散し，耳や喉を清利し，消腫止痛する作用があるため，頭痛などの頭部疾患に使用される。
- 三焦は気化を主り，津液の輸送・散布や水液代謝に関与するため，本穴には益陰増液作用もあり，消渇のうち上消と中消に用いられる。
- 陽池は手首の筋肉や関節の疼痛を治療する常用穴でもある。

【主 治 症】──頭部疾患：頭痛・頭のふらつき・耳鳴り・耳聾・目の痛み・咽喉の腫痛・後頸部の痛み，西感冒・扁桃炎・マラリア

本経脈通過部位の疾患：肩や腕が痛くて挙がらない・手首が痛んで力が入らない・手根関節が赤く腫れて屈伸できない，西手根関節およびその周囲の軟部組織の疾患

その他：消渇・煩悶・口の乾燥

【配　　穴】──内関……耳聾・喉痺・喉の腫脹・脊椎の痛み・大便が硬くなって出ない・遺尿・尿閉（『針灸大成』）

外関・曲池……前腕の筋肉の痙攣や麻痺

少商・廉泉……咽喉の腫痛

膵兪・脾兪・太渓……糖尿病

【手　　技】──掌を下に向けて取穴する。

① 0.3〜0.5寸直刺し，刺針部に腫れぼったいようなだるさを起こさせ，中指まで拡散させてもよい。

② 横刺する。手根関節を治療するときには，針先で左右を探りながら0.5〜

1寸刺入し，腫れぼったいようなだるさを手根関節全体に拡散させる。

【古典抜粋】——●『針灸甲乙経』第10巻：「肩が痛んで腕が挙げられない・発汗しない・頸部の疼痛などの症状は陽池が主治する」
●『外台秘要』：「陽池は寒・熱瘧を主治する」
●『銅人針灸腧穴図経』：「陽池は，寒熱瘧・手首の骨折・物が握れない・肩や腕が痛くて挙がらないなどの症状を主治する。2分刺入し，3呼吸の間置針する。灸をすえてはならない」

【現代研究】——陽池穴への刺針は，蠕動しないかあるいは蠕動運動が弱い下行結腸下部および直腸の蠕動運動を増強する。

イヌの両「陽池」穴にアセチルコリンを注入すれば，脈拍を増加させる。またあらかじめ「内関」穴に刺針しておけば，その作用を増強する。

陽池穴は，下垂体と性腺をつなぐ機能に関与している。特に性腺・卵巣機能に影響を与え，避妊作用がある。

11. 丘墟　[きゅうきょ]（GB40）

【別　　名】——なし。
【出　　典】——『霊枢』本輸篇：「肝は……丘墟を通る。丘墟は，外果の前下方の陥凹部にあり，原穴である」
【穴名解説】——「外果の形状が丘や墟（おか）に似ており，本穴が外果の前下縁にあることから，丘墟と名づけられた」（『孔穴命名的浅説』）
【分　　類】——足少陽胆経の原穴
【位　　置】——足外果の前下方で，長指伸筋腱外側の陥凹部。
【解　　剖】——皮膚→皮下組織→短指伸筋→外側距踵靱帯→足根洞
足背表在静脈，外側足背皮神経，中間足背皮神経，外果動・静脈網が分布している。
【効　　能】——疏肝利胆・消腫止痛
●肝と胆は表裏の関係にあり，同じ疾患を患うことが多い。胆経の原穴である丘墟を取穴すれば，利胆舒肝作用があり，肝胆の諸疾患を治療することができる。
●胆経は脇部を通って頭部にまで上るため，熱邪熱毒が経に沿って上昇したことに起因する頭部や後頸部，脇肋部の腫痛には，本穴を用いて清熱解毒・消腫止痛する。
●丘墟は足果部の経筋病変を治療する要穴でもあるため，照海へ透刺すれば，内反足に効果がある。
【主 治 症】——肝胆疾患：寒熱往来・乳房の腫脹・無月経・瘧疾・疝気，西胆嚢炎・狐疝[こせん][*43]による疼痛
頭部・後頸部疾患：偏頭痛・眼瞼疾患・歯痛・耳聾・喉の腫脹・頸部および後頸部の痛み，西血管性頭痛・神経性耳聾
本経脈通過部位の疾患：胸脇部痛・帯状疱疹・腋窩部の腫脹・瘰癧[*22]・

腰や膝の痛み・足首の弛緩・脚や足背部の腫脹・踵の痛み，[西]腋窩部リンパ節炎・肋間神経痛・腓腹筋痙攣・坐骨神経痛・果関節およびその周囲の軟部組織の疾患

【配　　穴】──陽蹻……腋窩部の腫脹・悪寒発熱・頸部の腫脹（『備急千金要方』）

　　　　　　　中瀆……脇痛（『針灸大成』）

　　　　　　　大敦・陰市・照海……卒疝*44（『針灸大成』）

　　　　　　　蠡溝……胸脇肋部痛・足が挙がらない・頭と目の痛み・欠盆部と腋窩部の腫脹・多汗・瘻瘤*45・瘧疾（『針灸大成』）

　　　　　　　風池・太衝……目が充血し腫れて痛む

　　　　　　　崑崙・申脈……外果部の腫痛

　　　　　　　陽陵泉・期門……胆囊炎

【手　　技】──椅子に座って脚を垂らすか仰臥位で取穴する。

　　　　　　　①0.3～0.5寸直刺し，刺針部に腫れぼったいようなしびれを起こさせる。針感は足少陽経に沿って下行し，第4指の先端に達することがある。

　　　　　　　②やや上方に向けて斜刺で刺入すれば，針感は足少陽胆経に沿って，下肢外側から側腹部，脇肋部，肩部へと上昇していく。ごくまれには，本経に沿って風池から耳の後方，耳の中，目や外眼角，側頭部へと達する場合がある。

　　　　　　　③1.5～2.0寸刺入して丘墟から照海へ透刺し，交叉取穴法で治療すれば，胸脇部痛に非常に効果的である。

【注意事項】──瘢痕灸は行わない。

【古典抜粋】──●『針灸甲乙経』第7巻：「目が見えない・振寒・角膜の混濁が瞳まで覆う・腰や両脇が痛む・脚がだるい・腓腹筋痙攣などの症状は丘墟が主治する」「瘧疾で振寒する・腋窩部の腫脹などは丘墟が主治する」

　　　　　　　●『針灸甲乙経』第8巻：「悪寒発熱・頸部の腫脹は丘墟が主治する」「ひどい疝気で腹部が堅いものは，丘墟が主治する」

　　　　　　　●『針灸甲乙経』第9巻：「胸満してよくため息をつき，胸を叩くと音のするものは，丘墟が主治する」

　　　　　　　●『針灸甲乙経』第10巻：「痿厥*32して冷える・足首の弛緩・歩けない・座ると立ち上がれない・大腿骨大転子や脚の痛みなどは丘墟が主治する」

【現代研究】──丘墟穴への刺針は，胆囊の収縮および総胆管の規則的な収縮を増強させることは明らかで，慢性胆囊炎に有効である。慢性胆囊瘻のイヌの「丘墟」穴への刺針は，胆汁の分泌を増加させることがわかった。

12. 太衝　[たいしょう]（LR3）

【別　　名】──大衝『霊枢』

【出　　典】──『霊枢』九針十二原篇：「陰中の少陽は肝である。その原穴は太衝であり，左右2穴ある」

【穴名解説】──「腎脈と衝脈がここで合流して盛大になるため，太衝と名づけられた」（『素

問』陰陽離合論篇）

【分　　類】──足厥陰肝経の輸穴・原穴
【位　　置】──足背部で，第１・第２中足骨間隙上方の陥凹部。
【解　　剖】──皮膚→皮下組織→長母指伸筋腱と長指伸筋腱の間→短母指伸筋腱の外側→第１背側骨間筋

浅層部には，足背静脈網・内側足背皮神経などが分布している。深層部には，深腓骨神経，第１背側指動・静脈がある。

【効　　能】──平肝熄風・疏肝解鬱・泄熱理血
- 太衝は肝の原穴であるため，肝の臓病・経病・気化病，および肝に関係のある臓腑器官の病証を主治する。
- 肝は風と動と疏泄を主り条達を喜ぶため，気鬱や風動を原因とする精神・意識障害，頭面部・五官疾患には，太衝を瀉せば効果がある。

肝は目に開竅し，蔵血を主るため，本穴はあらゆる眼瞼疾患を治療する要穴である。
- 肝は女性の先天であり，婦人科病証は肝との関係が深いため，本穴は婦人科疾患に多用される。
- 肝の体は筋であり，全身の筋骨関節の屈伸運動を主るが，生理上，肝は心・脾・胃・胆・腎・肺との関係が深く，病理上影響しあうため，これらの臓器の病証にも太衝を配穴する。

【主 治 症】──肝腎疾患：外陰部の疼痛・精液不足・狐疝[*43]・遺尿・尿閉・小便が赤い・淋病・嘔吐・胸脇支満・臍周囲の腹痛・飧泄，西肝炎・胆嚢炎・尿路感染症

精神・意識障害：小児の驚風[*5]・てんかん・心煩，西不眠・高血圧・神経衰弱・精神分裂病

頭面部・五官疾患：目が充血し腫れて痛む・緑内障・喉の痛み・咽喉の乾燥・口の中が爛れる・口のゆがみ・頭のふらつき・目の痛み・頭痛，西近視・遠視・緑内障・視神経萎縮

婦人科疾患：月経不順・月経困難・無月経・崩漏・帯下・難産・乳房の痛み，西乳腺炎

本経脈通過部位の疾患：筋肉の痙攣・下肢が軟弱無力になる・脚気で脚が赤く腫れる・足の五指の拘急，西肋間神経痛

その他：腰脊部痛・瘰癧[*22]，西血小板減少症

【配　　穴】──復溜……乳腺炎（『針灸甲乙経』）
中封・地機……癩疝[*35]（『備急千金要方』）
神闕・三陰交……泥状便（『針灸大成』）
合谷……頭痛・めまい・小児の驚風[*5]・高血圧
足三里・中封……歩行困難
気海・急脈……疝気

【手　　技】──椅子に座るか仰臥位で取穴する。
0.5～0.8寸直刺し，刺針部に腫れぼったいようなしびれを起こさせるか

足底部に放散させる。一部の症例では，針感が足厥陰肝経に沿って上昇し，外陰部をめぐって小腹部に達したり，さらに小腹部から上昇して中脘・上脘穴にまで達したりしたものもある。またごくまれには，上腹部からさらに分かれて期門・章門に達したものや，小腹部から直接頭頂部に達したものもいる。

【注意事項】——瘢痕灸は行わない。

【古典抜粋】
- 『針灸甲乙経』第7巻：「痓病*27で引きつり，驚きやすくなっているものは，太衝が主治する」
- 『針灸甲乙経』第8巻：「嘔吐・四肢厥冷・ときどき微熱が出る・脇下支満・喉の痛み・喉の乾燥・膝外側の痛み・邪が侵入して下腿部がだるい・腋窩部の腫脹・馬刀瘻*19・肩の腫脹・口角が切れて痛むなどの症状は太衝が主治する」
- 『針灸甲乙経』第9巻：「狐疝*43は太衝が主治する」
- 『針灸甲乙経』第11巻：「飧泄は太衝が主治する」「男性の精液不足は太衝が主治する」
- 『針灸甲乙経』第12巻：「女性の疝気および少腹部の腫脹・泥状便・尿閉・遺尿・陰部の痛み・顔色が黒くくすむ・下まぶたの痛みなどの症状は太衝が主治する」「女性の子宮からの不正出血は，太衝が主治する」
- 『千金翼方』第26巻：「産後汗が止まらないものは，太衝に刺針して急いで補う」
- 『千金翼方』第28巻：「尿閉するものには，太衝に50壮灸をすえる。虚労の浮腫には，太衝に100壮灸をすえる」
- 『標幽賦』：「心脹*46・喉の痛みには，太衝に刺針すれば必ず症状がなくなる」

【現代研究】——太衝穴への刺針は，胆嚢・胆管に影響を及ぼす。胆嚢切除術や総胆管検査を行った急性胆道疾患の患者の太衝か足三里に刺針するか，あるいは太衝穴だけに刺針するかした場合，モルヒネを皮下注射した後の胆道圧力が上昇を停止しただけでなく，急速に降下する様子が観察された。太衝穴への刺針には，オディ括約筋の痙攣を寛解する機能があり，その効果は足三里と陽陵泉よりも高い。また太衝と足三里に刺針すれば，大多数の胆管フィステル患者の胆汁流量が明らかに増加する。

高血圧性網膜症患者の太衝穴に電針療法を行うと，微小動脈の口径が明らかに拡大し，微小静脈の口径もそれなりに拡大するが，最大でも微小動脈よりは少ないことが観察されている。ただし微小動脈，微小静脈ともに血流速度が明らかに加速し，刺針前との違いは明らかである。また血流量の増加も刺針前との差は歴然としている。このような結果は，肝臓の視神経との関与を明示している。

第3章 絡穴

第1節 絡穴総論

1 概説

　　十五絡脈が本経から分岐する部位には，それぞれ1つずつ腧穴があり，それを絡穴という。絡穴と絡脈とは，名称が同じである。

　　絡穴がはじめて登場したのは，『霊枢』経脈篇である。十二経脈にはそれぞれ1つの絡穴があり，それに任脈の絡穴である鳩尾穴と，督脈の絡穴である長強穴，脾の大絡の大包穴を加えて，十五絡穴という（**表6**，**図4**）。

　　任脈の絡穴が何であるかについては歴代医家たちの論争の的であり，見方が3つに分かれている。

　　1つは鳩尾であるとする考え方である。『霊枢』経脈篇に「任脈の別を尾翳といい，鳩尾から下って腹部に分散する」とあるが，これを楊上善が注釈し，「尾とは鳩尾のことであり，一名を尾翳といい……この絡脈は尾翳から始まり……」と述べている。このように「尾翳」は鳩尾穴の別名であるとする考え方が一般的であり，そのため多くの古典医籍や現行の教科書などが任脈の絡穴は鳩尾であると認定している。鳩尾穴は，胸骨剣結合の1寸下方にある。

　　2つめは，会陰であるとする考え方である。『銅人腧穴針灸図経』『針灸資生経』『針灸大全』などは，任脈の絡穴は会陰であると指摘している。また張景岳は『類経』で「尾翳というのは誤りである。任脈の絡穴は屏翳といい，つまり会陰穴のことである。肛門の前方，尿道の後方の両陰の間にあり，任・督・衝三脈の始まるところである」と指摘している。

　　3つめの見方は鳩尾と会陰の併存説である。皇甫謐が『針灸甲乙経』のなかで鳩

表6　十五絡穴表

経脈	絡穴	経脈	絡穴	経脈	絡穴
肺経	列欠	心経	通里	心包経	内関
大腸経	偏歴	小腸経	支正	三焦経	外関
脾経	公孫	腎経	大鍾	肝経	蠡溝
胃経	豊隆	膀胱経	飛揚	胆経	光明
任脈	鳩尾	督脈	長強	脾の大絡	大包

尾穴について言及したときに、「鳩尾は、一名を尾翳、䯏骭ともいい、前胸部胸骨剣状突起の5分下方にあり、任脈から別れ出た絡脈である」と述べている。ところが会陰について述べた条文でも「会陰は、一名を屏翳といい、肛門の前方、尿道の後方で、両陰の間にあり、任脈の別絡であり……」と説明している。近年では、多くの研究者がその論説のなかで、任脈の絡穴は任脈の会陰穴であると指摘するようになった。

一方、『素問』平人気象論篇には、「胃の大絡を虚裏といい、横隔膜を貫いて肺をまとい、左の乳房の下に出る。その脈動は衣の上からも感じられ、脈の宗気である」という記載があり、十六絡穴説のもととなった。明代・張景岳は十六絡穴理論に賛同し、なぜ脾経と胃経に絡穴が1つ多いのかについて、『類経』のなかで次のように説明している。「各経の絡穴は1つだけであるにもかかわらず、脾胃に2つあるのは、脾胃が臓腑の大本であり、十二経はみな脾胃から気を受け取っているからである」。つまり脾胃は後天の本であり、気血生化の源であり、人体の十二経脈・五臓六腑・四肢百骸はいずれも脾胃によって得られた水穀精微に滋養されているのだから、そのような重大任務は絡穴1つだけでは担いきれないため、1つ多いのだというのである。

またこのような考え方もある。胃の大絡は胸部に散布して胸部の気を通行させ、胸脇部側面の気を通行させる脾の大絡、腹部の気を通行させる任脈の絡脈、頭部・後頸部・背部の気を流す督脈の絡脈などと協力して、体幹部の上下左右・前後内外の連絡を強化しており、もともと十五絡脈には胸部に散布する絡脈がなかったため、それを補っているのだという。ただし通常は「胃の大絡である虚裏」は絡穴には含めず、あくまでも十五絡穴と通称されている。

この問題に関して、ある研究者は次のように解説している。『素問』平人気象論篇は脈気を中心に論じたものであるが、人の脈拍跳動は呼吸に左右されるうえに、四時気候の変化によっても変わってくることを指摘したうえで、「胃気が本である」という点を強調している。つまりこの文章が説明しようとしているのは、胃気は脈の宗気であるということであり、ここでいう「大絡」とは、おそらく胃気が上昇するための通路という意味だろうと。一方、『霊枢』経脈篇が記載している十五絡脈では、絡脈の分布と病候との対比に重きを置いており、前後の文脈からも文章の内

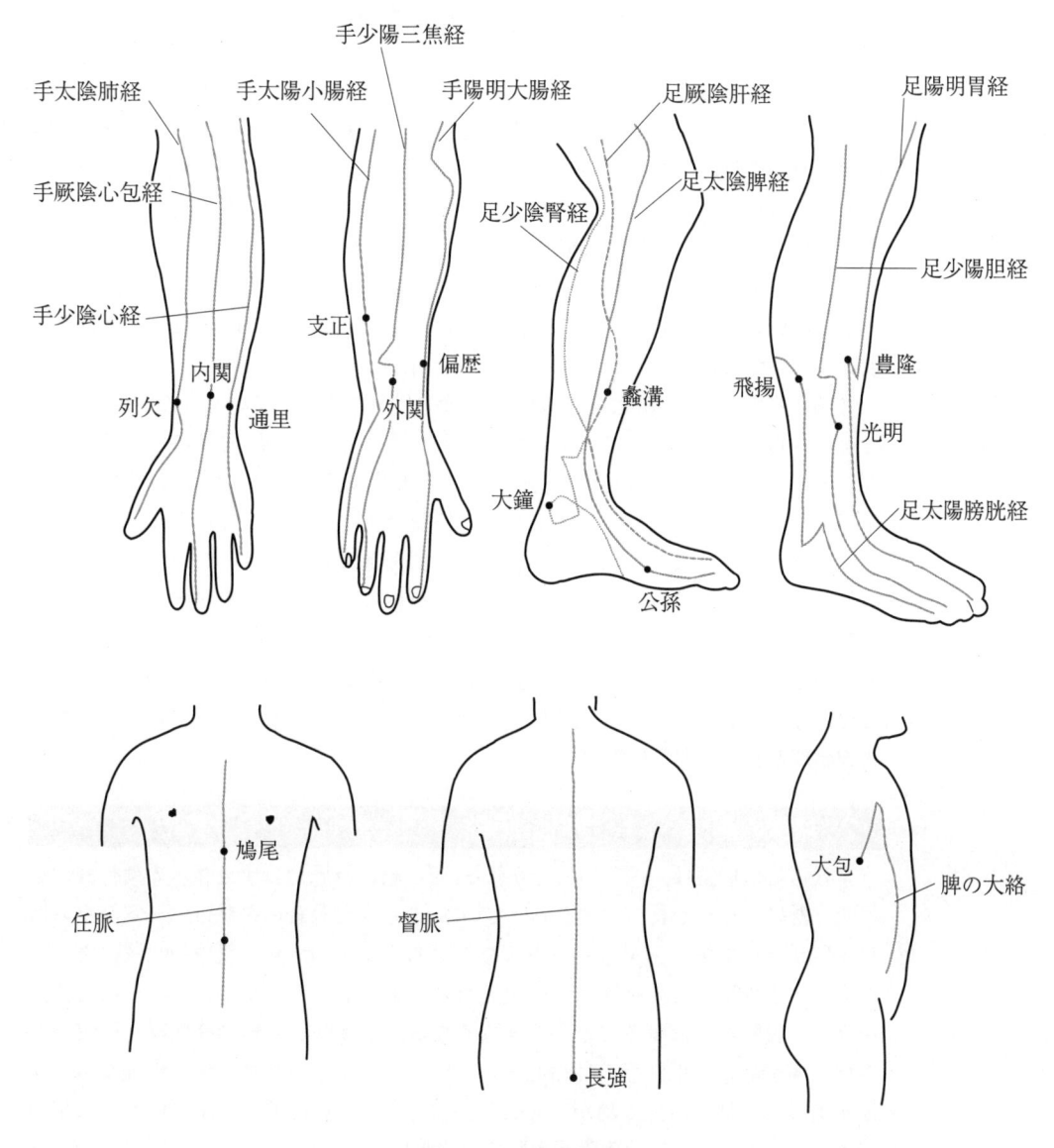

図4　十五絡穴分布図

容からも，平人気象論篇の文意との隔たりは大きく，したがって「虚裏」を絡穴に含めるべきではないという。

2 理論的根拠

　　絡穴の作用と臨床応用を理解するためには，まず絡脈の循行部位・作用・病候を理解しなければならない。

1　絡脈の循行部位と作用

　十二経の絡脈は，いずれも本経の肘関節および膝関節より下方にある絡穴から別れ出ている。陰経の絡脈はその表裏関係にある陽経の経脈に向かい，陽経の絡脈はその表裏関係にある陰経の経脈に向かうため，「一絡は二経に通ず」といわれ，陰・陽経の絡脈は相互に通行連絡しあっている。このように十二経の絡脈は，表裏の経絡が四肢および体幹部を連絡させる働きを強化している。

　一方，任脈の絡脈は鳩尾から別れて腹部に分布し，督脈の絡脈は長強から別れて頭部に分布するものと，足太陽経に向かうものとがあり，脾の大絡は大包から別れて胸脇部に分布し，それぞれ人体の前・後・側面の連繋を強化している。

　『霊枢』経脈篇は「経脈は裏であり，そこから別れて横断していくものが絡であり，絡からさらに別れていくのは孫絡である」と述べている。絡穴は絡脈が経脈から別れ出る部位にあり，絡穴から別れていく十五絡脈は絡脈のうちでも主脈であり，循行経路がはっきりしている。その後，絡脈は更に別れ，そのつど細くなっていって孫絡となり，最終的には網の目のように全身に分布する。そのため絡脈はその他の経脈とも深く関わることとなるが，それら全身の絡脈を統括しているのが十五絡脈である。また絡脈には営衛気血を輸送して全身の組織に注ぎ入れ濡養するという役割があるが，その役割は孫絡があってこそ成し遂げられるものである。このように十五絡穴は，経脈の気と絡脈の気が交会する場所としても，また絡脈の起始部としても非常に重要である。

2　絡脈の病候

　十五絡脈の病候は，虚と実に分かれる。『霊枢』経脈篇は十五絡脈の循行部位を説明した後，それぞれの病候をあげている。「手太陰肺経の絡脈は……実証ならば尺骨茎状突起や掌に熱をもち，虚証ならばあくびをしたり，遺尿や頻尿になったりする。手少陰心経の絡脈は……実証ならば胸膈部の下につかえるような不快感を覚え，虚証ならば喋ることができなくなる。手厥陰心包経の絡脈は……実証ならば心痛が起き，虚証ならば煩心する。手太陽小腸経の絡脈は……実証ならば関節が弛緩し，肘が萎えて動かなくなり，虚証ならば疣ができ，小さいものは指の間の痂疥のようである。手陽明大腸経の絡脈は……実証ならば虫歯や耳聾になり，虚証ならば歯が冷えたり胸膈がつかえたりする。手少陽三焦経の絡脈は……実証ならば肘関節が拘攣し，虚証ならば肘が弛緩して動かなくなる。足太陽膀胱経の絡脈は……実証ならば鼻水で鼻がつまり頭・背部が痛み，虚証ならば鼻水や鼻血が出る。足少陽胆経の絡脈は……実証ならば厥冷し，虚証ならば下肢が萎えて歩けなくなり，座れば立ち上がれなくなる。足陽明胃経の絡脈は……気が上逆すれば喉痺になったり突然喋れなくなったりし，実証ならば癲狂*3になり，虚証ならば足が萎えて歩けなくなったり，下腿部の肌肉が萎えたりする。足太陰脾経の絡穴は公孫といい……厥気上逆すれば霍乱し，実証ならば腹内部に切痛が起こり，虚証ならば鼓脹*6する。足少陰腎経の絡脈は……気逆すれば煩悶し，実証ならば大小便ともに通じなくなり，虚証ならば腰痛になる。足厥陰肝経の絡脈は……気

が上逆すれば突然疝気になって睾丸が腫脹し，実証ならば子宮が大きく脱出し，虚証ならば突然陰部の激しい痒みが発生する。任脈の絡脈は……実証ならば腹の皮膚が痛み，虚証ならば瘙痒感が起きる。督脈の絡脈は……実証ならば脊椎がこわばり，虚証ならば頭重になる。脾の大絡の絡穴は大包といい……実証ならば体中が痛み，虚証ならばあらゆる関節が弛緩する」。

ここに書かれた内容はやや簡略化されているが，これらの病候からは，絡脈の脈気に異常を来したときに現れる症状が，十二経脈の臓腑病候とほぼ同じであることがわかる。各絡脈の病候としては2, 3種類しか取りあげられていないが，絡脈が表裏の経脈に通じていることを考えれば，その病候は本経の病候と同じであるだけでなく，表裏関係にある経脈の病候とも関係があるはずである。

絡脈の循行部位と作用略図

```
1．十二絡脈──表裏関係にある経脈に向かう──表裏の経絡による
              「一絡は二経に通ず」              人体の連繋を強化
    鳩尾──腹部に分布
    長強──頭部に分布するとともに           ┐ 人体の前・後・側面の
          もう一つの絡脈が足太陽経に向かう │ 連繋を強化
    大包──胸脇部に分布                     ┘

2．十五絡脈は全身の絡脈を統括する

3．孫絡──網の目のように全身に分布──営衛気血を輸送し全身の組織に
                                      注ぎ込んで濡養する
```

3 臨床応用

1 治療

以上の分析からわかるように，絡脈は絡穴の部位から別れ出ているため，絡脈の作用とはすなわち絡穴の作用でもある。また絡穴は絡脈の病候を治療するだけでなく，その他さまざまな関連病証をも治療することができる。絡穴の臨床応用の特徴については，おもに以下の4点をあげることができる。

1）十二経の絡穴は表裏両経を連絡させるため，本経の疾患だけでなく，表裏関係にある経脈の病証をも治療できる。たとえば列欠は手太陰肺経の絡穴であるが，肺経疾患である咳嗽・喘息を治療するだけでなく，大腸経の疾患である頭痛・歯痛や顔面神経麻痺なども治療できる。また豊隆は足陽明胃経の絡穴であるが，胃経疾患の喉痹・胃痛・嘔吐を治療するだけでなく，胸悶・動悸・四肢の腫脹などの脾経疾患も治療できる。

2）絡脈自体の虚実病証を治療する。十五絡脈の脈気に異常を来し，虚・実病候

が出現したときには，その絡脈の絡穴を取穴することによって治療ができる。
3）絡穴はさまざまな経脈と連絡しているため，その他関連経脈の病証を治療する作用がある。
4）慢性疾患を治療する。清代のある医家は「初期の疾患は経にあるが，長期化すれば絡に入る」という説を提起し，血・気・痰・湿などの邪気が積聚すれば経から絡に入ることが多いため，内傷を原因とする各種慢性疾患には絡穴を取穴するとよいと述べている。

2　配穴法

1）絡穴を単独で使用する

絡穴の治療作用は強いため，単独で使用しても迅速かつ確実な効果が得られる。

2）原絡配穴

原穴や絡穴の臨床応用で，最も多く用いられるのは原絡配穴法である。これは表裏関係にある経脈の原穴と絡穴とを組み合わせるという配穴法であり，その場合，表経・裏経にかかわらず原穴が主役であり，絡穴が輔佐であるため，主客原絡配穴法ともいわれる。原穴は，臓腑の原気が輸送・注入・通過・停留する場所であるため，所属する臓腑の病変を治療することができる。一方絡穴は，表裏両経を連絡する場所であるため，表裏2つの経にまたがる病証を主治する作用があり，原絡両穴を組み合わせれば上下内外に作用が行き渡り，協力して表裏関係にある臓腑経絡の疾患を治療することができる。原絡の組合せは表裏配穴法の範疇に属するが，たんに表裏の経穴を組み合わせればよいということではなく，厳格な規定がある。それが以下の2原則である。

①表裏2経ともに発症したときには，どちらの臓腑経絡が先に発症したかによって，組合せ方を決める。先に発症した臓腑経絡が主役であるため，その経の原穴を取穴し，後から発症したほうが輔佐にまわり，その経の絡穴を取穴する。たとえば肺経と大腸経の両方が発症したときに，もしも肺経が先で大腸経が後ならば，肺経の原穴である太淵を主穴とし，大腸経の絡穴である偏歴を客穴とする。反対に，もしも大腸経が先で肺経が後ならば，大腸経の原穴である合谷を主穴とし，肺経の絡穴である列欠を客穴とする。

②表経あるいは裏経の1経だけが発症したときには，病変の起きた経脈の原穴と，その表裏関係にある経（発症していない）の絡穴を組み合わせる。

伝統的な「主客原絡配穴」法を土台としながら，病状によって本経原絡配穴法や異経原絡配穴法を使い分ければ更に効果的である。

十五絡穴のうち，列欠・公孫・内関・外関の4穴は，別の特定穴——すなわち八脈交会穴でもある。列欠は任脈に通じ，公孫は衝脈に通じ，内関は陰維脈に通じ，外関は陽維脈に通じている。したがってこの4つの絡穴は，それぞれが所属する経脈臓腑の病変および表裏関係にある経脈臓腑の病変を治療するだけでなく，その脈気が通じあっている奇経の病証をも治療することができ，治療範囲は更に広

くなる(「八脈交会穴」の章を参照)。

4 現代研究

　現代における絡穴研究は,臨床応用面がほとんどである。たとえば何友信は,その他の腧穴や薬物を用いず,絡穴だけで以下のような病証を治療している。
　①関節や筋肉の捻挫・転倒や打撲による損傷などの外傷性疼痛。②胃腸痙攣・月経痛・腓腹筋痙攣など,筋肉痙攣による疼痛。③偏頭痛・筋肉痛・神経痛・リウマチ痛など,経絡に沿って発生した疼痛。④遺精・機能性子宮出血・無月経など,病変部位が経絡線上にある非疼痛性疾患。
　以上の治療に用いて高い効果をあげている。
　その取穴原則は以下の通りである。
　①経絡線上の疼痛には,本経の絡穴を取穴する。②病証が左にあれば右を取穴し,右にあれば左を取穴し,患側と反対側の絡穴を用いる。③上肢の疼痛には下肢の絡穴を取穴し,下肢の疼痛には上肢の絡穴を取穴し,病位が陽経であれば陽経を取穴し,陰経であれば陰経を取穴する。④陽経の疼痛には,その表裏関係にある陰経の絡穴を取穴し,陰経の疼痛ならば,その表裏関係にある陽経の絡穴を取穴する。
　以上4つの原則のうち,まず1つをやってみて効果がなければ,別の方法を選ぶ。
　その他に朱慶清は「対応絡穴」という取穴法を用いて,上呼吸道感染・胃痛・腰痛・歯痛・肋間神経痛・胸部軟部組織の挫傷など,70あまりの症例を治療して,満足できる効果をあげている。具体的な取穴法は以下の通りである。

①古代の時刻表で対角線上に位置する経絡の絡穴:十二経脈の気血の流注に従い,対角線上に位置する経絡の絡穴を取穴する。子(23時～1時)胆(光明)——午(11～13)心(通里):丑(1～3)肝(蠡溝)——未(13～15)小腸(支正):寅(3～5)肺(列欠)——申(15～17)膀胱(飛揚):卯(5～7)大腸(偏歴)——酉(17～19)腎(大鍾):辰(7～9)胃(豊隆)——戌(19～21)心包(内関):巳(9～11)脾(公孫)——亥(21～23)三焦(外関)。
②同名経の絡穴:手ならば足の同名経の絡穴,足ならば手の同名経の絡穴を取穴する。
③表裏関係の絡穴:表裏関係にある経絡の絡穴を取穴する。

附記：十五絡穴歌

人身の絡穴十五あり	一から数えていきましょう
手太陰経の絡穴は列欠	手少陰経の絡穴は通里
手厥陰経の絡穴は内関	手太陽経の絡穴は支正です
手陽明経の絡穴は偏歴	手少陽経の絡穴は外関にあり
足太陽経の絡穴は飛揚といい	足陽明経の絡穴は豊隆と記す
足少陽経の絡穴は光明	足太陰経の絡穴は公孫に
足少陰経の絡穴は大鍾と名づけ	足厥陰経の絡穴には蠡溝
陽経督脈の絡穴は長強といい	陰経任脈の絡穴は尾翳といい
脾の大絡は大包といい	十五絡脈を丸暗記

第2節 絡穴各論

1. 列欠 ［れっけつ・れつけつ］（LU7）

手太陰肺経の絡穴であり，八脈交会穴でもあって任脈に通じている。第8章第2節の八脈交会穴各論（282頁）を参照。

2. 偏歴 ［へんれき］（LI6）

【別　　名】──なし。
【出　　典】──『霊枢』根結篇：「手陽明の脈気は……扶突と偏歴に入る」
【穴名解説】──「偏歴は手陽明経の絡脈で，手首より3寸上方にある。手陽明の脈は本穴から偏行（斜めに走行）して出て行くため，またこの絡脈が腕を歴て手太陰経に向かって行くことなどから，偏歴と名づけられた」（『経穴釈義滙解』）
【分　　類】──手陽明大腸経の絡穴
【位　　置】──前腕背面部橈側で，陽渓と曲池を結んだ線上にあり，手首横紋の3寸上方。
【解　　剖】──皮膚→皮下組織→短母指伸筋→長橈側手根伸筋腱→長母指外転筋腱
　　　　　　　浅層部には，橈側皮静脈の属枝・外側前腕皮神経・橈骨神経の浅枝などが分布している。深層部には，橈骨神経の後骨間神経の分枝がある。
【効　　能】──宣肺調気・疏風利水・消腫止痛
　　　　　　　●本穴は手陽明大腸経の絡穴であり，大腸・肺両経の経気を連絡させているため，宣肺疏風利水の作用があり，浮腫・排尿困難などに使用される。
　　　　　　　●清熱消腫の作用もあるため，風痰鬱熱を原因とする五官病証に用いられる。
　　　　　　　●臨床においては，手首・肘・腕・肩の疼痛および麻痺などに常用される。
【主 治 症】──五官疾患：耳聾・耳鳴り・鼻血・目が見えない・口のゆがみ・喉痺・喉の乾燥・頬の腫脹，西虫歯の痛み・結膜炎・扁桃炎
　　　　　　　胃腸疾患：腹鳴・腹痛，西腹水
　　　　　　　本経脈通過部位の疾患：肩・腕・肘・手首の痛み，西前腕の神経痛
　　　　　　　その他：水臌[48]・排尿困難・風邪による疾患で発汗しない，西てんかん
【配　　穴】──太淵……感冒・頭痛・咽喉痛
　　　　　　　陽渓・商陽・絡却・腕骨・前谷……実邪による耳鳴り
　　　　　　　関元・中極・三陰交……浮腫
　　　　　　　合谷・曲池・支溝……肩や腕の痛み
【手　　技】──手首を傾け肘を曲げて取穴する。
　　　　　　　直刺あるいは肘方向への斜刺で0.3～0.5寸刺入し，刺針部に腫れぼったいようなだるさを起こさせ，前腕あるいは肘まで放散させてもよい。
【古典抜粋】──●『霊枢』経脈篇：「手陽明経から別れ出る絡脈を，偏歴という。実証であ

れば耳聾・虫歯になり，虚証であれば歯が冷え，胸膈が閉塞する。絡脈に取穴する」
- ●『針灸甲乙経』第 7 巻：「風瘧で発汗しないものは，偏歴が主治する」
- ●『針灸甲乙経』第 11 巻：「癲証*11・よく喋る・耳鳴り・口のゆがみ・頰の腫脹。実証では，耳聾・虫歯・喉痺で喋れない・歯痛・鼻水・鼻血などの症状が現れ，虚証では痺証になる。膈兪・偏歴が主治する」
- ●『針灸甲乙経』第 12 巻：「目の病気ではっきり見えないものは，偏歴が主治する」
- ●『針灸大成』第 6 巻：「肩・腕・肘・手首がだるくて痛む，目がわずかしか開かずよく見えない，歯痛，鼻血，寒熱瘧，癲証*11，喋ってばかりいる，咽喉の乾燥，喉痺，耳鳴り，風証で発汗しないなどを主治し，利尿する。実証では虫歯や耳聾になるため瀉法を施し，虚証では歯が冷え胸膈が閉塞するため補法を施す」
- ●『標幽賦』：「偏歴に刺針して利尿し，大人の水蠱*48 を治療する」

【現代研究】──扁平疣患者の約 75％が偏歴穴に圧痛があることをある人が発見し，偏歴に火針療法を行ったところ，総有効率は 83.4％であったという。

3．豊隆　［ほうりゅう］（ST40）

【別　　名】──なし。
【出　　典】──『霊枢』根結篇：「足陽明の脈気は厲兌から起こり，……人迎，豊隆に入る」
【穴名解説】──「豊隆には陽血が集まって隆起し，そこから陰絡となって太陰と交接しているが，形が豊満であることから，豊隆と名づけられた」（『古法新解会元針灸学』）
【分　　類】──足陽明胃経の絡穴
【位　　置】──下腿前外側の，外果の最も高くなった部位から 8 寸上方にあり，条口の外側で，脛骨の前縁から 2 横指（中指）のところ。
【解　　剖】──皮膚→皮下組織→長指伸筋→長母指伸筋→下腿骨間膜→後脛骨筋
浅層部には，外側腓腹皮神経が分布している。深層部には，前脛骨動・静脈の分枝や属枝と，深腓骨神経の分枝がある。
【効　　能】──和胃健脾・化痰利湿
- ●豊隆は足陽明胃経に属し，胃・脾両経を連絡させているため，本穴に刺針すれば和胃健脾・化痰利湿効果があり，おもに脾胃病，痰を原因とする病証，絡脈病，本経脈が循行・通過する部位の病証などを治療する。
- ●痰の形成には肺・脾・腎が関与しており，特に脾の負うところが大きいため，「脾は生痰の源である」といわれる。それに対し豊隆穴は脾胃の気を連絡させることができ，強い和胃健脾作用があるため，脾胃の運行機能を正常にすることができる。そして脾胃の運行機能が正常になれば痰が生じるはずはないため，豊隆は痰治療の要穴であるとみなすことができる。「あらゆる病はみな痰が原因である」といわれるように，精神

および意識障害・心胸部および肺疾患・頭痛・めまいなどはみな痰に関わる疾患であるため，すべて本穴を使用することができる。『玉龍歌』は「痰が多ければ豊隆を用いるとよい」と述べており，痰証に強い豊隆の特徴をよく表している。

【主治症】——脾胃疾患：しゃっくり・嘔吐・痰と涎が多い・反胃*40・胃痛・傷寒・回虫を嘔吐する・排便困難・排尿困難

精神および意識障害：癲狂*3・笑ってばかりいる・癇証*4・嗜臥・臓躁*42・梅核気，西神経衰弱・精神分裂病・ヒステリー・てんかん

心胸部および肺の疾患：動悸・胸痺・咳逆・喘息・舌暗・喉頭疾患による失声症，西気管支炎・気管支喘息

本経脈通過部位の疾患：下肢がだるくて痛む・しびれ，西腓腹筋痙攣

その他：頭痛・頭のふらつき・咽喉の腫痛，西高血圧・メニエール病

【配　穴】——丘墟……胸の刺痛（『備急千金要方』）

復溜……四肢の腫脹（『針灸資生経』）

承漿・陽交……顔面部の腫脹（『針灸資生経』）

肺兪……咳嗽をして痰が多い

衝陽……狂ったように歩き回り，高いところに登って唄を歌い，衣服を脱いで歩き回る

照海・陶道……てんかん

【手　技】——椅子に座って膝を曲げるか仰臥位で取穴する。

0.5～1.2寸直刺し，腫れぼったいようなだるさを刺針部から，上へは大腿部に，下へは足背部まで拡散させる。

【古典抜粋】——●『針灸甲乙経』第7巻：「厥逆による頭痛・顔面部の浮腫・心煩・発狂して亡霊を見る・笑い続ける・表情が大喜びしているように見える・喉痺で喋れないなどの症状は豊隆が主治する」

●『針灸大成』第6巻：「厥逆・排便困難・排尿困難・怠惰・脚や膝がだるい・脚や膝が屈伸しにくい・刺すような胸痛・切るような腹痛・風痰による頭痛・風邪によって気が上逆し四肢が腫脹する・足が青くなる・寒湿証・喉痺で喋れない・高いところに登って唄を歌う・衣服を脱いで歩き回る・亡霊が見える・よく笑うなどの症状を主治する。気が上逆すれば喉痺になって突然声が出なくなり，実証では癲狂*3になるため瀉法を施す。虚証では足や下腿部が弛緩するため補法を施す」

●『玉龍歌』：「痰が多ければ豊隆を用いる」

●『肘後歌』：「喘息が起きて寝られないものは，豊隆に3分刺入する」

●『名医類案』：「ある50歳近い男性が長い間痰による咳嗽を患っていた。ある日風寒を感受し，酒を飲み肉を食べたら，ついに逆乱した気が喉に上り，突然声が出なくなった。足陽明経の絡穴である豊隆穴に左右各3壮，足少陰経の照海穴に各1壮灸をすえたら，たちまち声が出るようになった。本当に聖典がいっているとおりである。さらに黄芩の降火作用を君薬とし，逆乱した気を瀉す杏仁・陳皮・桔梗を臣薬とし，訶子で上

　　　　　　　逆を瀉し，元気を調和する甘草を佐薬として処方し，服用させたら治癒
　　　　　　　した」
【現代研究】──高脂血症患者の両側の豊隆穴に刺針治療を2週間行ったところ，空腹時の
　　　　　　　血中コレステロール値が大部分の患者で正常になり，なかでも中性脂肪の
　　　　　　　回復率が，β-リポ蛋白やコレステロールに比べて際立っていた。また豊
　　　　　　　隆穴に刺針すると，下腿血管の容積に変化が現れ，血管の収縮が発生した。
　　　　　　　また豊隆・曲池穴への刺針治療は本態性高血圧に対し高い効果を発揮し，
　　　　　　　ある報告によれば，4週間豊隆と曲池に刺針したところ，収縮期血圧が平
　　　　　　　均で33.8mmHg下がり，拡張期血圧が平均で19.5mmHg下がり，動脈圧
　　　　　　　の下降率の平均は23.3mmHgだったという。そして数週間刺針した後刺
　　　　　　　針を停止し，3～6カ月間観察したところ，血圧が正常範囲まで下がって
　　　　　　　再発しなかったものが80％であり，特に第2期高血圧症患者の治療効果
　　　　　　　が際立っていた。血液動力学的観点からみれば，刺針による末梢血管の拡
　　　　　　　張が血管の痙攣を解除し，末梢血管の抵抗を減少させ，それによって心臓
　　　　　　　への負荷を軽減させ，左心室の機能を改善したものであり，その結果血圧
　　　　　　　が低下することで，心拍出量と全身への血液灌流量が増加したと考えられ，
　　　　　　　客観的にみて刺針の効果であると認められる。

4．公孫　［こうそん］（SP4）

　　　　　　　足太陰脾経の絡穴で，八脈交会穴でもあり，衝脈に通じている。
　　　　　　　第8章第2節の八脈交会穴各論（274頁）を参照。

5．通里　［つうり］（HT5）

【別　　名】──なし。
【出　　典】──『霊枢』経脈篇：「手少陰経の絡脈を通里という」
【穴名解説】──「通里は手少陰経の絡穴であり，手太陽経に連絡している。また隣接する
　　　　　　　〔隣里〕手厥陰経とも連絡しあっている。手少陰の経脈はここから別れて
　　　　　　　厥陰経・太陽経と通じていることから，通里と名づけられた」（『古法新解
　　　　　　　会元針灸学』）
【分　　類】──手少陰心経の絡穴
【位　　置】──前腕部掌側，尺側手根屈筋腱の橈側縁で，手首の横紋から1寸上方。
【解　　剖】──皮膚→皮下組織→尺側手根屈筋と浅指屈筋の間→深指屈筋→方形回内筋
　　　　　　　浅層部には，内側前腕皮神経・尺側皮静脈の属枝などが分布している。深
　　　　　　　層部には，尺骨動・静脈と尺骨神経が分布している。
【効　　能】──寧心安神・清熱通絡
　　　　　　　●通里は手少陰心経に属し，ここに刺針すれば心火を清除し，心神を安ら
　　　　　　　　かにし，心脈を通利し，舌絡を通暢させる。心神病・血脈病・小腸腑の
　　　　　　　　病証・舌絡の病証・手少陰絡脈などの疾患を治療する重要な腧穴である。

- 心は火に属するため，心火熾盛・痰火内擾・虚火上炎などの病証が発生すれば神明を騒がせ，心神不寧となるが，通里穴は清心瀉火・寧心安神作用が強いため，ここに刺針すれば高い効果が得られる。
- 心は血脈を主るため，心気不足や心絡瘀阻を原因とする血の病証など，心に関わる血行障害であれば，通里を主穴として治療することができる。
- 心気は舌に通じ，舌は心の苗であることから，心火が上炎すれば口舌を燻蒸し，必ず口瘡や口腔びらんなどを発生させる。また熱毒が上炎すれば木舌・重舌が発生する。痰や瘀血が絡を塞げば，舌体を自由に動かすことができなくなり，喋ることができなくなる。これら舌絡および舌竅の病変には，通里が治療の中心となる。
- 本穴は清熱涼血・活血化瘀するため，月経過多や崩漏などの疾患も治療することができる。

【主治症】──心神・血脈疾患：心痛・虚煩・健忘・不眠・驚いて心悸亢進する・怔忡・臟躁*42・認知症・癲狂*3・癇証*4・頭痛・頭のふらつき，西精神分裂病・神経衰弱・ヒステリー・狭心症・不整脈

婦人科疾患：月経過多・崩漏，西月経不順

本経脈通過部位の疾患：腕・肘・手首の疼痛，咽喉の腫痛，突然の失声症，舌のこわばり，舌の瘡，木舌，重舌，目のくらみ，西扁桃炎・急性舌骨筋麻痺

その他：熱病・頭痛・血尿・盗汗・疔瘡，西甲状腺機能亢進症

【配　　穴】──解渓……頭風*25・顔面紅潮・目の充血（『針灸大成』）

行間・三陰交……月経過多（『針灸大成』）

大鍾……もの憂くて喋りたくない・嗜臥（『百症賦』）

太陽・風池……頭痛・目のくらみ・目のかすみ

腕骨……狂証・精神分裂病

内関・心兪……動悸・怔忡・悲しんだり恐れたり人を恐がったりする

廉泉・湧泉……舌のこわばり・ヒステリー性失語症

内関・乳根……狭心症

【手　　技】──掌を上に向けて取穴する。

0.3〜0.5寸直刺し，腫れぼったくだるいようなしびれ感を刺針部に起こさせ，心経に沿って薬指や小指まで下行させてもよい。また心経に沿って前腕・肘窩・上腕まで上昇させてもよい。人によっては胸部まで達した例もある。

【古典抜粋】──
- 『霊枢』経脈篇：「手少陰経の絡脈は通里といい……実証では胸膈部がつかえ，虚証では喋ることができなくなるため，手首の1寸上方を取穴する。またここから別れ出た絡脈が太陽経に向かう」
- 『針灸大成』第6巻：「目のくらみ，頭痛，熱病でまず不快感があり数日間懊悩する，しきりにあくびをする，悲しがってうめく，顔が熱くなるが発汗しない，頭風*25，突然の失声症，目の痛み，動悸，肘・前腕・上腕部の痛み，嘔吐，喉痺，少気，遺尿，月経過多，子宮からの不正出

血などを主治する。また実証では胸膈がつかえて腫脹するため瀉法を施し，虚証では喋ることができなくなるため補法を施す」

【現代研究】──健常者の通里穴に刺針すると，絶対多数の被験者の心電図波形が，それぞれ程度に違いはあるものの変化する。たとえばＰ波のなかったものにＰ波が現れたり，もともとＰ波のあったものはＰ波の振幅が増大または減少したり，QRS波に双方向性の変化が現れたりし，しかもそれは胸部誘導で顕著である。また通里に刺針すると心拍数を増加させることが多いという報告もある。

通里への刺針には大脳皮質の機能を調整する作用があり，脳波を見ると，もともとα波の振幅が小さいものは大きくなり，その反対のものは小さくなる。またある報告によれば，通里穴へ刺針すれば，てんかんの大発作を起こしている患者の一部で，脳波が規則的になるという。

6．支正　[しせい]（SI7）

【別　　名】──なし。

【出　　典】──『霊枢』根結篇：「手太陽経の脈気は……天窓，支正に入る」

【穴名解説】──「正とは正経のことである。支とは絡脈のことである。太陽正経から支脈としてこの絡脈が分離して少陰に向かっているため，支正という」（『黄帝内経太素』）

【分　　類】──手太陽小腸経の絡穴

【位　　置】──前腕背面尺側で，陽谷穴と小海穴を結んだ線上にあり，手首背側の横紋から５寸上方。

【解　　剖】──皮膚→皮下組織→尺側手根屈筋→深指屈筋→前腕骨間膜

浅層部には，内側前腕皮神経・尺側皮静脈の属枝がある。深層部には，尺骨動・静脈と尺骨神経がある。

【効　　能】──祛風解表・安神定驚・舒筋通絡

● 本穴は手太陽小腸経に属しており，太陽は全身の表を主るため，本穴には祛風解表・清熱散邪作用があり，外感による頭痛や悪寒発熱に用いられる。

● 小腸と心とは表裏の関係にあり，心は神志を主るため，本穴には安神定驚作用もあり，ある種の精神および意識障害を治療する。

● 舒筋活絡作用が強いため，本経脈通過部位の筋肉痛に常用される。

【主 治 症】──外感疾患：頭痛・悪寒発熱

頭面部疾患：目のくらみ，西麦粒腫・メニエール病・神経性頭痛

精神および意識障害：癲狂[*3]・驚いたり恐れたり悲しんだり悩んだりする・笑ってばかりいる・忘れっぽい，西神経衰弱・精神病

本経脈通過部位の疾患：肘の拘攣・手指の痛み・後頸部のこわばり，西尺骨神経麻痺

その他：腰背部が痛んでだるい・四肢に力が入らない。体幹部の白癬・疥

癖・消渇

【配　　穴】——魚際・合谷・少海・曲池・腕骨……訳のわからないことや乱暴なことを言う

　　　　　　　神門……癲狂*3・神経疾患

　　　　　　　肩髃……肩・腕・手指の疼痛や攣急

　　　　　　　神門・内関……前胸部痛

【手　　技】——手首を曲げるか掌を胸に向けて取穴する。

　　　　　　　0.3～0.5寸直刺し，腫れぼったくしびれるようなだるさを，上方や下方に放散させる。

【古典抜粋】——●『霊枢』経脈篇：「手太陽経の絡脈を支正という……実証では関節が弛緩して肘が動かなくなり，虚証では疣ができ，小さいものでは指の痂疥のようである。絡穴を取穴する」

　　　　　　　●『針灸甲乙経』第7巻：「振寒・悪寒発熱・頸部および後頸部の腫脹・実証で肘が拘攣する・頭部および後頸部の疼痛・狂証・虚証で疣ができ小さい者は痂疥のようであるなどの症状は支正が主治する」

　　　　　　　●『針灸大成』第6巻：「風虚*49・驚いたり恐れたり悲しんだり憂えたりする・癲狂*3・五労・四肢が虚弱である・肘や腕が拘攣して屈伸しにくい・手が握れない・十指すべてが痛い・熱病でまず腰や頸がだるくなる・口渇・後頸部のこわばり・目に疣ができるなどの症状を主治する。実証ならば関節が弛緩して肘が動かなくなるので，瀉法を施す。虚証ならば疣ができ，小さいものは痂疥のようなので，補法を施す」

【現代研究】——ある人が支正穴で舌尖の痛みを治療した。またある報告によれば，支正穴を揉み，耳穴に貼圧療法を施して青年の扁平疣を治療したところ，総有効率は94.5％であったという。

7．飛揚　[ひよう]（BL58）

【別　　名】——厥陽（『針灸甲乙経』）・厥陰（『銅人腧穴針灸図経』）・厥揚（『古今医統大全』）

【出　　典】——『霊枢』根結篇：「足太陽経の脈気は……天柱，飛揚に入る」

【穴名解説】——「足太陽経の絡脈は飛揚といって足少陰経に向かう。またこの腧穴に刺針すると，飛ぶように足が揚がることから，飛揚と名づけられた」（『医経理解』）

【分　　類】——足太陽膀胱経の絡穴

【位　　置】——下腿後面の外果後方で，崑崙穴からまっすぐ7寸上方にあり，承山から1寸外下方である。

【解　　剖】——皮膚→皮下組織→下腿三頭筋→長母指屈筋

　　　　　　　浅層部には，外側腓腹皮神経が分布している。深層部には，脛骨神経と後脛骨動・静脈がある。

【効　　能】——清熱解表・舒筋活絡

　　　　　　　●本穴は足太陽膀胱経に属し，太陽は表を主るため，本穴には清熱祛風・

疏散解表作用がある。また本穴は体の下部にあるが，風熱によって引き起こされた上部の頭・目・鼻の病証を治療する。
- 本穴には強い舒筋活絡作用もあるため，腰背部・下肢のしびれに常用される。

【主治症】──頭部・後頸部・五官疾患：頭痛・目のくらみ・鼻血・頸部および後頸部のこわばり

腰腿部疾患：腰腿部の痛み・膝や下腿部に力が入らない・ふくらはぎが痛くてだるい・足が弛緩する・歴節*50・痛風・足の指が屈伸できない・脚気，西リウマチ性関節炎・坐骨神経痛・下肢麻痺

その他：寒瘧・痔瘡・癲狂*3，西腎炎・膀胱炎

【配　穴】──委中・承扶……痔で二陰の間が痛む（『針灸甲乙経』）
飛揚・太乙・滑肉門……癲狂*3・狂証・吐舌（『備急千金要方』）
百会・後渓……癲狂*3・癇証*4
太渓……頭痛・目のくらみ・鼻血
白環兪……痔疾
環跳・陽陵泉・三陰交……腰腿部の疼痛
腎兪・中極……尿崩・尿閉

【手　技】──腹臥位で取穴する。
0.7～1寸直刺し，刺針部に腫れぼったく重いしびれるようなだるさを起こさせ，踵や膝窩部まで放散させてもよい。

【注意事項】──深く刺入する場合は，後脛骨動・静脈を傷つけないように注意すること。

【古典抜粋】──● 『針灸甲乙経』第7巻：「下半身の冷え・熱病で発汗しない・体が重い・逆気・頭のふらつきなどの症状は飛揚が主治する」「痙病*27で角弓反張するものは，飛揚が主治する」「瘧疾は，実証ならば腰背部が痛み，虚証ならば鼻水・鼻血が出るので，飛揚で主治する」
- 『針灸大成』第6巻：「痔の腫痛・体が重く立ったり座ったりできない・歩行困難・ふくらはぎが腫脹してだるい・戦慄して長く立ったり座ったりできない・足の指が屈伸できない・目がくらんで痛む・歴節*50・逆気・癲証*11・寒瘧などを主治する。実証ならば鼻がつまり頭・背部が痛むので，瀉法を施す。虚証ならば鼻水・鼻血が出るので，補法を施す」

【現代研究】──飛揚穴への刺針は，腎臓の泌尿機能を増強する。また血清カルシウム代謝に影響を及ぼす。たとえば大杼・飛揚・足三里に10分間置針すると，血清100mLあたりの血清カルシウムが1mg増加し，15分間置針すると3mg増加する。

8．大鍾　［だいしょう］（KI4）

【別　名】──太鍾（『千金翼方』）
【出　典】──『霊枢』経脈篇：「足少陰経の絡脈は大鍾という」
【穴名解説】──「鍾とは注ぐという意味であり，集まるという意味でもある。本穴は踵に

あり，足少陰の大絡の脈気が注ぐところであり，また経脈が集まり分岐していくところであることから，大鍾と名づけられた」(『経穴釈義滙解』)

- 【分　　類】── 足少陰腎経の絡穴
- 【位　　置】── 足内側の内果の後下方にあり，アキレス腱付着部の内側前方の陥凹部。
- 【解　　剖】── 皮膚→皮下組織→足底筋腱とアキレス腱の前方→踵骨

    浅層部には，伏在神経の内側下腿皮枝・大伏在静脈の属枝が分布している。
    深層部には，後脛骨動脈の内果枝と踵部分枝からなる動脈網がある。

- 【効　　能】── 益腎平喘・健脳益智
    - 本穴は足少陰腎経の絡穴であり，腎と膀胱両経を通じさせ，両経の経気を調節するため，補腎納気平喘・通利膀胱作用があり，喘息・咳嗽・排尿困難・排便困難などに使用される。
    - 腎陰を滋養し虚火を降下させる作用もあるため，肺腎陰虚・虚火上炎・灼傷咽喉など諸症状に用いられる。
    - 腎は髄を生じ，脳は髄海であり元神の府であるため，腎の絡穴である大鍾には，健脳益志作用があり，認知症などの精神および意識障害を治療する。

- 【主 治 症】── 咽喉疾患：咽喉の腫痛・舌体からの出血・食噎*51で食べ物を飲み込めない，西口内炎・食道狭窄

    胸肺部疾患：咳嗽・喀血・喘息，西気管支喘息

    心神疾患：心煩・不眠・認知症，西神経衰弱・ヒステリー・精神分裂病

    腎臓疾患：小便がポタポタとしか出ない・月経不順，西尿閉

    本経脈通過部位の疾患：踵の腫痛・腰部脊椎のこわばり

    その他：嗜臥・瘧疾

- 【配　　穴】── 郄門……驚いたり恐れたり人を恐がったりする・神気不足（『備急千金要方』）

    太渓……心煩・満悶嘔吐（『備急千金要方』）

    大包……喘鳴（『針灸資生経』）

    中極・三陰交……尿閉

    神門・太渓……動悸・不眠

- 【手　　技】── 椅子に座って脚を垂らすか仰臥位で取穴する。

    0.3～0.5寸直刺し，腫れぼったいようなしびれるだるさを刺針部から足底部まで放散させる。

- 【注意事項】── 瘢痕灸は行わない。
- 【古典抜粋】──
    - 『針灸甲乙経』第7巻：「瘧証で悪寒している時間が長く発熱時間が短いものは，大鍾が主治する」
    - 『針灸甲乙経』第9巻：「喘息・少気して息ができない・腹満・排便困難・ときどき気が上昇して痰鳴があり胸が脹満する・舌が揺動する・すぐに驚く・喉が痛くて物が食べられない・怒りっぽい・恐がるなどの症状は大鍾が主治する」
    - 『針灸大成』第6巻：「嘔吐・胸の脹満・喘息・腹満・排便困難・腰脊部

痛・少気・小便がポタポタとしか出ない・腹部や脊椎のこわばり・嗜臥・口中の熱・寒がる・扉を閉めて閉じこもる・少気・舌の乾燥・喉がつかえて飲み込めない・すぐに驚いたり恐がったりする・憂鬱・喘鳴・咳嗽をして唾を吐き出す・逆気・煩悶などを主治する。実証では尿閉になるため瀉法を施す。虚証では腰痛が現れるため補法を施す」
- 『標幽賦』:「大鍾は認知症を治療する」

【現代研究】——ある人が通里と大鍾を主穴として小児の遺尿を治療した。大鍾には腎と膀胱の気を調整して補い，膀胱の収縮を助ける作用がある。

9．内関　[ないかん]（PC6）

手厥陰心包経の絡穴であり，また八脈交会穴として陰維脈に連絡している。第8章第2節の八脈交会穴各論（276頁）を参照。

10．外関　[がいかん]（TE5）

手少陽三焦経の絡穴であり，また八脈交会穴として陽維脈に連絡している。第8章第2節の八脈交会穴各論（281頁）を参照。

11．光明　[こうめい・こうみょう]（GB37）

【別　　名】——なし。
【出　　典】——『霊枢』根結篇:「足少陽の脈気は……天容，光明に入る」
【穴名解説】——「光明は足少陽胆経から出て肝に絡するが，肝の精華は目に注ぎ，少陽の絡脈と交わることで陽気と陰気が照らしあって光を発する。そのおかげで目は物を見ることができるため，光明と名づけられた」『古法新解会元針灸学』）
【分　　類】——足少陽胆経の絡穴
【位　　置】——下腿外側，外果の先端から5寸上方の，腓骨の前縁。
【解　　剖】——皮膚→皮下組織→短腓骨筋→前下腿筋間中隔→長指伸筋→長母指伸筋→下腿骨間膜→後脛骨筋
浅層部には，浅腓骨神経と外側腓腹皮神経が分布している。深層部には，深腓骨神経と前脛骨動・静脈がある。
【効　　能】——疏肝明目・通経活絡
- 本穴は足少陽胆経に属し，そこから別れた絡脈が厥陰肝経に向かい，肝胆2経の経気を通じさせているため，清肝瀉火明目作用がある。眼瞼疾患治療の要穴である。
- 理気活血・消腫止痛作用があるため，頬部の腫脹・乳房の腫痛に用いられる。
- 下肢のしびれにも用いられる。

【主治症】──眼瞼疾患：目の充血腫痛・目が見えない・緑内障・夜盲症，西視神経萎縮・白内障・夜盲症
　　　　　　本経脈通過部位の疾患：頬の腫脹・乳房の脹痛・脚や膝が痛くてだるい・下肢のしびれ・手足が冷たくなる，西偏頭痛・腓腹筋痙攣
【配　　穴】──地五会……目の痛み・目の痒み（『針灸大成』）
　　　　　　睛明・承泣・瞳子髎……目の痛み
　　　　　　陽陵泉・崑崙……下肢のしびれ
　　　　　　養老……目がよく見えない
【手　　技】──椅子に座って脚を垂らすか仰臥位で取穴する。
　　　　　　0.5～0.8寸直刺し，刺針部に腫れぼったいようなだるさを起こさせ，膝関節や足背部外側まで拡散させてもよい。
【注意事項】──深く刺入するときは，前脛骨動・静脈を傷つけないように注意すること。
【古典抜粋】──●『素問』骨空論篇：「下腿が痛んでだるく長く立っていられないものは，少陽の絡穴を治療する。外果の五寸上方にある」
　　　　　　●『針灸甲乙経』第10巻：「虚証で痿躄*52になり座ったきり立てなくなる・実証で厥証になり下腿に熱をもってときどき痛む・体のしびれ・手足が萎える・よく頬の内側を噛むなどの症状は光明が主治する」
　　　　　　●『備急千金要方』第30巻：「光明は，腹部と足が冷たく，悪寒発熱して発汗しないものを主治する」
　　　　　　●『針灸大成』第7巻：「下腿部が痛んでだるく長く立っていられない・熱病で発汗しない・突然発狂するなどの症状を主治する。療法は陽輔と同じで，虚証であればしびれて座ったきり立ち上がれないため，補法を施す」
【現代研究】──ウサギの「光明」穴に電針療法を行うと，大脳皮質の視覚誘発電位（VEP）の主要成分であるN1-P1，P2-N3波の振幅が抑制され，脱分極化現象が促進される。したがって「光明」穴への電針療法にVEPを抑制する作用があるのは，大脳皮質の興奮が高まることによって脳の活動に変化が生じ，そこから眼にも変化が生じたものと筆者は考えるようになった。

12. 蠡溝　[れいこう]（LR5）

【別　　名】──交儀（『千金翼方』）
【出　　典】──『霊枢』経脈篇：「足厥陰経の絡脈は，蠡溝という」
【穴名解説】──「蠡とは……瓢箪で作ったひしゃくのことである。脛骨の内側で，上下が虚ろになったところが，瓢箪のひしゃくのような溝になっているため，蠡溝と名づけられた」（『黄帝内経太素』）
【分　　類】──足厥陰肝経の絡穴
【位　　置】──下腿内側で，内果の先端から5寸上方の，脛骨内側面の中央。
【解　　剖】──皮膚→皮下組織→脛骨骨面
　　　　　　伏在神経の下腿内側皮枝と大伏在静脈が分布している。

【効　　能】──疏肝理気・清利湿熱
　　　　　　●本穴は足厥陰肝経の絡穴であり，肝胆両経を連絡させ，両経の経気を調節する作用があるため，おもに肝鬱気滞・肝胆湿熱から発生した泌尿器系・生殖器系疾患に用いられる。
【主 治 症】──肝腎疾患：疝気・遺尿・尿閉・陰部の疼痛・外陰瘙痒症・陰茎が勃起して萎縮しない・少腹部痛・腰痛，西腸ヘルニアによる疼痛・睾丸炎・性機能亢進
　　　　　　婦人科疾患：月経不順・膿血や粘液混じりの滞下・子宮脱・崩漏，西子宮内膜炎
　　　　　　本経脈通過部位の疾患：足の冷え・下腿部のだるさ
【配　　穴】──陽陵泉・三陰交……下腿部が痛んでだるい
　　　　　　太衝・気海……疝気・睾丸の腫痛
　　　　　　百会・関元……子宮脱
【手　　技】──椅子に座るか仰臥位で取穴する。
　　　　　　横刺で0.5～0.8寸刺入し，刺針部に腫れぼったいようなだるさを起こさせ，前陰部まで拡散させてもよい。
【古典抜粋】──●『針灸甲乙経』第9巻：「陰部が縮み上がる・腰痛。実証であれば，陰器が長くなる・悪寒発熱・拘攣・陰部が突然痛みだす・遺尿・片方の睾丸が大きくなるなどの症状が現れる。虚証では，陰部が突然痒くなる・気が上逆する・睾丸の腫脹・突然の疝痛・尿閉のような排尿困難状態・しきりにげっぷが出る・驚き恐れる・気が不足する・腹中の不快感・少腹部痛・咽喉の中が熱してポリープができたかのように吐き出したがる・背中が拘攣して俯いたり仰向けになったりできないなどの症状が現れる。蠡溝が主治する」
　　　　　　●『針灸甲乙経』第12巻：「女性の疝気で小腹部が腫れ，膿血および粘液混じりの帯下が多くなったり少なくなったりするものは，蠡溝が主治する」
【現代研究】──ある人が月経困難症患者8例を検査し，全員の蠡溝穴に圧痛があることを発見した。経脈の循行方向に沿って蠡溝穴に横刺し，20分間置針し，さらに米粒大の灸を3～5壮すえた後，6例を再診したところ，全員で月経痛が寛解していた。そして蠡溝穴の圧痛が軽くなっているものほど痛みが寛解していた。

13. 鳩尾　[きゅうび]（CV15）

【別　　名】──尾翳（『霊枢』），𩩲骭（『針灸甲乙経』），神府（『備急千金要方』），尾𦙄・骭鶻（『針灸全書』），骭骭（『中華針灸学』），𩩲骭・臆前（『針灸学』）
【出　　典】──『霊枢』九針十二原篇：「膏の原穴は鳩尾である」
【穴名解説】──「鳩尾といわれるのは，胸骨剣状突起が下垂した様が鳩の尾の形に似ているからである」（『古法新解会元針灸学』）

【分　　類】──任脈の絡穴で膏の原穴
【位　　置】──上腹部前面の正中線上にあり，胸骨剣結合部の1寸下方。
【解　　剖】──皮膚→皮下組織→白線→腹横筋膜→腹膜外脂肪→壁側腹膜
　　　　　　　浅層部には，第7胸神経前枝の分枝が分布している。
【効　　能】──寛胸利膈・寧心定志
- 任脈の絡脈は腹部に分布するが，鳩尾は任脈の絡穴であり，胸部と腹部の間にあるため，腹部と胸部の経気を連絡させる作用がある。そのため，おもに胸腹部の気の通行および降下作用の失調を治療し，寛胸理気することによって肺気の上逆を治療し，理気和胃することによって胃気の降下機能の失調を治療する。
- 本穴は膏の原穴であり，膏は心に付着しており，心は神志を主るため，本穴への刺針には定驚安神・清心除煩の効果があり，心神疾患を治療する。胸部の気が通暢しなければ，心脈の運行が妨げられるため，本穴は心脈瘀阻を原因とする動悸・心痛にも用いることができる。

【主 治 症】──胸肺部疾患：胸満・咳逆・喉の腫脹・喉痺・胸の中が痛んで横になることができない，西咽頭炎・気管支炎・気管支喘息
　　　　　　　脾胃疾患：胃痛・反胃*40・食べた物を嘔吐する・血液混じりの嘔吐・食べ物が飲み込めない，西急・慢性胃炎，胃痙攣
　　　　　　　心神疾患：動悸・心痛・癲狂*3・癇証*4，西肺原性心臓病・精神分裂病
【配　　穴】──大椎……癇証*4（『備急千金要方』）
　　　　　　　湧泉……てんかん・唾を嘔吐する（『席弘賦』）
　　　　　　　中脘・少商……食癇〔傷食による癇証〕・上腹部の脹痛・不眠（『針灸大成』）
【手　　技】──仰臥位で取穴する。
　　　　　　　0.3～0.6寸直刺するか，斜刺で0.5～1.0寸刺入し，刺針部に腫れぼったいようなだるさを起こさせ，周囲に拡散させてもよい。
【注意事項】──鳩尾穴はちょうど肝臓の上にあり，上方の胸腔内には横隔膜を隔てて心臓がある。刺針時には肝臓を傷つける恐れがあるため深く刺入してはならないが，それだけでなく上方向に斜刺をしてもいけない。さもなければ針が胸腔内に入って心臓を損傷し，心臓破裂の大出血を招き，心包を塞いで死亡させてしまう恐れがある。刺針するときには，患者に両腕を挙げさせるとよい。灸は大丈夫である。
【古典抜粋】──
- 『類経図翼』：「心が原因で驚いて心悸亢進する・神気の消耗・てんかん・狂証などを主治する」
- 『漢薬神効方』：「突然吐血して止まらなくなったり，失神したりするものは，鳩尾穴に数百壮灸をすえれば，驚くほどの効果がある」

【現代研究】──本穴は膏の原穴であるため，痰湿を原因とする肥満症を治療する。

14. 長強　[ちょうきょう]（GV1）

【別　　名】──橛骨（『素問』），窮骨（『霊枢』），気之陰郄（『針灸甲乙経』），厥骨（『黄帝

内経太素』），亀尾・尾翠骨（『太平聖恵方』），骨骶（『類経図翼』），尾骶（『経穴図考』）

【出　　典】──『霊枢』経脈篇：「督脈の絡脈は長強という」

【穴名解説】──「本穴は脊椎の下端，すなわち尾骶骨の近くにあり，督脈の絡穴である。督脈はあらゆる陽脈の長であり，その気は強盛である。本穴はその督脈にあるため，長強と名づけられた」（『経穴釈義滙解』）

【分　　類】──督脈の絡穴

【位　　置】──尾骨の下端で，尾骨端と肛門を結んだ線の中点。

【解　　剖】──皮膚→皮下組織→肛門尾骨靱帯

浅層部には，おもに尾骨神経の後枝が分布している。深層部には，陰部神経の分枝，下直腸神経，内陰部動・静脈の分枝や属枝，肛門動・静脈がある。

【効　　能】──清熱利湿・熄風安神

●長強は督脈の絡穴であり，絡脈はここから別れて任脈に向かっている。本穴は肛門部に位置しているため，おもに肛門疾患・前陰部疾患・精神および意識障害を治療する。

●本穴は尾骨の下の肛門部にあり，ここに刺針すれば，下焦を調節し清熱利湿する。肛門疾患治療の要穴であり，また湿熱下注を原因とする前陰部病証の常用穴でもある。

●本穴はきわめて敏感なところにあり，熄風安神作用が強いため，てんかん治療の要穴である。

●督脈が病めば脊椎がこわばって角弓反張するが，長強に刺針すればそれに対し効果を発揮する。

【主　治　症】──肛門疾患：泄瀉・便秘・血便・痔疾・脱肛，西肛門の裂傷・腸炎・赤痢

前陰部疾患：遺精・インポテンツ，西会陰部の瘙痒感・陰嚢の湿疹・性機能障害・前立腺炎・小児の遺尿

精神および意識障害：小児の驚癇[*26]・癲狂[*3]

本経脈通過部位の疾患：尾骶骨痛・脊背部がこわばって痛む・小児の泉門陥没

【配　　穴】──小腸兪……排便困難・排尿困難・淋証（『備急千金要方』）

身柱……小児の驚癇[*26]（『針灸資生経』）

承山……痔瘡（『玉龍歌』）

百会……脱肛・頭のふらつき

【手　　技】──腹臥位か膝胸位で取穴する。

①針先を上方に向け，仙骨と平行に0.5〜1.0寸刺入し，刺針部に腫れぼったいようなだるさを起こさせ，肛門部・尾骨・腰部の命門穴まで拡散させてもよい。捻転を続けると，一部の患者では，針感が督脈に沿って胸椎・頸椎部にまで達するものもいる。またごくまれには，百会穴まで達することもある。

②三稜針で点刺して出血させる。

【注意事項】──感染症を起こす恐れがあるため，直腸を刺し通してはいけない。瘢痕灸は

【古典抜粋】──●『針灸甲乙経』第7巻：「痙病*27 で，角弓反張・心痛・息切れ・便秘・小便が黄色くて出ないなどの症状があれば長強が主治する」
●『針灸甲乙経』第9巻：「腰痛で体表部が冷え，実証ならば脊椎が引きつってこわばる。長強が主治する」
●『針灸甲乙経』第11巻：「癲証*11 で発作のときには狂ったように歩き回り，顔の皮膚が厚いものは治らない。正気が虚せば，頭重・洞泄*13・小便がポタポタとしか出ない・尿閉・排便困難・排尿困難・腰や尻が重く立ったり座ったりがつらいなどの症状が現れる。長強が主治する」
●『針灸甲乙経』第12巻：「小児の驚癇*26 で，抽搐し，脊椎がこわばって引きつれば，長強が主治する」

【現代研究】──実験的に結腸の緊張度を低下させたウサギの「長強」穴に刺針したところ，多くのウサギで結腸の内圧が上昇した。また高度の緊張状態にあるものでは，内圧が低下した。

15. 大包　[だいほう・たいほう]（SP21）

【別　　名】──大胞（『中国針灸学』）
【出　　典】──『霊枢』経脈篇：「脾の大絡を大包という」
【穴名解説】──「大包は……脾の大絡であり，陰陽各絡脈を統括するが，それは脾が五臓を灌漑するからである」（『針灸聚英』）
【分　　類】──脾の大絡
【位　　置】──側胸部の中腋窩線上で，第6肋間隙。
【解　　剖】──皮膚→皮下組織→前鋸筋
　　　　　　　浅層部には，第6肋間神経外側皮枝と胸腹壁静脈の属枝が分布している。深層部には，長胸神経の分枝と，胸背動・静脈の分枝や属枝がある。
【効　　能】──寛胸理気・温経通絡
●大包穴は網の目のように全身を覆っているため，陰陽各経の絡脈を統括し，全身の絡脈病証を治療することができる。
●本穴は足太陰脾経に属し胸部にあるため，後世，脾胃病変や胸脇部痛などに多用された。
【主 治 症】──全身および四肢関節の疾患：全身の疼痛・四肢に力が入らない
　　　　　　　胸肺部疾患：胸脇部痛・精神的要因による喘，囲肺炎・胸膜炎・肋間神経痛
【配　　穴】──三陽絡から郄門への透刺・陽輔・足臨泣……胸脇部の脹満（『中国針灸大全』）
【手　　技】──斜刺で0.5〜0.8寸刺入し，刺針部に腫れぼったいようなだるさを起こさせる。
【注意事項】──気胸を起こす恐れがあるため，深く刺入してはならない。
【古典抜粋】──●『霊枢』経脈篇：「実証では全身が痛み，虚証であればあらゆる関節が弛

緩する。この脈はすべての絡脈の血を包括しているので，血証であれば必ず脾の大絡を取穴する」
- 『針灸甲乙経』第9巻：「邪気に塞がれて息を吸い込めず，呼吸をすると胸脇内部が痛み，実証では全身が冷え，虚証ではあらゆる関節が弛緩する。大包が主治する」

第4章 兪・募穴

第1節 兪・募穴総論

1 概説

　兪穴と募穴を総称して，兪募穴という。兪穴とは，臓腑の経気が注ぎ込む背部の腧穴のことであり，各臓腑に1つあり，計12である。募穴とは，臓腑の経気が集まる胸腹部の腧穴であり，やはり各臓腑に1つあって，計12である。兪穴は腰背部にあるため背兪穴ともいわれ，募穴は胸腹部にあるため腹募穴ともいわれる。兪穴や募穴の生理機能や病理変化は，どちらもそれぞれある1つの臓腑の影響を強く受けるため，主治作用には共通している部分がある。臨床においては両者を組み合わせて使うことが多いため，同列に論じられることが多い（**表7**，**図5・6**）。

　兪穴が最初に登場するのは『霊枢』背腧篇であり，そこには肺・心・肝・脾・腎，五臓の背兪穴の名称と位置が記載されている。『素問』気府論篇では，「五臓の兪穴はそれぞれ5穴あり，六腑の兪穴はそれぞれ6穴ある」と指摘されているが，穴名についてはまだ記載されていない。それが『脈経』になると，ようやく肺兪・腎兪・肝兪・心兪・脾兪・大腸兪・膀胱兪・胆兪・小腸兪・胃兪など，10の背兪穴の名称と位置が明らかにされた。その後『針灸甲乙経』が三焦兪を補足するとともに，兪穴の刺針法・施灸法を説明し，また『備急千金要方』も厥陰兪を補足したことで，ようやく兪募穴は完備されるに至った。

　「兪」という文字は，ここでは臓腑の背兪穴のことを指している。唐代・王冰は「背兪穴を兪という」と述べ，明代・張介賓は「十二の兪穴は……肺兪，心兪などは……いずれも臓気に通じている」と述べている。しかし実際には，『内経』では「兪」「輸」「腧」の3文字が使用されており，通常「兪」は腧穴の通称でしかない。

表7　兪募穴表

兪穴の位置[*]	兪穴	臓腑	募穴	経脈
T3	肺兪	肺	中府	肺経
T4	厥陰兪	心包	膻中	任脈
T5	心兪	心	巨闕	任脈
T9	肝兪	肝	期門	肝経
T10	胆兪	胆	日月	胆経
T11	脾兪	脾	章門	肝経
T12	胃兪	胃	中脘	任脈
L1	三焦兪	三焦	石門	任脈
L2	腎兪	腎	京門	胆経
L4	大腸兪	大腸	天枢	胃経
S1	小腸兪	小腸	関元	任脈
S2	膀胱兪	膀胱	中極	任脈

＊兪穴の位置：背部足膀胱経の第1側線上で，胸・腰・仙椎棘突起下方の傍ら1.5寸．

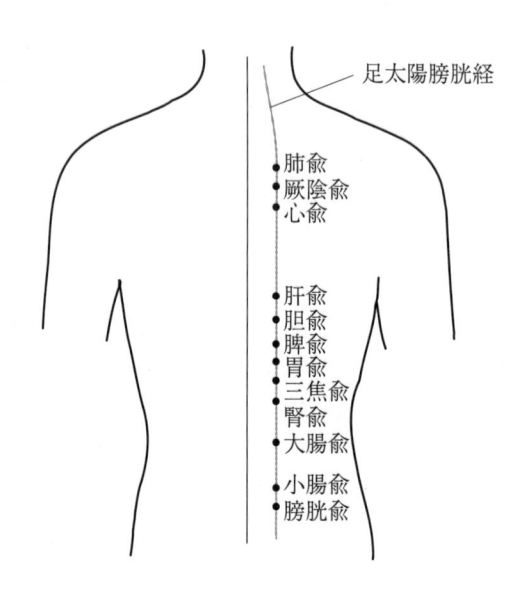

図5　兪穴の分布図

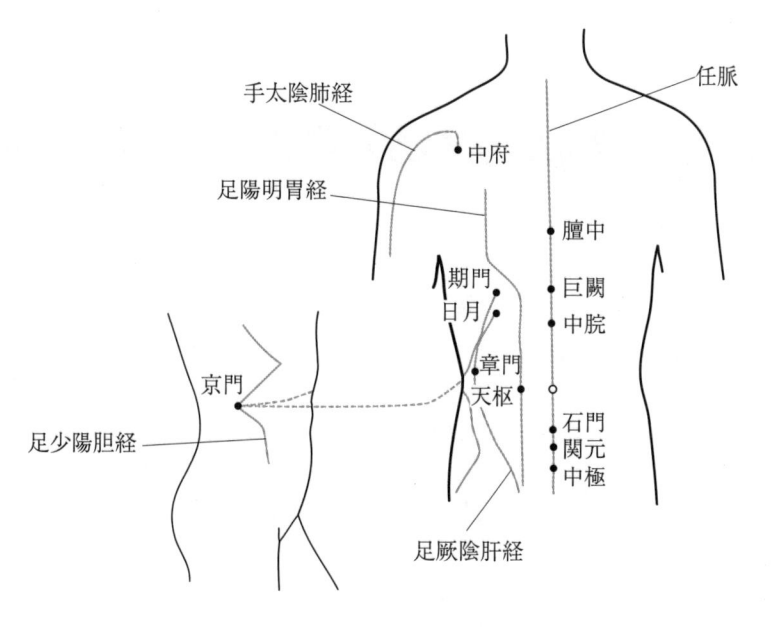

図6　募穴の分布図

　その後，実際に使用するときに区別するようになり，「兪」は背兪穴を指し，「輸」は五輸穴に用いられて輸穴となり，「腧」は腧穴の総称となった。
　募穴が最初に登場するのは，『素問』奇病論篇である。「胆虚で気が上逆して溢れ，そのために口苦が現れたら，胆の兪募穴で治療する」。『難経』六十七難にも，「五臓の募穴はみな陰位にあり，兪穴はみな陽位にある」という記述があるが，具体的な穴名については明らかにされていない。そしてやはり『脈経』になってようやく，期門・日月・巨闕・関元・章門・太倉〔中脘〕・中府・天枢・京門・中極という名称と位置が提示された。そしてまた，『針灸甲乙経』が三焦の募穴である石門を補足し，その後，後世の人々が心包の募穴である膻中を補足することで，ようやく募穴は完成されるに至った。「募」とは「募集」「招募（募集）」するという意味であり，引き寄せて結集させるということである。したがって募穴とは，臓腑の経気が胸腹部に集まってできた腧穴であることを説明している。

兪・募穴の概念図

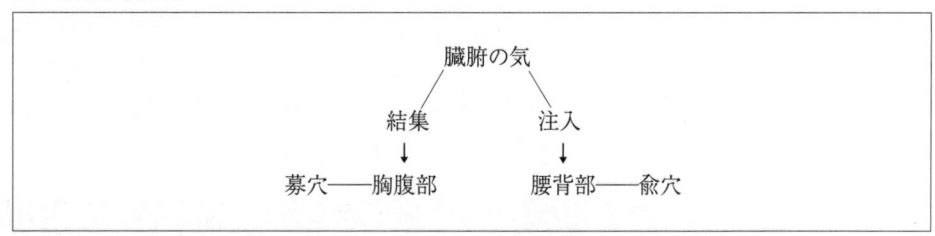

```
                臓腑の気
              ┌────┴────┐
            結集          注入
              ↓            ↓
        募穴──胸腹部   腰背部──兪穴
```

第1節　兪・募穴総論 ｜ 143

2 兪・募穴の分布と取穴法

1 背兪穴

　臓腑の背兪穴は，すべて背部の足太陽膀胱経の第1側線上に位置している。このことは『霊枢』背腧篇に早くから「肺兪は第3胸椎下の傍らにあり，心兪は第5胸椎下の傍らにあり，……肝兪は第9胸椎下の傍らにあり，脾兪は第11胸椎下の傍らにあり，腎兪は第2腰椎下の傍らにあり，いずれも脊椎を挟んで傍ら3寸のところにある」と説明されている。背兪穴の位置が脊椎を基準として定められていることがわかる。また『素問』血気形志篇には別に，背兪穴の取穴法が記載されている。「背兪の位置を知ろうとするなら，まず1本の草で両乳の間の長さを量り，それを折って半分にし，さらに別の草をやはり半分の長さにして，最初の草の両隅に半分の草をあてて三角形を作り，それで背中を量る。三角形の先端を上に向けて大椎穴の位置に置いたときに，下の両隅が当たるところが肺兪穴である。そこから三角形を1度下げれば心兪穴である……さらに1度下げれば腎兪穴である。これらが五臓の兪穴であり，刺針・施灸するときの基準である」。この「折量法」によって取穴した背兪穴の間隔はおよそ脊椎3つぶんであり，横方向の間隔も『霊枢』背腧篇よりも広く，4寸であり，『霊枢』背腧篇にある背兪穴とは位置が違っている。

　歴代の針灸文献の多くでは，背兪穴の位置についての記載が異なっている。現在では，『霊枢』背腧篇の「いずれも脊椎を挟んで傍ら3寸のところにある」という記述にもとづき，背兪穴を足太陽膀胱経の第1側線上とし，脊椎によって上下の位置を測定している。臨床においては，背兪穴の基本的な取穴法に頼るだけでなく，手で「反応点」を按圧しなければ，その正確な位置を把握することはできない。『霊枢』背腧篇は「押すと，中で反応があって痛みが緩解するところが，兪穴である」と述べ，『黄帝内経太素』は「寸法とわずかに違っている場合があるので，押してみて痛ければ正しい位置である」と述べている。また明代・張介賓の『類経』では，「その兪穴の場所を押せば，必ず痛みがあって，しかも解するので，その場所だとわかる。解するとは，だるくて力が入らないという症状が解散するという意味である」と述べている。いずれも，背兪穴を取穴するときには寸法にこだわりすぎずに，注意深く「反応点」を探してそこに刺針すべきであることを述べている。

　背部膀胱経第1側線上に排列されている背兪穴の順番は，ほぼ臓腑の並び方と同じで，それぞれその臓腑の名前がつけられている。上から順番に，肺兪・厥陰兪（心包経の兪穴）・心兪・肝兪・胆兪・脾兪・胃兪・三焦兪・腎兪・大腸兪・小腸兪・膀胱兪である。このように肺の位置が最も上であるために肺兪の位置も最も上であり，膀胱の位置が最も下なので，膀胱兪も一番下である。

2 募穴

　募穴はすべて胸腹部にある。臓腑の募穴のうち，肺・肝・胆以外の大部分はその経の腧穴ではなく，臓腑の位置によって所属する経が違っている。多くはその

臓腑の近くにあり，あるものは2穴（十二経にある）あり，あるものは1穴（任脈にある）である。

実際の分布位置は以下の通りである。

　　任脈にあるもの6穴：巨闕（心）・関元（小腸）・膻中（心包）・石門（三焦）・
　　　　　　　　　　　　中脘（胃）・中極（膀胱）
　　肝経にあるもの2穴：期門（本経にある）・章門（脾）
　　胆経にあるもの2穴：日月（本経にある）・京門（腎）
　　胃経にあるもの1穴：天枢（大腸）
　　肺経にあるもの1穴：中府（本経にある）

3 理論的根拠

1 背兪穴の理論的根拠

中医学では，背部を人体のなかでも重要な部分であると考えている。臓腑兪穴が背部膀胱経第1側線上に分布している理由は，以下の通りである。

1) 中医学では，「背部は陽である」「人体の頭は，諸陽が集まるところである」と考えている。つまり人体の生理機能を正常に保つには，頭部および脊背部が重要な役割を果たし，全身や内臓にも影響を与えるし，また反対に内臓疾患があれば背部に反応が現れるということである。

2) 経脈の循行経路からみて，督脈と足太陽膀胱経とは深い関わりがあることがわかる。一方は脊柱の正中線上にあり，一方はその両脇にあって，互いに経気を交流させている。また督脈は「陽脈の海」とされる一方，足太陽膀胱経は「諸陽の属」であるとされ，王冰などは督脈が「経脈を監督指導する海」であるとまで述べている。したがって，五臓六腑の背兪穴が膀胱経第1側線上にあるのは，膀胱経が位置的に督脈に近いからであり，督脈は膀胱経と同じルートをたどるというだけでなく，「陽脈の海」であり「経脈を監督指導する海」であるため，臓腑の気は督脈だけでなく足太陽膀胱経も通ることが，容易に理解できる。したがって，背兪穴は臓腑の気が流通出入するところとして臓腑機能の変化を反映するだけでなく，各種臓腑疾患の治療に用いることができる。

2 募穴の理論的根拠

募穴が臓腑機能の変化を反映し臓腑疾患の治療に用いられるおもな理由は，その解剖学上の位置と関係がある。中医解剖学の認識によれば，胸腹部は五臓六腑などの重要な臓器が存在する場所である。張介賓は募穴を「臓気が結集するところ」であると捉え，汪機は「経気がここに集まる」と認識していた。募穴の位置する部位をみれば，基本的にはその関連する臓腑の上の体表部にあり，直接臓腑と気を通じ合わせている。

4 臨床応用

診断と治療の両面から見ていこう。

1 診断

臓腑に疾患があれば，その臓腑の兪募穴に特別な反応が現れるため，その反応から疾病を診断することができる。『内経』には兪穴から疾病を診断する具体例が数多く記載されており，たとえば「押すと気持ちよくなる」「押すと強い熱気を感じる」「痛いほど手に伝わってくる」「そこを押すと，手に伝わるものがあり，痛みがなくなる」「へこんでいる」などの反応であり，いずれも臓腑疾病を客観的に判断するための根拠とされている。このような背兪穴に触れることで疾病を診察する「経穴触診法」は，歴代の医家たちによって今日まで踏襲されている。その他，兪募穴上には皮膚の変色・陥没・隆起・押したときの異物感なども現れる。

現代でも，兪募穴を使って臓腑疾病を診断した例が数多く報告されている。たとえば詹永康は次のように述べている。膻中穴に圧痛があれば気管炎であるという印象があり，腎兪の圧痛は生殖器系・泌尿器系疾患を診断するための材料となり，脾兪・胃兪の圧痛は胃疾患診断の参考となる。また日本の代田文志氏は観察の結果，「胆石症の患者は，腹部右側の日月穴（胆の募穴）か期門（肝の募穴）に圧痛が現れ……背部では，右側の脾兪・胃兪・胆兪およびその周囲の第一側線上に圧痛が発生し……」と述べている。また楊泰舜らによれば，兪穴に現れる結節の形状によって，その原因となる疾病もそれぞれ違ってくるという。たとえば腎兪に索状結節がありわずかな押圧でも痛がれば，通常はインポテンツ・頭のふらつき・腰痛・耳鳴りなどの症状がある場合が多い。四角い結節が現れ強い圧痛があるものは，血尿・腰痛・浮腫などがある場合が多い。皮膚が隆起して卵形の結節となり圧痛を伴うものは，腎虚の熱・耳鳴り・頭痛などの病変がある。またある人の報告によれば，「肺兪穴に触れて異物感があるときは，肺部疾患の存在を示していることが多いが，このような病理反応は，その形状によって疾病の種類が異なっている場合が多い。たとえばこの穴位に四角い結節が現れている場合は急性肺炎であり，索状である場合は肺結核であることが多い。また更に進んで，触診時に現れる陽性反応の形態によって定性診断をすることができる」という。

近代では，背兪穴による疾病診断に，『内経』以来踏襲されている「経穴触診法」を用いるだけでなく，穴位温度・赤外線サーモグラフィ・皮膚電気現象などのさまざまな科学的診断法を取り入れている。そのおかげで，臨床経験の不足した医師にはわかりづらい経穴触診法が，正確に運用できるようになっている。たとえば生体の電気反応原理にもとづき，「経絡測定器」で十二背兪穴上の皮膚の電気抵抗・導電量・電気量・皮膚電位などを測定し，その測定値によって各臓腑経絡気血の状況を分析し，臨床診断および治療の参考にするのである。宋貴美らは赤外線サーモグラフィを客観指標として，38例，のべ41人の，触診して陽性反応のあった背兪穴を検査したところ，どちらも陽性であったものが92.68％に達した。また，がんまたは潰瘍があると診断された患者に対して検査を行ったところ，触診

による背兪穴の陽性率は82.93％であり，サーモグラフィ検査による関連臓腑の背兪穴の陽性率は95.12％であった。

2 治療

兪募穴は疾病診断にも用いられるが，より重要なのは疾病治療に活用することである。

1) 主治症の特徴

兪募穴はすべて体幹部にあって，臓腑の気が流入あるいは集結するところであり，それぞれ特定の臓腑と深く関わっている。そのため，臓腑に疾病があれば兪募穴に反応（病証反応）が現れるため，兪募穴に針灸療法を行うことで，臓腑の病証を治療するという目的（病証治療）を達成することができる。

滑寿は『難経本義』で「陰陽の経絡は互いに気を通い合わせ，臓腑と腹・背部も，互いに気を通じ合わせている」と述べている。つまり生理上，臓腑は兪募穴と気を通じ合わせているということである。臓気・陰気は腰背部に行き，これが「陰から陽に行く」ということであり，腑気・陽気は胸腹部に行き，これが「陽から陰に行く」ということである。そして腹部と背部,前面と後面とが呼応することで，陰陽の相対的バランスを維持し，生理機能を正常に保つのである。そのため兪穴と募穴の生理特性には共通点があり，主治性能にもまた共通点がある。

『難経』六十六難は「五臓の募穴はみな陰にあり，兪穴はみな陽にあるというのはどうしてだろうか？　それは陰病は陽に行き，陽病は陰に行くからであり，そのために募穴は陰にあり，兪穴は陽にあるのである」と述べている。病理面から説明すれば，生体に病変が生じたときには，内臓あるいは陰経の病邪は必ず陰から陽分の兪穴に入るため，「陰病は陽に行く」といっているのであり，圧痛を強く感じる・結節ができるなどの陽性反応が兪穴に出現する。一方，内腑あるいは陽経の病邪は，必ず陽から陰分の募穴に入るため，「陽病は陰に行く」といわれ，募穴に陽性反応が現れる。

したがって治療するときには，「陽分に刺針して陰分の邪気を導き」「陰分に刺針して陽分の邪気を導く」ようにしなければならない。『素問』陰陽応象大論篇は次のように述べている。「針治療の巧者は，陰分を刺して陽分の邪気を導き，陽分を刺して陰分の邪気を導く」「陽病には陰分を治療し，陰病には陽分を治療する」。明代・張世賢の『図注八十一難経弁真』も「陰病の邪気は陽に行くため，陽分を治療して陰の邪気を導くべきであり，兪穴を治療する。陽病の邪気は陰に行くため，陰分を治療して陽の邪気を導くべきであり，募穴を治療する」と述べている。つまりこれらは，内臓あるいは陰経の病邪（陰病）は陽分の兪穴に入るため，治療には兪穴を選び，「陽分に刺針して陰へ導く」ようにし，内腑あるいは陽経の病邪（陽病）は陰分の募穴に入るため，治療は募穴を選んで「陰分に刺針して陽に導く」ようにしなければならないと，具体的に説明したものである。

兪穴・募穴の生理・病理・治療上の特徴は**表8**のとおりである。

すべての兪募穴は，対応する臓腑の病証およびその臓腑に関係する器官の病証

を治療することができるため、「兪募配穴法」として臨床において広く用いられている。ただし兪穴と募穴とでは、それぞれ主治作用が異なる部分があり、兪穴はおもに陰性病を治療し、募穴はおもに陽性病を治療する。陽性病と陰性病を広義で解釈すれば、陽性病には腑病・熱証・実証が含まれ、陰性病には臓病・寒証・虚証が含まれる。

兪募穴の主治作用は**表9**のとおりである。

表8　兪募穴の生理・病理・治療

	生理		病理		治療	
兪穴	生理学的には、兪募穴は臓腑の気が流入あるいは集結する場所である。	臓気・陰気は腰背部に行く。「陰から陽に行く」ということである。	病理学的にいえば、兪募穴には臓腑・器官の病証が反映される。	内臓・陰経の病邪は陰から陽分の兪穴に入る。「陰病は陽に行く」ということである。	病証の治療。	臓病・陰経病は兪穴で治療する。「その治は兪にあり」ということである。
募穴		腑気・陽気は胸腹部に行く。「陽から陰に行く」ということである。		内腑・陽経の病邪は陽から陰分の募穴に入る。「陽病は陰に行く」ということである。		内腑・陽経病は募穴で治療する。「その治は募にあり」ということである。

表9　兪募穴の主治作用

	共通点		相違点
兪穴	①対応する臓腑の病証 ②対応する臓腑と関係する器官および皮肉筋骨の病証	臓病・寒証・虚証などの陰性病の治療が中心	横隔膜より上部の兪穴は、外感の悪寒発熱・喘咳・煩熱・胸背部への牽引痛など、陽性病証も治療する。たとえば肺兪は肺陰虚が原因の骨蒸潮熱・盗汗（陰性病）だけでなく、外感による咳嗽・気喘（陽性病）も治療する。
募穴		腑病・熱証・実証などの陽性病の治療が中心	臍より下部の募穴は、虚労・羸痩・遺精・崩漏・中風・脱証など、陰性病証も治療する。たとえば関元は、小腸腑証・小腹部の疼痛・霍乱吐瀉・排尿困難（陽性病）だけでなく、四大補穴の1つとして、中風・脱証・虚労・疲弊・羸痩・力が入らないなどの病証にも常用される。

2）歴代医家の応用例

　『内経』にも，兪募穴を使って臓腑疾病を治療した症例が数多く記載されているが，歴代の針灸医たちもそれ以上に兪募穴を重視してきた。たとえば『霊枢』五邪篇は「邪が肺にあれば……胸部外側の中府・雲門穴，第3胸椎の傍らの肺兪穴を取穴する」と述べており，また『霊枢』刺瘧篇は五臓の瘧症状を説明した後，「瘧証で脈が満大であるもの」に対しては，それに適応する背兪穴を取穴すべきであると指摘している。また『針灸甲乙経』には「胸中に熱がある・支満・食欲不振・発汗しない・腰脊部痛などの症状は肺兪が主治する」「腹脹して腹鳴し，……腹が痛んで水音がし，冬にさらに寒を感受すれば，下痢をして臍の周囲が痛む……天枢が主治する」とある。『千金翼方』は「心中懊悩し，背中まで牽引して痛み煩逆すれば，心兪に灸百壮をすえる」「ときどき嘔逆して食べることができないものは，心兪に灸百壮をすえる」と述べている。また竇漢卿の『標幽賦』では「臓腑疾病を診察するためには，期門・章門・京門，気海・血海，背兪穴，募穴の微妙な反応を探る」と述べている。

　比較してみると，古代から募穴よりも背兪穴の応用に関する研究のほうがずっと多い。『内経』における背兪穴の応用には，次のような特徴がある。

①治療する病証は，急性外感病が中心である。たとえば「邪が足太陽経の絡脈に侵入する」「悪寒発熱」「瘧疾」「突然腹部が膨満する」「霍乱」「心痛」「疫癘」「突然の亡証」「胆癉*53」「少腹部の積聚」「厥逆」など10種類あまりの病証の大部分は急性病で，しかもほとんどが外感病である。

②背兪穴は臓腑弁証にしたがって選穴する。つまり疾病のある臓の背兪穴を取穴する。

③刺針および施灸法は，疾病の虚実によって選択する。『霊枢』背腧篇は，施灸をするときには「気が盛んであれば瀉し，虚していれば補う」ようにすべきだと指摘している。

　背兪穴が外感・急性病を主治するという『内経』の傾向は，後世の医家たちに影響を与え，背兪穴では外感病を治療し，腹募穴では内傷病を治療すると考える流派を形成していった。

　また『難経』六十七難の「陰病は陽に行く」「陽病は陰に行く」という考え方の影響を受け，後世には臓病には背兪穴を用い，腑病には腹募穴を使うという治療法が確立された。

　李杲（東垣）は背兪穴で外感病を治療するよう主張するとともに，兪穴と募穴の応用範囲を厳密に区分した。すなわち「風寒の邪を治療するには，各臓の兪穴を治療する」「六淫の客邪で実証ならば，背部の腑兪を瀉す」「腹部の募穴を治療するのは，元気が不足しているときである」と提起することで，外感病には背兪穴を使用するという治療法を強く推奨している。

　ある研究者は，『針灸大成』にある545の針灸処方について兪募穴の使用状況を分析し，兪募穴がおもに各科の臓腑疾患に用いられていることを明らかにした。事実，兪募穴は，臓腑病証に効果を発揮するだけでなく，各臓腑に絡属する器官や皮肉筋骨の病証にも一定の効果を発揮する。たとえば肝兪は，その養肝明目作

用で眼瞼疾患を治療し，養血柔筋作用で筋脈の攣急を治療する。また腎兪はその補益腎精作用で耳鳴り・耳聾・骨の疾患などを治療する。

兪募穴研究が発展するにつれ，現在では針灸臨床を現代医学知識に照らし合わせ，また弁証と弁病とをリンクさせ，臓腑病であれば直接兪募穴を選択するという傾向がさらに広がりをみせている。しかもその臨床において大きな成果が得られたことから，兪募穴には所属する臓腑の疾患を調整・治療する機能があることが実践面において実証されている。本書ではその成果の一端を各兪募穴の欄で紹介していきたい。

3 配穴法

1）兪穴あるいは募穴を単独で用い，対応する臓腑自体やその臓腑と表裏関係にある臓腑の病証を治療する。

兪穴あるいは募穴を単独で用いれば，所属する臓腑の疾患を治療するだけでなく，表裏関係にある臓腑の病証も治療することができる。たとえば脾と胃は表裏関係にあるが，脾兪や章門は脾臓病証だけでなく，胃腑疾患も治療することができる。『針灸甲乙経』には「……腹痛・積聚・黙り込む・嗜臥・怠惰で動きたがらない・体がいつも湿っぽい・心痛があり動かせないなどの症状があれば脾兪が主治する」という一節があるが，ここでいう「心痛」とは，実際には胃脘部の疼痛のことである。

2）兪募配穴

兪穴と募穴を組み合わせたものが兪募配穴法であり，臓腑病証の治療に効果を発揮し，臨床において広く用いられている。またその臓腑に関連する組織器官の病証にも使用できる。

兪募穴は臓腑の気が注入あるいは集結するところであるため，どちらも臓腑との関係が深い。対応する兪穴と募は経気が通じあっており，一方は前に一方は後に，一方は陰に一方は陽にあって，前と後，陰と陽が呼応しあい通じあい，互いに協調しあうので，両者を組み合わせることで，補いあい高めあってさらに高い効果を発揮する。臨床においては病状が複雑に変化するため，臓病が腑に波及したり，腑病が臓に波及したりすることがよくある。あるいは虚実が同時に現れたり，寒熱が錯綜したりするため，兪穴あるいは募穴を単独で使用したのではどうしても効果が薄い場合がある。そこで兪穴と募穴を組み合わせたり，証に応じてその他の腧穴を加えたりすれば，効果を高めることができる。『素問』奇病論篇には「口苦する者は……この人は，思慮しながら決断できないことがしばしばあり，そのために胆が虚し胆気が上昇して溢れ，口が苦くなったのである。胆の募穴と兪穴で治療する」という文章がある。

また『針灸甲乙経』には「腹中に気が脹満し脊椎まで牽引して痛み，飲食をしても体が羸痩するものを食ʲ亦という。まず脾兪を取穴してから季脇を取穴する」（季脇とは脾の募穴の章門のことである）と述べられている。両者ともに所属臓腑が虚した陰証であるが，標実の陽証もあるため，前者は腹部にある胆の募穴である

日月と背兪穴である胆兪とで胆疾患を治療し，後者は脾の募穴である章門と背兪穴である脾兪とで脾疾患を治療している。

また，たとえば虚寒性胃痛の場合，その本は虚寒で標は疼痛であり，本虚標実の証であるが，胃兪と中脘を取穴して胃気を調和させ，痛みを鎮める。慢性の泄瀉には，脾兪・章門・大腸兪・天枢を取穴して，健脾益気し，胃腸の気機を調整して泄瀉を止める。動悸怔忡はさらに複雑な証であるため，心兪・巨闕に内関を組み合わせて，心気を調整して鎮驚安神する。

兪募配穴は臓腑病証に高い効果を発揮するだけでなく，各臓腑に絡属する器官の病証にも一定の治療効果を発揮する。『標幽賦』は「肝兪と命門を取穴すれば，瞽士（盲人）が動物の秋毛の先まで見えるようになる」と述べている。瞽士とはおもに，肝腎陰虚を原因とする緑内障・急性視神経炎およびその他の眼瞼疾患患者のことである。肝兪は肝臓の精気が直接注入するところであるため，ここに針灸を施せば疏肝養血作用があり，また「肝は目に開竅する」ため，肝兪には養肝明目作用がある。また命門は腎陰を滋養するため，肝腎陰虚の眼瞼疾患を治療すれば，非常に効果がある。また『針灸大成』には，「虚労羸痩，耳聾腎虚」「耳内虚鳴」には腎兪を取穴するという記載がある。

兪募配穴法は，兪穴と募穴を同時に取穴することが多いが，交替で使用してもよく，病状に応じて臨機応変に選択するとよい。

3）募合配穴，兪原配穴

各臓腑に対応する募穴と合穴の組合せと，背兪穴と原穴との組合せであり，ともに遠近配穴法である。募穴はおもに陽性の病証（腑病・実証・熱証）を治療し，合穴はおもに内腑を治療して通降する傾向にある。一方，背兪穴はおもに陰性の病証（臓病・虚証・寒証）を治療し，原穴はおもに内臓を治療して扶正袪邪する傾向にある。したがって募穴と合穴を組み合わせれば，腑病・実証・熱証に対して効果を発揮し，兪穴と原穴を組み合わせれば，臓病・虚証・寒証の治療に適する。これらは，主治作用が共通するものどうしの組合せであり，互いに協調して治療効果を増強させる配穴法である。たとえば肺兪と太淵を組み合わせて気虚の喘咳を治療したり，腎兪と太渓で遺精・滑精を治療したり，天枢と上巨虚で下痢・便秘を治療したり，中脘と足三里で急性胃痛を治療したりする。

4）郄募配穴

第5章第1節の郄穴総論を参照。

兪募穴は胸腹部や腰背部にあり，その内部には重要な器官が収められているため，事故を起こさないように，刺入角度や深さには充分に注意すること。

5 現代研究

近年の研究により，各背兪穴は対応する臓腑に対してかなりの影響力をもち，通常の条件下であれば臓腑の生理機能を促進・調節し，病理状態においても程度

の差こそあれ臓腑機能が生理的バランスを回復するのを促進することがわかってきた。これにより伝統的針灸理論の正当性が実証され，背兪穴を応用するための科学的・客観的根拠となっている。

背兪穴が臓腑の生理機能に与える影響についての研究：心兪に刺針すれば，健常者の心拍数が減少し，心電図のPR間隔が増大する。つまり毎分の血液拍出量が増加するということであり，そのことは心臓および生体全体に有益である。また肺兪に刺針すれば，肺の換気量・肺活量・酸素消費量を増加させ，肺の呼吸機能を直接促進する。肝兪への刺針は，血糖値を低下させる効果がある。胆兪への刺針は胆嚢を収縮させ，胆道の圧力を低下させる効果を生み出す。胃電図の観察によれば，胃兪穴への電針療法はほとんどの場合胃の運動を増強する。胃兪穴はまた胃酸・ペプシン・胃リパーゼの含有量を調節することができる。比較した結果，いくら足三里・陰陵泉などに胃の機能を調節する作用があるとはいっても，胃兪や脾兪ほどではないことがわかっている。つまり腧穴が胃機能に及ぼす作用には，それぞれに程度差があるということである。腎兪についての研究では，健常者に水負荷をかけた後，腎兪に刺針すると，ほとんどの場合腎臓の泌尿作用を抑制することがわかった。

背兪穴が病理状態にある臓腑機能に与える影響についての研究：ある人が肺兪・大椎・風門による喘息治療を研究するなかで，刺針後の毎秒ごとの最大呼気量（フローボリューム曲線）は刺針前よりも明らかに改善（$P < 0.001$）したが，対照グループではそれが不鮮明（$P > 0.05$）であることを発見した。これは刺針により喘息患者の肺機能が改善されたことを示すものであるが，3穴の作用を交互に観察したところ，肺兪穴の平喘作用が大椎や風門よりも優れていることがわかった。また心兪・厥陰兪などを主穴として，健常者40名，冠状動脈性心疾患患者100名に対し，刺針前後の抗連鎖球菌C多糖抗体を測定して比較したところ，刺針前では患者の左心室後壁の拍動幅・拍動ごとの血液駆出量・毎分ごとの駆出量・駆出率などの平均値が，いずれも健常者よりも明らかに低かった。ところが刺針後は，健常者の上記4項目の数値に明確な変化が現れなかった（P平均< 0.05）のに対し，患者の指標は増大し，その差は歴然（$P < 0.001$）としていた。その他にも，脾性汎血球減少症患者の脾兪穴に刺針すると，程度の差はあるが赤血球と血小板が増加したり，放射線療法の副作用で細胞障害が起きているがん患者の脾兪穴に施灸すると，やはり赤血球と血小板が増量したりした。胃疾患（噴門・幽門痙攣，胃腸の機能性疾患）患者の胃兪に刺針すると，胃液の分泌を増加させる効果があり，X線バリウム検査によって，胃の蠕動運動が増強され，空気の排出が早くなり，幽門が解放される様子が観察された。これらの実験研究が示しているのは，病理状態で背兪穴を用いると，所属する臓腑機能の生理的バランスを回復させるということであり，このことは臓腑疾患治療の際に，背兪穴を選択するための有力な根拠となるだろう。

附記：十二背兪穴歌

脊椎の 3 番目が肺兪で厥陰兪は 4 番目
心兪は 5 番目で肝兪は 9 番目，10 番目は胆兪
11 番目が脾兪で 12 番目が胃兪
13 番目が三焦兪で脊椎の傍らにあり
腎兪は命門と同じ高さで
第 14 椎の外方にあるのが本当
大腸兪は 16 番目で小腸兪は 18 番目
膀胱兪は第 19 椎と同じ高さにある

附記：十二募穴歌

天枢は大腸の募穴で肺の募穴は中府
関元は小腸の募穴で巨闕は心の募穴
中極は膀胱の募穴で京門は腎の募穴
胆の募穴は日月で肝は期門を探す
脾の募穴は章門で胃は中脘
気化する三焦の募穴は石門でここに針を打つ
心包の募穴はどこに取穴するの
前胸部の膻中で深さに気をつける

第2節 背兪穴各論

1. 肺兪 [はいゆ] (BL13)

【別　　名】──なし。
【出　　典】──『霊枢』背腧篇:「肺兪は第3胸椎にある」
【穴名解説】──「五臓の兪穴は背部にあり,肺臓は第3胸椎にある。本穴は第3胸椎下から1寸5分外方にあり,肺気が転輸・注入する腧穴であり,肺を治療するための重要な腧穴であるため,肺兪と名づけられた」(『経穴釈義滙解』)
【分　　類】──肺の背兪穴
【位　　置】──背部にあり,第3胸椎棘突起下の1.5寸外方。
【解　　剖】──皮膚→皮下組織→僧帽筋→菱形筋→上後鋸筋→脊柱起立筋
　　　　　　　浅層部には,第3,4胸神経後枝の内側皮枝と,併走する後肋間動・静脈背側枝の内側皮枝が分布している。深層部には,第3,4胸神経後枝の筋枝と後肋間動・静脈背側枝の分枝や属枝がある。
【効　　能】──補肺益気・宣肺平喘
　　　　　　　●肺兪のおもな機能は,肺の臓病と気化疾患の治療であり,肺気を調節し,宣肺平喘・疏衛解表して,肺衛疾患および肺に関与するその他の臓病を治療する。
　　　　　　　●肺は心を助けて治節を主ることから,肺気が不足すれば心血がスムーズに循環しなくなり,心脈が痺阻するため,肺兪は心血管病証も治療する。
　　　　　　　●肺兪は背部にあるため,背部の病変を治療することができる。
　　　　　　　●肺は皮毛を主るため,皮膚病にも肺兪を加えることが多い。
【主 治 症】──胸背部疾患:咳嗽・上気・胸満・喘逆・喀血・喉瘴・自汗・盗汗・骨蒸[*67]・潮熱・胸悶・動悸・西感冒・気管支炎・気管支喘息・肺炎・肺気腫・肺結核・胸膜炎
　　　　　　　背部疾患:脊柱後弯症・脊背部の痛み,西胸背神経痛・背部軟部組織の挫傷
　　　　　　　皮膚病:皮膚の瘙痒・蕁麻疹・にきび
　　　　　　　その他:めまい・嘔吐・黄疸・癲狂[*3]・筋肉痛・皮膚の瘙痒感・腎炎・リウマチ性関節炎
【配　　穴】──豊隆……咳嗽・痰が多い(『玉龍歌』)
　　　　　　　天突……咳嗽が止まらない(『百症賦』)
　　　　　　　足三里・膻中・乳根・風門・欠盆……咳嗽が続いてなかなか治らない(『針灸大成』)
　　　　　　　中府……咳嗽
　　　　　　　大椎・風門……咳喘

　　　　　　膏肓・三陰交……骨蒸*67・潮熱・盗汗
　　　　　　曲池・血海……皮膚瘙痒症・蕁麻疹
　　　　　　風池・太陽・肝兪……頭部および後頸部がこわばって痛む・目のくらみ
【手　　技】──腹臥位で取穴する。
　　　　　　①内側に向けて斜刺で0.5〜0.8寸刺入し，刺針部に腫れぼったいようなだるさを起こさせ，肋間部に拡散させてもよい。ある人が肺兪穴の横断面および矢状面を階層的に解剖して研究した結果によれば，正確に刺針するためには，針先を55〜60°のやや内側に向け，椎間孔方向を目標として刺入するとよく，通常0.5〜1寸の深さでは危険性はない。刺入方向を垂直あるいは外向きにしてはならず，また深さについては患者によって判断する。また本穴には貼敷法も多用される。
　　　　　　②筋肉層に沿って上方あるいは下方に向けて横刺する。
【注意事項】──①施灸時には，必ず足三里と一緒に使用して，虚火を降下させる。
　　　　　　②気胸を起こすおそれがあるため，あまり深く刺入してはならない。
【古典抜粋】──●『針灸甲乙経』第8巻：「肺が病んで悪寒発熱する・呼吸できず横になることができない・上気・唾を嘔吐する・喘息・呼吸促迫・胸満・側胸部から前胸部にかけて引きつる・呼吸困難・寒戦・脈が鼓のように大きくなる・気道の閉塞・胸中に熱がある・支満・食欲不振・発汗しない・腰脊部の疼痛などの症状は肺兪が主治する」
　　　　　　●『針灸資生経』：「喘息のものは肺兪穴を押すと錐で刺したような痛みがある。肺兪だけに刺針しまた施灸すれば，治癒する。また灸はせず針だけで治癒するものもいる。病の深さによって異なる」
　　　　　　●『針灸大成』第6巻：「瘿*21・黄疸・労瘵*76・口と舌の乾燥・虚労の熱・上気・腰脊部がこわばって痛む・悪寒発熱・喘満・虚煩・骨蒸*67労熱・肺痿*54・咳嗽・筋肉痛・皮膚の瘙痒感・嘔吐・支満・食欲不振・狂ったように歩き回り自殺しようとする・脊柱後弯症・肺中風・仰向けになって寝る・胸満・息切れ・目がかすみ心中が煩悶する・発汗・諸毒による疾患・食後水を吐く・小児のくる病などを主治する」
【現代研究】──肺兪穴に刺針すれば呼吸機能を増強し，換気量・肺活量・酸素消費量を増加させる。気管支喘息の発作を起こした患者では，呼気時の気道抵抗が明らかに減弱する。
　　　　　　また肺兪穴への刺針には，動脈粥状硬化症のプラーク形成をある程度抑制する効果がある。
　　　　　　夏に肺兪穴に直接灸をすえるか薬物を貼付すれば，免疫力を増強することができる。また熱帯性好酸性白血球増多症に対しては，症状の好転に伴い血中の好酸性白血球数をしだいに減少させる。

2．厥陰兪　[けついんゆ・けっちんゆ]（BL14）

【別　　名】──厥兪（『外台秘要』）・心包兪（『針方六集』）・厥腧（『針灸大成』）

【出　　典】──『備急千金要方』：「胸中の気道が閉塞し，気が積聚して痛み，吐いてばかりいるものは，厥陰兪に灸をすえれば，年々丈夫になっていく」

【穴名解説】──「厥陰兪とは，手厥陰心包経の絡脈が連絡し，足太陽経が通るところである。心包絡が連絡することから，厥陰兪と名づけられた」（『古法新解会元針灸学』）

【分　　類】──心包の背兪穴

【位　　置】──背部で，第4胸椎棘突起下の1.5寸外方。

【解　　剖】──皮膚→皮下組織→僧帽筋→菱形筋→脊柱起立筋

浅層部には，第4，5胸神経後枝の内側皮枝と，併走する後肋間動・静脈の背側枝が分布している。深層部には，第4，5胸神経後枝の筋枝と，後肋間動・静脈背側枝の分枝や属枝がある。

【効　　能】──寛胸理気・疏通心脈
- 本穴は心包の気が注ぎ込むところであり，内部で心包の気と通じあっているため，寛胸理気・寧心安神・活血止痛作用がある。
- 本穴は肺臓に近く，内部で肺気と通じあっているため，心・胸・肺部疾患を治療する。

【主 治 症】──心臓疾患：心痛・動悸・胸悶，西リウマチ性心疾患・冠状動脈性心疾患・狭心症・心筋炎・神経衰弱

胸肺部疾患：胸脇満痛・咳嗽，西肋間神経痛

その他：気逆・嘔吐・肩胛骨が痛だるい，西神経性嘔吐・胃炎・背部軟部組織の挫傷

【配　　穴】──神門・足臨泣……心痛（『針灸資生経』）
膻中……心痛・動悸・胸満・煩悶
内関・胃兪……胃痛・嘔吐
間使・神門……心煩・不眠・神経衰弱
膈兪・陰郄……胸悶・動悸
心兪・内関……胸痺

【手　　技】──腹臥位で取穴する。
内側に向けて斜刺で0.5〜0.8寸刺入し，刺針部に腫れぼったいようなだるさを起こさせ，ときには肋間に拡散させる。

【注意事項】──気胸を起こすおそれがあるため，深く刺入してはならない。

【古典抜粋】──
- 『備急千金要方』：「胸中の気道が閉塞し，気が積聚して痛み，吐いてばかりいるものは，厥陰兪に灸をすえれば，年々丈夫になっていく」
- 『針灸大成』第6巻：「咳逆・歯痛・心痛・胸満・嘔吐・結聚・煩悶などを主治する」

【現代研究】──動物実験の結果，「厥陰兪」への電針療法は，心室性期外収縮を抑制する作用があり，しかもその作用は「足三里」よりも強いことがわかった。また厥陰兪への刺針には，冠動脈粥状硬化症患者のプラーク形成を抑制する作用がある。

3．心兪　[しんゆ]（BL15）

- 【別　　名】──背兪（『中華針灸学』）
- 【出　　典】──『霊枢』背腧篇：「心兪は第5胸椎のところにある」
- 【穴名解説】──「心臓は心兪で背部と連絡し，心兪には足太陽経が通っていることから，心兪と名づけられた」（『古法新解会元針灸学』）
- 【分　　類】──心の背兪穴
- 【位　　置】──背部にあり，第5胸椎棘突起下の1.5寸外方。
- 【解　　剖】──皮膚→皮下組織→僧帽筋→菱形筋下縁→脊柱起立筋

    浅層部には，第5，6胸神経後枝の内側皮枝と，併走する動・静脈が分布している。深層部には，第5，6胸神経後枝の筋枝と，後肋間動・静脈背側枝の分枝や属枝がある。

- 【効　　能】──活血理気・養心安神

    ● 心兪は心気が注ぎ込むところであり，内部で心に連絡しているが，心は血脈と神志を主るため，心兪に刺針すれば，寛胸理気・活血化瘀・安神定志作用があり，あらゆる心臓疾患，癲狂*3やてんかんなどの精神・意識障害，心に関わりのある小腸・肝・胃・胆・肺・脾・腎の疾患などを治療する。

- 【主 治 症】──心臓疾患：胸から背部への牽引痛・心痛・動悸・心煩・胸悶，西リウマチ性心疾患・頻脈・冠状動脈性心疾患・狭心症・心房細動

    精神および意識障害：癲狂*3・癇証*4・不眠・健忘・嘆き悲しむ・ぼんやりする，西神経衰弱・精神分裂病・てんかん・ヒステリー

    その他：夢精・盗汗・尿が混濁する。精神的要因による喘・咳嗽・喀血。嘔吐・物を食べない・噎膈*55。肩背部痛・背部の癰疽，西胃出血・食道狭窄・肋間神経痛・背部軟部組織の損傷

- 【配　　穴】──天井・神道……嘆き悲しむ・ぼんやりする（『針灸資生経』）

    百会・気衝・復溜……女性の臓躁*42

    腎兪・白環兪・膏肓兪……夢精・遺精

    巨闕……背部まで牽引する心痛・冠状動脈性心疾患・狭心症

    神門・三陰交……健忘・不眠・驚いて心悸亢進する・夢精

    太淵・孔最……咳嗽・喀血

- 【手　　技】──腹臥位で取穴する。

    内側に向け斜刺で0.5～0.8寸刺入し，刺針部に腫れぼったいようなだるさを起こさせ，ときには肋間に拡散させる。

- 【注意事項】──気胸を起こすおそれがあるため，深く刺入してはならない。
- 【古典抜粋】──● 『針灸甲乙経』第8巻：「悪寒発熱・背部まで牽引する持続的心痛・胸が塞がって息ができない・咳嗽をして血液混じりの唾液を吐き出す・涎が多い・心中煩悶・よく食べ物が喉につかえる・食べ物が停滞して喉を下りていかない・嘔逆・発汗しない・瘧疾のような往来寒熱がある・目が見えない・涙が出て嘆き悲しむなどの症状は心兪が主治する」

- ●『備急千金要方』：「各種風病の治療には，心兪2カ所にそれぞれ灸7壮をすえる」
- ●『針灸大成』第6巻：「半身不遂・心気が乱れてぼんやりする・心中風・仰向けに寝ていて横向きになれない・発汗・唇が赤い・狂ったように歩き回る・てんかんを起こす・悲しんで泣く・心胸部が満悶して乱れる・喀血・吐血・黄疸・鼻血・眼瞼痙攣・目がはっきり見えない・嘔吐・食べ物が入っていかない・健忘・小児の心気不足・数歳になるのに喋らないなどを主治する」

【現代研究】──心兪・厥陰兪などの腧穴に刺針すると，心拍数が減少する場合が多い。またこれらの腧穴に温灸をすると，冠状動脈性心疾患患者の臨床症状・心電図・血中コレステロール値が，程度の違いはあるが改善される。また心兪への刺針は，心房細動に効果がある。これは，心兪には心拍数を抑制する作用があることを示している。「心兪」穴への刺針は感染症にかかったカエルの心臓の心拍数を減少させ，心臓の収縮幅を増大させる。

4．肝兪　[かんゆ]（BL18）

【別　　名】──なし。
【出　　典】──『霊枢』背腧篇：「肝兪は第9胸椎のところにある」
【穴名解説】──「肝は肝兪で背部と連絡し，肝兪は太陽脈が通るところであることから，肝兪と名づけられた」（『古法新解会元針灸学』）
【分　　類】──肝の背兪穴
【位　　置】──背部で，第9胸椎棘突起下の1.5寸外方。
【解　　剖】──皮膚→皮下組織→僧帽筋→広背筋→下後鋸筋→脊柱起立筋
　　　　　　　浅層部には，第9，10胸神経後枝の内側皮枝と，併走する動・静脈が分布している。深層部には，第9，10胸神経後枝の筋枝と，後肋間動・静脈の分枝や属枝がある。
【効　　能】──疏肝利胆・安神明目
- ●肝兪は肝臓の気が注ぎ込むところであり，内部で肝と連絡するが，肝は疏泄を主り，胆と表裏の関係にあるため，肝兪に刺針すれば，疏肝利胆理気作用があり，肝の疏泄機能の失調や肝気鬱結に起因する各種肝胆疾患や精神および意識障害を治療する。
- ●肝は目に開竅するため，本穴は肝火上炎や肝血不足を原因とする眼瞼疾患治療の要穴である。
- ●肝は血を蔵し，女性の先天であるため，本穴も血証や婦人科疾患に常用される。
- ●肝は筋を主るため，経筋が通利しないための疾患に用いることができる。

【主治症】──肝胆疾患：上腹部および腹部の脹痛・胸脇支満・黄疸・結胸・胃酸過多・食べた物を嘔吐する・消化不良・胸腹部に積聚があってつかえる，西急・慢性肝炎，胆嚢炎

精神および意識障害：癲狂*3・癇証*4，西神経衰弱・精神病

眼瞼疾患：目が充血し痒くて痛む・翼状片・角膜の混濁・目やにが多い・夜盲症・緑内障・目のかすみ，西眼瞼下垂・結膜炎・トラコーマ・緑内障・夜盲症・網膜炎など各種眼瞼疾患

血証：喀血・吐血・鼻血

婦人科疾患：月経不順・無月経・月経困難

経筋病：頸部および後頸部がこわばって痛む・腰背部痛・寒疝

その他：頭痛・めまい

【配　　穴】──脾兪・志室……両脇が引きつって痛む（『備急千金要方』）

命門・瞳子髎・合谷・商陽……角膜の混濁（『針灸大成』）

商陽（患部が左ならば右側，右ならば左側を取穴）……緑内障で目が見えない（『針灸大成』）

期門……肝炎・胆石疝痛・脇痛

百会・太衝……頭のふらつき・頭痛・めまい

腎兪・太渓……健忘・不眠

大椎・曲池……てんかん・精神分裂病

【手　　技】──腹臥位で取穴する。

内側に向け斜刺で0.5～0.8寸刺入し，刺針部に腫れぽったいようなだるさを起こさせ，肋間に拡散させてもよい。

【注意事項】──気胸を起こすおそれがあるため，深く刺入してはならない。

【古典抜粋】──●『針灸甲乙経』第7巻：「痙病*27で，筋肉が痛んで牽引拘急するものは，肝兪が主治する」

●『針灸甲乙経』第8巻：「咳嗽して脇部が脹満し引きつる・息ができない・転側できない・腋脇下部から臍までの牽引痛・筋肉が引きつって痛む・角弓反張・白目をむく・めまい・眼球が常に回転する・肩および後頸部の痛み・驚いたことがきっかけで狂乱する・衄血・少腹部の脹満・目が見えない・角膜の混濁・咳嗽をすると胸まで牽引して痛む・筋肉の悪寒発熱・唾液に血液が混じる・息切れ・鼻がツンとするなどの症状は肝兪が主治する」

●『針灸大成』第6巻：「怒りっぽい・黄疸・鼻がツンとする・熱病後に目が見えず涙が出る・目のくらみ・息切れ・喀血・白目をむく・咳逆・口の乾燥・寒疝・筋肉が冷える・熱邪による痙病*27・筋肉が引きつって牽引する・腓腹筋痙攣が腹部にまで達して死にそうになるなどの症状を主治する」

【現代研究】──肝兪に刺針すれば，消化管機能に一定の影響を与える。たとえば腸の機能に障害がある患者の肝兪に刺針すれば，腸機能が正常になる。また胆兪・肝兪などのツボに皮内針を刺入すれば，X線透視した胆嚢の映像が縮小する。これは胆嚢が収縮したということであり，オディ括約筋が弛緩し，胆管内の圧力が低下したということである。

肝兪に刺針すれば，肝臓の血流量が明らかに減少する。血液成分にも影響

を与え，たとえば血小板減少性紫斑病や脾性汎血球減少症の患者の症状が好転する。血糖を調整する作用もあり，糖耐性曲線が高い者は下降し，低い者は上昇する。また血中コレステロールにも影響を与え，コレステロール値が高い者は明らかに低下するが，正常な者のコレステロール含有量への影響はあまりない。

ある報告によれば，肝愈穴への化膿灸による治療は，ぶどう膜炎・角膜潰瘍・角膜白濁などの内眼疾患に対して効果を発揮するという。

5. 胆愈 [たんゆ]（BL19）

- 【別　　名】——なし。
- 【出　　典】——『素問』奇病論篇：「胆虚で気が上昇して溢れ，そのために口苦が現れたものは，胆の募穴と愈穴で治療する」
- 【穴名解説】——「胆は肝の下部にあって胆愈で背部と通じており，足太陽脈がここで胆を通ることから，胆愈と名づけられた」（『古法新解会元針灸学』）
- 【分　　類】——胆の背愈穴
- 【位　　置】——背部にあり，第10胸椎棘突起下の1.5寸外方。
- 【解　　剖】——皮膚→皮下組織→僧帽筋→広背筋→下後鋸筋→脊柱起立筋

  浅層部には，第10, 11胸神経後枝の皮枝と，併走する動・静脈が分布している。深層部には，第10, 11胸神経後枝の筋枝と，後肋間動・静脈の分枝や属枝がある。
- 【効　　能】——利胆止痛・清熱利湿
  - 胆愈は胆腑の気が注入するところであり，内部で胆と連絡しているため，本穴に刺針すれば，利胆効果がある。また胆は肝と表裏の関係にあり，胃との関係も深いため，常に肝愈・胃愈と組み合わせて消化器系の病証に用いられる。
  - 胸脇部は肝胆の経脈が循行する部位であり，本穴は胸脇部に近いため，胸脇部の疼痛に使用される。
  - 胆愈への刺針には清利湿熱作用もあるため，肺労[*56]・潮熱などにも使用できる。
  - 胆は決断を主って心神にも影響を与えるため，ある種の精神および意識障害に用いる。
- 【主 治 症】——肝・胆・胃疾患：上腹部および腹部の脹満・飲食物を飲み込めない・胆汁を嘔吐する・口苦・目が黄色い・反胃[*40]・噎膈[*55]・黄疸，西肝炎・胆嚢炎・肝硬変・胆道回虫症・胆石症・胃炎・食道狭窄

  胸脇部疾患：胸脇部痛・腋窩部の腫痛，西胸膜炎・肋間神経痛・リンパ節結核

  その他：肺癆[*56]・潮熱・頭痛・寒戦・驚いて心悸亢進する・不眠，西不眠・ヒステリー
- 【配　　穴】——章門……脇部が痛んで横になれない・胸満・乾嘔（『備急千金要方』）

　　　　　陽陵泉・太衝……嘔吐・胃炎・胆道回虫症
　　　　　日月……黄疸・胆囊炎
　　　　　膏肓・三陰交……喉の痛み・肺癆*56・潮熱
【手　　技】――腹臥位で取穴する。
　　　　　内側に向け斜刺で0.5～0.8寸刺入し，刺針部に腫れぼったいようなだるさを起こさせ，肋間に拡散させてもよい。
【注意事項】――気胸を起こすおそれがあるため，深く刺入してはならない。
【古典抜粋】――●『素問』奇病論篇：「考え込んで決められないことが続くと，胆が虚して気が上昇し，それが溢れ出して口苦が起きる。胆の募穴と兪穴で治療する」
　　　　　●『針灸甲乙経』第9巻：「胸満・乾嘔・口苦・舌の乾燥・飲食物が喉を下りていかないなどの症状は胆兪が主治する」
　　　　　●『針灸大成』第6巻：「頭痛・寒戦・発汗しない・腋窩部の腫脹・口苦・舌の乾燥・喉の痛み・喉の乾燥・嘔吐・骨蒸*67労熱・食事が喉を下りていかない・目が黄色いなどの症状を主治する」
【現代研究】――胆兪穴への刺針が胆囊に影響を与えることは明らかである。胆囊が正常な者の胆兪穴にパルス電流で刺激を与えると，20分後，胆囊は2分の1以下に収縮する。つまり，胆兪穴への刺針を脂肪食の代わりにし，脂肪に飽きた人や脂肪を嫌う人に使用することができるうえに，オディ括約筋痙攣を寛解することができる点が脂肪食よりも優れている。胆囊をX線透視すると，胆囊の影が小さくなっており，胆囊が収縮し，オディ括約筋が弛緩したことがわかる。またある人が胆兪穴に刺針し，慢性胆囊炎を治療して高い効果をあげたが，そのメカニズムは以下のようなものであると考えられる。胆兪穴は人体の免疫機能を調整すると同時に，胆囊の収縮，括約筋の弛緩，胆汁の排泄という一連の変化を反射的に引き起こし，炎症を鎮め，胆石を排出させる。
　　　　　胆兪への刺針は，腸の機能障害を正常にする。胃・十二指腸潰瘍患者の胃液を調節し，総酸度および遊離酸度を正常にする。
　　　　　胆兪への刺針は免疫機能を増強し，マクロファージ機能を強化する。

6．脾兪 [ひゆ]（BL20）

【別　　名】――なし。
【出　　典】――『霊枢』背腧篇：「脾兪は第11胸椎のところにある」
【穴名解説】――「本穴は脾臓の近くにあって，脾の経気が伝わるところであり，脾臓疾患を主治することから，脾兪と名づけられた」（『経穴命名浅解』）
【分　　類】――脾の背兪穴
【位　　置】――背部にあり，第11胸椎棘突起下の1.5寸外方。
【解　　剖】――皮膚→皮下組織→広背筋→下後鋸筋→脊柱起立筋
　　　　　浅層部には，第11，12胸神経後枝の皮枝と，併走する動・静脈が分布し

ている。深層部には，第11,12胸神経後枝の筋枝と，肋間および肋下動・静脈の分枝や属枝がある。

【効　　能】──健脾利湿・昇清止泄・益気統血

- 脾兪は脾臓の気が注入するところであり，内部で脾と連絡するが，脾は運化・昇清・統血を主るため，脾の運化・昇清機能の失調によって起きた水湿内停や臓器の下垂であればすべて，脾兪穴を常用する。
- 運化異常や気血不足，脾が統血機能を失ったことによるあらゆる症状や，血が神を滋養できなかったり痰濁が生じたりして神竅を塞いだために起きた精神および意識障害などは，いずれも脾兪を常用する。

【主 治 症】──脾・胃・腸疾患：腹脹・嘔吐・泄瀉・痢疾・未消化便を下す・噎膈[*55]・胃痛，西急・慢性胃炎，胃や十二指腸の潰瘍，胃下垂，神経性嘔吐，消化不良，肝臓や脾臓の腫脹，腸炎

血証：吐血・血便・血尿，西貧血・原発性血小板減少性紫斑病・月経不順・機能性子宮出血

その他：黄疸・浮腫・羸痩・痃癖[*41]・積聚・四肢の弛緩・遺精・白濁尿・喘息・腰背部痛，西神経衰弱・子宮脱・蕁麻疹・糖尿病

【配　　穴】──三焦兪・腎兪・章門への施灸……虚労・白濁尿（『備急千金要方』）

胃兪……黄疸（『備急千金要方』）

膀胱兪……脾虚による消化不良（『百症賦』）

章門……胃痛・腹脹

膈兪・大椎……吐血・血便

足三里・三陰交……黄疸・肝炎

【手　　技】──腹臥位で取穴する。

内側に向け斜刺で0.5〜0.8寸刺入し，刺針部に腫れぼったいようなだるさを起こさせ，腰部に拡散させてもよい。

【注意事項】──気胸を起こしたり肝臓を傷つけたりするおそれがあるため，深く刺入してはならない。

【古典抜粋】──
- 『針灸甲乙経』第8巻：「咳をして嘔吐する・胸中の冷え・食べ物が喉を下りていかない・悪寒発熱・皮膚や筋肉の痛み・少気して横になることができない・胸脇支満・胸中が落ち着かない・脇痛・腹脹・胸部および上腹部の突然の痛み・上気・肩背部が冷えて痛む・発汗しない・喉痺・腹内部の痛み・積聚・黙りこくる・嗜臥・怠惰で動きたがらない・体がいつも湿っている・心痛があって動かせないなどの症状は脾兪が主治する」
- 『備急千金要方』：「脾風を治療するには，脊椎を挟んで両脇にある脾兪にそれぞれ50壮灸をすえる。そもそも脾兪には定まった場所はなく，四季や病状によって反応のあるところに灸をすえた蔵兪が脾兪穴であり，じつに絶妙の方法である」
- 『針灸大成』第6巻：「腹脹・背部から胸部への牽引痛・多食するのに痩せる・痃癖[*41]・積聚・脇下部の脹満・下痢・痰癊による往来寒熱・浮腫・気脹で脊椎まで牽引して痛む・黄疸・よくあくびをする・食欲不振など

を主治する」

【現代研究】──糖尿病に罹患したラットの「膵兪」「脾兪」「腎兪」に刺針したところ，尿糖値が対照グループよりも明らかに減少し，ランゲルハンス島と肝臓の組織の損傷も対照グループよりも軽微であった。

脾兪への刺針に胃機能を調整する作用があることは明らかで，足三里などの遠位腧穴よりも効果が高く，これは脾兪固有の作用である。胃の分泌機能への影響力もあり，胃・十二指腸潰瘍の総酸度および遊離酸度を正常化する。

また脾兪への刺針は，血小板減少性紫斑病および脾性血球減少症の症状を好転させ，血小板を増加させる。またイヌの「脾兪」に刺針したところ，血中コレステロール値が低下した。血中コレステロール値の高い人の脾兪への刺針が数値を下降させることは明らかだが，健常者の血中コレステロール濃度はあまり変化しない。

7. 胃兪　[いゆ]（BL21）

【別　　名】──なし。

【出　　典】──『脈経』：「胃兪は背部の第12胸椎にある」

【穴名解説】──「胃は五穀の海であり，胃膜は背部につながり，足太陽経がこの腧穴を通ることから，胃兪と名づけられた」（『古法新解会元針灸学』）

【分　　類】──胃の背兪穴

【位　　置】──背部にあり，第12胸椎棘突起下の1.5寸外方。

【解　　剖】──皮膚→皮下組織→胸腰筋膜浅葉と広背筋腱膜→脊柱起立筋
浅層部には，第12胸神経・第1腰神経後枝の皮枝，併走する動・静脈が分布している。深層部には，第12胸神経・第1腰神経後枝の筋枝と，動・静脈の分枝や属枝がある。

【効　　能】──和胃健脾・消滞降気
- 胃兪は胃腑の気が注入するところであり，内部で胃と連絡しているため，胃腑に関係する病証であればいずれにも使用できる。
- 胃は消化を主り，胃気は降下を主り，胃の病証には実証が多いことから，胃兪に刺針すれば，胃気上逆・食滞不化を原因とする諸症状を治療できる。胃陰不足による病証も治療できる。
- 脾は胃と表裏の関係にあり，脾兪と胃兪には互いに協調して治療をする性質があるため，常に組み合わせて使用される。

【主 治 症】──脾・胃・腸疾患：上腹部痛・反胃[40]・嘔吐・腹鳴・未消化便を下す・噎膈[55]・泄瀉・痢疾・小児の疳積[57]，胃酸過多，消化不良，急・慢性胃炎，胃拡張，胃下垂，胃や十二指腸の潰瘍，胃がん，膵炎，肝炎，腸炎
その他：腰脊部の拘攣疼痛・痿証・咳嗽・無月経・癰疽・神経衰弱・進行性筋ジストロフィ

【配　　穴】──胃兪……腹痛・食欲不振（『針灸資生経』）

　　　　　　　胃兪……多食するのに体が痩せる（『針灸大成』）
　　　　　　　上巨虚・三陰交……泄瀉・痢疾
　　　　　　　中脘……胃痛・嘔吐
　　　　　　　内関・梁丘……胃痙攣・膵炎
【手　　技】──腹臥位で取穴する。
　　　　　　　0.5～0.8寸直刺し，刺針部に腫れぼったいようなだるさを起こさせ，腰部および腹部まで放散させてもよい。
【注意事項】──気胸を起こしたり腎臓を傷つけたりするおそれがあるため，刺入する方向・角度・深度に注意すること。
【古典抜粋】──●『針灸甲乙経』第9巻：「胃が冷えて脹満する・多食しても羸痩する・腹部脹満して腹鳴がある・腹部脹満・風邪による厥証・胸脇支満・嘔吐・脊椎が引きつって痛む・筋肉の拘攣・食べ物が喉を下りていかないなどの症状は胃兪が主治する」
　　　　　　●『針灸大成』第6巻：「霍乱・胃の冷え・腹部脹満して腹鳴がある・反胃[*40]・嘔吐・食欲不振・多食しても羸痩する・目がはっきり見えない・腹痛・胸脇支満・脊椎の痛み・筋肉の拘攣・小児の羸痩・皮膚の形成不全などを主治する」
【現代研究】──胃兪穴は胃との関係が密接である。ある人が，慢性胃炎および胃潰瘍患者35人の胃兪穴の温度・電気抵抗・痛覚閾値を測定したところ，治癒する前の胃兪穴の温度は低かったのに対し，治癒後は温度が上昇（$P < 0.05$）した。電気抵抗は治癒前も後も低かったものの，治癒前の低かった痛覚域値は治癒後に明らかに上昇（$P < 0.01$）し，胃の兪穴と胃腑との相関関係が証明された。胃兪への刺針には，胃の蠕動運動と胃液の分泌を調整する作用があるとともに，ペプシンを活性化させる。
　　　　　　また胃兪に心筋虚血に対する治療効果があることも，実験で証明されている。ウサギに急性の虚血性心筋損傷を起こさせたうえで，「胃兪」に刺針したところ，心筋の回復を促し，心電図の結果も好転させた。
　　　　　　内臓への鎮痛作用もあり，ある動物実験によって，「胃兪」穴への刺針には，電気刺激によって引き起こされた大内臓神経の誘発電位を抑制する作用があることがわかっている。このことは，「胃兪」の腹部疾患に対する鎮痛作用が強力であることを示している。

8．三焦兪　［さんしょうゆ］（BL22）

【別　　名】──なし。
【出　　典】──『針灸甲乙経』：「三焦兪は，13番目の椎骨〈第1腰椎〉下方から1寸5分外方にある」
【穴名解説】──「本穴は手少陽三焦経の経気が運ばれてくるところであり，邪が三焦にあることによる病証を治療するため，三焦兪と名づけられた」（『経穴命名浅解』）

【分　　類】──三焦の背兪穴
【位　　置】──腰部にあり，第1腰椎棘突起下方から1.5寸外方。
【解　　剖】──皮膚→皮下組織→広背筋腱膜と胸腰筋膜の浅葉→脊柱起立筋
　　　　　　　浅層部には，第1，2腰神経後枝の皮枝と，併走する動・静脈が分布している。深層部には，第1，2腰神経後枝の筋枝と，腰動・静脈背側枝の分枝や属枝がある。
【効　　能】──通利三焦・温陽化湿
　　　　　　● 本穴は足太陽膀胱経に属し，膀胱は州都の官である。また本穴は三焦の腑気が注入するところであり，三焦は決瀆の府であるため，三焦を通調し，水道を通じさせる作用があり，おもに水液代謝異常による疾患に用いられる。
　　　　　　● 三焦は元気を通行させ，温陽健脾・除湿止瀉・消食化積をする作用があるため，湿が滞って中焦を塞いだために起きた脾・胃・腸疾患を治療する。その他，頭痛・目のくらみ・不眠などの症状にも，弁証のうえ使用することができる。
【主 治 症】──水液代謝異常：浮腫・排尿困難・遺尿・腹水・腎炎・尿閉
　　　　　　　脾・胃・腸疾患：嘔吐・しゃっくり・未消化便を下す・腹鳴・泄瀉・黄疸，西胃炎・腸炎
　　　　　　　その他：頭痛・目のくらみ・腰脊部がこわばって痛む・肩背部の拘急・女性の痃聚(かしゅう)＊58・遺精，西神経衰弱・不眠
【配　　穴】──小腸兪・下髎・意舎・章門……腹鳴・腹脹・水様便（『備急千金要方』）
　　　　　　　身柱・命門……腰脊部がこわばって痛む・くる病
　　　　　　　石門……浮腫・排尿困難
【手　　技】──腹臥位で取穴する。
　　　　　　　0.5〜0.8寸直刺し，刺針部に腫れぼったいようなだるさを起こさせ，腰部および腹部まで放散させてもよい。
【注意事項】──腹腔後壁を突き破って腎臓を傷つけるおそれがあるので，外側に向けて深く刺入してはならない。
【古典抜粋】──● 『針灸甲乙経』第9巻：「頭痛・食べ物が喉を下りていかない・腹鳴・腹脹・悪心・ときどき泄瀉するなどの症状は三焦兪が主治する」
　　　　　　● 『備急千金要方』「妊娠中の尿閉には，三焦兪に百壮灸をすえる」
　　　　　　● 『針灸大成』第6巻：「臓腑の積聚・脹満・羸痩・飲食することができない・傷寒・頭痛・飲食物を摂ると吐逆する・肩背部のひきつり・腰脊部がこわばって仰向けになったり俯せになったりできない・消化不良・水様便・腹脹・腹鳴・目のくらみ・頭痛などを主治する」

9．腎兪 [じんゆ]（BL23）

【別　　名】──高蓋（『針灸指南』）
【出　　典】──『霊枢』背腧篇：「腎兪は第2腰椎のところにあり，背骨を挟んで互いに3

寸離れている」
- 【穴名解説】──「腎兪とは……腎に連絡し，足太陽脈が通るところであることから，腎兪と名づけられた」(『古法新解会元針灸学』)
- 【分　　類】──腎の背兪穴
- 【位　　置】──腰部にあり，第2腰椎棘突起下方の1.5寸外方。
- 【解　　剖】──皮膚→皮下組織→広背筋腱膜と胸腰筋膜の浅葉→脊柱起立筋

    浅層部には，第2,3腰神経後枝の皮枝と，併走する動・静脈が分布している。深層部には，第2,3腰神経後枝の筋枝と，腰動・静脈背側枝の分枝や属枝がある。

- 【効　　能】──益腎固精・利水消腫・明目聡耳
    - ●腎兪は腎臓の気が注入するところであり，内部で腎臓と連絡しているため，益腎固精作用があり，腎虚証を治療する要穴である。滋補腎陰・温壮腎陽・補虚培元作用があり，腎臓疾患や，肺・脾・肝・心など腎と関係するその他の臓腑の病証の治療に広く用いられる。腎に関係する五官・脳・髄などの病証に常用される。
    - ●腰痛，特に腎虚腰痛を治療する常用穴でもある。
- 【主 治 症】──腎臓疾患：遺精・インポテンツ，月経不順・白帯・不妊，遺尿・排尿困難・浮腫・食べるとすぐに未消化便を下す，腰と膝が痛だるい，目がよく見えない・耳鳴り・耳聾，腎炎・腎疝痛・腎下垂・腎盂腎炎・腎結石・性機能障害・神経性耳聾・腰部軟部組織の損傷

    その他：咳喘・少気・癲証[*11]・頭痛・めまい・中風の失語症・脚や膝の攣急・丹毒，囲気管支喘息・円形脱毛症・神経衰弱・下肢麻痺

- 【配　　穴】──内関……顔面が紅潮して熱い(『備急千金要方』)

    委中・太渓・白環兪……腎虚腰痛(『針灸大成』)

    関元・三陰交……遺精・白濁尿(『針灸大成』)

    殷門・委中……腰と膝が痛だるい

    京門……遺精・インポテンツ・月経不順

    聴宮・翳風……耳鳴り・耳聾

- 【手　　技】──腹臥位で取穴する。

    0.5～0.8寸直刺し，腰部に腫れぼったいようなだるさを起こさせるか，臀部および下肢に感電したようなしびれを放散させる。

- 【注意事項】──腎臓を傷つけるおそれがあるため，斜刺で外側に向けて深く刺入してはならない。
- 【古典抜粋】──●『針灸甲乙経』第8巻：「悪寒発熱・多食するのに羸痩する・両脇部の牽引痛・心下部に気が上衝して痛む・飢餓感があって動悸し臍部まで牽引する・少腹部が拘急疼痛し熱がある・顔色が黒い・目がよく見えない・喘咳がなかなか治らない・少気・小便が濁って赤いなどの症状は腎兪が主治する」
    - ●『備急千金要方』：「消渇で小便の回数が多い者は，腎兪2カ所に灸30壮をすえる」

- 『扁鵲心書』:「およそあらゆる大病は，腎兪2穴に灸2, 3百壮をすえる。そもそも腎は人体の根本であり先天の真源であるため，根本がしっかりしていれば死ぬことはない。腎兪はまた，中風の失語症・手足が動かせない・強い風邪による癇証*[11]などを治療する」
- 『針灸大成』第6巻:「虚労・羸痩・耳聾・腎虚・腎臓の冷えが長い間治らない・胸腹部が脹満して引きつる・両脇部の脹満などを主治する。小腹部へ牽引して引きつって痛む・脹満して熱がある・小便がポタポタとしか出ない・目がはっきり見えない・少気・血尿・混濁尿・遺精・夢精・腎中風・しゃがむと腰が痛む・消渇・五労七傷・衰弱・脚と膝の拘急・腰が氷のように冷たい・頭重・身熱・寒戦・多食するのに羸痩する・顔色が黒く黄ばむ・腹鳴・膝のなかと四肢が痛んで力が入らない・食べるとすぐに未消化便を下す・全身の浮腫・女性で冷気を繰り返し受けたために虚労になる・邪気が経に沿って伝わる・羸痩・往来寒熱」
- 『針灸資生経』:「弟が腰痛になり，出入りするのも難儀するようになったので，私が火針で腎兪を軽く何度か刺したところ，もとのように歩けるようになったが，はじめは灸をしなかった。よく腰背部が後弯している者が灸をしてもらいに来るが，私は原因が筋の疾病であると考え，陽陵泉に印をつけて帰ってから灸をすえさせたところ，治った。陽陵泉は筋会だからである。腰痛だからといって，腎兪に拘泥してその他の穴に灸をしないというのではいけない」

【現代研究】——腎兪への刺針は，正常な生体に対しては排尿を抑制する作用があるが，腎臓病で乏尿の患者に対しては排尿を促進する働きがある。蛋白尿が発生した慢性腎炎患者あるいは高血圧患者に対しては，尿蛋白を明らかに減少あるいは消失させる。モルモットの「腎兪」穴に電針療法を施すと，尿管平滑筋の自発電位の頻度が増加し，振幅が大きくなる。これは，尿管結石に刺針治療をすると，尿管の蠕動を増強することによって結石を排出させることができる可能性を示唆するものである。健常者の腎兪に刺針したときには，曲尿細管の排泄量を増加させるが，糸球体濾過値には影響がない。また腎兪への刺針には，膀胱の張力を調整する作用があり，緊張しているものは弛緩させ，拡張しているものは収縮させる。ただしその作用は軽微である。

10. 大腸兪　[だいちょうゆ]（BL25）

【別　　名】——なし。
【出　　典】——『脈経』:「大腸兪は背部の第4腰椎のところにある」
【穴名解説】——「本穴は大腸に近く，大腸経の経気が運ばれてくるところであり，大腸疾患を主治することから，大腸兪と名づけられた」（『経穴命名浅解』）
【分　　類】——大腸の背兪穴
【位　　置】——腰部にあり，第4腰椎棘突起下方の1.5寸外方。

【解　　剖】──皮膚→皮下組織→広背筋腱膜と胸腰筋膜浅葉→脊柱起立筋

　　　　　　　浅層部には，第4, 5腰神経後枝の皮枝と，併走する動・静脈が分布している。

　　　　　　　深層部には，第4, 5腰神経後枝の筋枝と，動・静脈の分枝や属枝がある。

【効　　能】──通調腸胃・強壮腰脊

- 本穴は大腸の腑気が注入するところであり，内部で大腸と連絡している。大腸は肺と表裏の関係にあり，飲食物の消化・吸収・伝導を通じて脾胃との関係がさらに深いため，本穴には胃腸を通調する作用がある。胃腸疾患を治療する主要穴の1つである。
- 本穴は腰部にあり，ここへ刺針すれば腰脊部を強壮にする効果があるため，臨床においては，腰部・仙骨部・下肢などの疾患を治療する常用穴である。
- 膀胱・子宮が近くにあるため，遺尿・月経困難症なども治療する。

【主 治 症】──胃腸疾患：腹痛・腹脹・腹鳴・泄瀉・便秘・脱肛・痢疾・腸癰・反胃[*40]・噎膈[*55]・消化不良，西急・慢性腸炎，細菌性赤痢，虫垂炎，腸出血

　　　　　　　腰部・仙骨部・下肢疾患：脊椎がこわばって仰向けになったり俯いたりできない・腰部および脚の痛み，西仙腸関節炎・坐骨神経痛・腰部軟部組織の損傷

　　　　　　　泌尿器系・生殖器系疾患：遺尿・尿閉・尿がポタポタとしか出ない・月経困難

【配　　穴】──次髎……排便困難・排尿困難（『針灸資生経』）

　　　　　　　天枢・足三里……泄瀉・痢疾

　　　　　　　天枢・腎兪・足三里……便秘

　　　　　　　天枢……胃腸の積滞・腹鳴・下痢

　　　　　　　上巨虚・承山……便秘

　　　　　　　至陽・腰陽関……腰脊部および仙腸関節の疼痛

　　　　　　　腎兪・環跳・腰陽関・委中……腰部と脚の疼痛

【手　　技】──腹臥位で取穴する。

　　　　　　　①1～3寸直刺し，刺針部に腫れぼったいようなだるさを起こさせる。

　　　　　　　②やや外方に向け斜刺で2～3寸刺入し，感電したようなしびれを臀部および下肢に放散させ，坐骨神経痛を治療する。

　　　　　　　③下方に向け横刺で2～2.5寸刺入し，小腸兪に透刺し，腫れぼったいようなだるさを刺針部から仙腸関節まで拡散させ，仙腸関節炎を治療する。

【古典抜粋】──
- 『備急千金要方』第8巻：「大腸兪は，風証・雷のような腹鳴・痢疾・下痢・消化不良・小腹部の絞痛・腰脊部がこわばって痛む・排便困難・排尿困難・飲食ができないなどの症状を治療する。3日に1回灸百壮をすえる」
- 『備急千金要方』第18巻：「腸内が膨満し治らないものは，大腸兪に灸49壮をすえる」
- 『千金翼方』：「大腸中風で，横になると腹鳴が止まらないものは，大腸兪に灸を百壮すえる」

- 『針灸大成』第6巻：「脊椎がこわばって仰向けになったり俯せになったりできない・腰痛・腹部の気脹・臍周囲の切痛・多食しても痩せる・腹鳴・排便困難・排尿困難・食べるとすぐに未消化便を下す・小腹部の絞痛などを主治する」
- 『針灸資生経』：「ある老婦人が常に裏急後重してひどく苦しみ，このような奇病は後にも先にもないと自身で言っていた。大腸兪を押してみると非常に痛がったので，ここに灸をすえさせたら治った」

【現代研究】──ある人が大腸兪に深刺して，間欠性跛行・梨状筋症候群・両下肢の抽搐・中風による下肢の機能障害などを治療した。方法としては，3寸の毫針を直刺し，患肢の足部にまで感電したような感覚と筋肉が跳動するような感覚を放射させ，30分間置針した。大便失禁の治療にも，3寸の毫針で深く刺入し，刺針部に腫れぼったいようなしびれるようなだるさを起こさせるとよい。

11. 小腸兪 [しょうちょうゆ]（BL27）

【別　　名】──なし。
【出　　典】──『脈経』：「小腸兪は第1仙椎にある」
【穴名解説】──「小腸兪は背部にあって足太陽経が通るところであることから，小腸兪と名づけられた」（『古法新解会元針灸学』）
【分　　類】──小腸の背兪穴
【位　　置】──仙骨部の，正中仙骨稜の1.5寸外方で，第1後仙骨孔と同じ高さにある。
【解　　剖】──皮膚→皮下組織→大臀筋内側縁→脊柱起立筋腱
　　　　　　　浅層部には，中殿皮神経が分布している。深層部には，下殿神経の属枝と，脊髄神経後枝の筋枝がある。
【効　　能】──通調腸腑・清熱利湿
- 本穴は小腸の腑気が注入するところであり，内部で小腸腑と通じているため，ここに刺針すれば，通調腸腑・清熱利湿効果がある。したがって湿熱が中・下二焦を塞ぎ，清濁を分けることができないための二便疾患に用いる。
- 本穴は腰仙部にあるため，腰仙部の病証治療の常用穴でもある。

【主治症】──腸管疾患：痢疾・泄瀉・疝気・痔疾，画急・慢性腸炎
　　　　　　前陰部疾患：遺精・遺尿・血尿・小便が赤くなって出渋る・白帯・小腹部の脹痛，画内性器炎・子宮内膜炎・淋病
　　　　　　その他：腰部および脚の痛み，画仙腸関節炎

【配　　穴】──大黄・下巨虚……腸炎・泄瀉・痢疾
　　　　　　　関元・上巨虚……下痢・痢疾・便秘
　　　　　　　関元……下元不足・遺精・遺尿
　　　　　　　帰来・地機……白帯
　　　　　　　関元・三陰交・腎兪……月経不順・小腹部痛

【手　　技】──腹臥位で取穴する。
　　　　　　　①1〜1.5寸直刺し，刺針部に腫れぽったいようなだるい感覚を起こさせ，下肢まで拡散させてもよい。
　　　　　　　②下方に向け斜刺で2〜2.5寸刺入し，腫れぽったいようなだるい感覚を仙腸関節まで拡散させ，仙腸関節炎を治療する。
【古典抜粋】──●『針灸甲乙経』第9巻：「小腹部痛が睾丸および腰脊部に牽引する・疝痛が心に上衝する・腰脊部のこわばり・小便が黄赤色である・口の乾燥などの症状は小腸兪が主治する」
　　　　　　　●『針灸大成』第6巻：「膀胱・三焦の津液が少ない，大・小腸の寒・熱証，小便が赤くて排尿困難，小便がポタポタとしか出ない，遺尿，小腹部の脹満，腹内部の急痛，膿血混じりの下痢，赤痢で五色の便を下す，裏急後重する，腹部の腫痛，脚の腫脹，五痔，頭痛，虚性の疲労，消渇，耐えがたいほど口が乾燥する，帯下などを主治する」

12. 膀胱兪　[ぼうこうゆ]（BL28）

【別　　名】──なし。
【出　　典】──『脈経』：「膀胱兪は第2仙椎にある」
【穴名解説】──「膀胱の膜は背部につながっており，本穴は膀胱経が通るところであることから，膀胱兪と名づけられた」（『古法新解会元針灸学』）
【分　　類】──膀胱の背兪穴
【位　　置】──仙骨部の正中仙骨稜の1.5寸外方で，第2後仙骨孔と同じ高さにある。
【解　　剖】──皮膚→皮下組織→大臀筋→脊柱起立筋腱
　　　　　　　浅層部には，中殿皮神経が分布している。深層部には，下殿神経の属枝と，脊髄神経後枝の筋枝が分布している。
【効　　能】──清熱利尿・培補下元・強健腰脊
　　　　　　　●本穴は膀胱腑の気が注入するところであり，内部で膀胱腑と連絡している。膀胱は水液代謝を主るため，本穴に刺針すれば清熱利尿効果があり，湿熱下注証に使用できる。
　　　　　　　●本穴は腰部にあって，温腎壮陽・培補下元・強健腰脊作用があるため，腰脊部がこわばって痛む・遺精・インポテンツなどの症状を治療する。また腰痛および下肢の痛み・痿証などにも常用される。
【主治症】──前陰部疾患：小便が赤くなって出渋る・尿閉・遺尿・遺精，陰部が湿って痒く腫痛する・陰部に瘡ができる，西膀胱炎・膀胱結石・尿道炎・腎炎・子宮内膜炎
　　　　　　腸管疾患：腹痛・泄瀉・便秘，西赤痢
　　　　　　その他：腰脊部がこわばって痛む・膝や足が冷えて力が入らない，西腰・仙骨神経痛，坐骨神経痛，糖尿病
【配　　穴】──腎兪……尿閉・遺尿
　　　　　　　中極……水道が通調しない・尿閉・小便が赤くなって出渋る

170 ｜ 第4章　兪・募穴

　　　　　　　環跳・委中・風市……腰・脚の疼痛および下肢麻痺
　　　　　　　筋縮・犢鼻……腰脊部がこわばって痛む・下肢に力が入らない
　　　　　　　陰廉・血海……陰部瘙痒症・淋証で小便が混濁する
【手　　技】──腹臥位で取穴する。
　　　　　　　1～1.5寸直刺し，刺針部に腫れぽったいようなだるさを起こさせ，臀部まで拡散させてもよい。
【古典抜粋】──●『針灸甲乙経』第7巻：「熱性の痙病*27で引きつる・発汗しない・角弓反張・尻の内部が痛い・癉瘧*59のような症状になるなどは膀胱兪が主治する」
　　　　　　　●『針灸甲乙経』第9巻：「腰脊部がこわばって痛み背部および小腹部にまで牽引して俯いたり仰向けになったりできない・仰向けになると呼吸ができない・脚が弛緩して重い・お尻を挙げることができない・小便が赤い・腰から足まで冷えて麻痺する・起き上がることができないなどの症状は膀胱兪が主治する」
　　　　　　　●『針灸大成』第6巻：「風労で脊椎が引きつってこわばる・小便が黄赤色・遺尿・陰部に瘡ができる・少気・下腿部が冷えて拘急する・屈伸できない・腹満・排便困難・下痢・腹痛・脚や膝に力が入らない・女性の瘕聚*58などを主治する」
【現代研究】──膀胱兪が膀胱機能に影響を与えていることは明らかであり，その作用は調整が中心である。膀胱兪に刺針したときには，捻転をすると膀胱が収縮して内圧が上昇し，捻転をやめると弛緩して内圧が低下する。ウサギの「膀胱兪」に刺針すると，常態の膀胱が収縮して内圧が上昇するが，その有効率は97.82％であった。

第3節 募穴各論

1. 中府 [ちゅうふ] (LU1)

- 【別　　名】──膺中俞（『針灸甲乙経』），膺俞（『素問』），府中俞・肺募（『中華針灸学』）
- 【出　　典】──『脈経』：「寸口の脈が細で発熱嘔吐する者は，黄芩竜胆湯を服用する。嘔吐が止まらなければ，橘皮橘梗湯を服用して，中府に灸をすえる」
- 【穴名解説】──「物を集めておくところを府あるいは庫という。ここでは経気が集まるところという意味である。本穴は肺の募穴で，手足の太陰経の脈気が会合するところであり，中気が集まるところであることから，中府と名づけられた」（『経穴命名浅解』）
- 【分　　類】──肺の募穴
- 【位　　置】──前胸壁の外上方で，雲門穴の1寸下方であり，第1肋間腔上で正中線より6寸外方。
- 【解　　剖】──皮膚→皮下組織→大胸筋→小胸筋→胸腔
  浅層部には，中間鎖骨上神経・第1肋間神経外側皮枝・橈側皮静脈などが分布している。深層部には，胸肩峰動・静脈と，内・外側胸筋神経がある。
- 【効　　能】──宣肺化痰・止咳平喘
  - 中府は肺臓の気が集積するところであり，肺臓にも近く，内部で肺気が通じているため，ここを取穴すれば宣肺化痰・止咳平喘効果がある。胸肺部疾患治療の常用穴である。
  - 心は血を主り，肺は気を主る。心血は肺気に推進されることで正常に循環することができるため，気滞血瘀・心脈痹阻を原因とする胸痹にも本穴で治療することができる。
  - 前胸部・肩背部の疼痛にも常用される。
  - 中府は手足の太陰経が会合するところであるため，脾の運化機能の失調による，食が進まない・腹脹などの脾経病証も治療することができる。
  - その他，本穴は肺結核を診断するための参考穴であり，肺結核治療の主要穴の1つでもある。
- 【主 治 症】──胸肺部疾患：咳嗽・精神的要因による喘・咳をして膿血を喀出する・胸膈部の脹満・喉痹，西気管支炎・気管支喘息・肺膿瘍・肺結核・肋間神経痛
  本経脈通過部位の疾患：肩背部痛，西肩関節およびその周囲の軟部組織の疾患
  その他：皮膚と骨の疼痛・悪寒発熱・煩満
- 【配　　穴】──陽交……喉痹（『備急千金要方』）
  間使・合谷……顔面部および腹部の腫脹（『備急千金要方』）
  肺俞……外感咳嗽

　　　　　　　復溜……肺の燥熱による咳嗽
　　　　　　　意舎……胸満
　　　　　　　関門・神門……遺尿
【手　　技】──椅子に座るか仰臥位で取穴する。
　　　　　　　外方に向けて斜刺で 0.5 ～ 0.8 寸刺入し，刺針部に腫れぼったいようなだるさを起こさせ，前胸部や上肢まで放散させてもよい。
【注意事項】──肺臓を傷つけたり不測の事態を招くおそれがあるため，直刺で深く刺入したり内側に向けて斜刺をしたりしてはいけない。
【古典抜粋】──●『針灸甲乙経』第 8 巻：「肺系の劇症疾患・胸中の疼痛・悪寒・胸満して不安感がある・しきりに胆汁を吐く・胸中の熱・喘息・逆気・呼吸促迫・しきりに濁った唾を吐く・呼吸ができない・肩背部の悪風・発汗・顔面部および腹部の腫脹・胸膈部がつかえて飲食物が飲み込めない・喉痹・肩で息をする・肺脹・皮膚や骨の疼痛・悪寒発熱・煩満などの症状は中府が主治する」
　　　　　　●『備急千金要方』第 17 巻：「奔豚で気が上下し，腹中から腰まで牽引して痛むものは，中府に灸を百壮すえる」
　　　　　　●『備急千金要方』第 18 巻：「上気して咳嗽し，息切れし，気が充満して食べ物が喉を下りていかない者は，肺の募穴に灸を 50 壮すえる」
　　　　　　●『針灸大成』第 6 巻：「腹脹・四肢の腫脹・食べ物が飲み込めない・精神的要因による喘・胸満・肩背部痛・乾嘔・咳逆上気・肺系の劇症疾患・寒邪の外感による肺熱・胸痛・胆熱・嘔逆・咳をして唾を吐き出す・鼻水が濁る・風証による発汗・皮膚の疼痛・顔面部の腫脹・少気して横になることができない・傷寒・胸中の熱・労瘵・癭瘤*21 などを主治する」
【現代研究】──ある報告によれば，中府穴への刺針には，気管支の平滑筋の痙攣を寛解する作用があり，それによって肺の換気量が改善され，喘息が寛解されるという。
　　　　　　　ある人がアイソトープを血管内に注射することによって，中府穴への刺針が肝臓の血流量を大幅に増加させ，肝臓の血液循環を改善させることを発見した。

2．膻中　[だんちゅう]（CV17）

　　　　　　心包の募穴であり八会穴の気会穴である。
　　　　　　第 6 章第 2 節の八会穴各論（231 頁）を参照。

3．巨闕　[こけつ・きょけつ]（CV14）

【別　　名】──巨缺（『針灸甲乙経』）・心募（『中華針灸学』）
【出　　典】──『脈経』：「寸口の脈が滑で陽実であり，胸満して塞がり，吐逆する者は，前胡湯を服用し，太陽・巨闕に刺針して瀉法を行う」

【穴名解説】──「巨闕とは，……心気が注ぎ込む腧穴であることから，巨闕と名づけられた」（『古法新解会元針灸学』）

【分　　類】──心の募穴

【位　　置】──上腹部正中線上で，臍の6寸上方。

【解　　剖】──皮膚→皮下組織→白線→腹横筋膜→腹膜外脂肪→壁側腹膜

浅層部には，おもに第7胸神経前枝の前皮枝と，浅腹壁静脈が分布している。深層部には，おもに第7胸神経前枝の分枝がある。

【効　　能】──寛胸化痰・清心寧神

● 巨闕は胸部と腹部の間にあり，内部で肺気と通じているため，寛胸理気・通陽化濁・宣肺止咳作用があり，必然的に胸肺部疾患に使用される。
● 本穴は心臓の気が積聚するところであり，内部で心気と通じあっており，心は神志を主るため，動悸・煩悶治療の有効穴である。
● 本穴は上腹部にあり，理気和胃・降逆止嘔作用があるため，脾胃の昇降機能失調による諸症状にも使用できる。

【主 治 症】──胸肺部疾患：胸満・息切れ・胸脇支満・胸痛・心痛・咳逆上気，西気管支炎

心神疾患：心煩・驚いて心悸亢進する・健忘・尸厥*23・てんかん，西狭心症・髄膜炎・精神分裂病

脾胃疾患：しゃっくり・胃痛・嘔吐・反胃*40・胃酸過多・喉が塞がって通じない・腹痛・息賁（そくふん）*60，西胆道回虫症，胃下垂，胃痙攣，急・慢性胃炎，胃潰瘍，食欲不振

【配　　穴】──築賓……発狂してうわごとを言ったり怒って怒鳴ったりする（『備急千金要方』）

関衝・支溝・公孫・陰陵泉……霍乱（『備急千金要方』）

心兪……心煩（『針灸資生経』）

上脘……腹脹・胸腹部の脹満（『針灸資生経』）

霊道・曲沢・間使……心痛・怔忡

膻中……胸痛・蓄飲・痰喘

【手　　技】──仰臥位で取穴する。

① 0.5〜0.6寸直刺し，刺針部に腫れぼったいようなだるさを起こさせ，上方あるいは下方に拡散させてもよい。

② 長針で下方向に4.0〜5.0寸横刺して左側肓兪穴に透刺し，針をゆっくりと引き上げてから再び捻転しながら刺入する。これを何度も繰り返すと，腹が張る感じや下腹部がつっぱるような感覚が現れる。これで胃下垂を治療する。

【注意事項】──腹腔内あるいは胸腔内に刺入すると肝臓・胃・心臓を傷つけるおそれがあるため，直刺で深刺ししたり，針先を上方に向けて深刺ししたりしてはならない。肝左葉が腫大している患者や心臓拡大の患者の場合には，特に気をつけること。

【古典抜粋】── ●『針灸甲乙経』第7巻：「発狂・譫語・怒る・火を恐がる・罵るなどは巨

闕が主治する」
- 『針灸甲乙経』第9巻：「胸脇支満・抽搐・臍まで牽引する腹痛・息切れ・煩満などの症状は巨闕が主治する」「狐疝[*43]・驚いて心悸亢進する・少気などは巨闕が主治する」
- 『針灸大成』第6巻：「上気・咳逆・胸満・息切れ・背中の痛み・胸痛・痞塞・数種類の心痛・冷痛・回虫による痛み・虫毒・妖猫・胸中の痰飲・最初に心痛がある・最初に嘔吐する・霍乱・失神・驚いて心悸亢進する・腹部脹満・腹部の急痛・いつもぼんやりしている・吐逆・食べない・傷寒・心煩・吐いてばかりいる・発狂・少気・腹痛・黄疸・突然疽ができる・突然の疫病・咳嗽・狐疝[*43]・腹が張ってげっぷが出る・煩熱・胸膈内に気が塞がる・五臓の気が相克しあう・突然の心痛・尸厥[*23]などを主治する。妊娠して胎児が心を上衝し昏倒して煩悶する者は，巨闕に刺針する。するとすぐに覚醒して煩悶しなくなる。次に合谷を補って三陰交を瀉せば，胎児が針の刺激で下りてくる」
- 『扁鵲心書』：「ある人が功名を遂げられず，鬱々と思い煩っていたところ，しだいに食事量が減ってきて，日夜押し黙るようになって，すでに半年が経った。さまざまな治療をしたが効果がなく，この病は薬では治らないと思い，巨闕に百壮，関元に2百壮灸をすえたところ，病症が半減した。そして酒を1日に3回，1カ月間飲ませたところ，完治した。まさに酔えば愁いを忘れるということだ」

【現代研究】——巨闕は胃下垂にたいへん効果があり，胃の張力をある程度強化する。またある報告によれば，健常者の食道の蠕動運動を活発にし，食道の内径を広くするという。

また巨闕への刺針は，冠状動脈性心疾患にも一定の効果がある。

4．期門　[きもん]（LR14）

【別　　名】——肝募（『針灸指南』）
【出　　典】——『傷寒論』：「少陰の脈が触れず，腎気が微弱で，精血が少なく，逆気が上逆して胸膈部に入るが，宗気はかえって集まり，心下に血が結聚し，陽気が下降し，熱が股の内側に入って陰気とぶつかりあい，体が麻痺すれば，これは尸厥[*23]であるので，期門と巨闕に刺針する」
【穴名解説】——「期とは1年のことである。1年は12カ月365日だが，厥陰は十二経脈の最後の経脈であり，期門は三百六十五穴の最後の腧穴であるため，期という文字を名前にした。また本穴は人の気血が帰ってくる門戸でもあることから，期門と名づけられた」（『経穴釈義滙解』）
【分　　類】——肝の募穴
【位　　置】——胸部の，乳頭からまっすぐ下方の第6肋間隙にあり，正中線の4寸外方。
【解　　剖】——皮膚→皮下組織→大胸筋下縁→外腹斜筋→外肋間筋→内肋間筋
　　　　　　　浅層部には，第6肋間神経の外側皮枝と，胸腹壁静脈の属枝が分布してい

る。深層部には，第6肋間神経と，第6後肋間動・静脈の分枝や属枝がある。

【効　　能】──疏肝健脾・理気活血

- 本穴は足厥陰肝経に属し，肝の募穴であり，肝気に通じているため，疏肝理気の要穴であり，疏肝解鬱・調気活血・散結止痛作用がある。肝の各種病証を治療することができ，なかでも肝気鬱結に起因する肝・胆・脾胃・脇肋部・胸膈部疾患に効果がある。
- 女性は肝を先天とし，乳房は肝が主っており，本穴は乳房にも近く，また肝鬱は婦人科疾患のおもな原因の1つであるため，本穴は婦人科疾患，特に乳房の病証に常用される。

【主 治 症】──肝胆疾患：回虫による心痛・鼠径部の痛み・遺尿・排尿困難・尿閉・腹腔内の細長く堅い腫瘤・疝気，西肝炎・胆嚢炎

脾胃疾患：心下部の切痛・飲食物が停滞して喉を下りていかない・嘔吐・しゃっくり・傷食・腹部が堅くなる・霍乱・水様便・膿血を下す・奔豚の気が上下する・消渇，西胃炎・胃腸神経症・腹膜炎・しゃっくり

胸脇部疾患：胸脇支満・胸中の熱・咳嗽・精神的要因による喘・息切れ，西腹膜炎・肋間神経痛

婦人科疾患：熱血室に入る*61・難産・乳汁があまり出ない・乳腺の腫瘤

その他：落ち着いて寝ていられない・譫語し続ける・目のくらみ・顔面紅潮・後頸部のこわばり・失声症・ときどき悪寒発熱する・傷寒で日にちがたっても治らない

【配　　穴】──欠盆……胸中の熱・息賁*60・脇下に気が上衝する（『備急千金要方』）

気海・曲池……傷寒・発狂する（『針灸大成』）

肺兪……結胸（『針灸大成』）

大敦……腹腔内の細長く堅い腫瘤・疝気（『玉龍賦』）

肝兪・膈兪……胸脇部の脹痛

内関・足三里……しゃっくり

陽陵泉・中封……黄疸

【手　　技】──仰臥位で取穴する。

斜刺で0.5〜0.8寸刺入し，刺針部に腫れぼったいようなだるさか軽い疼痛を起こさせ，腹内後部に放散させてもよい。

【注意事項】──右期門穴の内部には肝臓右葉の前縁部があるため，あまり深く刺入したり，手法が強すぎたりすれば，肝臓を傷つけて出血させ重大な結果を招く恐れがある。

【古典抜粋】──
- 『針灸甲乙経』第7巻：「痙病*27で腹部が膨満して堅く，息ができないものは，期門が主治する」
- 『針灸甲乙経』第8巻：「咳嗽・脇下部の積聚・喘逆し落ち着いて寝ていられない・ときどき悪寒発熱するなどの症状は期門が主治する」「奔豚で気が上下するものは，期門が主治する」
- 『針灸大成』第7巻：「胸中の煩熱・奔豚で気が上下する・目が青くなって嘔吐する・霍乱・下痢・腹部が堅くなる・激しく喘息して落ち着いて

寝ていられない・脇下部に気が積聚する・傷寒・心に切痛がある・しきりに胃酸を嘔吐する・飲食物が停滞して喉を下りていかない・食後水を嘔吐する・胸脇支満して痛む・男女ともに血が結聚して胸満する・顔面紅潮・火熱による乾燥・口の乾燥・消渇・胸中が耐えがたいほど痛むなどの症状を主る。傷寒で時が経過しても治らない・熱血室に入る[*61]・男性で陽明から損傷する・下血・譫語・女性で予定通り月経が始まったときに邪が虚に乗じて入る・産後のさまざまな疾病」
- ●『続名医類案』:「許主簿が痢疾を患って咳逆が止まらず,どんな薬も効果がなかったときに,陳良甫が治療したことがあり,期門穴に灸をすえたところ,3壮もすえないうちに治ってしまった」

【現代研究】——期門穴への刺針や施灸には,肝・胆機能を調整する作用がある。また期門穴へ刺針すれば,オディ括約筋が緊張収縮し,停針すれば弛緩するとともに,胆嚢の活動を助ける作用があることがわかった。動物の「期門」「日月」穴に刺針すれば,胆汁の分泌を調整する効果がある。胆石患者の胆嚢造影をしながら日月・期門穴に刺針をすると,胆嚢が明らかに収縮し,胆汁の排泄が促進されることがわかった。ウサギの「期門」穴にレーザー光を照射すると,総胆管と十二指腸接合部平滑筋の筋電位パルスの頻度が明らかに減少し,胆汁(胆石)の通過を容易にして,排出を促す。組織病理学の面からも,動物の「期門」穴に灸をすえると,薬源性早期肝硬変に効果があることが実証されている。

期門穴への刺針には,膀胱機能に対する一定の調整作用がある。捻針時には膀胱が収縮して内圧が上昇するが,捻針をやめると膀胱は弛緩して内圧が低下する。

5. 日月 [じつげつ] (GB24)

【別　　名】——神光・胆募(『千金翼方』)
【出　　典】——『脈経』:「胆兪は背部の第10胸椎にあり,募穴は日月である」
【穴名解説】——「本穴は胆の募穴である。そもそも胆は清浄の府であり,決断を下すところであり,人体の十一臓はすべて胆によって決定される。したがって決断は明快でなければならないが,明という文字は日と月からできているため,本経の募穴を日月と名づけたのである」(『経穴命名浅解』)
【分　　類】——胆の募穴
【位　　置】——上腹部で,乳頭からまっすぐ下方の,第7肋間隙にあり,正中線の4寸外方。
【解　　剖】——皮膚→皮下組織→外腹斜筋→外肋間筋
浅層部には,第6, 7, 8肋間神経外側皮枝と,併走する動・静脈が分布している。深層部には,第7肋間神経と,第7後肋間動・静脈がある。
【効　　能】——疏肝利胆・理気止痛
- ●本穴は足少陽胆経に属し,胆の募穴である。胆は肝と表裏の関係にあり疏泄を主るため,肝胆の疏泄機能失調による病証であればいずれにも使

用できる。
● 胆経は脇肋部に分布しているため，本穴は脇肋部の疼痛治療の常用穴である。

【主治症】——胆胃疾患：しゃっくり・反胃[*40]・胃酸過多・口苦・唾が多い・黄疸・胸悶，西胆嚢炎・胆道回虫症・胃や十二指腸の潰瘍・しゃっくり

脇肋部疾患：脇肋部の疼痛，西肋間神経痛

【配　　穴】——胆兪……思い悩んで決められず，気が上昇して溢れ，口苦が現れる（『素問』奇病論篇）

陽陵泉・支溝……脇肋部の疼痛

内関・中脘……嘔吐

大椎・至陰・肝兪・陰陵泉……黄疸

【手　　技】——側臥位で取穴する。
斜刺で 0.5〜0.8 寸刺入し，腫れぼったいようなだるさを刺針部から胸肋部まで拡散させる。

【注意事項】——日月穴が位置する部位の胸壁は薄く，深部には肺・肝・胃などの臓器があり，気胸を起こしたり肝・胆を傷つけたりするおそれがあるため，直刺や斜刺で深く刺入してはならない。横刺ならば安全である。

【古典抜粋】——●『針灸甲乙経』第 11 巻：「ため息をついて悲しんでばかりいる・少腹部に熱がある・すぐに出歩こうとするなどの症状は日月が主治する」
●『外台秘要』：「日月は，唾が多い・ちゃんと喋れない・四肢の弛緩などを主治する」

【現代研究】——「日月」穴に電針療法を行うか刺針すれば，胆汁の分泌を促進する作用があり，また胆嚢の収縮と利胆，排石を促す作用もある。ある人が，胆管ドレナージをしている患者の日月穴に電針療法を行ったところ，30 分後には総胆管が規則的に収縮し，胆道造影剤がつぎつぎと送り込まれ，オディ括約筋を通って十二指腸に入る様子が観察された。外国のある人が日月穴に皮内針を挿入したところ，X線造影によって，胆嚢の収縮が確認された。

6．章門　［しょうもん］（LR13）

脾の募穴であり，八会穴の臓会穴である。
第 6 章第 2 節の八会穴各論（227 頁）を参照。

7．中脘　［ちゅうかん］（CV12）

胃の募穴であり，八会穴の腑会穴である。
第 6 章第 2 節の八会穴各論（229 頁）を参照。

8．石門　[せきもん]（CV5）

【別　　名】──利機・精露・丹田・命門（『針灸甲乙経』），端田（『西方子明堂灸経』）

【出　　典】──『針灸甲乙経』：「石門は三焦の募穴であり，一名を利機ともいい，精露，丹田，命門ともいう」

【穴名解説】──「石とは，堅固な様をたとえたものである。門は，ただ通行する道だけを指すのではない。『白虎通』がこのように述べている。『門によって固く閉蔵する』……人の子宮や精室は収蔵庫のようなものである。このように封蔵することによって，種子を育て，発生成長を待つ。そこでその体表部にある穴位を『石門』にたとえたのである」（『針灸穴名解』）

【分　　類】──三焦の募穴

【位　　置】──下腹部前面の正中線上で，臍の2寸下方。

【解　　剖】──皮膚→皮下組織→白線→腹横筋膜→腹壁外脂肪→壁側腹膜
　　　　　　　浅層部には，おもに第11胸神経前枝の前皮枝と，浅腹壁動・静脈の属枝が分布している。深層部には，おもに第11胸神経前枝の分枝がある。

【効　　能】──補腎培元・清利下焦
- 本穴は任脈に属し，下腹部に位置する。内部で三焦の腑気と通じ，補腎培元・調理衝任・益精生血作用があるため，肝腎虧虚・衝任失調を原因とする諸症状に用いることができる。
- 婦人科面については，古典に本穴で避妊したという記述がある。
- 本穴は補腎培元することができるだけでなく，三焦の募穴でもあり，気化作用や水湿を除去する作用を助けるため，脾陽不足・水湿中阻を原因とする諸症状を治療する。

【主 治 症】──小腹部疾患：腹部が脹痛して堅い・小腹部の絞痛・陰嚢が収縮して腹内部に入る
　　　　　　　肝腎疾患：疝気・奔豚・臍周囲の疼痛・浮腫・排尿困難・遺精・インポテンツ，西尿閉
　　　　　　　婦人科疾患：無月経・帯下・産後の悪露が止まらない・膣口の瘙痒感，西子宮後屈・計画出産
　　　　　　　脾胃疾患：未消化便を下す・下痢が止まらない・脱肛，西胃下垂・消化不良・慢性腸炎・虫垂炎
　　　　　　　その他：中風の脱証，西高血圧

【配　　穴】──商丘……少腹部が堅くなって痛み陰部にまで牽引する（『備急千金要方』）
　　　　　　　復溜……血淋（『聖済総録』）
　　　　　　　関元・気海……消渇（『扁鵲心書』）
　　　　　　　大腸兪……大便を失禁する（『針灸大成』）
　　　　　　　三焦兪……腹脹・腹水・尿閉
　　　　　　　気海……下元の虧損・子宮の不正出血
　　　　　　　帰来……少腹部の脹満・月経不順

【手　　技】──仰臥位で取穴する。

　　　　　　　　0.5〜1寸直刺し，刺針部に腫れぼったいようなだるさを起こさせ，外陰
　　　　　　　　部まで放散させてもよい。
【注意事項】──①小腸を傷つけないよう，ゆっくりと刺入するようにし，けっして勢いよ
　　　　　　　　く雀啄をしてはならない。
　　　　　　　②妊婦には使用を控える。
【古典抜粋】──●『針灸甲乙経』第8巻：「臍の周囲の疝痛は，石門が主治する」
　　　　　　　●『備急千金要方』：「石門は5分刺入する。臍の2寸下方にあり，不妊に
　　　　　　　　なるため灸をすえてはいけない。便秘・気結*62・心下部が脹満して堅
　　　　　　　　いなどの症状には石門に灸を百壮すえる。下痢が止まらない・小腹部の
　　　　　　　　微痛などには丹田に灸を百壮すえる」
　　　　　　　●『扁鵲心書』：「女性で臍および陰部から膿が出るのは，真気が虚脱し衝
　　　　　　　　任の血が循環しないために膿に変わったのである。膿は臍から出たり，
　　　　　　　　陰部からポタポタと出たりするが，治療しなければ死亡するので，石門
　　　　　　　　穴に2百壮灸をすえ，姜附湯を服用すれば治る。また出産時の出血過多，
　　　　　　　　性交や労働に携わるのが早すぎるなどの原因で，真気を損傷して労損に
　　　　　　　　なり，脈弦緊・咳嗽・発熱・四肢がいつも冷たい・喀血・吐血などの症
　　　　　　　　状があれば，石門に灸3百壮をすえる」
　　　　　　　●『銅人腧穴針灸図経』：「石門は，腹部が脹満し，堅くて支満するものを
　　　　　　　　治療する。産後の悪露が止まらず，それがしだいに結聚して積塊となり，
　　　　　　　　不正出血が始まったものは，灸を14壮から百壮すえる」
　　　　　　　●『針灸聚英』：「陰証で排尿困難があり陰嚢が収縮し，腹痛があり死にそ
　　　　　　　　うなものは石門に灸をすえる」
【現代研究】──石門穴には，血圧を双方向に調節する作用がある。関係資料によれば，石
　　　　　　　　門穴に刺針すると，収縮期血圧と拡張期血圧が正常あるいはほぼ正常にな
　　　　　　　　り，脈圧も正常になるという。
　　　　　　　　石門穴は子宮の位置も変えることができる。ある人が発見したところによ
　　　　　　　　れば，石門穴に刺針すると，3日以内に被験者の90％が後方に向けて反射
　　　　　　　　的な脹痛感を覚えた。そして10日後検査したところ，被験者の35.5％の
　　　　　　　　子宮がⅢ度の後傾度になり，56.3％がⅡ度，6.2％がⅠ度だった。しかも月
　　　　　　　　経痛や腹痛などの副作用はなかった。

9．京門　[けいもん]（GB25）

【別　　名】──気府・気兪（『針灸甲乙経』）
【出　　典】──『脈経』：「腎兪は第2腰椎の部位にあり，募穴は京門である」
【穴名解説】──「腎の募穴である京門は，腎気が結聚する門戸にたとえられ，またこの腧
　　　　　　　穴が水道不利を治療することから，この名がある」（『経穴釈義滙解』）
【分　　類】──腎の募穴
【位　　置】──側腹部章門穴の1.8寸後方で，第12肋骨自由端の下方。
【解　　剖】──皮膚→皮下組織→外腹斜筋→内腹斜筋→腹横筋

浅層部には，第11，12胸神経前枝の外側皮枝と，併走する動・静脈が分布している。深層部には，第11，12胸神経前枝の筋枝と，肋間動・静脈および肋下動・静脈がある。

【効　　能】── 舒筋活絡・通調水道
- 腎の募穴であり，腎臓の気が積聚するところである。腎は水を主るため，本穴には益腎利水作用があり，臨床においては腎の気化作用の失調や湿邪下注による症状に多用される。
- 京門穴は足少陽胆経に属し，通経活絡・行気止痛作用があるため，腰脇部の疼痛を主治する。

【主 治 症】── 腎臓疾患：排尿困難・小便が黄色い・小腹部痛・食べるとすぐに未消化便を下す，⻄腎炎

　　　　　　　胸・脇・背・腰部疾患：脇肋部の疼痛・腹脹・腰脊部痛・後頸部および背部の冷え・肩胛骨内側縁の痛み，⻄肋間神経痛

【配　　穴】── 行間……腰痛で長時間立っていることや仰向けになったり俯せになったりすることができない（『針灸甲乙経』）

　　　　　　　照海……小便が黄色い・水道が通じない（『備急千金要方』）

　　　　　　　然谷・陰陵泉……食べるとすぐに未消化便を下す（『備急千金要方』）

　　　　　　　腎兪・三陰交……腎虚腰痛

　　　　　　　天枢・中脘・支溝……腹脹

【手　　技】── 側臥位で取穴する。

　　　　　　　斜刺で0.5〜0.8寸刺入し，刺針部に腫れぼったいようなだるさを起こさせ，腰背部まで拡散させてもよい。

【注意事項】── 腎臓を傷つけるおそれがあるため，刺入する方向・角度・深度に気をつけること。

【古典抜粋】──
- 『針灸甲乙経』第7巻：「痙病*27で，脊椎がこわばって角弓反張するものは，京門が主治する」
- 『針灸甲乙経』第8巻：「悪寒発熱し，腹部脹満し，息ができないものは，京門が主治する」
- 『針灸大成』第7巻：「腹鳴・小腸の痛み・肩背部痛・痙証*27・肩胛骨内側縁の痛み・腰痛で仰向けになったり俯いたり長く立っていたりできない・悪寒発熱・腹脹し背部まで牽引して息ができない・水道不利・小便が黄色い・小腹部が引きつって腫脹する・腹鳴・食べるとすぐに未消化便を下す・大腿骨大転子への牽引痛などを主治する」

【現代研究】── 京門への刺針には，腎臓の泌尿機能を抑制する効果があり，刺針後3時間の尿の排泄量が，対照グループよりも14.1〜14.4％減少する。

　　　　　　　好酸性白血球に特異的に作用し，ある報告によればACTH注射よりも効果が高いという。

10. 天枢　[てんすう]（ST25）

- 【別　　名】——長谿・谷門（『針灸甲乙経』），長谷・循際（『備急千金要方』），大腸募（『千金翼方』）
- 【出　　典】——『霊枢』骨度篇：「胸骨剣状突起から天枢までは8寸で，それよりも長ければ胃は大きく，それよりも短ければ胃は小さい」
- 【穴名解説】——「天とは天地のことであり，人間の上・下半身を指している。枢とは枢要とか重点とかいう意味である。本穴が人体のなかで上下の要であることを表現している」（『針灸穴名釈義』）
- 【分　　類】——大腸の募穴
- 【位　　置】——腹部中央にあり，臍から2寸の位置。
- 【解　　剖】——皮膚→皮下組織→腹直筋鞘前壁→腹直筋
  浅層部には，第9, 10, 11胸神経前枝の外側皮枝と前皮枝，および臍周囲静脈網が分布している。深層部には，上・下腹壁動・静脈の吻合枝，第9, 10, 11胸神経前枝の筋枝がある。
- 【効　　能】——通調腸胃・理気止痛
  - 本穴は足陽明胃経に属して腹部にあり，大腸の腑気が集まるところであり，内部で大腸腑と通じているため，本穴に刺針すれば調理腸胃・降逆止嘔・理気止痛の効果がある。胃腸疾患治療の要穴である。
  - 腸腑疾患関係の病証にも用いることができ，たとえば水穀精微の生成不足による月経不順・無月経や，気滞血瘀による癥瘕（ちょうか）*37 積聚，腸腑痰熱，内擾神明による精神および意識障害，気血病変に起因する疾患などは，いずれも本穴を使用することができる。
- 【主治症】——胃腸疾患：嘔吐，納呆，消化不良，腹脹，腹鳴，臍周囲の切痛，脾病で泄瀉が止まらない，痢疾で赤白の粘液や膿血を下す，便秘，疝気，急・慢性胃炎，急・慢性腸炎，細菌性赤痢，小児の単純性消化不良，虫垂炎，腹膜炎，腸麻痺，腸回虫症
  婦人科疾患：月経不順・癥瘕*37・積聚・崩漏・帯下・産後の腹痛，西子宮内膜炎
  精神および意識障害：高熱・粗暴でわけのわからないことを言う・てんかん・不眠・多夢
  その他：頭痛・めまい・蕁麻疹
- 【配　　穴】——関元……尺脈緊で臍の下方が痛い（『備急千金要方』）
  豊隆・厲兌・陥谷・衝陽……顔面部の浮腫（『備急千金要方』）
  水泉……月経不順（『百症賦』）
  上巨虚……急性細菌性赤痢
  足三里……小児の下痢
  上巨虚・蘭尾……急性虫垂炎
  大腸兪・足三里……腸麻痺
  中極・三陰交・太衝……月経不順・月経困難

【手　　技】──仰臥位で取穴する。
　　　　　　　①0.8～1.2寸直刺し，刺針部に腫れぼったいようなだるさを起こさせ，同側の腹部まで拡散させてもよい。
　　　　　　　②針先をやや上方に向けて斜刺をし，足陽明胃経に沿って腹内部からしだいに不容穴まで針感を響かせる。
　　　　　　　③針先をやや水道方向に向けて斜刺をし，胃経に沿って腹内部からしだいに水道穴・帰来穴まで針感を響かせる。
【注意事項】──腸管を突き刺して腸穿孔を起こすおそれがあるため，ゆっくりと刺入し，勢いよく雀啄をしてはならない。また腸麻痺の患者は腸が蠕動しないため，特に注意すること。
【古典抜粋】──●『針灸甲乙経』第7巻：「瘧疾で振寒する・高熱・粗暴でわけのわからないことを言うなどの症状は天枢が主治する」
　　　　　　　●『針灸甲乙経』第8巻：「臍ヘルニアで臍の周りが痛む・いつも気が心に上衝するなどの症状は天枢が主治する。気疝・しゃっくり・嘔吐・顔面部の腫脹・奔豚などの症状は天枢が主治する」
　　　　　　　●『針灸甲乙経』第9巻：「腹脹・腹鳴・気が胸に上衝する・長く立っていられない・腹痛があり腸に水音がする。冬にさらに寒邪を感受して泄瀉する・臍のあたりが痛む・胃腸の中を気が遊行して切痛がある・消化不良・食欲不振・体の腫脹・臍を挟んで引きつるなどの症状は天枢が主治する」
　　　　　　　●『針灸甲乙経』第12巻：「子宮の痛み・月経が予定外に終わるなどの症状は天枢が主治する」
　　　　　　　●『針灸大成』第6巻：「奔豚・泄瀉・狐疝(こせん)*43・痢疾で赤白の粘液や膿血を下す・水様便が止まらない・食べ物が喉を下りていかない・浮腫・腹脹・腹鳴・気が胸に上衝する・長く立っていられない・長い間冷気が積聚する・臍周囲の切痛・常に気が心に上衝する・煩満・嘔吐・霍乱・冬に寒邪を感受して下痢をする・瘧証で往来寒熱する・粗暴でわけのわからないことを言う・傷寒・水を大量に飲む・腹脹・精神的要因による喘・女性の癥瘕(ちょうか)*37・血が集まって痞塊を作る・粘液や膿血混じりの子宮からの不正出血・月経不順などの症状を主治する」
　　　　　　　●『医学正伝』：「ある人が3日間吐瀉し続け，死に臨んで後事を余人に託したが，私が天枢と気海の3穴に灸をすえると，たちどころに治ってしまった」
【現代研究】──天枢穴への刺針には，腸機能を調整し正常化する作用がある。急性細菌性赤痢患者の天枢穴に電針療法を行ったところ，3分以内に腹鳴音に明らかな変化が現れ，減弱する者もいれば増強する者もいたが，15～30分後には腹鳴音は小さくなり，停針後には刺針前の状態に回復した。ある人がウサギの「天枢」穴に刺針したところ，1時間後白血球の貪食能が活発になり始め，4時間で最高になった。
　　　　　　　天枢穴への刺針は肺機能にも影響を与え，肺機能が低下して安静時肺換気量・酸素消費量・最大換気量が減少していった。

11. 関元 ［かんげん］（CV4）

【別　　名】——下紀（『素問』），次門・三結交（『針灸甲乙経』），丹田（『扁鵲神応針灸玉龍経』），大中極（『徐氏針灸大全』），関原，大海，溺水，大渱，昆崙，持枢，五城，産門，子処，血海，血室，下肓，子宮，子腸（『針灸学』）

【出　　典】——『霊枢』寒熱病篇：「三結交とは，足陽明胃経と足太陰脾経と任脈が交わるところであり，臍下3寸の関元のことである」

【穴名解説】——「関元とは……まさに丹田にあたり，ここは人の根源であり，男性はここに精を貯蔵し，女性はここで月経をコントロールして，子供を産み育てる。また陰陽が和合するための門戸であることから，『医経精義』は『元陰元陽が交差するところである』と指摘している。そこで関元と名づけられた」（『経穴命名浅解』）

【分　　類】——小腸の募穴

【位　　置】——下腹部正中線上で，臍より3寸下方。

【解　　剖】——皮膚→皮下組織→白線→腹横筋膜→腹壁外脂肪→壁側腹膜

浅層部には，おもに第12胸神経前枝の前皮枝と，浅腹壁動・静脈の分枝や属枝が分布している。深層部には，おもに第12胸神経前枝の分枝がある。

【効　　能】——培元固本・温陽散寒・清熱利湿

- 関元穴は任脈と足三陰経が交わる交会穴である。任脈はあらゆる陰を主って五臓との関わりが強く，なかでも交会している足の三陰経である肝・脾・腎との関係が深い。また本穴は小腸の腑気が集まるところでもあり，内部で小腸と通じている。そして本穴が位置する部位の内部には小腸・膀胱・子宮があるため，治療範囲は広く，効力も強く，非常に重要な腧穴である。
- 腎陽を補い真火を盛んにする作用があるため，腎陽不足・命門火衰を原因とする，脾陽不振・心陽不足・下元虚冷・膀胱虚寒・陰寒内盛・真陽欲絶などの病証には，いずれも本穴を使用することができる。関元穴はおおいに元気を補い，益気摂血作用があるため，腎陽不足・命門火衰・気血不足を原因とする虚労や各種虚損証を治療する。
- 関元穴は「男性が精を貯蔵し，女性が血を蓄積するところ」であるが，男女の生殖・泌尿器関係の病変は肝・脾・腎3臓が深く関与しているため，生殖・泌尿に関わる病証，特に真陽不足・下元虚寒のものには，関元穴が最適である。
- 関元穴のおもな機能は補うことであり，清熱利湿作用もあるため，湿熱下注を原因とする，小便が赤くなって出渋る・淋証・陰部瘙痒症などの疾患に使用できる。
- 関元穴は治療効果が高いだけでなく，強壮保健や疾病予防にも常用される。老化予防：人が老化する最大の要因は腎気（陽）がしだいに衰弱枯渇していくことであるが，関元穴は腎気を補益する要穴であるため，関元に灸をすえて補えば，腎気を補益して寿命を延ばすことができる。

中風予防：中風病は，本質的にはある種の本虚標実病である。本虚とは，ここでは腎虚・気虚のことであり，標実とは，急性期では心肝火亢のことであり，回復期では瘀血阻絡のことである。腎が虚せば水が木を潤すことができないため肝陽が上亢し，また腎虚であれば循環を推進する力が不足する。したがって関元に灸をすえて腎気を補えば，中風を予防することができる。

骨の病変予防：人は年をとるとしだいに腎気が衰えてくるが，腎虚になれば骨を主ることができなくなるため，関元穴に灸をすえて補腎益髄壮骨すれば，骨の病変を予防および治療することができる。

【主治症】── 小腹部疾患：臍および腹部の絞痛・癥瘕*37・鼓脹*6

肝腎疾患：小便が赤くなって出渋る・遺尿・遺精・インポテンツ，西浮腫・尿路感染症・睾丸炎・膀胱炎・尿閉・尿失禁・性機能減退・前立腺炎

婦人科疾患：帯下・月経不順・無月経・不妊・膣口の瘙痒感・子宮脱・胎盤残留・産後の悪露が止まらない・内性器炎・機能性子宮出血・子宮下垂

胃腸疾患：腹痛・泄瀉・痢疾・脱肛，西消化不良，細菌性赤痢，急・慢性腸炎，腸回虫症

虚証：中風の脱証・虚労で冷えて疲れる・羸痩して力が入らない・めまい，西神経衰弱

【配　　穴】── 陰陵泉……気淋*63・小便が黄色い（『針灸甲乙経』）

湧泉……遺精・気淋*63・頻尿（『備急千金要方』）

太渓……下痢が止まらない（『備急千金要方』）

関元・秩辺・気海・陽綱……小便が赤くなって出渋る（『針灸資生経』）

中極・石門・期門……胸脇痞満

【手　　技】── 仰臥位で取穴する。

①0.5〜1寸直刺し，刺針部に腫れぼったいようなだるさを起こさせ，外生殖器まで放射さる。

②やや上方に向けて斜刺をし，腫れぼったい感覚・重い感じ・痛みが走るような感覚を，任脈に沿って腹内部から徐々に下脘・中脘・巨闕まで響かせる。中脘・巨闕から枝分かれして両脇肋部の期門・章門穴に響いたり，ときには腹内部から任脈に沿って直接胸咽部に響いたりする場合もある。

【注意事項】── ①排尿させてから刺針する。

②妊婦は刺針および施灸を控える。

【古典抜粋】── ●『針灸甲乙経』第8巻：「奔豚・寒気が小腹部に入る・常に悪心がある・内傷して血尿が出る・頻尿・背部および臍の痛みが陰部にまで牽引する・腹内部が拘急して1カ所に集まるような感覚がある・下痢が止まらないなどの症状は関元が主治する」

●『針灸甲乙経』第9巻：「転胞*34による尿閉・小腹部の脹満などは関元が主治する」

●『扁鵲心書』：「脳疽・脊背部の癰疽・各種疔瘡・毒素などを治療するに

は，関元に灸3百壮をすえて，腎気を保持する。また瘰癧*22・破傷風を治療する」「毎年夏と秋の変わり目に関元に灸千壮をすえれば，いつまでも寒暑に負けることがない。また30歳になったら，3年に1回臍下に3百壮灸をすえ，50歳になったら2年に1度，60歳になったら1年に1度臍下に3百壮灸をすえれば，老いずに長生きする」

- 『針灸入門』：「関元は，さまざまな虚損や老人性泄瀉，遺精・白濁尿などの症状を主治し，子供ができるようにする」

- 『針灸大成』第7巻：「積冷・虚損による疲労無力感・臍下部の絞痛・痛みがしだいに陰部に入る・突発的に発作が起きる・冷気が凝結し積塊となって痛む・寒気が腹に入って痛む・遺精・白濁尿・血尿・七疝（7種の疝病）・風眩・頭痛・転胞*34による尿閉・小便が黄赤色で出ない・虚労による発熱・石淋・五淋・下痢・奔豚で気が心に上衝する・臍下部に血が凝結し杯を伏せたような形になる・帯下・無月経・不妊・子宮口の閉塞・胎漏（妊娠中の不正出血）・産後に悪露が止まらないなどの症状を主治する」

- 『扁鵲心書』：「ある人がおおいに悩んで悲嘆に暮れたため病気になった。昼は落ち着いているが，夜になると煩悶し，食事も摂れず，左手は脈がなく，右手は沈細である。さまざまな医師たちがこれは死証であるといった。しかし私はいった。これは腎厥病である。寒気が脾腎両経に侵入したのが原因であると。そして中脘に50壮，関元に5百壮灸をすえ，毎日金液丹と四神丹を服用させた。7日後，左手の脈が現れ，しばらくすると青や白の膿が混じった大便を数升ばかり下し，完治した。これは真気がひどく衰えたのが原因であり，薬では治せず，灸でしか治せない」

【現代研究】──関元穴にはショックを防ぐ強い効果がある。関元穴へ施灸すれば，ショック患者の血圧と指の温度を上昇させ，末梢毛細管の血流量不足を改善する効果がある。また「関元」穴への刺針および施灸は，ヒスタミンを投与したウサギの血管透過性の増大を抑制する作用があり，またヒスタミンを投与して実験的にショックを起こさせたウサギの症状を抑制する作用がある。その他「関元」穴への施灸は，ショックを起こしたウサギの心拍出量を増加させるが，心拍数は増加せず，末梢血管抵抗を軽減させ，腎臓の血流量および糸球体濾過値，ナトリウム・カリウム・塩素イオンの排泄量を増加させる。

関元穴には腫瘤の増大を抑制する作用もある。「関元」穴への施灸は，腫瘍細胞HACを接種したマウスの生存率を延長するものの，最大生存率は延長できないことを，ある人が発見した。がんの早期における施灸はがん細胞の生長を抑制する作用が強く，この作用は免疫機能との関係から発生するものと思われる。

関元穴には老化防止作用がある。ある人の観察によれば，ハツカネズミの「関元」穴に刺針および施灸をしたところ，血中のテストステロン含有量および生殖に関わる器官の重量が明らかに増加したという。関元穴への針

灸施術には，視床下部—脳下垂体—性腺軸機能を調整・強化する作用があり，老化防止や保健面でも一定の効果があることを示している。

12. 中極 [ちゅうきょく] （CV3）

【別　　名】──気原・玉泉（『針灸甲乙経』），膀胱募（『中華針灸学』），気魚（『針灸学』）

【出　　典】──『素問』骨空論篇：「任脈は中極の下から始まり，毛際に上り腹内部をめぐって関元に上り，咽喉に達してオトガイ部に上り，顔面部をめぐって目に入る」

【穴名解説】──「中極はまたの名を気原ともいい，臍の4寸下方にある。横骨の下が下極であり，本穴を中極というのは，任脈が真ん中にあって三陰が会合する極限の場所にあるからである」（『医経理解』）

【分　　類】──膀胱の募穴

【位　　置】──下腹部正中線上にあり，臍の4寸下方。

【解　　剖】──皮膚→皮下組織→白線→腹横筋膜→腹壁外脂肪→壁側腹膜
浅層部には，おもに腸骨下腹神経の前皮枝と，浅腹壁動・静脈の分枝や属枝がある。深層部には，おもに腸骨下腹神経の分枝がある。

【効　　能】──補腎培元・清熱利湿・調経止帯
- 中極と関元はともに任脈と足三陰経の交会穴であり，しかも両穴は1寸しか離れていないため，両者の主治作用はほぼ同じである。
- ただし中極穴は膀胱の募穴であり，膀胱は水液代謝に関与しているため，本穴が治療する病証は，膀胱腑証や水湿に関わりのある病証が中心である。水湿に関わりのある肝・胆・脾・胃・腸の病証，および湿熱下注による病証であれば，いずれも本穴を主穴とするとよい。
- 生殖器系の病証治療の主穴でもあるが，関元に比べれば，下焦虚熱や水湿を原因とする疾患のほうが適している。

【主 治 症】──小腹部疾患：小腹部の熱痛・臍下部の積塊・奔豚で気が心に上衝する
肝腎疾患：疝気・偏墜*64・遺精・インポテンツ・遺尿・頻尿・尿閉，囲腎炎・尿路感染症・浮腫・尿閉・尿失禁・性機能減退
婦人科疾患：無月経・子宮脱・陰部の疼痛・陰部瘙痒症・子宮の腫痛・崩漏・帯下・産後の悪露が止まらない・胎盤残留・産後の子宮収縮の痛み・月経不順・月経困難・子宮内膜炎・機能性子宮出血・卵管炎・内性器炎

【配　　穴】──蠡溝・漏谷・承扶・至陰……排尿困難・遺精（『針灸資生経』）
腎兪・合谷・三陰交……無月経（『針灸大成』）
子宮……崩漏（『針灸大成』）
腎兪・陰陵泉……頻尿（『針灸大成』）
腎兪・気海・三陰交……月経不順（『針灸大成』）
陰交・石門……悪露が止まらない（『針灸集成』）
関元……尸厥*23（『玉龍経』）
膀胱兪……排尿異常

関元・三陰交・陰陵泉・次髎……尿閉・淋証

中封・脾兪・小腸兪・章門・気海・関元……白帯・小便が白く混濁する・夢精・遺精

【手　　技】──仰臥位で取穴する。

①0.5～1寸直刺し，刺針部に腫れぼったいようなだるさを起こさせ，外生殖器や会陰部に放散させて膀胱・小腹部の疾病を治療してもよい。

②やや上方に向けて斜刺をし，任脈に沿って腹内部から徐々に臍や上腹部まで針感を響かせる。まれに胸部まで響く例もあり，また中脘から分岐して脇肋部まで響く場合もある。胃腸や臍腹部の疾患に用いる。

③やや下方に向けて斜刺をし，任脈に沿って腹部から膣や陰茎まで針感を響かせる。尿道や陰茎の疾病に用いる。

【注意事項】──①排尿を済ませてから刺針するとともに，膀胱および腸管を傷つけないように，ゆっくりと刺入する。

②瘢痕灸は行わない。

③妊婦には針灸施術を控える。

【古典抜粋】──●『針灸甲乙経』第8巻：「臍の疝気で臍の周りが痛む・気が胸を上衝して息ができないなどの症状は中極が主治する」「奔豚で気が心に上衝し，悪化すれば息ができない。少気・尸厥[*23]・心の煩悶疼痛・空腹なのに食べられない・よく中寒になり腹脹する・下腿部まで牽引して痛む・小腹部と脊背部とが牽引しあって急痛する・裏急後重などの症状は中極が主治する」

●『銅人腧穴針灸図経』：「中極は，五淋で小便が赤くなって出渋る・遺精などの症状を治療する」

●『針灸入門』：「中極は，女性の下元が虚冷して損傷される・月経不順・粘液や膿血混じりの帯下などの症状を主治する」

●『針灸大成』第7巻：「冷気の積聚・ときに気が心を上衝する・腹中の熱・臍下部に積塊ができる・奔豚で気が心に上衝する・陰部の発汗・浮腫・陽気の虚弊・頻尿・遺精・不妊・疝瘕[*31]・産後の悪露が下りない・胎盤残留・月経不順・血塊・子宮口が腫痛して変形する・小腹部の冷え・陰部に熱感があり痒い・陰部の疼痛・ぼんやりする・尸厥[*23]・空腹なのに食べられない・月経時に性行為を行い羸痩する・悪寒発熱・転胞[*34]で尿閉になる・女性の不妊などを主治する。不妊の者に4回刺針したところ妊娠した」

【現代研究】──中極穴には，膀胱の機能障害を調整する作用がある。瀉法で中極・曲骨に刺針すれば，緊張性膀胱には張力を低下させ，弛緩性膀胱には張力を増強させることができる。日本の沢田氏は，膀胱と中極には深い関係があると指摘し，膀胱経上に発生した坐骨神経痛には，いつも中極に刺針して寛解させている。また膀胱経の頭痛にしばしば中極を用いて効果をあげている。中極穴は，脳下垂体─性腺というラインの機能に影響を与える。続発性無月経患者の中極・帰来・血海などのツボに刺針すると，estrogen withdrawal bleeding（エストロゲン消退出血）現象が起きる。またウサギの上述の「腧穴」に刺針すると，卵巣髄質細胞が増殖および肥大し，卵胞腔が拡大し，その周囲を何層にも取り巻く顆粒膜細胞も増殖し，その中に新しい黄体が生成されるという現象がみられる。これは脳下垂体─性腺機能が促進されたことを示している。中極・関元穴への刺針は，男性の性機能障害に対しても一定の効果を発揮する。

第5章 郄穴

第1節 郄穴総論

1 概説

「郄」とは空隙という意味であり，各経の気の集まる深部であることを指す。すなわち郄穴の概念とは，気血が出入りする深部の腧穴であるということである。そもそも経脈の循行経路上で，膝より上方にある一部の腧穴と，肘や膝より下方の曲折した部位にある腧穴とに気血が集まって注ぎ込む様が，空隙に注ぎ込むかのようであることから，ここを「郄」と呼び，ここに位置する腧穴を郄穴と呼んだ。

郄穴の名称と分布位置がはじめて記載されたのは『針灸甲乙経』であり，全部で16穴あった。十二経脈には本経上にそれぞれ1穴あり，陰・陽蹻脈と陰・陽維脈にも1穴ずつあり，それぞれ足少陰腎経（交信）・足太陽膀胱経（跗陽）・足少陰腎経（築賓）・足少陽胆経（陽交）の上にある。郄穴の大部分は，四肢の肘・膝関節より下方に位置しているが，胃経の郄穴である梁丘だけは膝より上方にある（**表10，図7**）。

2 臨床応用

郄穴は経気が集まる深部の腧穴であり，気血を集めて調整する作用があり，経脈臓腑の生理・病理に深く関わっている。診断および治療の両面から，その臨床応用を見ていこう。

表10　郄穴

陰経	郄穴		陽経
手太陰肺経	孔最	温溜	手陽明大腸経
手少陰心経	陰郄	養老	手太陽小腸経
手厥陰心包経	郄門	会宗	手少陽三焦経
足太陰脾経	地機	梁丘	足陽明胃経
足少陰腎経	水泉	金門	足太陽膀胱経
足厥陰肝経	中都	外丘	足少陽胆経
陰維脈	築賓	陽交	陽維脈
陰蹻脈	交信	跗陽	陽蹻脈

1　診断

　近年の研究によれば，郄穴は経絡診断・穴位診断をするための格好の腧穴であり，また郄穴のほとんどは肘や膝より末端にあって施術しやすいため，臨床の場において常用されている。

1）郄穴には病証の反応がすぐに現れるため，臓腑の急性疾患の診断に活用される。
　・胃脘部の急性疼痛では，必ず梁丘に圧痛が出る。
　・胆病では，外丘に圧痛がある。
　・動悸・心痛では，郄門に圧痛がある。
　・痔瘡では，孔最に圧痛がある。
　・急性胸膜炎では，郄門に圧痛がある。
　・急性乳腺炎では，梁丘に圧痛がある。
　・婦人科疾患では，よく地機に圧痛がある。

2）ある研究者が，十二郄穴を「定性穴」とし，さらに兪・募穴を「定位穴」として組み合わせ，病位を分析診断するための参考とした。たとえば温溜に圧痛が現れるのは消化管に穿孔があることを示しているが，肝兪・膵兪の陽性反応を伴えば，食道静脈瘤出血と診断することができる。また中脘・左側承満の陽性反応を伴えば，胃穿孔と診断でき，中脘・右梁門・右潰瘍点の陽性反応を伴えば，十二指腸球部潰瘍穿孔であると診断できる。中脘・天枢・大腸兪の陽性反応を伴う場合は，腸穿孔と診断できる。

3）郄穴の圧痛の強度と病状の軽重とはある程度連動している。日本の研究者である代田文志氏によれば，胸膜炎患者には必ず患側の郄門穴に圧痛があり，しかも圧痛の強弱と胸膜炎の重症度とは比例しているという。

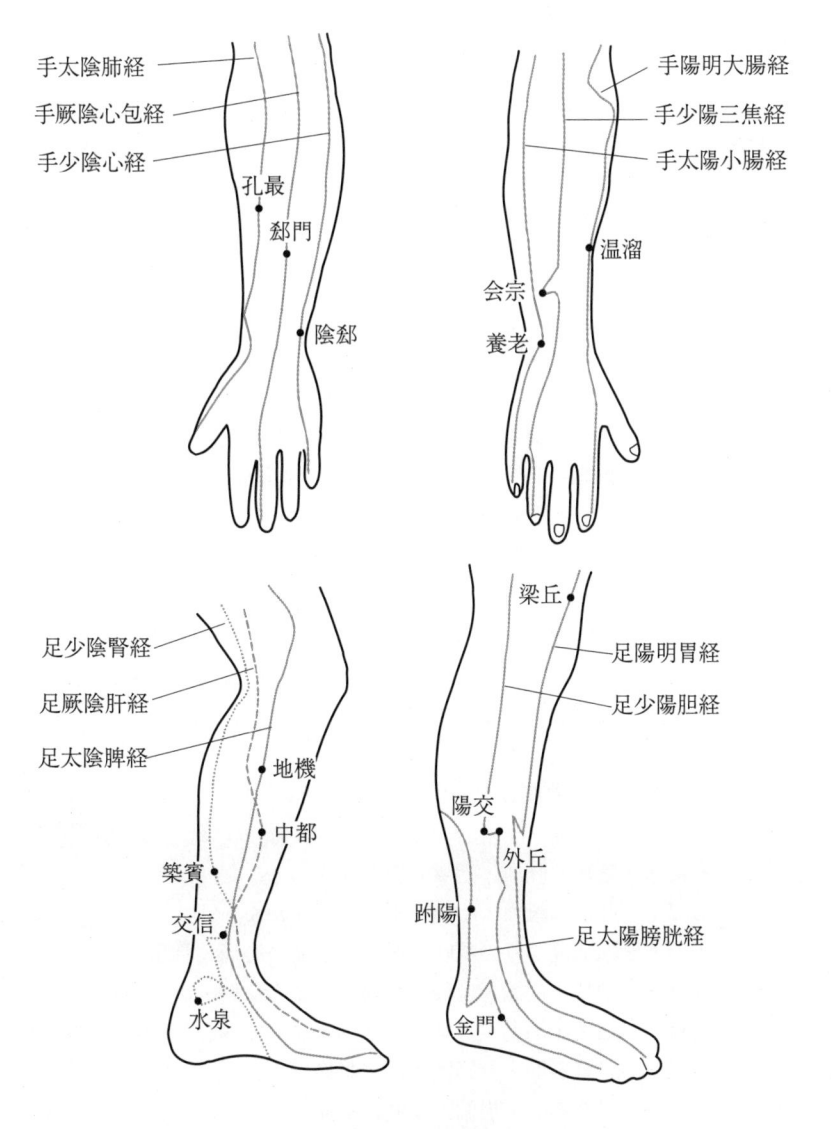

図7 郄穴分布図

2 治療

郄穴の特徴の1つは、所属する経の循行部位および所属臓腑の急性病証、特に急性疼痛の治療を得意としていることであり、2つめには出血証の治療に適していることである。ただし陰経の郄穴か陽経の郄穴かによって、主治作用の傾向が異なるため、以下に詳述していこう。

1) 陽経の郄穴は、気形両傷の病証・痛証の治療に用いられることが多い。つまり気傷痛や形傷腫、つまり腫痛などの病証を治療するが、出血証にはあまり用いられない。

表11 郄穴の主治作用の特徴

	共通点	相違点
陽経の郄穴	①所属する経脈の循行部位の病証，所属する臓腑の急性病証，特に急性疼痛の治療を得意とする。②出血証の治療を得意とする。	疼痛治療に多用される。出血証の治療にはあまり用いられない。
陰経の郄穴		血証の治療に多用される。一部の臓腑・器官の痛証治療にも用いられる。

梁丘——急性胃痛・膝の腫脹・ひどく驚く・乳房部の痛み
養老——急性の腰痛・肩が折れそうに痛む・上腕部が抜けそうに感じる
温溜——頭痛，口・舌・咽喉の腫痛，顔面部の腫脹，腹鳴，腹痛，肩背部が痛んでだるい，悪寒発熱，頭痛
金門——腰痛・下肢の痺痛・突然の疝証・小児の驚厥[65]
会宗——上肢の皮膚の痛み・心痛・腸癰
外丘——胸脇部痛・頸部および後頸部がこわばって痛む・てんかん
跗陽——頭痛・腰部および脚の痛み・突然の激しい泄瀉
陽交——腹鳴および腹部の脹満疼痛

2）陰経の郄穴は血証を治療することが多く，一部の臓腑・器官の痛証治療にも用いられる。

孔最——喀血・吐血・咽喉の腫痛
陰郄——吐血・衄血・心痛・不眠・てんかん
郄門——血液混じりの嘔吐・衄血・喀血・心痛・胸痛
中都——血便・崩漏・産後の悪露が止まらない・小腹部痛・睾丸の腫痛
地機——血便・崩漏・月経困難症・腹痛・癥瘕[37]・突然の激しい下痢
水泉——月経不順・月経困難症・腹痛
交信——月経不順・崩漏・睾丸の腫痛
築賓——疝痛・下腿部内側の疼痛

3 配穴法

1）単独で取穴する

2）郄募配穴

郄穴は急性症を治療し募穴は実証を治療するため，両者を組み合わせれば，遠近が呼応して急を緩め疏通をし，臓腑経絡の気が突然阻滞したために発生した病証に対し，緩急止痛の効果を発揮する。同時に兪穴を組み合わせてもよい。

3）郄会配穴

郄穴は深部にあって各経の経気が集まるため，臨床においては急性症に使用さ

れる。一方，八会穴は臓・腑・気・血・筋・脈・骨・髄などの精気が集まるところであり，この8者に関係のある病証および急性症を治療する。そこでこの両者を組み合わせれば，急性症の治療に効果を発揮する。たとえば梁丘に中脘を組み合わせて急性胃痛を治療したり，孔最に膻中を組み合わせて気逆・喀血などを治療したりする。

3 現代研究

近年，郄穴の研究は一定の進展をみてはいるが，報告をみる限り，実験研究および治療メカニズムに対する研究は少なく，臨床治療に対する研究が多い。対象とする疾患の種類は30あまりで臨床各科に及び，使用する治療法は単純な刺針や施灸の他に，穴位注射・電針・指針・埋針・温針・刺血などである。治療効果が高く，即効性があり，使用する穴数が少ないのが特徴である。

1）内科病証

呼吸器系疾患：おもに孔最・陰郄穴を用いれば，肺結核・気管支喘息・気管支拡張の喀血に効果がある。ある人が喘息発作時の患者50例の孔最穴に刺針した結果，総寛解率は84％であり，1分以内に効果が現れたものが52％であったという。動物実験の結果からも，孔最穴単独での平喘作用はアミノフィリンよりも優れていることが証明されている。

循環器系疾患：驚いて心悸亢進する・心神不寧・心血瘀阻などの証がある多くの患者に郄門穴を使用したところ，いずれも確かな効果があった。

消化器系疾患：胃・十二指腸潰瘍，急・慢性胃炎など各種原因による胃脘痛・胆嚢の疝痛・神経性嘔吐などの多くの症例に，郄門・梁丘に内関・足三里を組み合わせて治療したところ，高い効果が得られた。

神経系疾患：各陽経の郄穴で坐骨神経痛・中風の半身不遂などを治療した。

2）外科・整形外科病証

ある人が，水泉・交信穴とその他の腧穴とを組み合わせて尿路結石を治療したが，高い効果が得られた。またある人が郄門穴に生理食塩水を注射して，乳腺炎でまだ化膿していない早期患者300例を治療したが，効果は非常に高かった。また郄穴で捻挫などの経筋病証を治療したという報告が多く見受けられるが，たとえば郄門・丘墟穴に外用薬，赤外線照射を組み合わせて胸脇部の損傷を治療したり，対応する夾脊穴と養老穴に電針・水針・温針療法を組み合わせて頸椎症を治療したり，養老穴で急性腰部捻挫を治療したりしている。

3）婦人科病証

地機と交信・三陰交・血海・中極・帰来などを組み合わせて，月経困難症・無月経・機能性子宮出血・慢性内性器炎などを治療して，効果をあげている。

4）その他

　報告によれば，36例への針麻酔による腹部手術の過程で，両側郄門穴への刺針および電針療法を加えたところ，腹筋の緊張と内臓牽引痛を寛解する効果があったという。また報告によれば，両側の附陽・飛揚穴に針麻酔をしながら頸椎前方手術を行ったところ，Ⅰ，Ⅱ級の効果が75.9％であったという。また他の実験結果では，イヌの急性心筋梗塞に対する郄門穴への電針療法は，対照グループよりもはるかに効果が大きく，病変の程度を軽減し梗塞面積を縮小することがわかっている。

附記：十六郄穴歌

　　　郄の意味は間隙で，気血の集まるところ
　　　肺の疾患は孔最を取穴し，大腸は温溜
　　　胃経は梁丘で，脾経は地機穴
　　　心は陰郄を取穴し，小腸は養老
　　　膀胱は金門が守り，腎は水泉に施術
　　　心包は郄門に刺針し，三焦は会宗が支える
　　　胆の郄穴は外丘であり，肝経は中都
　　　陽蹻は附陽に行き，陰蹻は交信に待つ
　　　陽維は陽交穴であり，陰維は築賓が主る

第2節 郄穴各論

1．孔最　[こうさい]（LU6）

【別　　名】──なし。
【出　　典】──『針灸甲乙経』：「孔最は手太陰肺経の郄穴であり，……3分刺入し，3呼吸置針し，灸は5壮」
【穴名解説】──「孔とは通じる，甚だしいという意味であり，間隙でもある。最とは甚だしいという意味であり，集まるという意味でもある。本穴はその所属する経脈上にある郄穴である。郄とは大きな竅（穴）であり……その機能はよく開瘀通竅することであり，孔竅に関わる疾患には最も有用な腧穴である。主治症の多くは，身熱・発汗しない・頭痛・吐血・失声症・喉の痛みなどであり，いずれも竅に関わる疾病で，それを通じさせるために本穴が用いられる。この2文字を用いたのは，究極の通竅作用があるからであり，そのため孔最と名づけられた」（『針灸穴名解』）
【分　　類】──手太陰肺経の郄穴
【位　　置】──前腕掌面部橈側にあり，尺沢穴と太淵穴を結んだ線上で，手首横紋の7寸上方。
【解　　剖】──皮膚→皮下組織→腕橈骨筋→橈側手根屈筋→浅指屈筋と円回内筋の間→長母指屈筋
　　　　　　　浅層部には，橈側皮静脈と外側前腕皮神経の分枝が分布している。深層部には，橈骨動・静脈，橈骨神経浅枝などがある。
【効　　能】──清熱涼血・粛降肺気
　　　　　　　●清熱涼血作用があり，喀血・鼻血など，人体上部に発生する出血証を治療する。また肺熱咳喘治療の常用穴でもあり，止血し急性症を治療するという本穴の作用が利用される。
　　　　　　　●肺は大腸と表裏関係にあるため，腸腑壅熱・血鬱による痔にも，本穴を使用する。
【主 治 症】──肺系疾患：喀血・衄血・失声症・咽喉の腫痛・咳嗽・精神的要因による喘，西扁桃炎・気管支炎・気管支喘息・肺結核・肋間神経痛
　　　　　　　本経脈通過部位の疾患：肘や腕が拘攣疼痛し屈伸できない
　　　　　　　その他：熱病で汗が出ない・頭痛・痔瘡
【配　　穴】──曲沢・肺兪……血液混じりの唾を吐く（『針灸資生経』）
　　　　　　　瘂門……失声症（『針灸資生経』）
　　　　　　　後渓……頭痛
　　　　　　　肺兪・風門……咳嗽・精神的要因による喘
　　　　　　　合谷・大椎……熱病で発汗しない・頭痛

少商……咽喉の疼痛
【手　　技】──腕を伸ばし掌を上に向けて取穴する。
　　　　　　　0.5〜0.8寸直刺し，腫れぼったくしびれるようなだるさを肘や母指まで放散させる。
【注意事項】──刺針時には橈骨動・静脈を突き破って出血させるおそれがあるため，注意すること。
【古典抜粋】──●『針灸甲乙経』第7巻：「熱病で発汗せず……孔最が主治する」
　　　　　　　●『針灸甲乙経』第9巻：「厥逆による頭痛は，孔最が主治する」
　　　　　　　●『針灸大成』第6巻：「熱病で発汗しない・咳逆・肘や腕の厥痛で屈伸しにくい・腕が頭まで挙がらない・手を握れない・吐血・失声症・喉の腫脹・頭痛などを主治する」
【現代研究】──喘息治療では，孔最穴へ刺針したほうが，アミノフィリンを服用するよりも効果が現れるのがはやく（$P < 0.001$），持続時間も長かった（$P < 0.001$）。モルモットへの実験によって，孔最穴への刺針は，ヒスタミンの喘息誘発作用に対する耐性を強化することがわかっている。
　　　　　　　ある人が孔最穴にアドレノシンあるいはビタミンKを注射し，急性気管支拡張症で喀血している患者35例を治療したが，強い止血効果があったという。穴位注射を毎日1回，重症者では2回行えば，通常は3日以内に出血が止まる。本穴は左右交替で使用する。

2．温溜　［おんる・おんりゅう］（LI7）

【別　　名】──逆注・蛇頭（『針灸甲乙経』），池頭（『針灸資生経』），地頭・通注（『秘伝常山楊敬齊針灸全書』）
【出　　典】──『針灸甲乙経』：「温溜は一名を逆注といい，また蛇頭ともいう。手陽明経の郄穴で，小柄な人なら手首の5寸上方，大柄な人では6寸上方にあり，3分刺入し，灸は3壮」
【穴名解説】──「温溜は手陽明経の郄穴であるが，郄とは人体の間隙という意味であり，すなわち気血の集まるところという意味である。溜は留と同義で，停留するという意味がある。陽明は多気多血の経であり，陽気が集中する経である。陽気は温かく，本穴には陽気が注ぎ込むことから，温溜と名づけられた」（『経穴釈義滙解』）
【分　　類】──手陽明大腸経の郄穴
【位　　置】──前腕背面部橈側で，陽渓と曲池を結んだ線上にあり，手首の横紋の5寸上方。
【解　　剖】──皮膚→皮下組織→長橈側手根伸筋腱→短橈側手根伸筋
　　　　　　　浅層部には，橈側皮静脈，外側前腕皮神経，後前腕皮神経などが分布している。深層部には，長橈側手根伸筋と短橈側手根伸筋腱の前に，橈骨神経浅枝がある。
【効　　能】──清熱解毒・調理腸胃
　　　　　　　●本穴は体内においては陽明の火邪を清泄し，体外においては頭面部の風

熱を疏散し，清熱解毒・瀉火消腫・祛瘀止痛の効果がある。
- 郄穴は急性疼痛も治療することができるため，臨床においては熱毒による頭面部・五官の腫痛に用いられる。
- 本穴は手陽明大腸経に属し，泄熱通腑・化痰清心作用があるため，痰熱擾心を原因とする癲*11・狂・癇証*4に用いられる。

【主治症】──外感病：悪寒発熱・頭痛・傷寒・身熱・瘧疾

頭面部・五官疾患：顔面が紅潮して腫れる・口と舌の痛み・歯齦の疼痛・喉の腫脹・喉痺・舌の腫脹，西口内炎・舌炎・耳下腺炎・扁桃炎・顔面神経麻痺

精神および意識障害：癲*11・狂・癇証*4

本経脈通過部位の疾患：肩背部痛・上肢が動かない・手首や腕の痛み・腹鳴・腹痛

【配　穴】──曲池……喉痺があって喋ることができない（『針灸甲乙経』）

液門・京骨……発狂して昏倒する（『備急千金要方』）

僕参……癲証*11・吐舌・寒戦して歯を鳴らす・粗暴でわけのわからないことを言う（『備急千金要方』）

期門……後頸部がこわばる・傷寒（『百症賦』）

足三里・上巨虚……腹鳴・下痢・腹痛

【手　技】──手首を立て肘を曲げて取穴する。

0.5～0.8寸直刺し，腫れぼったくしびれるようなだるさを起こさせ，上下に放散させてもよい。

【古典抜粋】──
- 『針灸甲乙経』第7巻：「瘧疾で顔面が紅潮して腫れるものは，温溜が主治する」
- 『針灸甲乙経』第9巻：「腹鳴して痛むものは，温溜が主治する」
- 『針灸甲乙経』第11巻：「癲証*11・吐舌・寒戦して歯を鳴らす・粗暴でわけのわからないことを言う・幻覚を見るなどの症状は温溜が主治する」
- 『針灸甲乙経』第12巻：「喉痺で喋ることができないものは，温溜と曲池が主治する」
- 『針灸大成』第6巻：「腹鳴・腹痛・傷寒・しゃっくり・げっぷ・胸膈内に気が閉塞する・悪寒発熱・頭痛・笑ってばかりいる・粗暴でわけのわからないことを言う・幻覚・涎を吐く・風邪による逆気・四肢の腫脹・吐舌・口と舌の痛み・喉痺などを主治する」

3. 梁丘　[りょうきゅう]（ST34）

【別　名】──鶴頂（『針方六集』）・跨骨（『中華針灸学』）

【出　典】──『針灸甲乙経』：「梁丘は足陽明経の郄穴であり，膝の2寸上方にある。3分刺入し，灸は3壮」

【穴名解説】──「膝の梁（はり）の上の，肉が丘のように盛り上がったところにあることから，梁丘と名づけられた」（『古法新解会元針灸学』）

【分　　類】──足陽明胃経の郄穴
【位　　置】──大腿部前面で，上前腸骨棘と膝蓋骨外側端を結んだ線上にあり，膝蓋骨外側上縁の2寸上方である。
【解　　剖】──皮膚→皮下組織→大腿直筋腱と外側広筋腱の間→中間広筋腱の外側
浅層部には，大腿神経の前皮枝と，外側大腿皮神経が分布している。深層部には，外側大腿回旋動・静脈の下行枝と，大腿神経の筋枝がある。
【効　　能】──和胃止痛・舒筋活絡
- 梁丘は理気・和胃止痛作用に優れているため，胃腑の急性病証に常用される。上腹部の急性疼痛を治療する要穴である。
- 乳腺炎の原因は，気血が壅滞し，鬱が熱に変わり，熱が強くなって毒を形成したためである。足陽明胃経は乳房部を循行し，郄穴は足陽明経の脈気が集まる深部の腧穴であるため，梁丘に刺針して瀉法を行えば，胃火を瀉し，乳絡を通じさせ，祛瘀散結・消腫止痛をする。乳腺炎治療の要穴である。

【主 治 症】──脾胃疾患：上腹部痛・腹鳴・泄瀉，西胃炎・胃痙攣
本経脈通過部位の疾患：膝・脚・腰の痛み，冷痺でしびれる，鶴膝風[*10]・乳腺炎，西膝関節およびその周囲の軟部組織の疾患・下肢がしびれて動かせない

【配　　穴】──曲泉・陽関……筋肉の拘攣・膝を屈伸することができない・歩けない（『備急千金要方』）
地五会……乳腺炎（『針灸資生経』）
犢鼻・陽陵泉・陰陵泉……膝関節痛

【手　　技】──①椅子に座って膝を曲げるか，仰臥位で取穴する。0.5〜0.8寸直刺し，刺針部に腫れぼったいようなだるさを起こさせ，膝関節に拡散させてもよい。
②膝関節骨関節炎を治療するときには，梁丘から血海に透刺し，2.5〜3.0寸刺入する。

【注意事項】──梁丘穴の内部は軟部組織が薄く大部分が筋腱であり，1寸前後ですぐに大腿骨下端前外側面に達するため，それ以上深く刺入してはならない。

【古典抜粋】──
- 『針灸甲乙経』第9巻：「ひどく驚く・乳腺炎などの症状は梁丘が主治する」
- 『針灸大成』第6巻：「膝・脚・腰の疼痛，冷痺でしびれる，膝を屈伸することができない，足の冷え，ひどく驚く，乳房の腫痛などの症状を主治する」

【現代研究】──梁丘に刺針すると胃の機能を正常化するが，その傍らに刺針しても無効であった。またある報告によれば，梁丘への刺針には胃酸の分泌を抑制する作用があるという。

4．地機　[ちき]（SP8）

【別　　名】——脾舎（『針灸甲乙経』）・地箕（『中国針灸学』）

【出　　典】——『針灸甲乙経』：「地機はまたの名を脾舎といい，足太陰経の郄穴である。足厥陰と交差する部位の1寸上方にあり，膝の5寸下方にある。3分刺入し，灸は5壮」

【穴名解説】——「地は脾土・下部・下肢を指す。機とは，機関・機要を指し，疾病も機にたとえられる。本穴は地気の機枢であり，腹部および下肢の疾患を治療するための枢要となる腧穴である」（『針灸穴名釈義』）

【分　　類】——足太陰脾経の郄穴

【位　　置】——下腿内側にあり，内果の先端と陰陵泉を結んだ線上で，陰陵泉の3寸下方にある。

【解　　剖】——皮膚→皮下組織→腓腹筋→ヒラメ筋
浅層部には，伏在神経の下腿内側皮枝と大伏在静脈が分布している。深層部には，脛骨神経と後脛骨動・静脈がある。

【効　　能】——健脾滲湿・理血調経
- 地機は血証を主治し，理血することによって調経止痛するため，女性の月経に関わる疾患に常用される。
- 健脾滲湿作用もあるため，湿阻中焦や脾胃の運化機能失調などを原因とする腹脹・下痢などの症状，水湿内滞や，気化不利のために発生した浮腫・排尿困難などに使用される。

【主 治 症】——婦人科疾患：月経不順・月経困難・白帯過多・女性の癥瘕[ちょうか]*37，西機能性子宮出血
脾胃疾患：食欲不振・腹脹・腹痛・泥状便・痢疾，西胃痙攣・細菌性赤痢
肝腎疾患：浮腫・遺精・疝気・排尿困難・腰が痛くて曲げ伸ばしできない，西精液減少症
本経脈通過部位の疾患：脚や膝のしびれや疼痛

【配　　穴】——血海……月経不順（『百症賦』）
腎兪・中極・三陰交……月経困難症
中都・跗陽……下肢が動かない
中極・合谷・三陰交・太衝・豊隆……血滞による無月経

【手　　技】——椅子に座るか仰臥位で取穴する。
0.5～0.8寸直刺し，腫れぼったくしびれるようなだるさを下腿内側から足部に向かって放散させる。

【注意事項】——深く刺入するときは，後脛骨動・静脈を傷つけないように注意すること。

【古典抜粋】——
- 『針灸甲乙経』第11巻：「泥状便が続いて痕*66ができる・腹痛・臟痺などは地機が主治する」
- 『銅人腧穴針灸図経』：「地機は，女性の血瘕*36・押すと大腿内側から膝までお湯をかけたかのように熱い・男性の泥状便・腹部および脇部の気脹・浮腫・腹部が堅い・食欲不振・排尿困難などを治療する」

- ●『針灸大成』第 6 巻：「腰が痛くて曲げ伸ばしできない・泥状便・腹部および脇部の腫脹・浮腫・腹部が堅い・食欲不振・排尿困難・精不足・女性の癥瘕*37・押すと大腿内側から膝までお湯をかけたかのように熱いなどの症状を主治する」

【現代研究】──ある人の観察によれば，曲池・地機などのツボに刺針すると，インシュリン分泌機能が亢進されるが，足三里に刺針してもランゲルハンス島の機能に顕著な変化はなかったという。これは，地機などの腧穴がランゲルハンス島β細胞の分泌機能に深く関わっていることを示している。

5．陰郄　[いんげき]（HT6）

【別　　名】──手少陰郄（『針灸甲乙経』）

【出　　典】──『針灸甲乙経』：「手少陰経の郄穴であり，掌上方の脈中で，手首から 5 分上方にある。3 分刺入し，灸は 3 壮」

『備急千金要方』：「陰郄は掌上方の動脈中で，手首から 5 分上方にあり，手少陰経の郄穴である」

【穴名解説】──「陰郄とは，少陰心経の郄穴という意味である」（『采艾編』）

【分　　類】──手少陰心経の郄穴

【位　　置】──前腕掌側で，尺側手根屈筋腱の橈側縁にあり，手首の横紋の 0.5 寸上方。

【解　　剖】──皮膚→皮下組織→尺側手根屈筋腱の橈側縁→尺骨神経

浅層部には，内側前腕皮神経と，尺側皮静脈の属枝などが分布している。深層部には，尺骨動・静脈がある。

【効　　能】──滋養陰血・寧心安神

- ●陰郄の働きは郄門と同じで，止血・寧心が中心であるが，郄門のほうが常用される。
- ●舌は心竅であるため，心絡痹阻による失語症には，本穴を使用する。

【主　治　症】──心神疾患：心痛・心煩・驚いて心悸亢進する・怔忡・頭痛・めまい・驚き恐れる，西神経衰弱・狭心症

胸肺部疾患：咳嗽・衄血・ゾクゾクと悪寒がする・盗汗・吐血・小児の骨蒸*67，西鼻血・肺結核

本経脈通過部位の疾患：手首の痛み・失語症，西穴位部の軟部組織の疾患・急性舌筋麻痺

その他：上腹部痛，西子宮内膜炎

【配　　穴】──後渓……盗汗（『百症賦』）

心兪・神道……心痛・動悸・神経衰弱

尺沢・魚際……衄血・吐血

【手　　技】──掌を上に向けて取穴する。

0.3 〜 0.5 寸直刺し，刺針部に腫れぼったいようなだるさを起こさせ，心経に沿って薬指や小指に下行させたり，あるいは前腕・肘窩・上腕部に上昇させてもよい。また一部には，針感が胸部にまで達する例もある。

【古典抜粋】——●『針灸甲乙経』第9巻：「ゾクゾクと悪寒がして咳嗽する・吐血・逆気・驚く・心痛などの症状は手少陰経の郄穴が主治する」
　　　　　　●『銅人腧穴針灸図経』：「失声症で喋れない・ブルブルと振寒する・厥逆・心痛・霍乱・胸満・衄血・驚き恐れるなどの症状を主治する」
　　　　　　●『針灸大成』第6巻：「鼻血・吐血・ブルブルと悪寒する・気鬱や気下による厥逆・心痛・霍乱・胸満などを主治する」
【現代研究】——陰郄穴に刺針すると，てんかんの大発作を起こしている患者の一部で，脳波が規則的になる。本穴には膀胱機能に対する双方向性の調節作用があり，張力の低下したものは上昇させ，緊張しているものは弛緩させる。

6．養老 ［ようろう］（SI6）

【別　　名】——なし。
【出　　典】——『針灸甲乙経』：「養老は手太陽経の郄穴であり，尺骨頭上方の空隙で，手首の1寸上方の陥凹部にある。3分刺入し，灸は3壮」
【穴名解説】——「養には役立つという意味がある。本穴は，目が見えない・耳が聞こえない・肩が折れそうに痛む・腕が抜けそうになる・手を上げ下げすることができない……などを主治する。ここに刺針すれば，老人の健康長寿に役立つことから，養老と名づけられた」（『経穴命名浅解』）
【分　　類】——手太陽小腸経の郄穴
【位　　置】——前腕背面尺側で，尺骨頭上端橈側の陥凹部。
【解　　剖】——皮膚→皮下組織→尺側手根伸筋腱
　　　　　　浅層部には，内側前腕皮神経・後前腕皮神経・尺骨神経手背枝・尺側皮静脈属枝などが分布している。深層部には，背側手根動・静脈網などがある。
【効　　能】——清熱明目・舒筋活絡
　　　　　　●手太陽小腸経は循行して眼窩の下方や内眼角に達するため，手太陽小腸経に属する養老穴には，疏風清熱明目作用がある。眼瞼疾患治療の常用穴である。
　　　　　　●本穴は手太陽小腸経循行部位の急性痛証を治療し，風湿を除き，経絡を疏通し，痺痛を止める。腰は足太陽膀胱経の循行部位であり，急性腰部捻挫は膀胱経の気血が逆乱し，経気が痺阻することによって起きるが，手と足の太陽経は気が共通していて互いに求めあうため，手太陽経の郄穴である養老穴を取穴すれば，気血を疏通して活絡止痛する。また即効性があるため，急性腰部捻挫治療の常用穴の1つとなっている。
【主 治 症】——眼瞼疾患：目が見えない・緑内障・画急性角膜炎・視神経萎縮・眼球の充血・視力減退
　　　　　　本経脈通過部位の疾患：肩や腕が痛くてだるい・手や腕が痛くて挙がらない・肘の外側が赤くなって腫れる・頭痛・顔面部の疼痛・画寝違え・前腕の神経痛・しゃっくり
　　　　　　その他：急性腰痛。急性腰部捻挫。半身不遂

【配　　穴】──天柱……肩が折れそうに痛い（『備急千金要方』）
　　　　　　　天柱……目がぼやける（『百症賦』）
　　　　　　　肩髃……肩・背部・肘の疼痛
　　　　　　　風池……頭痛・顔面部の疼痛
【手　　技】──掌を胸に向けて取穴する。
　　　　　　　肘の方向に斜刺で0.5〜0.8寸刺入する。腫れぼったいしびれるようなだるさを手首や肘の方向に放散させる。
【古典抜粋】──●『針灸甲乙経』第10巻：「肩が折れそうに痛む・上腕部が抜けそうに感じる・手を上下することができないなどの症状は養老が主治する」
　　　　　　　●『針灸大成』第6巻：「肩や腕が痛くてだるい・肩が折れそうに痛む・腕が抜けそうに感じる・手を上下することができない・目が見えないなどの症状を主治する」

7．金門　[きんもん]（BL63）

【別　　名】──関梁（『針灸甲乙経』）・梁関（『針灸聚英』）
【出　　典】──『針灸甲乙経』：「金門は足太陽経にある空隙で，足の外果の下方にある。またの名を関梁ともいい，陽維脈にも属している。3分刺入し，灸は3壮」
【穴名解説】──「金とは，肺金の気で……金門とは，熄風利水の門戸という意味であり，金が水を生じる働きによるものである。肺は水の上源であり，肺気が清粛することによって膀胱の水気が通調する。そして金門とは肺金の気が膀胱へ下りていくときの門戸であり，膀胱の気化作用を助ける。また風木病にも有効であるが，それは金が木を克するためであり，主治する疾病は筋肉の抽搐などの風木病が多い」（『針灸穴名釈義』）
【分　　類】──足太陽膀胱経の郄穴
【位　　置】──足部外側にあり，外果前縁のすぐ下方で，立方骨の下縁。
【解　　剖】──皮膚→皮下組織→長腓骨筋腱および小指外転筋
　　　　　　　外側足背皮神経・小伏在静脈が分布している。
【効　　能】──熄風定驚・舒筋活絡
　　　　　　　●太陽は表を主り，本穴は足太陽膀胱経に属しているため，祛風散寒・舒筋活絡作用があり，外感風寒や風湿を原因とする本経循行部位の疼痛を主治する。
　　　　　　　●膀胱経は脳に絡するため，本穴には熄風定驚作用があり，精神および意識障害の治療に使用できる。
【主治症】──頭面部疾患：頭風[*25]・歯痛，西神経性耳聾
　　　　　　精神および意識障害：てんかん・驚風[*5]・尸厥[*23]
　　　　　　本経脈通過部位の疾患：肩背部痛・腰や膝が痛んでだるい・下肢が動かない・痛風・外果が赤く腫れる・足部の捻挫・霍乱転筋[*68]，西腓腹筋痙攣・踝関節炎
【配　　穴】──僕参・承山・承筋……霍乱転筋[*68]（『針灸甲乙経』）

204 ｜ 第5章　郄穴

聴会……傷寒・両耳が聞こえない（『席弘賦』）

人中・中衝……てんかん・驚風*5

【手　　技】──椅子に座るか臥位で取穴する。

0.3～0.5寸直刺し，刺針部に腫れぼったいようなだるさを起こさせ，足背部に拡散させてもよい。

【注意事項】──瘢痕灸は行わない。

【古典抜粋】──●『針灸甲乙経』第11巻：「尸厥*23で突然死んだようになるものは，金門が主治する」

●『針灸大成』第6巻：「霍乱転筋*68・尸厥*23・てんかん・突然の疝気・膝や下腿部がだるい・体が寒戦して長く立っていられないなどの症状を主治する。小児が口を開けて頭を揺すり，角弓反張するもの」

●『肘後歌』：「（瘧疾の発作が）連日起きて止まらないものは，金門に7分まで深刺しする」

8．水泉　[すいせん]（KI5）

【別　　名】──なし。

【出　　典】──『針灸甲乙経』：「水泉は足少陰経の郄穴であり，太渓の1寸下方で，足内果の下方にある。4分刺入し，灸は5壮である」

【穴名解説】──「泉とは水源のことである。本穴は太渓の1寸下方で，足内果の下方にあり，足少陰腎経の郄穴で，腎の気血が集まる深部の腧穴である。腎は水臓であり，水を主る。本穴は深部の水源のようであり，また水が湧き出す場所でもあることから，水泉と名づけられた」（『経穴釈義滙解』）

【分　　類】──足少陰腎経の郄穴

【位　　置】──足部内側にあり，内果の後下方で，太渓からまっすぐ1寸（指寸）下方にあり，踵骨隆起内側の陥凹部。

【解　　剖】──皮膚→皮下組織→踵骨内側面。

浅層部には，伏在神経の下腿内側皮枝と，大伏在静脈の属枝が分布している。深層部には，後脛骨動・静脈，内・外側足底神経，内側踵骨枝がある。

【効　　能】──活血化瘀・疏利三焦

●水泉は血証を主治するため，おもに女性の月経不順を治療する。活血化瘀・調理経血作用があるため，血滞が原因の病証に用いられる。婦人科疾患治療の常用穴の1つである。

●疏利下焦作用もあるため，湿熱下注による排尿困難などに使用される。

【主治症】──婦人科疾患：月経不順・無月経・月経困難・子宮下垂，西無月経・子宮脱・付属器炎

腎臓疾患：排尿困難・腹痛・目のかすみ，西膀胱炎・前立腺炎

本経脈通過部位の疾患：踵の痛み

【配　　穴】──照海……淋証・崩漏・月経が始まらず煩悶する（『備急千金要方』）

気海・三陰交……月経不順・月経困難症

第2節　郄穴各論　| 205

　　　　　　　　承山・崑崙……踵の痛み
【手　　技】──椅子に座って脚を垂らすか仰臥位で取穴する。
　　　　　　　0.3〜0.5寸直刺し，腫れぼったいようなだるさを刺針部から踵に向けて放散させる。
【古典抜粋】──●『針灸甲乙経』第12巻：「無月経・心下部の疼痛・目がぼんやりして遠くが見えないなどの症状は水泉が主治する」
　　　　　　●『針灸大成』第6巻：「目がぼやけて遠くが見えない・無月経・月経が始まると心下部が痛んで煩悶する・子宮脱・小便がポタポタとしか出ない・腹痛などの症状を主治する」
【現代研究】──ある実験によれば，好酸性白血球の変化を指標としたときに，水泉への刺針の効果とACTH注射の効果とは，同等であったという。

9. 郄門　[げきもん]（PC4）

【別　　名】──なし。
【出　　典】──『針灸甲乙経』：「郄門は手心包経の郄穴であり，手首から5寸のところにある。3分刺入し，灸は3壮」
【穴名解説】──「郄門は経絡の間隙から筋肉の分かれめに入るところにあるが，2つの筋肉が門のように対峙していることから，郄門と名づけられた」（『古法新解会元針灸学』）
【分　　類】──手厥陰心包経の郄穴
【位　　置】──前腕掌側で，曲沢と大陵を結んだ線上にあり，手首の横紋の5寸上方。
【解　　剖】──皮膚→皮下組織→橈側手根屈筋腱と長掌筋腱の間→浅指屈筋→深指屈筋→前腕骨間膜
　　　　　　　浅層部には，外側前腕皮神経・内側前腕皮神経の分枝・前腕正中皮静脈が分布している。深層部には，正中神経とそれに併走する動・静脈，前骨間動脈・神経などがある。
【効　　能】──清熱涼血・寧心止痛
　　　　　　●本穴は手厥陰心包経に属し，心包は心の代わりに邪気を受けるため，熱邪擾心や心神不寧による癲[*11]・狂・癇証[*4]には本穴を使用することができる。
　　　　　　●郄穴は急性痛証を治療するのが特徴であるため，胸痛・心痛に常用される。
　　　　　　●郄門は血証を治療し，涼血止血作用が強いため，おもに上半身の血証を治療する。喀血・血液混じりの嘔吐・鼻血に常用される。
　　　　　　●本穴は涼血解毒するため，熱毒による疔瘡にも用いられる。
【主 治 症】──心神疾患：心痛・動悸・胸痛・癲狂[*3]，西心筋炎・リウマチ性心疾患・狭心症・精神病・ヒステリー
　　　　　　　胸肺部疾患：喀血・衄血・血液混じりの嘔吐・五心煩熱，西胸膜炎・乳腺炎・しゃっくり
　　　　　　　その他：疔瘡・胃痛

本経脈通過部位の疾患：肘や腕の痛み・腋窩部の腫脹，㊧上腕神経痛

【配　　穴】──尺沢・肺兪……喀血

神門・心兪……動悸・狭心症

膈兪……しゃっくり

曲池・三陽絡……喀血

内関……心胸部痛

神門……不眠

【手　　技】──掌を上に向け，手首をやや曲げて取穴する。

0.5～1寸直刺し，しびれるような痛だるさを中指や肘に向けて放散させ，胸部まで響かせてもよい。

【注意事項】──瘢痕灸は行わない。

【古典抜粋】──●『針灸甲乙経』第9巻：「心痛・衄血・しゃっくり・血液混じりの嘔吐・驚き恐れて人を恐がる・神気不足などの症状は郄門が主治する」

【現代研究】──郄門への刺針には，肺機能を調整する作用がある。たとえば開胸術による縦隔振子運動を改善する。また血中の酸素飽和度を調整する作用もあり，人工的に気胸を起こさせたウサギの「郄門」「曲池」穴に刺針すると，血中酸素飽和度が対照グループよりも6.31％高かった。開胸術中に，手術をしている側に開放性気胸があって肺臓が萎縮していても，酸素分圧が高いために無酸素症には至らず，程度の差はあれ二酸化炭素だけが上昇する。心臓機能に対する調整作用もあり，たとえば冠状動脈性心疾患・狭心症の患者に対し，心拍数を減少させ，心筋の収縮力を増強させる。またウサギの「郄門」「胃兪」穴に刺針すると，急性虚血性心筋損傷の進行を遅らせる作用がある。具体的には，心電図のSTⅡ・STaV$_F$の上昇率が対照グループとあまり変わらなかった。また抜針後のSTの回復速度もはやかった。これは「郄門」「胃兪」穴への刺針に，急性虚血性心筋損傷の回復を促進する作用があることを示している。

10. 会宗　［えそう］（TE7）

【別　　名】──なし。

【出　　典】──『針灸甲乙経』：「会宗は2穴あり，手少陽経の郄穴で，手首の3寸上方の陥凹部にある。3分刺入し，灸は3壮」

【穴名解説】──「集まることを会という。本穴は支溝と三陽絡穴の間の斜め外方にあり，三焦の経気が支溝を通って本穴に集まってから三陽絡に入ることから，会宗と名づけられた」（『経穴命名浅解』）

【分　　類】──手少陽三焦経の郄穴

【位　　置】──前腕背側で，手首背側の横紋の3寸上方にある。支溝より尺側で，尺骨の橈側縁。

【解　　剖】──皮膚→皮下組織→尺側手根伸筋→示指伸筋→前腕骨間膜

浅層部には，後前腕皮神経・尺側皮静脈の属枝などがある。深層部には，

後骨間動・静脈の分枝や属枝，後骨間神経の分枝がある。
- 【効　　能】──清熱聡耳・疏通経気
    - ●本穴は手少陽三焦経に属し，三焦の気機を調節し，少陽相火を清瀉する作用があるため，少陽経に熱邪が鬱結したことによって発生した頭部および耳の疾患に用いられる。
    - ●舒経活絡の力が強いため，経絡循行部位に発生する急性病証に用いられる。
- 【主 治 症】──頭部および耳の疾患：偏頭痛・耳聾・耳鳴り，西神経性頭痛・耳下腺炎
    - 本経脈通過部位の疾患：皮膚の痛み・咳喘・胸満・腕の痛み，西前腕の神経痛
- 【配　　穴】──臂臑・曲池……上肢の痺痛
    - 聴会・翳風……耳鳴り・耳聾
    - 耳門・中渚・翳風……耳聾
- 【手　　技】──肘を途中まで曲げて取穴する。
    - 0.5～1寸直刺し，腫れぼったくしびれるようなだるさを肘や手指に向けて放散させる。
- 【古典抜粋】──●『外台秘要』：「会宗は，筋肉痛・耳聾・肺癰*69などを主治する」
    - ●『銅人腧穴針灸図経』：「皮膚の痛み・耳聾・風癇*33」
    - ●『針灸大成』第7巻：「五癇*4・皮膚の痛み・耳聾などを主治する」

11. 外丘　[がいきゅう]（GB36）

- 【別　　名】──なし。
- 【出　　典】──『針灸甲乙経』：「外丘は足少陽経の郄穴で，少陽経の脈気が生じるところであり，外果より7寸上方にある。3分刺入し，灸は3壮」
- 【穴名解説】──「外丘は陽陵泉の斜め下方にあるが，ここは体の外側であり，肉が丘のように盛り上がっていることから，外丘と名づけられた」（『古法新解会元針灸学』）
- 【分　　類】──足少陽胆経の郄穴
- 【位　　置】──下腿外側で，外果の先端から7寸上方の腓骨前縁にあり，陽交と同じ高さである。
- 【解　　剖】──皮膚→皮下組織→長・短腓骨筋→前下腿筋間中隔→長指伸筋→長母指伸筋
    - 浅層部には，外側腓腹皮神経が分布している。深層部には，浅腓骨神経，深腓骨神経，前脛骨動・静脈がある。
- 【効　　能】──利胆疏肝・通経活絡
    - ●外丘には利胆疏肝・通経活絡の働きがあり，おもに胆経循行部位の痛証に用いられる。
    - ●胆は決断を主り，神志活動に関与するため，本穴は癲証*11の治療に用いられる。
- 【主 治 症】──本経脈通過部位の疾患：頭部および後頸部がこわばって痛む・胸脇支満・皮膚がしびれて痛む・寒湿脚気，西腓腹筋痙攣・胸膜炎

その他の疾患：癲証*11 で涎を吐く，西腸炎
【配　　穴】──風池・後渓……頸部および後頸部がこわばって痛む
　　　　　　　太衝・肝兪・支溝……胸脇部の痛み
【手　　技】──椅子に座って脚を垂らすか仰臥位で取穴する。
　　　　　　　0.5〜0.8寸直刺し，腫れぼったくしびれるようなだるさを足背部に向けて放散させる。
【古典抜粋】──●『針灸甲乙経』第9巻：「胸脇支満・頭痛・後頸内部の冷えなどの症状は外丘が主治する」
　　　　　　　●『針灸甲乙経』第10巻：「皮膚がしびれて痛むものは，外丘が主治する」
　　　　　　　●『銅人腧穴針灸図経』：「皮膚がしびれて痛む・胸脇部の脹満・頸部および後頸部の疼痛・悪風・悪寒・癲証*11 などを治療し，3分刺入し，灸を3壮すえてもよい。狂犬に噛まれ，毒が出ずに悪寒発熱する場合は，すぐに灸3壮をすえ，噛まれたところにも灸をすえれば，すぐに治る」
　　　　　　　●『百症賦』：「外丘は大腸を主治する」

12. 中都 [ちゅうと] (LR6)

【別　　名】──中郄（『脈経』）・太陰（『中華針灸学』）・大陰（『針灸学』）
【出　　典】──『針灸甲乙経』：「中都は足厥陰経の郄穴であり，内果の7寸上方の下腿上部にあり，少陰経と直接通じている。3分刺入し，6呼吸の間置針し，灸は5壮」
【穴名解説】──「都とは流水が集まるところという意味である……肝の気血が水のように流れて集まるところであり，また本穴が脛骨の中程にあることから，中都と名づけられた」（『経穴釈義滙解』）
【分　　類】──足厥陰肝経の郄穴
【位　　置】──下腿内側で，足内果先端から7寸上方で，脛骨内側面の中央にある。
【解　　剖】──皮膚→皮下組織→脛骨骨面
　　　　　　　伏在神経の下腿内側皮枝と，大伏在静脈が分布している。
【効　　能】──理気止痛・清熱涼血
　　　　　　　●中都は疏肝解鬱・理気止痛作用が強いため，疝気による激痛・急性の脇痛などに用いられることが多い。おもに肝気鬱滞・経筋の攣急などによる疾患が対象となる。
　　　　　　　●清肝泄熱涼血するため，女性の月経疾患に用いられる。
【主 治 症】──肝腎疾患：腹脹・疝気・遺精，西急性肝炎
　　　　　　　婦人科疾患：崩漏・悪露が止まらない，西機能性子宮出血
　　　　　　　本経脈通過部位の疾患：下腿部が冷えしびれて痛む・小腹部痛・脇痛，西下肢の神経痛・膝関節およびその周囲の軟部組織の疾患
【配　　穴】──合谷・曲池・中渚・液門……四肢の浮腫（『針灸大成』）
　　　　　　　三陰交・陰陵泉……下腿部が冷えしびれて痛む
　　　　　　　帰来・太衝……疝気

　　　　　　　　隠白・大敦……崩漏
【手　　技】──椅子に座るか仰臥位で取穴する。
　　　　　　　横刺で0.5〜0.8寸刺入し，刺針部に腫れぼったいようなだるさを起こさせ，
　　　　　　　膝部まで拡散させてもよい。
【注意事項】──瘢痕灸は行わない。
【古典抜粋】──●『針灸甲乙経』第11巻：「痢疾は中都が主治する」「崩漏・上下腹部の痛みなどは中都が主治する」
　　　　　　　●『備急千金要方』：「中都は，足心部の熱・下腿部が冷えて長く立っていられない・湿痺で歩けないなどの症状を主治する。中都は，㿗疝[*35]・崩漏を主治する」
　　　　　　　●『針灸大成』第7巻：「痢疾・㿗疝[*35]・小腹部が痛み立ったり歩いたりすることができない・下腿部の冷え・崩漏・産後の悪露が止まらないなどの症状を主治する」

13. 築賓　［ちくひん］（KI9）

【別　　名】──なし。
【出　　典】──『針灸甲乙経』：「築賓は陰維脈の郄穴であり，足内果上方の，腓腹筋の下縁にある。3分刺入し，灸は5壮」
【穴名解説】──「賓は臏とも書き，膝とふくらはぎのことである。築賓は足内果の6寸上方の腓腹筋の下縁にある。歩くと腓腹筋に築動（鼓動）が起きるところからついたといわれている」（『医経理解』）
【分　　類】──陰維脈の郄穴
【位　　置】──下腿内側の，太渓穴と陰谷穴を結んだ線上で，太渓の5寸上方の，腓腹筋筋腹の内下方。
【解　　剖】──皮膚→皮下組織→下腿三頭筋
　　　　　　　浅層部には，伏在神経の下腿内側皮枝と，表在静脈が分布している。深層部には，脛骨神経と後脛骨動・静脈がある。
【効　　能】──清熱利湿・化痰安神・理気止痛
　　　　　　　●本穴は足少陰腎経に属し，清熱利湿化痰の働きがある。また腎気は脳に通じ，脳は元神の府であるため，本穴を取穴すれば，痰濁が清竅を塞いだことによって起きた癲[*11]・狂・癇証[*4]の治療ができるだけでなく，下焦湿熱を原因とする少腹部疾患を治療することもできる。
　　　　　　　●陰維脈は脾胃・腹部に関わるとともに裏証を主治するため，築賓穴には和胃化痰・理気止痛作用があり，疝痛に使用される。
【主 治 症】──精神および意識障害：癲[*11]・狂・癇証[*4]・西てんかん・精神分裂病
　　　　　　　少腹部疾患：疝痛・小児の臍ヘルニア・不妊・西腎炎・膀胱炎・睾丸炎
　　　　　　　本経脈通過部位の疾患：脚が軟弱無力である・踵の痛み・下腿内側の痛み，西内反足・腓腹筋痙攣
【配　　穴】──陽谷・後頂・強間・脳戸・絡却・玉枕……癲証[*11]・嘔吐（『千金方』）

　　　　　　　膀胱兪・三陰交……小便が赤い・排尿痛
　　　　　　　百会・人中……癲狂*³・癇証*⁴
　　　　　　　腎兪・復溜・三陰交……浮腫
【手　　技】──椅子に座るか仰臥位で取穴する。
　　　　　　　0.5〜1.2寸直刺し，刺針部に腫れぼったいようなだるさを起こさせ，上方の大腿部か下方の足底部まで拡散させてもよい。
【注意事項】──深く刺入する場合には，後脛骨動・静脈を傷つけないよう注意すること。
【古典抜粋】──●『針灸甲乙経』第12巻：「激しい疝気・不妊などは築賓が主治する」
　　　　　　　●『針灸大成』第6巻：「癲疝*³⁵・小児の胎疝（生まれてすぐに陰嚢が腫大する疾病）・痛くて乳が出ない・癲証*¹¹・発狂・妄言・怒って怒鳴る・吐血・涎を吐く・足部および踵の痛みなどの症状を主治する」
【現代研究】──足の三陰経とその所属する臓腑の病変や，胸腹部・頭面部のさまざまな疾患などがあり，築賓に圧痛があれば，築賓を取穴すればよいということを，ある人が発見した。また築賓を主穴として，機能性子宮出血・狭心症・口腔潰瘍・五心煩熱などの病証が治療できる。

14. 陽交　［ようこう］（GB35）

【別　　名】──別陽・足髎（『針灸甲乙経』）
【出　　典】──『針灸甲乙経』：「陽交は一名を別陽あるいは足髎ともいい，陽維脈の郄穴である。外果の7寸上方の三陽経が集まる筋肉の中にある。6分刺入し，7呼吸の間置針し，灸は3壮である」
【穴名解説】──「陽交は，陽陵泉から斜め内側に入って陽明経と交差し，帰って陽維脈の郄穴となり，太陽経と直接交わる。ここが三陽経の交わるところであることから，陽交と名づけられた」（『古法新解会元針灸学』）
【分　　類】──陽維脈の郄穴
【位　　置】──下腿外側で，外果の先端から7寸上方の腓骨後縁。
【解　　剖】──皮膚→皮下組織→下腿三頭筋→長腓骨筋→下腿後筋間中隔→長母指屈筋
　　　　　　　浅層部には，外側腓腹皮神経が分布している。深層部には，腓骨動・静脈と，後脛骨動・静脈，脛骨神経がある。
【効　　能】──利胆疏肝・舒筋活絡・安神定志
　　　　　　　●陽交穴と外丘穴はともに足少陽胆経に属し，どちらも外果先端より7寸上方にあって，それぞれ腓骨の後縁と前縁にあり，その機能はほぼ同じである。
　　　　　　　●本穴は胆経循行部位に発生する病証と，精神および意識障害にも使用される。
【主 治 症】──精神および意識障害：癲証*¹¹・驚いて発狂する，西精神分裂病
　　　　　　　本経脈通過部位の疾患：顔面部の腫脹・喉痺・頸部および後頸部がこわばって痛む・胸脇脹満・大腿骨大転子の痛み・膝の痛み・足部および下腿部のしびれ・霍乱転筋*⁶⁸，西胸膜炎・咽頭炎・喉頭炎・浅腓骨神経麻痺・

　　　　　　　坐骨神経痛
【配　　穴】──陽輔・絶骨・行間・崑崙・丘墟……両足の麻痺（『針灸大成』）
　　　　　　　足三里・陽陵泉・懸鍾……膝および下腿部の疼痛
　　　　　　　太衝……胸脇部痛
　　　　　　　四神聡・大陵・内関……癲狂*3
　　　　　　　　　　　　　　　　てんきょう

【手　　技】──椅子に座って脚を垂らすか仰臥位で取穴する。
　　　　　　　0.5～0.8寸直刺し，刺針部に腫れぼったいようなだるさを起こさせ，外果部に向けて放散させてもよい。

【古典抜粋】──●『針灸甲乙経』第8巻：「悪寒発熱・痺証・頸の弛緩などは陽交が主治する」
　　　　　　●『針灸甲乙経』第11巻：「寒厥・癲証*11・歯を食いしばって怒る・抽搐・驚いて発狂するなどの症状は陽交が主治する」
　　　　　　●『針灸大成』第6巻：「胸満・胸部の腫脹・膝の痛み・足の弛緩・寒厥・驚いて発狂する・喉痺・顔面部の腫脹・寒痺・膝および下腿部の弛緩などの症状を主治する」

15. 交信　［こうしん］（KI8）

【別　　名】──内筋（『循経考穴編』）
【出　　典】──『針灸甲乙経』：「交信は足内果の2寸上方にあり，少陰経の前方で太陰経の後方の，筋骨の間であり，陰蹻脈の郄穴である。4分刺入し，3呼吸の間置針し，灸は3壮である」
【穴名解説】──「交信穴は足内果の2寸上方で……腎経脈はここから出て脾経の三陰交と交わるが，脾は土に属し，五徳のうち信を主ることから，交信と命名した」（『経穴釈義滙解』）
【分　　類】──陰蹻脈の郄穴
【位　　置】──下腿内側で，太渓穴から2寸真上にあり，復溜穴の0.5寸前方で，脛骨内側縁の後方。
【解　　剖】──皮膚→皮下組織→長指屈筋→後脛骨筋後方→長母指屈筋
　　　　　　浅層部には，伏在神経の下腿内側皮枝と大伏在静脈の属枝が分布している。深層部には，脛骨神経と後脛骨動・静脈がある。
【効　　能】──益腎調経・清熱利尿
　　　　　　●交信穴は腎経に属し，腎は肝と同源であり，ともに生殖機能に深く関与するとともに，陰経の郄穴は血証を治療するため，本穴には益腎調経・活血祛瘀作用があり，月経不順・崩漏などを主治する。
　　　　　　●腎は水を主るため，本穴には清熱利湿作用があり，下焦の湿熱を原因とする諸症状を治療する。
【主治症】──婦人科疾患：月経不順・膿血や粘液混じりの帯下・崩漏・子宮下垂，西機能性子宮出血・子宮脱
　　　　　　肝腎疾患：睾丸の腫痛・五淋・疝気・陰部瘙痒症，西睾丸炎

　　　　　　　　本経脈通過部位の疾患：大腿・膝・下腿内側の痛み，西脊髄炎
　　　　　　　　その他：泄瀉・排便困難・膿血や粘液混じりの痢疾，西赤痢・腸炎
【配　　穴】──合陽……女性の少気・子宮からの不正出血（『百症賦』）
　　　　　　　百会・関元……子宮脱・崩漏
　　　　　　　水道・地機……月経不順・膿血や粘液混じりの帯下
【手　　技】──椅子に座るか臥位で取穴する。
　　　　　　　0.8～1寸直刺し，刺針部に腫れぼったいようなだるさを起こさせ，足底部に向けて放散させてもよい。
【注意事項】──深く刺入する場合は，後脛骨動・静脈を傷つけないように注意すること。
【古典抜粋】──●『針灸甲乙経』第9巻：「気淋*63・癩疝*35・陰部の拘急・股関節やふくらはぎ内側の痛みなどの症状は交信が主治する」
　　　　　　　●『銅人腧穴針灸図経』：「子宮からの不正出血が止まらないものを治療する。灸を3壮すえてもよい」
　　　　　　　●『針灸大成』第6巻：「気淋*63・癩疝*35・陰部の拘急・陰部の発汗・膿血や粘膜混じりの便を下す・気熱を原因とする淋証・股関節内の疼痛・排便困難・排尿困難・淋証・子宮からの不正出血が止まらない・子宮脱・無月経・小腹部片側の痛み・四肢が痛んで力が入らない・盗汗などの症状を主治する」
　　　　　　　●『肘後歌』：「腰や膝がこわばって痛むものは，交信に頼る」
【現代研究】──交信は心拍数に対しある程度の影響力がある。たとえばイヌにG-ストロファンチン，K-ストロファンチンを注射して，房室ブロックや重症の不整脈を起こさせてから，それぞれ「内関」や「交信」，非穴位点に刺針したところ，「内関」は房室ブロックと不整脈を完全に消滅させ，「交信」はそれよりも効果が薄かったが，非穴位点ではほとんど効果がなかったことから，腧穴には心拍数に対する一定の特異的作用があることが明らかになった。また心拍数が正常な場合，交信に刺針してもあまり影響はないが，内関への刺針が心拍数に及ぼす効果が交信への刺針によって減弱され，心拍数の回復も遅延した。

16. 跗陽　[ふよう]（BL59）

【別　　名】──付陽（『中華針灸学』）・附陽（『秘伝常山楊敬齊針灸全書』）
【出　　典】──『針灸甲乙経』：「跗陽は陽蹻脈の郄穴であり，足外果の3寸上方にあり，太陽経の前方で少陽経の後方の筋骨の間にある。6分刺入し，7呼吸の間置針する。灸は3壮」
【穴名解説】──「足外果の3寸上方の筋骨の間で，太陽経の前方，少陽経の後方にある。足の陽脈2経が附帯して走行することからこう命名された」（『医経理解』）
【分　　類】──陽蹻脈の郄穴
【位　　置】──下腿後面で，外果の後方にあり，崑崙穴からまっすぐ3寸上方である。
【解　　剖】──皮膚→皮下組織→短腓骨筋→長母指屈筋

浅層部には，腓腹神経と小伏在静脈が分布している。深層部には，脛骨神経の分枝と，後脛骨動・静脈の筋枝がある。

【効　　能】──通経活絡・清熱散風
- 陽蹻脈には陰陽の気を全身に通行させ，四肢の運動機能を調節する作用がある。附陽は足太陽膀胱経に属し，陽蹻脈の郄穴であるため，通経活絡・清熱散風作用があり，おもに足太陽膀胱経が循行する部位の外経病証に用いられる。

【主 治 症】──本経脈通過部位の疾患：腰・仙骨・寛骨・大腿部後外側の疼痛，膝や下腿部が重くてだるい，霍乱転筋*68，寒湿脚気，外果が赤く腫れる，両足に瘡ができる。石を乗せたように頭が重い・頭痛・目のくらみ，西坐骨神経痛・腓腹筋痙攣。顔面神経麻痺・三叉神経痛

【配　　穴】──環跳・委中……下肢のしびれ

【手　　技】──椅子に座るか腹臥位で取穴する。
0.5〜1寸直刺し，刺針部に腫れぼったいようなだるさを起こさせ，踵まで拡散させてもよい。

【古典抜粋】──●『針灸甲乙経』第10巻：「痿厥*32，風邪による頭重，鼻根部の痛み，股関節・ふくらはぎなどの外側の骨が痛む，抽搐，痹証でしびれる，振寒，ときどき発熱する，四肢が挙がらないなどの症状は附陽が主治する」
- 『針灸大成』第6巻：「霍乱転筋*68，腰痛で長く立っていられない，座ると立ち上がれない，大腿骨大転子・大腿・下腿上部の痛み，痿厥*32，風痹でしびれる，頭重，眼窩部下縁の痛み，ときどき悪寒発熱する，四肢が挙がらないなどの症状を主治する」

【現代研究】──ある報告によれば，附陽穴に刺針して急性腰部捻挫107例を治療したところ，高い効果が得られたという。
具体的な方法：患者を立たせ両手をテーブルに置かせて両側の附陽穴を取穴する。45〜50mmの毫針ですばやく0.6〜1.5寸刺入し，得気が得られたら針感を上方に響かせ，瀉法を施す。つまり強刺激ですばやく雀啄捻転すると同時に，患者に体を左右にひねったり前後に曲げ伸ばししたり，しゃがんだり立ったりなどの動作をさせる。疼痛が寛解するか，あるいは正常に動けるようになったら，針穴を大きく揺すぶって抜針する。抜針後に抜火罐や按摩療法を加えて治療効果を定着させてもよい。またある人は附陽穴を押圧することによって，急性腰部捻挫20余例を治療したが，いずれも満足のいく結果が得られたという。

第6章 八会穴

第1節 八会穴総論

1 概説

　　八会穴とは，人体の臓・腑・気・血・筋・脈・骨・髄の8種類の精気が集まる腧穴である。これら8個の腧穴は，気血が生化し集まるところであり，その大部分は体幹部にある。八会穴それぞれの名称は，その腧穴の生理的状況や各腧穴の特徴から名づけられたものである。そのうち髄会・脈会・骨会は，奇恒の府に関与している（**表12，図8**）。

　　八会穴が最初に登場したのは，『難経』四十五難である。「医経にいう八会穴とは何ですか？　すなわち腑会は太倉（中脘），臓会は季脇（章門），筋会は陽陵泉，髄会は絶骨，血会は膈兪，骨会は大杼，脈会は太淵，気会は三焦（膻中）で，胸骨の正中線と両乳頭を結んだ線が交わるところである」

表12　八会穴表

八会穴		所属経脈		八会穴	
臓会	章門	足厥陰肝経	足少陽胆経	陽陵泉	筋会
腑会	中脘	任脈	手太陰肺経	太淵	脈会
気会	膻中	任脈	足太陽膀胱経	大杼	骨会
血会	膈兪	足太陽膀胱経	足少陽胆経	絶骨	髄会

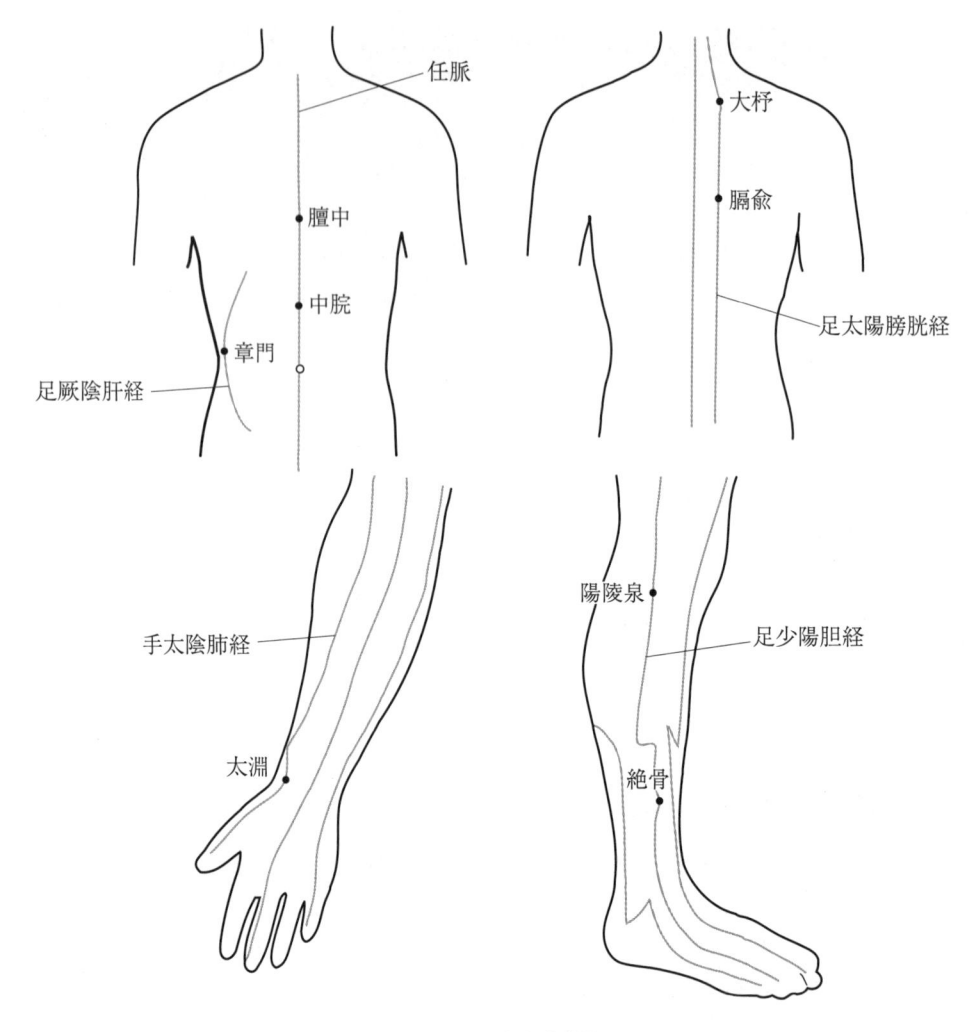

図8 八会穴分布図

2 理論的根拠および臨床応用

1 臓会―章門

脾の精気が集まるところであり、臓気は章門穴に集まる。

1）理論的根拠

章門（季脇）穴を臓会としてはじめて提起したのは、『難経』である。本穴は足厥陰経の脈気がやってきて五臓の気と会合するところで、臓気が出入りする門戸であり、臓病治療の要穴であるため、章門と名づけられた。

では章門穴には、なぜ臓気が集るのだろうか？　それについては章門穴の解剖

上の位置，そして脾が五臓に及ぼす重要な働きを考えれば理解できるだろう。
①章門は肝経の腧穴で横隔膜の下方に位置し，上は肺，下は肝・腎に接している。また脾の募穴でもあるが，脾経の脈気は上昇して心に注がれているため，章門はすべての臓に関わりがあることになる。なかでも脾臓は人体の左脇部に位置し，一方，章門穴は第11肋骨の自由端下縁にあるため，両者の関係は特に密接である。
②脾は土に属して中焦に位置し，四臓を養う後天の本であり，また気血精液を化生する源で，「五臓は後天の気を脾から受け取る」ことから，脾は五臓のなかでも非常に重要な地位を占めている。したがって五臓の疾病を治療するには必ず脾臓を調整しなければならないが，章門は脾の募穴で脾臓機能を調節する作用があり，その結果，五臓の疾病を治療することができるため，臓会と呼ばれるのである。

2）臨床応用

章門穴を刺針することによって，各種臓病を治療することができる。
- 肝気鬱結：胸脇部の脹痛
- 脾胃虚弱：腹脹・腹鳴・痞塊・小児の疳積[*57]
- 腎虚：腰脊部の冷痛・浮腫・泄瀉・奔豚・尿が白濁して増加する
- 心脾両虚：体や四肢がだるい・体の筋肉がピクピクする
- 肺の痰飲：咳嗽・痰が多い

章門穴はさまざまな臓病を治療できるが，おもな作用は舒肝利胆・健脾和胃であり，重点は肝・脾にある。文献によれば，臓病のなかでも各種の虚実挟雑症に使用されることが多いという。

2　腑会─中脘

六腑の気は中脘穴に集まる。

1）理論的根拠

中脘穴には，なぜ六腑の気が集まるのだろうか？　それについては，中脘穴の位置，六腑経脈との関係，そして胃が六腑のなかで果たす役割などの面から分析することができる。
①中脘穴は上腹部に位置し，まさに胃の中央にあって胃の募穴でもある。「募とは広く集めるという意味であり，ここに経気が集まるということである」といわれ，中脘穴が胃腑の気が集まる場所であり，中脘と胃腑が密接な関係にあることがわかる。
②胃は土に属して六腑に含まれ，六腑の源である。「六腑はみな胃から気を受け取る」といわれ，脾胃はともに後天の本であり，胃は六腑のなかでも最も重要な地位を占めているが，中脘はその胃の募穴である。
③『針灸甲乙経』には，中脘は「手太陽・少陽・足陽明経が始まるところであり，任脈の気が発生するところである」と述べられている。中脘は小腸・三焦・胃の3腑と経脈でつながっているということである。また手太陰肺経は中焦から始まり下行して大腸を絡するため，中脘は肺経を通して大腸経と連絡している。

その他にも肝経の分枝の1つが上昇して横隔膜を貫き，肺のなかに気を注いでいるが，肝と胆は表裏の関係にあるため，胆は肺経と肝経を通じて中脘と連絡している。このように中脘は六腑のほとんどの経脈と直接的あるいは間接的につながっている。

　以上から，次のように分析することができるだろう。中脘穴は上腹部に位置して胃の募穴であるため，胃腑との関係が深い。一方，胃は六腑のほとんどの経脈とも関わっており，六腑の源でもあるため，六腑の気が集まるところは中脘穴であるということができる。

2）臨床応用

　中脘穴への刺針には昇清降濁の効果があり，六腑を通降させ，脾胃を壮健にし，運化を助け，中気を補い，神志を安定させるため，各種の腑病に広く用いることができる。

- 胃腑疾患：胃痛・嘔吐・しゃっくり・消化不良
- 大腸腑疾患：腹脹・腹鳴・痢疾
- 小腸腑疾患：清濁を分けられず穢濁が発生する
- 胆腑疾患：黄疸
- 三焦疾患：水液代謝異常による浮腫・痰湿
- 膀胱腑疾患：小便が熱い・小便が黄赤色になる

　理論的には，中脘穴はさまざまな腑証を治療できるが，実際には胃・大腸・小腸が中心であり，消化器系疾患治療の要穴の1つである。文献では，腑病のなかでもおもに急証・熱証・実証に使用されている。

3　気会—膻中

　気（宗気）が膻中穴に集まる。

1）理論的根拠

　膻中が気会である理由は，その位置する場所および膻中穴と気との関係から理解できるだろう。

　膻中という言葉には2つの意味がある。1つは前胸部中央の左右乳房の中間点をいう。もう1つは膻中部中央にある膻中穴のことをいう。気会である膻中とは膻中穴のことを指すが，膻中穴は膻中部の生理機能に大きく影響を受けている。

①『霊枢』海論篇は「膻中は気の海である」と述べている。この文章について，『医経理解』は次のように解説している。「膻中は両乳房の間にあって，気が旋回するところなので，上気海とも呼ばれる。本経には気海が2つあって，生気の海である下気海と，宗気の海である上気海である」。膻中は肺のある胸部に位置するが，肺は全身の気を主るため，呼吸の気を主るだけでなく，宗気の生成にも深く関与している。飲食水穀から化生された営衛の気と吸入された大自然の気は胸中で結合して宗気となり，その宗気が膻中に蓄えられる。そして宗気にはさまざまな気を統摂する作用があり，気の宗主である。『医門法律』は次のように

述べている。「肉体の中には，営気があり，衛気があり，宗気があり，臓腑の気があり，経絡の気があるが，それぞれに違いがある。その営衛臓腑経絡の気を統摂して，隙間なくめぐらせ，休むことなく循環させ，全身の節々に至るまで行き渡らせて活動させるのは，すべて胸中の大気の働きによるものである」。この胸中の大気とは，すなわち宗気のことである。このように膻中が気会である理由は，肺および宗気との関係によるものであることがわかる。

②手少陽三焦経は「膻中をめぐる」といわれる。膻中は心包の募穴であるが，心包は三焦と表裏の関係にあるため，膻中は全身の気化作用を主る三焦と関わっている。

③肝は疏泄を主るが，足厥陰肝経は「肝から分岐して横隔膜を貫き，上昇して肺に注ぐ」と説明されている。したがって膻中は人体の気機を調整通暢する肝臓とも関わりがある。

分析の結果わかるように，膻中穴は宗気の生成に関与し，全身の気を主る肺・全身の気化作用を主る三焦・気機を調整通暢する肝臓などとの関係が深いため，気の会穴となったのである。

2）臨床応用

膻中に刺針すれば，調気活血・益気通脈・寛胸降逆し，気虚・気滞・気逆などの各種気病を治療することができる。

・肺気不宣・肺気上逆：咳嗽・喘逆
・肺気不足：息切れ・喘息
・気滞血瘀・心胸痹阻：胸悶・胸痛
・胃気上逆：悪心・嘔吐・しゃっくり
・肝気鬱結：脇肋部の脹痛

『行針指要歌』には「気病に刺針をするなら，膻中1穴だけをはっきりと憶えておきなさい」と記載されている。

膻中はさまざまな気病を治療できるが，臨床においては気の実証に使用されることが多い。

4　血会——膈兪

血気は膈兪穴に集まる。

1）理論的根拠

膈兪穴が血会である理由は，膈兪が横隔膜の近くに位置するという解剖学上の特徴や，横隔膜と心・肺・肝・脾などの血を主る臓器との関係などから解析することができる。

『古法新解会元針灸学』は「膈兪は，……横隔膜が背中につながっている部位にあり，兪とは通過するという意味である。足太陽経が通過する場所であることから，膈兪と名づけられた」と述べている。つまり膈兪という名称は，その内部にある横隔膜からついたものであり，横隔膜との関係が深いことがわかる。また横隔膜は血

を主る心・肺・肝・脾との関わりが強いが，その理由の1つは，4つの各経脈が横隔膜を循行して直接的な関わりをもっているからである。肺経は「膈を上る」，心経は「膈を下る」，脾経は「膈を上る」，肝経は「上って膈を貫く」と説明されている。またもう1つの理由は，これら臓器の解剖学的位置が，心・肺は横隔膜の上方に，肝・脾は横隔膜の下方にあるからである。陳修園は「各経脈の血は，いずれも横隔膜を通って上下する」「心は血を主り，肝は血を蔵するが，心は横隔膜の上方にあり，肝は横隔膜の下方にあって，血は横隔膜を行き来しているので，血会は膈兪なのである」と述べている。横隔膜と，血を主る4臓との関わりの深さがわかる。

また膈兪の上方には，第5胸椎傍らの心兪，第3胸椎傍らの肺兪があり，膈兪の下方には，第9胸椎傍らの肝兪，第11胸椎傍らの脾兪がある。肺兪・心兪・膈兪・肝兪・脾兪の5穴は位置が近く，脊椎を挟んで上下に並んでおり，膈兪はその中心にあるため血会となっているのであり，さらにはこれら5穴を代表する腧穴ともなっている。

2）臨床応用

膈兪への刺針は理血和血作用があることから，臨床において広く応用することができる。

①あらゆる血病を主治する。
　・出血症：喀血・血尿・血便・崩漏・肌衄
　・瘀血痺阻症：瘀血頭痛・産後の悪露が止まらない・痺証が長期化する
　・血虚諸症

　古代の文献には，膈兪が血病を主治すると記載しているものが多くある。たとえば『医宗金鑑』には「さらにあらゆる失血症を治療する」，『類経図翼』には「血会である。各種血病には，すべてここに灸をすえる。たとえば吐血・衄血が止まらない……血熱妄行・心肺2経が原因で血液混じりの嘔吐をする・臓毒のため血便が止まらない」と記載されている。また『針灸大成』や『難経』が，血会は膈兪であると記載し，注疏に「血病には，ここを治療する。したがって骨蒸[*67]労熱，血虚火旺などは，ここを取穴して補う」と述べられている。

　現代研究によって，膈兪にはある程度貧血を治す作用があることが証明されている。山西省中医研究所経絡針灸室の報告によれば，ウサギに瀉血をして人工的に貧血を起こし，その後「膈兪穴」に刺針するグループと「膏肓穴」に刺針するグループに分け，別の対照グループと比較した結果，膈兪穴に刺針したグループの貧血状態の改善は他グループよりもはやく，急速に正常な状態を取り戻した。

②臨床においては，その他の腧穴と組み合わせて，血に関わる病証を治療する。たとえば曲池・合谷・血海・足三里と組み合わせて風疹を治療したり，脾兪・郄門・血海などと組み合わせて，貧血・紫斑病を治療したりする。

③その他の腧穴と組み合わせて，心・肺・肝・脾・胃の病証を治療する。たとえば動悸・不眠・煩悶・上腹部の痞満疼痛・胸脇部の脹痛などである。現代医学でいう食道炎・胃下垂・胃酸過多・胸膜炎・肺門リンパ節結核や，神経衰弱・ヒステ

リーなどにも，膈兪穴が使われる。

5 筋会—陽陵泉

筋の精気は陽陵泉穴に集まる。

1）理論的根拠

陽陵泉が筋会であるのは，陽陵泉の解剖学上の位置，および肝が筋を主ることと関係している。

陽陵泉は膝部にあるが，『素問』脈要精微論篇は「膝は筋の府である」と述べている。膝は多くの筋肉が集まるところであり，また足の三陽・三陰の各経筋がつながるところでもあり，各経筋は膝関節を結束して屈伸運動をさせる。陽陵泉と経筋との関係の緊密さがわかる。

『素問』経脈別論篇は「食物の気が胃に入れば，その精を肝に散布し，気を筋に滲透させる」と述べている。そこから「肝は筋に合する」「肝は筋の気を貯蔵する」「筋脈はすべて肝が主る」などの説が生まれた。一方，『千金方』胆腑脈論篇は「胆腑は肝を主る。肝は胆と気を通じ合わせている」と述べている。ということは，肝と胆は表裏の関係にあるのだから，肝が筋を主るのならば，当然胆も筋に関わりがあるということである。また『古法新解会元針灸学』は次のように述べている。「陽陵泉は，少陽経の陽面の膝蓋骨外側下方の陥凹部にあるが，そこには筋肉が集まって取り囲んでいる。少陽経は肝と連絡しあい脇部に達して胃の下口を絡し，六陽経筋とつながり，甘泉のような精汁を化生し，体内では臓腑を調和させ，体外では筋肉を潤す」。

このように筋の府である膝部にあり，胆経の合穴である陽陵泉が筋会と定められたのも，もっともである。

2）臨床応用

陽陵泉には疏利筋骨関節・鎮痙定痛・活絡通痺作用があるため，中風による半身不遂・顔面神経麻痺・顔面痙攣・下肢が萎えて歩けない・四肢関節の痺痛・抽搐など，筋脈に由来する肌肉の拘攣や弛緩といった，風証・痿証・痺証・痙証などに用いられる。

6 脈会—太淵

全身の経脈の気は太淵穴に集まる。

1）理論的根拠

太淵が脈会である理由は，その位置する部位と，全身の経脈が肺に流れ込むということと関わりがある。

太淵は手太陰肺経の原穴であり，寸口部に位置する。『難経』一難は次のように述べている。「十二経脈にはいずれも動脈があるが，寸口の脈だけを診断して，五臓六腑の死生吉凶を判断するのは，どうしてですか？　それは寸口がすべての脈

が集まるところだからであり，寸口は手太陰の動脈である。……寸口は五臓六腑の気が始まるところであり終わるところである」。この文章から，寸口が十二経脈の気がすべて集まるところであり，五臓六腑の気血が循行する始点であり終点であるということがわかる。このような寸口部の特徴が，脈会を寸口部の腧穴に定める理論的根拠となっている。

『素問』経脈別論篇は「脈気は経の中を流れ，経気は肺に帰り，肺はそれら気血を全身の血脈に送り出す」と述べている。水穀精微の気は経脈の中を流れ，全身の経脈の気血は循環して肺に戻り，さらにそこから肺気によって全身へと輸送されるということである。太淵は肺経の原穴であり，脈気が深部へと流れこむ場所であるため，経脈の気は手太陰肺経の原穴である太淵に集まる。

2）臨床応用

太淵への刺針には，理気・活血・通脈効果があるため，血脈瘀阻による胸痺・心痛・渋脈・喘息・咳逆，血の固摂機能の失調による喀血・血液混じりの嘔吐など，さまざまな血脈病証に使用できるが，臨床においては心・肺2臓に関わる病証が中心である。また脈なし病にも一定の効果がある。

7　骨会―大杼

骨の精気は大杼穴に集まる。

1）骨会とはどの腧穴か？

骨会が何穴かについては，3種類の説がある。1つめは大杼穴説である。『難経』が「骨会は大杼である」という意見を提起して以来，『難経集注』『難経本義』『難経懸解』『針灸大成』などがいずれもこの説を支持している。2つめは，大椎穴説である。たとえば『白雲閣原本難経』は「骨会は大椎である」と述べている。さらには『古本難経』『難経章句』『類経図翼』などがこの見解を支持している。3つめの説は，名前は大杼であるが，実際には大椎であるという説である。たとえば『針灸医学』は「骨会は大杼であり，大椎穴の別名が大杼である」と述べている。この他，『合併脈決難経太素評林』『経穴滙解』などが類似の主張をしている。現在，統一教材を含むほとんどの書籍文献は，骨会は大杼であるとする説を採用しているが，大椎説も軽視することはできない。

2）理論的根拠

大杼が骨会である理由は，骨や腎との関係から理解できる。
①大杼穴が登場するのは『霊枢』海論篇であり，膀胱経の腧穴であるとされている。また『霊枢』背腧篇では，大杼のことを「背部の大腧は，杼骨の端にある」と述べている。ここでいう大腧とは大杼穴のことであり，杼骨とは脊椎骨のことである。脊柱の端にあるのだから，大杼と骨の関係が緊密であることがわかる。
②大杼穴は多くの経脈が会合するところであり，『針灸甲乙経』は足太陽経と手太陽経がここで交会すると述べ，『奇経八脈考』は手足の太陽経・督脈・少陽経が

交会すると述べている。大杼穴は，足太陽経・督脈・少陽経などの経脈を通して，腎や骨と特別な関係を結んでいる。また腎経の脈は「脊を貫く」とされ，督脈と同じ経路をたどり，足太陽膀胱経と交会するため，大杼穴は足太陽経・督脈を通して腎経と関わり，さらにはそこから骨とも関わっているのである。また『霊枢』経脈篇が〔大杼穴で交会する〕足少陽経のことを，「骨に疾患が生じたものを主治する」と述べているために，大杼穴は骨会とされている。

骨会が大椎穴であると主張する者たちの考えでは，骨会の場所は，理論上腎（腎は骨を主る）・髄（髄は骨を養う）と関係があるところでなければならず，また人体の骨格の構造や運動機能にも関わってくるはずであるという。第一に，大椎と腎・髄との関係は，骨会が大椎穴であるとする説の一定の理論的根拠になる。『十四経発揮』は足少陰の脈が「……陰谷から大腿部の内側を上昇し，脊椎を貫いて長強穴に合流する」と述べ，大椎穴が督脈を通じて，骨を主る腎との関係を結んでいることを説明している。腎は骨を主って髄を生じさせ，髄は脳に集まるが，髄が下へと流れるときには，まず大椎穴に注ぎこみ，それによって骨を養う。『難経会通』は「骨は髄によって養われるが，髄は脳から下行して大椎に注がれ，しだいに脊椎に滲透していって尾骶骨を貫き，各関節を浸していく」と述べている。

また大椎と骨との解剖学上の関係からもこの説を裏づけることができる。骨との関係からいえば，骨は人体の支柱であり，形体を支える機能があるが，大椎穴は脊椎の中央にあって，その上方には頸椎があり下方には胸椎などがあり，両側には肋骨やその他の骨格がある。これら骨格の連結が人体の重量を支え，運動機能を維持するために重要な役割を果たす。『難経会通』がいうように，「諸骨は大椎につり上げられることによって生命を維持している。したがって骨会は大椎であり，肩が荷物を担えるのも，骨会である大椎のおかげである」ということである。

3）臨床応用

骨会には強健筋骨（筋骨を強健にする）の働きがあるため，あらゆる骨疾患に用いることができる。たとえば肩胛骨の痛み，上肢麻痺，頸部・後頸部・腰部・脊椎がこわばって痛み横になれない，全身の関節が痛んで屈伸できないなどの症状である。臨床においては，骨会は骨疾患治療の主穴であり，特に脊柱骨の疾患には重要な役割を果たす。

8　髄会─絶骨

髄の精気は絶骨穴に集まる。

1）理論的根拠

絶骨が髄会である理由は，その位置と，少陽経が骨を主ることとに関係している。

絶骨とは，古代では外果の上の小骨のことであり，『釈骨』は「外果の上の細くて短く脛骨に付着しているものが，絶骨である」と述べている。絶骨穴はその絶骨

の上方にあり，まさに古人のいう「外果の上の小さな骨が絶する〔尽きる〕ところ」にある。髄は骨の中に貯蔵され，骨の孔を通じて外部と通交しあうが，絶骨穴はその通交しやすい「骨の絶するところ」にある。「骨の絶するところでこそ，髄はその骨を滋養しながら，その潤いが下へと広がっていくので，ここに集まるのである」といわれるように，骨が尽きるところにこそ髄があり，したがって骨が絶するところにある絶骨が，髄と骨外が交流するための重要な部位だということがわかる。

『難経』では髄会が絶骨穴であるとはっきり指摘しているが，では絶骨穴とはどの腧穴なのだろうか？ 古代の文献のなかには，足少陽経の懸鍾と陽輔2穴の別名がいずれも「絶骨」であるとするものがある。『備急千金要方』は懸鍾の別名が絶骨だと述べ，『素問』刺瘧論篇の王冰注では，陽輔が絶骨であるとしている。では，いったいどのように決めたらいいのだろうか？ 楊甲三主編の『針灸学』では，臨床で使用するときには，患者の身長に合わせて柔軟に判断すべきであると指摘している。指を外果にのせ，そこから腓骨に沿って上に撫であげていくと，骨が低くなっているところにぶつかるが，それが「骨がここで尽きている」という感覚であり，すなわち本穴であるという。臨床において分析した結果，背の低いものは外果の3寸上方の懸鍾穴である場合が多く，背の高いものは外果の4寸上方の陽輔穴である場合が多い。絶骨に刺針しようとするならば，それが懸鍾であろうと陽輔であろうと，どちらも骨面上に取穴することになり，これは髄会を説明した文章と一致する。

腎は蔵精を主り，精は髄を生ずるが，肝腎は同源であり，肝と胆は表裏の関係にあるため，胆も骨に関与していることになる。しかも骨は腎だけが主っているのではなく，少陽が主っているという説もあり，『霊枢』経脈篇は胆足少陽の脈が「疾患が発生した骨を主治する」と述べている。この理論は，骨髄の気化作用が少陽で行われることを説明したものであり，髄会が少陽胆経の絶骨であるとするための裏づけともなっている。

2）臨床応用

髄は髄腔の中に貯蔵されて骨格に栄養を与え，それによって骨は形体を支えている。また髄は脳を充たし，脳は髄が集まることによってできたものであることから，「髄海」とも呼ばれる。髄海と髄会とは，じつは同工異曲であり，絶骨に刺針すれば添精益髄・補腎健脳・舒筋活絡効果があり，骨・髄の病証に用いることができる。

臨床において絶骨は，中風による半身不遂・下肢の痿証・膝や脛骨の痛み・足関節の挫傷・寝違え・頸椎症・胸脇部の脹痛など，髄・骨に関わる病証に常用され，なかでも下肢が萎えて動かないという病証を治療することが最も多い。また脳髄空虚を原因とする頭のふらつき・不眠・記憶力減退・耳鳴・耳聾などの各種疾患にも常用され，脳疾患治療の主穴の1つである。

八会穴の主治作用と主治症は表の通りである（**表13**）。
以上から分析するに，八会穴とは，臓・腑・気・血・筋・脈・骨・髄の8種類の精気が循環する過程にある結集点であり，十四経のなかでも特殊な治療作用をもつ腧穴である。臨床上常用される配穴法は以下の通りである。

①単独で用いて，その会穴に関係する病証を治療する。
②ある1つの会穴とその他の腧穴（その他の特定穴など）とを組み合わせて，関係する病証を治療する。
③2，3種類の会穴を同時に選び，相乗効果を発揮させる。
　たとえば，以下のとおり。
〈1〉中脘と章門を組み合わせて臓腑疾患を治療する。五臓六腑の間にはそれぞれ表裏の関係があるため，腑会である中脘と臓会である章門とで臓腑疾患を治療するのは，相互作用によるものである。中脘穴は腑病を治療できるだけでなく臓病も治療することができ，また章門穴も臓病を治療するだけでなく腑病も治療できるため，両穴を組み合わせれば，臓腑を調整する作用を発揮し，特に消化機能の異常に対しては効果が高い。
〈2〉陽陵泉・大椎・絶骨を組み合わせて，筋・骨・髄の病証を治療する。各種原因から筋脈が濡養されなくなるという証や，腎精虧損から骨枯髄虚になって発生した，腰脊部がだるく力が入らない・四肢が萎えるなどという筋骨の軟弱無力証，あるいは片麻痺や痿証などには，必ずこの3穴を組み合わせて使用する。その他にも挫傷・捻挫，あるいは風・寒・湿などによって筋骨が損傷されて発生した疼痛などには，3穴を組み合わせて使用すれば，高い効果が得られる。

表13　八会穴の主治作用と主治症

八会穴	作用	治療範囲	病証例
章門 （臓会）	健脾和胃 消脹利胆	①各種臓病 ②おもに肝・脾疾患。 ③臓病のうちでも虚実挟雑証に多用される。	肝気鬱結：胸脇部の脹痛 脾胃虚弱：腹脹・腹鳴・痞塊 腎虚：腰脊部の冷痛・浮腫・泄瀉・奔豚・小便が白濁し量が多い 心脾両虚：体や四肢がだるい・体の筋肉がヒクヒクする 肺の痰飲：咳嗽・痰が多い
中脘 （腑会）	昇清降濁 健脾和胃 補益中気 安神定志	①各種腑病に広く用いられる。 ②おもに胃・大腸・小腸の病証を治療し，消化器系疾患治療の要穴の1つである。 ③腑病のなかでも，おもに急証・熱証・実証に用いられる。	胃：胃痛・嘔吐・しゃっくり 大腸：腹脹・腹鳴・痢疾 小腸：清濁を分離できない・排泄物に悪臭がある 胆：黄疸 三焦：浮腫 膀胱：小便が熱い・小便が黄赤色である
膻中 （気会）	調気活血 益気通脈 寛胸降逆	①『行針指要歌』に「気病に刺針するなら，膻中1穴を明記せよ」と記載されている。気虚・気滞・気逆による各種気病を治療する。 ②気の実証に多用される。	肺の宣降機能の失調：咳嗽・喘逆 肺気不足：息切れ・喘息 心胸部の痺阻：胸悶・胸痛 胃気上逆：悪心・嘔吐・しゃっくり 肝気鬱結：脇肋部の脹痛

膈兪 (血会)	理血和血	①あらゆる血病。 ②その他の腧穴と組み合わせて血に関わる病証を治療する。 ③心・肺・肝・脾・胃に関わる病証にも使用できる。	出血：喀血・血尿・血便・崩漏・肌衄 瘀血痺阻：瘀血頭痛・悪露が止まらない・痺証が長引いて血虚になったための各種病証 曲池・合谷・血海・足三里と組み合わせて風疹を治療する。脾兪・郄門・血海などと組み合わせて貧血・紫斑病を治療する。 動悸・不眠・胸悶・上腹部が痞満して痛む・胸脇部の脹痛
陽陵泉 (筋会)	疏利筋骨 活絡通痺 鎮痙定痛	筋脈に関係する筋肉の拘攣，筋肉が弛緩して動かないなどの各種風証・痿証・痺証・痙証。	中風による半身不遂・顔面神経麻痺・顔面痙攣・下肢が萎えて動かない・四肢関節の瘻痛・抽搐
太淵 (脈会)	理気活血 通脈	①血脈病証 ②おもに心・肺2臓に関わる病証 ③脈なし病に一定の効果がある。	血脈痺阻：胸痺・心痛・渋脈・喘咳 血の固摂機能の失調：喀血・血液混じりの嘔吐など
大杼 (骨会)	強健筋骨	①あらゆる骨疾患。 ②骨疾患治療の要穴であるが，特に脊柱骨の疾患には重要である。	肩胛骨の痛み，上肢の麻痺，頸部・後頸部・腰脊部がこわばって痛み横になれない，全身の関節が痛んで屈伸できない
絶骨 (髄会)	添精益髄 補腎健脳 舒筋活絡	①骨・髄の病証。 ②おもに下肢が萎えて動かないものを治療する。 ③脳疾患治療の主穴の1つである。	中風による半身不遂 下肢疾患：痿証・膝窩部の疼痛・足関節の挫傷 頸・後頸部の病症：寝違え・頸椎症 脳髄空虚：頭のふらつき・不眠・記憶力減退・耳鳴り・耳聾

附記：八会穴歌

腑会は中脘で臓会は章門

髄会は絶骨で筋会は陽陵泉

血会は膈兪で骨会は大杼

脈会は太淵で気会は膻中にあり

第2節　八会穴各論

1. 章門　[しょうもん]（LR13）

【別　　名】── 季脇（『難経』），長平・脇髎（『針灸甲乙経』），脾募（『備急千金要方』），肋髎（『中華針灸学』），肘尖・後章門（『中国針灸学』），季肋（『針灸学』）

【出　　典】──『脈経』：「寸口の脈が洪大で，胸脇部が脹満する者は，生姜湯，白薇丸あるいは紫苑湯を服用して気を下し，上脘・期門・章門に刺針する」
『難経』：「臓会は章門穴である」

【穴名解説】──「章とは彩りという意味である。頂上が平らな山も章という。また障という意味でもある。門とは，守護し押し込めるところである。季肋部が頂上の平らな丘のような形をしていて，本穴はその下方にあり，体を彩る衣服であり，内臓を守護する障壁ともなる門戸である」（『針灸穴名釈義』）

【分　　類】── 脾の募穴であり，臓会穴でもある。

【位　　置】── 側腹部の第11肋骨自由端の下方。

【解　　剖】── 皮膚→皮下組織→外腹斜筋→腹横筋
浅層部には，第10, 11胸神経前枝の外側皮枝・胸腹壁静脈の属枝が分布している。深層部には，第10, 11胸神経と，後肋間動・静脈の分枝や属枝がある。

【効　　能】── 疏肝利胆・健脾和胃・降逆平喘
- 章門は脾臓の気が集中蓄積するところであり，脾臓に近く脾気と通じており，脾と胃は表裏の関係にあるため，脾胃の病証であればいずれにも本穴を取穴する。
- 本穴は足厥陰肝経に属し，肝・胆・側腹部・脇肋部・脇下部の疾患に常用する。
- 本穴は脾臓疾患治療の常用穴であるが，脾病には虚証が多いにもかかわらず，本穴が位置する部位には実証の病証が多いため，臨床においては虚実挟雑証に使用されることが多い。
- 本穴は五臓の気が集まるところでもあるため，肺・腎・心神疾患の治療に加えることができる。

【主 治 症】── 脾胃疾患：口の乾き・食噎[*51]・胃液を吐く・消化不良・上腹部および腹部の脹満・腹鳴・泄瀉・下痢が長期間止まらない・便秘・四肢がだるい，西肝臓や脾臓の腫脹・肝炎・腸炎・消化不良・腸の寄生虫
肝胆疾患：癖塊[*70]・積聚・腹部が太鼓のように腫脹する・疝気・胸脇支満，腹膜炎・腸の疝痛
肺臓疾患：咳嗽・喘息，西胸膜炎・肺結核・気管支喘息・肋間神経痛
腎臓疾患：血尿・白濁尿・腰痛・奔豚，西膀胱炎・腎炎

心神疾患：驚き恐れる，怒りっぽい，癲*11・狂・癇証*4，心煩，驚風*5

【配　　穴】──石門・陰交……奔豚で気が上逆する（『備急千金要方』）

太白・照海……便秘（『針灸大成』）

足三里・梁門……腹脹

内関・陽陵泉……胸脇部痛

足三里・太白……嘔吐

【手　　技】──側臥位で取穴する。

斜刺で 0.5 〜 0.8 寸刺入し，刺針部に腫れぼったいようなだるさを起こさせるか，両側の腹部後壁に向けて放散させる。

【注意事項】──深く刺入してはならない。もし右側の章門穴への刺針が深くなりすぎれば，肝臓右葉前縁部を突き刺す恐れがあり，左側の章門では脾臓の下端を突き刺す恐れがある。肝臓や脾臓を傷つけて出血すれば，その周辺に疼痛が起こり，ときには疼痛が背部まで放散することがある。そして腹膜が刺激されるため，腹痛・腹筋の緊張・腹部の圧痛や反跳痛などの症状を伴うことがある。

【古典抜粋】──●『針灸甲乙経』第 8 巻：「奔豚・腹部の腫脹は，章門が主治する」

●『針灸甲乙経』第 9 巻：「腰痛で転側できないものは，章門が主治する」

●『針灸甲乙経』第 10 巻：「腰の冷え・脊椎のこわばり・四肢がだるい・怒りっぽい・咳嗽・少気・鬱々として息ができない・厥逆・肩が挙がらない・瘰癧*22・体の筋肉がピクピクするなどの症状は章門が主治する」

●『備急千金要方』第 30 巻：「章門は，消化不良・食べてもすぐにもどす・熱中・食欲不振・食べ物が飲み込めず食べ物の匂いがする・食べ過ぎによる脾胃の損傷・体が黄色く痛んでだるい・羸痩などを主治する」

●『針灸大成』第 7 巻：「ゴロゴロと腹鳴がする・消化不良・脇痛があり横になれない・煩熱・口の乾燥・食欲不振・胸脇支満して痛む・喘息・心痛があって嘔吐する・吐逆・飲んだり食べたりしてもすぐにもどす・腰痛で転側できない・腰脊部の冷痛・小便が白濁し量が多い・食べ過ぎで脾胃を損傷する・体が黄色くなって痩せる・奔豚・積聚・腹が太鼓のように腫脹する・脊椎のこわばり・四肢がだるい・怒りっぽい・少気・厥逆・肩や腕が挙がらないなどを主治する」

●『針灸大成』第 9 巻：「己卯の年（万暦 7 年，1579 年），磁州の同郷で俸給が足りなくなったので取りに行き，途中で臨洛関を通りかかったときに，旧知の宋憲副に出会った。彼がいうには，昨年長男が痞病になったのだが，最近科挙に落第したために憂鬱になって病気が悪化し，どの薬も効かない。どうしたらいいだろうかと。そこで私は，すぐに治せますよと答えた。そして章門穴などに刺針したところ，食事もしだいに摂れるようになり，体がすっきりし，腹部の痞塊も消失した。数日間喜びくつろいでいた後，親しい友人たちがうち揃って私を呂洞賓まで送ってくれ廬生祠を通った。とても別れがたかった」

【現代研究】──ウサギの両側の「章門」「足三里」穴に電針療法を行ったところ，ヒスタ

ミンによって起きた血管透過性の増大を，対照グループよりも 17.4 ～ 51 ％抑制することができ，また色素滲出を 66.6 ～ 75 ％減少させることができた。抗ヒスタミン作用があることは明らかである。

2．中脘 ［ちゅうかん］（CV12）

【別　　名】──大倉（『霊枢』），上際（『素問』），胃脘（『素問』王冰注），太倉（『難経』），胃管・三管（『脈経』），中管（『備急千金要方』），中腕（『普済方』），胃募（『千金翼方』）

【出　　典】──『霊枢』根結篇：「太陰経は隠白から始まり，太倉に連絡する」
　　　　　　　『針灸甲乙経』：「中脘は一名を太倉ともいい，胃の募穴である。上脘穴の1寸下方にあり，鳩尾骨と臍の中間にある。手太陽・少陽経と足陽明経が始まるところであり，任脈の会穴である。3分刺入し，灸は7壮」

【穴名解説】──「脘とは胃腑のことであり，中空の管である。本穴は上脘（管）の1寸下方で，鳩尾骨と臍との中間にあり，まさに胃の中央であることから，中脘と名づけられた」（『経穴釈義滙解』）

【分　　類】──胃の募穴であり，腑会穴である。

【位　　置】──上腹部の正中線上にあり，臍の4寸上方。

【解　　剖】──皮膚→皮下組織→白線→腹横筋膜→腹膜外脂肪→壁側腹膜
　　　　　　　浅層部には，おもに第8胸神経前枝の前皮枝と，浅腹壁静脈の属枝が分布している。深層部には，おもに第8胸神経前枝の分枝がある。

【効　　能】──健脾和胃・温中化湿・理気降逆・消食化滞
- 中脘は上腹部にあり，胃腑の気が集積するところであり，内部で胃腑と通じているため，脾胃疾患治療に用いられる。脾胃の虚実疾患を治療する要穴である。
- 脾胃は中焦に属し，上下をつないで気機を昇降させる要衝であり，後天の本として多くの臓器と密接に関わっているため，肝の疏泄機能の失調・肺の粛降機能の失調・心腎不交など，脾胃と関係する臓腑器官の病証であれば，本穴を用いることができる。
- 中脘は六腑の気が集まるところであることから，腸・胃・胆・膵臓の病証であれば，本穴を組み合わせて使用することができる。
- 胃の不和から横になっていられず不眠になったものは，長い間停滞していた痰火が神明を騒がせたためである。もし肝鬱がひどくなって気鬱痰結となり神明を覆えば，癲[*11]・狂・癇証[*4]が発生する。これら精神および意識上の病証にも，中脘を取穴して和胃化痰・定驚安神する。
- 古代，「脾は痰の発生源である」「痰は，脾胃を治療しなければ治らない」といわれた。『行針指要歌』は「痰に針治療するならば，まず中脘・三里に刺針する」と指摘し，『医学綱目』も「痰飲証であればすべて，豊隆・中脘を取穴する」と述べている。中脘に刺針すれば，脾胃を調節して生痰の源を断つことができ，痰治療の要穴の1つであるため，痰・痰湿・

痰火を原因とする病証であれば，いずれにも使用することができる。
- 脾胃は気血生化の源であるため，脾胃機能の異常から気血が不足して気血虧虚となったために発生した臓腑器官の虚証には，本穴でその本を治療する。
- 健脾益気・養血摂血作用があるため，婦人科疾患なども治療できる。
- 中脘には理気寛中作用もあるため，鬱証や気厥にも有効である。

【主治症】──脾胃疾患：腹痛・腹脹・上腹部痛・反胃*40・胃酸過多・嘔吐・しゃっくり・未消化便を下す・腹鳴・泄瀉・痢疾で膿血や粘液混じりの便を下す・霍乱・便秘・腸癰・黄疸・痞積*57，西急・慢性胃炎，胃神経症，胃拡張，胃痙攣，胃出血，胃潰瘍，胃下垂，急性腸閉塞

精神および意識障害：中暑・臓躁*42・癲狂*3・尸厥*23・頭痛，西神経衰弱・不眠・精神分裂病・高血圧

婦人科疾患：月経不順・無月経・つわり，西子宮脱

その他：喘息発作が止まらない，西蕁麻疹

【配　　穴】──承満……脇下部が堅くなって痛む（『備急千金要方』）
大陵……目が黄色くなる・振寒（『備急千金要方』）
建里……霍乱・腹鳴・腹痛・腹部の脹満（『千金翼方』）
三陰交……消化不良・霍乱吐瀉（『針灸資生経』）
足三里・気海……血便（『針灸聚英』）
期門・上廉……喘息で動けない（『針灸大成』）
天枢……霍乱吐瀉（『針灸大成』）
足三里……黄疸・四肢に力が入らない（『玉龍経』）
胃兪……上腹部の脹満・食欲不振・嘔吐・しゃっくり

【手　　技】──仰臥位で取穴する。
① 0.8〜1.2寸直刺し，刺針部に腫れぼったい重だるさを感じさせれば，胃部に収縮感が発生する。
② やや上方に向けて斜刺をし，捻転を続けると同時に，針感を任脈に沿って腹内部から胸部に向けて響かせる。一部の患者では，針感が天突穴まで達し，ごくまれには更に頭頂部まで達した例もある。
③ やや下方に向けて斜刺をし，捻転を続けると同時に，針感を任脈に沿って腹内部から臍や少腹部まで響かせる。一部の患者では，陰部や亀頭まで達した者もいる。
④ やや左あるいは右に向けて斜刺をし，ゆっくりと針感を同側の梁門穴まで響かせる。一部の患者では，章門穴まで達した者もいる。

【注意事項】──深く刺入してはならない。腹腔内に深く刺入していくと，やがて手応えがなくなり，さらに刺入していくと胃壁にぶつかる。針先に柔らかな抵抗を感じ，患者の腹内部に焼けるような熱感や疼痛が生じ，それが胸部・咽喉部・両側の季肋部に放散すれば，ただちに抜針すべきである。さもなければ，胃壁を刺し貫いて膵臓や大血管まで達し，思いがけない事故を引き起こす恐れがある。虚弱で痩せている病人では，特に注意しなければならな

い。もしも病人の肝臓や脾臓が腫大していれば，左右や上方に透刺してはならない。

【古典抜粋】── ●『針灸甲乙経』第9巻：「心痛・体の冷え・俯いたり仰向けになったりしにくい・心の疝気が胃を衝く・死んだようになって人事不省になるなどの症状は中脘が主治する」「腹部が腫脹して閉塞する・中寒・食べ過ぎによる脾胃の損傷・消化不良などは中脘が主治する」「小腸に熱があり，小便が黄赤色になるものは，中脘が主治する」
- ●『針灸甲乙経』第10巻：「溢飲で脇下部が堅くなって痛むものは，中脘が主治する」
- ●『扁鵲心書』：「黄帝灸法によれば，気厥・尸厥[*23]には，中脘に灸5百壮をすえる。急・慢驚風[*5]には，中脘に灸4百壮をすえる。産後の血暈には，中脘に灸50壮をすえる。女性で原因もなく風搐になり昏迷するものは，中脘に灸50壮をすえる。嘔吐して食事が摂れないものは，中脘に灸50壮をすえる」
- ●『針灸大成』第7巻：「五膈[*55]・喘息発作が止まらない・腹が突然腫脹する・中悪[*24]・胃痛・食欲不振・反胃[*40]・痢疾で膿血や粘液混じりの便を下す・寒癖[*71]・七情の気を原因とする心下部痛・伏梁（気血の結滞による上腹部から臍付近にかけての腫塊）・心下部が杯を伏せたように腫脹する・心下部の膨脹・顔色が黄ばむ・大流行の時病や傷寒にかかり熱が下がらない・温虐でまず腹が痛む・まず下痢をする・霍乱・知らぬ間に下す・消化不良・心痛・体が冷える・俯せになったり仰向けになったりできない・気噎[*18]などを主治する」
- ●『扁鵲心書』：「ある人がものぐさをして，飲み食いしてすぐに寝ていたために，宿食が中焦に結滞し，飲んだり食べたりできなくなり，四肢がだるくなった。そこで中脘に50壮灸をすえ，分気丸と丁香丸を服用させたところ，すぐに治った」

【現代研究】──ある人の観察によれば，胃腸疾患があれば必ず中脘穴に圧痛があるため，診断基準になるという。胃の幽門痙攣患者の中脘穴に指圧をしてX線透視をすると，胃の蠕動運動が増強され，波動が速く多くなり，幽門痙攣は解消され，バリウムが小腸に入っていったという。

3．膻中　［だんちゅう］（CV17）

【別　　名】──元児・亶中（『針灸甲乙経』），胸堂（『備急千金要方』），上気海（『類経図翼』）
【出　　典】──『霊枢』根結篇：「厥陰経は大敦から始まり，玉英に連絡し，膻中を絡す」
【穴名解説】──「胸部の両乳房の間を膻という。本穴は両乳房の間の陥凹部にあるので，膻中と名づけられた」（『経穴釈義滙解』）
【分　　類】──心包の募穴であり，気会穴でもある。
【位　　置】──胸部正中線上の第4肋間の高さで，両乳頭を結んだ線の中点。
【解　　剖】──皮膚→皮下組織→胸骨体

おもに第4肋間神経前皮枝と，内胸動・静脈の穿通枝が分布している。

【効　　能】──寛胸理気・平喘止咳

- 本穴は気会穴であり，胸部の宗気の集まるところであり，理気の要穴である。寛胸理気・通陽化濁・開鬱散結・止咳平喘作用がある。『行針指要歌』は「気病のものに刺針するなら，膻中1穴を明記しておけばよい」と述べている。臨床においては，本穴は気逆・気滞などの証に使用される。また，上焦の気機異常のために起きた実証に効果を発揮する。
- 気滞を原因とした胸痛に対して効果があるが，上胸部が痛むときは膻中から華蓋に透刺し，胸の下部が痛むときには，膻中から中庭に透刺し，側胸部が痛むときには膻中から患側に向けて透刺する。
- 本穴は心包の募穴であり，心包は心の外郭で心の代わりに邪気を感受するため，膻中穴に刺針すれば，理気することによって血をめぐらせ，血脈・精神および意識障害などの病証を治療する。
- 本穴は両乳房の間にあって，手太陽・少陽・任脈が交会するところであり，理気解鬱・通経催乳効果があるため，乳汁が少ない・乳房の疼痛などの乳房病証を治療する要穴である。

【主 治 症】──胸肺部疾患：胸悶・息切れ・咳喘・膿血を喀出する，西気管支炎・気管支喘息

心神疾患：心胸部痛・動悸・心煩，西不整脈・狭心症

その他：噎膈*55・乳汁があまり出ない・小児の吐乳，西食道狭窄・肋間神経痛・乳腺炎

【配　　穴】──華蓋……息切れして息ができず，喋ることもできない（『備急千金要方』）

天井……心胸部痛（『備急千金要方』）

少沢……無乳症（『針灸大成』）

巨闕……胸痛・蓄飲で耐えられない（『百症賦』）

厥陰兪……心痛・怔忡・不眠・喘息

【手　　技】──仰臥位で取穴する。

直刺か横刺で0.3～0.5寸刺入する。

①上方（咽頭方向）に向けて刺入し，針感を任脈に沿ってしだいに上昇させ，胸骨切痕まで響かせる。一部の患者では，咽頭部まで達する場合があり，胸部および咽頭部の疾患を治療する。

②下方（剣状突起方向）に向けて刺入し，針感を任脈に沿ってしだいに剣状突起まで下降させる。一部の患者では，上腹部まで達する場合があり，胸腹部および気逆による疾患を治療する。

③左側あるいは右側に向けて刺入し，針感を同側の乳房・胸肋部に響かせ，胸脇部および乳房の疾患を治療する。

【古典抜粋】──
- 『針灸甲乙経』第9巻：「咳嗽逆気・涎を吐く・喘息で息切れする・息ができない・喋れないなどは膻中が主治する」
- 『肘後備急方』：「突然の尸厥*23を助けるには……膻中に灸28壮をすえる」

- 『行針指要歌』：「気病のものに刺針するなら，膻中１穴を明記しておけばよい」
- 【現代研究】──現代では膻中穴を用いて気管支喘息を治療することが多いが，刺針するだけでなく，割治法*72・埋線法・ウサギの胸腺細胞を植え込む方法・膻中穴にプロピオン酸テストステロンを注射する方法などがあり，いずれも高い効果をあげている。

4．膈兪 [かくゆ]（BL17）

- 【別　　名】──なし。
- 【出　　典】──『霊枢』背腧篇：「膈兪は第７胸椎の傍らにある」
- 【穴名解説】──「膈兪は横隔膜が背中に接しているところにある。兪とは通過するという意味であり，足太陽経が通過することから，膈兪と名づけられた」（『古法新解会元針灸学』）
- 【分　　類】──血会穴
- 【位　　置】──背部の第７胸椎棘突起下方から1.5寸外方。
- 【解　　剖】──皮膚→皮下組織→僧帽筋→広背筋→脊柱起立筋

  浅層部には，第7, 8胸神経後枝の内側皮枝と，併走する動・静脈が分布している。深層部には，第7, 8胸神経後枝の筋枝と，後肋間動・静脈背側枝の分枝や属枝がある。
- 【効　　能】──活血止血・寛中降逆
  - 膈兪穴は横隔膜に近く，心・肺・肝・脾など，血を主る臓器と密接に結びついているため，刺針して補瀉手法を施せば，あらゆる血証を治療することができる。
  - 各種原因から発生した心血瘀滞や心脈痺阻による心痛・動悸には，常に本穴を使用する。
  - 膈兪は肝・脾・胃との関係が深く，寛中降逆作用があるため，胃気が下降しないための病証に用いることが多い。
  - 本穴は肺臓に近く内部で肺気と通じているため，宣肺理気・止咳平喘作用があり，肺系疾患にも使用できる。
  - その他，夜盲症・不眠など，血脈不足を原因とする病証に使用する。
- 【主 治 症】──血証：喀血・衄血・血便・産後の敗血衝心*73，西貧血・慢性出血性疾患・蕁麻疹

  心胸部疾患：心痛・動悸・胸痛・胸悶，西心内膜炎・胸膜炎・気管支炎

  脾胃疾患：嘔吐・しゃっくり・噎膈*55・飲食物を飲み込めない・腹痛・積聚，西しゃっくり・胃炎・胃がん・食道狭窄・神経性嘔吐

  肺系疾患：精神的要因による喘・咳嗽・自汗・盗汗・痰飲・喉痺

  本経脈通過部位の疾患：背部痛・脊椎のこわばり

  その他：脇痛・夜盲症・乳汁欠乏・不眠
- 【配　　穴】──肝兪……癲証*11（『針灸甲乙経』）

第２節　八会穴各論　| 233

　　　　　　章門・中脘……食べた物を吐き出す（『備急千金要方』）
　　　　　　譩譆・京門・尺沢……肩背部痛（『備急千金要方』）
　　　　　　中脘・内関……胃痛・しゃっくり・嘔吐・腸炎
　　　　　　肺兪・膻中……咳嗽・精神的要因による喘・肺炎
　　　　　　肝兪・脾兪……貧血・白血球および血小板の減少
　　　　　　曲池・三陰交……蕁麻疹・皮膚瘙痒症
【手　　技】──椅子に座るか腹臥位で取穴する。
　　　　　　①内側に向けて斜刺で0.5～0.8寸刺入し，刺針部に腫れぽったいような
　　　　　　　だるさを起こさせ，肋間に向けて放散させてもよい。
　　　　　　②背筋に沿って上方または下方に向けて横刺で1.5寸刺入し，上方に向け
　　　　　　　た場合は針感を肺兪穴まで響かせ，下方に向けた場合は脾兪穴まで響か
　　　　　　　せ，胸椎区間の背筋疾患に用いる。
　　　　　　③外方に向けて横刺をする。一部の症例では，針感が脇肋部や胸膈部に
　　　　　　　まで達し，ごくまれには胃腑や上腹部，前胸部にまで達する場合がある。
　　　　　　　針感が達する部位の疾患に用いる。
【注意事項】──気胸を起こす恐れがあるので，深く刺入してはならない。
【古典抜粋】──●『針灸甲乙経』第7巻：「背部痛・悪寒・脊椎がこわばって俯いたり仰向
　　　　　　　けになったりしにくい・食べ物が飲み込めない・涎を大量に嘔吐するな
　　　　　　　どの症状は膈兪が主治する」
　　　　　　●『針灸甲乙経』第10巻：「強い風邪を受けて発汗するものは，膈兪が主
　　　　　　　治する」
　　　　　　●『針灸大成』第6巻：「心痛・全身の痺痛・食べ物を嘔吐する・反胃[*40]・
　　　　　　　骨蒸[*67]・四肢がだるい・嗜臥・痃癖[*41]・咳逆・嘔吐・横隔膜と胃に寒
　　　　　　　邪が侵入する・飲食物が飲み込めない・熱病で汗が出ない・体が重いが
　　　　　　　熱はないなどを主治する。食べられない・食べると心痛が起きる・体が
　　　　　　　腫脹して痛む・脇腹部の脹満・自汗・盗汗」
【現代研究】──実験によれば，膈兪穴には，実験的に急性虚血性心筋損傷を起こさせたウ
　　　　　　サギの回復をはやめる作用があることが明らかになっている。また別の実
　　　　　　験では，人工的に出血させて貧血状態にしたウサギの「膈兪」「膏肓」穴
　　　　　　に刺針すると，赤血球とヘモグロビンの数量を急速に回復させるという。
　　　　　　片側性のしゃっくり・滲出性胸膜炎・肺葉切除などから発生した呼吸機能
　　　　　　の左右のアンバランス状態に対し膈兪に刺針すると，抑制されていた患側
　　　　　　の呼吸機能を増強し，代償的に増強していた健側の呼吸機能を低下させる
　　　　　　ことによって，左右のバランスを回復させることができる。
　　　　　　膈兪穴には血糖値を調節する作用もあり，健常者に大量の砂糖を摂取させ
　　　　　　てから膈兪などに刺針すると，血糖値を低下させるが，血糖値が低いもの
　　　　　　は上昇させる。ある報告によれば，2型糖尿病に対し膈兪は効果を発揮し，
　　　　　　総有効率は90％前後に達するが，1型糖尿病に対する効果はそれほどでも
　　　　　　ないという。

5．陽陵泉　[ようりょうせん]（GB34）

【別　　名】──陽之陵泉（『霊枢』九針十二原篇）・陽陵（『針灸学』）

【出　　典】──『霊枢』邪気蔵府病形篇：「胆の合穴は陽陵泉である」

【穴名解説】──「本穴は陰陵泉と相対している。内側が陰であり，外側が陽である。本穴は膝の1寸下方の脛骨外側の陥凹部にある。傍らにある骨が陵（丘）のように隆起していることから，高い陵の泉の湧き出すところという意味で，陽陵泉と名づけられた」（『経穴釈義滙解』）

【分　　類】──足少陽胆経の合穴であり，胆の下合穴であり，筋会穴である。

【位　　置】──下腿外側で，腓骨頭前下方の陥凹部。

【解　　剖】──皮膚→皮下組織→長腓骨筋→長指伸筋
　　　　　　　浅層部には，外側腓腹皮神経が分布している。深層部には，前脛骨反回動・静脈，外側下膝動・静脈の分枝や属枝と，総腓骨神経の分枝がある。

【効　　能】──疏肝利胆・舒筋活絡
- 「合穴は内腑を治療する」といわれるように，陽陵泉は胆腑疾患の治療に効果を発揮する。胆は肝と表裏の関係にあり，肝は疏泄を主り，胆もまた疏利する性質があるため，本穴には疏肝理気・清熱利湿・利胆和胃の作用がある。
- 本穴は筋会であるため，ここに刺針すれば舒筋活絡・祛風除湿・通痺止痛効果があり，筋脈病証治療の要穴である。臨床においては，痙[*27]・痿・痺証など広範囲の治療に用いられる。また足三陽の経筋は陽陵泉で合流するため，本穴は下肢の筋疾患によく用いられる。
- 経脈が通過するところを主治するため，陽陵泉を取穴すれば，胆経が循行通過する脇肋部，頭面部・五官部の疾患にも用いることができる。

【主 治 症】──肝胆疾患：胸脇支満・脇肋部の疼痛・胆汁を嘔吐する・寒熱往来・黄疸，西肝炎・胆嚢炎・胆道回虫症
　　　　　　　本経脈通過部位の疾患：膝の腫痛・下肢のしびれ・脚と下腿部が痛だるい・筋肉の拘攣・筋肉の弛緩・筋肉の収縮・筋肉の緊張・脚気・半身不遂，西坐骨神経痛・下肢麻痺・膝関節およびその周囲の組織の疾患・肋間神経痛
　　　　　　　その他：虚労による遺精・尿失禁・遺尿，西高血圧

【配　　穴】──足三里・上廉……胸脇部痛（『針灸大成』）
　　　　　　　衝陽・太衝・丘墟……足の弛緩（『針灸大成』）
　　　　　　　陰陵泉……尿失禁（『針灸大成』）
　　　　　　　曲池……半身不遂（『百症賦』）
　　　　　　　環跳・風市・委中・懸鍾……半身不遂・下肢のしびれ
　　　　　　　陰陵泉・中脘……脇肋部の疼痛
　　　　　　　人中・中衝・太衝……小児の驚風[*5]

【手　　技】──椅子に座るか仰臥位で取穴する。
　　　　　　　①直刺あるいは下方に向けた斜刺で1〜1.5寸刺入し，刺針部に腫れぼっ

たくしびれるようなだるさを起こさせ，足背部まで放散させてもよい。②やや上方に向けて斜刺をし，捻転を続けると，針感が足少陽経に沿ってしだいに膝・大腿部・大腿骨大転子・側腹部・脇肋部・腹部・肩部などをめぐり，まれには頸部や後頸部にまで達することもある。

【注意事項】──血管や神経を傷つける恐れがあるため，針先に何かが当たる感覚があれば，少し方向を変える。

【古典抜粋】──●『霊枢』九針十二原篇：「もしも病気が体の上部にあって腑病ならば，陽陵泉を取穴する」

●『霊枢』邪気蔵府病形篇：「胆病でよくため息をつき，口苦があって胃液を嘔吐し，心下部がドキドキし，人が捕まえに来るのではないかと恐れ，喉に何かつまっているように感じて，しょっちゅう吐き出そうとする。そのときには足少陽経の始点から末端まで探って，脈が陥没しているところに灸をすえるか，悪寒発熱があるものは陽陵泉を取穴する」

●『針灸甲乙経』第8巻：「胆が腫脹しているものは，陽陵泉が主治する」

●『針灸甲乙経』第9巻：「脇下支満し，嘔吐嘔逆するものは，陽陵泉が主治する」

●『針灸甲乙経』第10巻：「股関節の痺痛が膝や大腿部外側にまで牽引し，しびれて筋肉が拘急するものは，陽陵泉が主治する」

●『針灸大成』第7巻：「膝が伸びたまま曲がらない・大腿骨大転子や膝の骨が冷えて痺痛がある・脚気・膝や大腿の内外側がしびれる・半身不遂・脚が冷えて血色がなくなる・喉がつまったように感じる・頭面部の腫脹・足の筋肉の拘攣などを主治する」

●『医学綱目』：「脇部の疾患には，陽陵泉を取穴する」

●『馬丹陽天星十二穴治雑病歌』：「陽陵泉は膝の下方で1寸外側にある。膝が腫脹してしびれる・寒邪による痺証・半身不遂・立ったり座ったりすると腰背部が重い・顔面部の腫脹・胸満・足が挙がらない・座ったり横になったりする姿が衰弱した老人のようであるなどの症状を治療し，6分刺入して止めれば，すぐれた効果がある」

【現代研究】──陽陵泉に刺針すると，胆嚢を収縮させ，総胆管の規則的収縮を促し，胆道造影剤を十二指腸へと排出させる。また胆汁の分泌を促し，オディ括約筋に対する明確な鎮痙作用がある。

6．太淵　[たいえん]（LU9）

【別　　名】──太泉（『徐氏針灸大全』）・鬼心（『中国針灸学』）

【出　　典】──『霊枢』九針十二原篇：「陽中の少陰は肺である。その原穴は太淵である」

【穴名解説】──「太とは大きいという意味である。淵とは深いという意味である。本穴は手掌上方の陥凹部にあって，脈気が多く集まるところであり，広大で深いことから太淵と名づけられた」（『経穴釈義滙解』）

【分　　類】──手太陰肺経の輸穴・原穴であり，脈会穴である。

【位　　置】──腕を伸ばして手掌を上に向ける。手首掌側の横紋の橈側で，橈骨動脈が拍動するところである。

【解　　剖】──皮膚→皮下組織→橈側手根屈筋腱と長母指外転筋腱の間
　　　　　　　浅層部には，外側前腕皮神経と，橈骨神経浅枝，橈骨動脈浅掌枝などが分布している。深層部には，橈骨動・静脈などがある。

【効　　能】──宣肺止咳・活血通脈
　　　　　　　●太淵は肺経の原穴であり，肺気の虚を補うとともに，肺気の実をも治療するため，肺臓機能の異常から発生した胸肺部疾患，喉・鼻の病証などに効果がある。
　　　　　　　●血は肺気に推進・調節されることによって，脈中を正常に循環することができる。したがって肺気の影響を受ける心・血脈病証に本穴を使用することができる。
　　　　　　　●太淵は，全身の経脈の精気が集まるところであり，肺臓の真気が注ぎ込むところでもあるため，無脈症の治療に対しては第一選択となる。

【主 治 症】──胸肺部疾患：咳嗽・精神的要因による喘・喀血・喉痺・失声症・胸悶・心痛，西感冒・気管支炎・百日咳・肺結核・狭心症
　　　　　　　頭面部疾患：頭痛・歯痛・角膜の混濁・口のゆがみ
　　　　　　　本経脈通過部位の疾患：手首が痛んで力が入らない・手心部の熱・欠盆の奥が痛む，西無脈症・手根関節およびその周囲の軟部組織の疾患
　　　　　　　その他：悪寒発熱・粗暴でわけのわからないことを言う・熱病で汗が出ない・げっぷ・嘔吐・乳腺炎・痿証・遺尿・消渇

【配　　穴】──神門……血液混じりの唾を吐く・振寒・血液混じりの嘔吐をする・逆気（『備急千金要方』）
　　　　　　　魚際・足三里・両側の乳下・膈兪・胃兪・腎兪……上腹部痛（『針灸大成』）
　　　　　　　魚際……喉の乾燥（『針灸大成』）
　　　　　　　商陽・足臨泣……欠盆周囲の腫脹（『針灸大成』）
　　　　　　　侠渓・攢竹・風池……目の充血・角膜に白斑ができる（『針灸大成』）
　　　　　　　合谷・衝陽・内庭・崑崙・三陰交・風府……舌の弛緩（『針灸大成』）
　　　　　　　神門……げっぷ・逆気（『針灸大成』）
　　　　　　　列欠……咳嗽・風痰（『玉龍賦』）
　　　　　　　列欠・孔最……咳嗽・精神的要因による喘・胸背部痛
　　　　　　　内関・衝陽・三陰交……無脈症

【手　　技】──手掌を上に向けて取穴する。
　　　　　　　0.5～0.8寸直刺し，刺針部に腫れぽったいようなだるさを起こさせるか，前腕部や母指に向けて放散させる。

【注意事項】──①橈骨動脈を避ける。
　　　　　　　②瘢痕灸は行わない。

【古典抜粋】──●『針灸甲乙経』第7巻：「温病で熱があり，5日以上発汗しないものは，太淵に刺針する」
　　　　　　　●『針灸甲乙経』第8巻：「臂厥[*74]，肩・大胸筋・胸部が脹満して痛む，角

膜に白斑ができる，目が青くなる，腓腹筋痙攣，手心部の熱，寒くなったり熱くなったりする，欠盆の奥への牽引痛，しきりに咳嗽をする，喘息で息ができない，腕内側の痛み，食べるとすぐに吐く，水分を摂ると煩躁満悶するなどの症状は太淵が主治する」

- 『針灸甲乙経』第9巻：「咳逆煩悶して寝られない・胸中満悶・喘息で息ができない・背部痛などは太淵が主治する」
- 『針灸甲乙経』第11巻：「粗暴でわけのわからないことを言うものは太淵が主治する」「血液混じりの唾を吐く・振寒・喉の乾燥などは太淵が主治する」
- 『針灸甲乙経』第12巻：「口の歪みには太淵に刺針し，邪気を導いてこれを瀉す」
- 『針灸大成』第6巻：「胸痺・逆気・よくしゃっくりをする・飲食物を嘔吐する・咳嗽・煩悶して眠れない・肺の脹満・腕内側の痛み・角膜に白斑ができる・目が充血して痛む・寒くなったり熱くなったりする・欠盆穴の奥に痛みが牽引する・手心部の熱・よくあくびをする・肩背部が冷えて痛む・喘息で息ができない・げっぷ・上逆・心痛・渋脈・喀血・血液混じりの嘔吐・振寒・喉の乾燥・粗暴でわけのわからないことを言う・口の歪み・小便の色が変わる・突然大便を大量に失禁するなどを主治する」

【現代研究】——太淵穴は，血液循環の異常や出血などの疾患に効果がある。太淵に刺針すれば，喀血や脳出血に大いに効果を発揮する。血圧の調整作用もあり，ある人の観察によれば，Ⅲ度の高血圧に対しても降圧作用があるという。

太淵穴には肺機能を調整する作用がある。ある人が流速計と気道抵抗測定器を使って，太淵・肺兪などの腧穴に刺針する前と後の気道抵抗の変化を測定したところ，吸気時と呼気時に気道抵抗が増大していたものが，どちらも低下し，特に呼気時の低下が顕著であった。このことは，太淵穴に肺の換気量を改善する作用があり，その結果，肺の呼吸機能が強化されたことを説明している。

7．大杼　[だいじょ]（BL11）

【別　　名】——本神（『西方子明堂灸経』）・百労（『秘伝常山楊敬齊針灸全書』）・百旁（『針灸学』）

【出　　典】——『霊枢』海論篇：「衝脈は十二経の海であり，その脈気は上は大杼に運ばれ，下は上巨虚と下巨虚に運ばれる」

【穴名解説】——「本穴は背中にある『大腧』〔『霊枢』背腧篇〕穴であり，背部の腧穴のなかでも五臓六腑の兪穴よりも高い位置にあり，また杼骨（脊椎骨）の端にあるので，大杼と名づけられた」（『経穴釈義滙解』）

【分　　類】——骨会穴

【位　　置】——背部にあり，第1胸椎棘突起の下方から1.5寸外方。

【解　　剖】——皮膚→皮下組織→僧帽筋→菱形筋→上後鋸筋→頸板状筋→脊柱起立筋

浅層部には，第1,2胸神経後枝の内側皮枝と，併走する後肋間動・静脈背側枝の内側皮枝が分布している。深層部には，第1,2胸神経後枝の筋枝と，後肋間動・静脈背側枝の分枝などがある。

【効　　能】──清熱散風・強筋壮骨

- 大杼は骨気が集まるところであり，あらゆる骨病を治療する。特に上半身の頸部および後頸部や脊椎骨の疾患に適しており，壮骨補虚作用がある。
- 手足の太陽・少陽経の交会穴でもあるため，太陽および少陽経の経気を宣通する作用があり，後頸部および背部の筋肉のこわばりや疼痛に用いられる。
- 本経は後頸部および背部にある足太陽経の腧穴の1つであり，督脈の別絡でもある。太陽経は全身を守る垣根であり，督脈は全身の陽を主る。また本穴の奥には肺系の器官があるため，本穴に刺針すれば清熱散風・宣肺解表効果があり，肺系の外感疾患に用いられる。

【主 治 症】──後頸部・背部の疾患：頸部および後頸部のこわばり・肩背部痛・腰や背中がこわばって痛む・骨髄の冷痛，西頸椎症・寝違え・腰部筋肉の痙攣・骨結核・骨軟化症・破傷風

胸肺部疾患：傷風が治らない・咳嗽・頻呼吸・喘息・胸脇支満，西感冒・気管支炎・肺炎

頭面部疾患：喉痺・鼻づまり・頭痛・目のくらみ

その他：中風・てんかん・虚労

【配　　穴】──長強……小腸の気痛（『席弘賦』）

曲泉……風痺・痿厥*32（『肘後歌』）

夾脊・絶骨……頸椎症

列欠・尺沢……咳嗽・精神的要因による喘

【手　　技】──椅子に座って頭を下げるか腹臥位で取穴する。

①内側に向けて斜刺で0.5～0.8寸刺入し，刺針部に腫れぼったいようなだるさを起こさせ，肋間に向けて放散させてもよい。

②外方に向けて斜刺あるいは横刺をし，針感を手太陽経か少陽経に沿って腕まで響かせる。一部の症例では，前腕まで達する。上肢・肩背部の病変に適応する。

③上方に向けて斜刺あるいは横刺をし，針感を後頸部まで響かせる。一部の症例では，足太陽経に沿って頭部まで達したものもある。頭部・後頸部の病変に適応する。

④下方に向けて横刺をし，針感を足太陽経に沿って胸背部まで響かせる。一部の症例では，針感が腰部まで達したものもある。胸背部・腰背部の疾患に適応する。

【注意事項】──気胸を起こす恐れがあるため，深く刺入してはならない。

【古典抜粋】──
- 『針灸甲乙経』第7巻：「頸部および後頸部が痛み俯いたり仰向けになったりできない・頭痛・振寒・抽搐・気実による脇部の脹満・脊椎を挟んで寒気が侵入する・発熱・発汗しない・腰背部痛などは大杼が主治する」

- ●『針灸大成』第6巻：「膝が痛んで屈伸できない・傷寒で発汗しない・腰脊部痛・胸中の鬱悶・高熱が下がらない・頭風[*25]・振寒・後頸部がこわばって俯くことも仰向けになることもできない・瘧疾・頭がクラクラする・虚労・咳嗽・身熱・目のくらみ・腹痛・卒倒する・長時間立っていられない・煩満・裏急・体が安定しない・筋肉の拘攣・癲証[*11]・体を丸めてうずくまる・攣急・脈大などの症状を主治する」

【現代研究】──大杼に刺針か電針療法を行えば，肺機能を調整し，肺の換気量を増加させる。また針麻酔をした患者では，開胸後もう一方の肺の換気量が代償的に増加する。

実験によれば，大杼穴はカルシウム代謝に影響を与えるという。たとえば大杼・飛揚・足三里などに刺針して7分間置針すれば，血中カルシウム量が1mg/dL増加し，15分間置針すれば3mg/dL増加するが，それ以上置針時間を延長しても，血中カルシウムの量に変化はみられなかった。

8．懸鍾　［けんしょう］（GB39）

【別　　名】──絶骨（『備急千金要方』）

【出　　典】──『針灸甲乙経』：「懸鍾は足外果の3寸上方の動脈が拍動する部位にあり，足の三陽経の大絡である。外果の上を撫で上げて陽明の脈がなくなったところである。6分刺入し，7呼吸の間置針する。灸は5壮」

【穴名解説】──「本経は人体の両側面を垂れ下がるかのように下行しているが，足まで達していない本穴までの部分が懸っている（ぶら下がっている）かのようであることから，『懸鍾』または『絶骨』と名づけられた。絶骨というのは，脛骨と腓骨が近づきながらも結合せず，その間が隔絶されていることから，この名がある。この名称のほうが懸鍾よりも実際に即しているため，後に絶骨と呼ぶ者が多くなり，懸鍾と呼ぶ者は少なくなった」（『針灸穴名解』）

【分　　類】──髄会穴

【位　　置】──下腿外側で，外果先端より3寸上方の，腓骨前縁部。

【解　　剖】──皮膚→皮下組織→長指伸筋→下腿骨間膜

浅層部には，外側腓腹皮神経が分布している。深層部には，深腓骨神経の分枝がある。

【効　　能】──強筋壮骨・通経活絡・補髄健脳

- ●絶骨は髄会穴である。骨は髄の府であり髄によって養われるため，本穴は，上は後頭・肩・背部まで，下は腰・膝・足部まで，全身の髄と骨の病証を治療する。特に下半身の病証には効果がある。
- ●肝は筋を主り，胆は骨を主り，肝と胆は表裏関係にあるため，絶骨は本経が循行する部位の筋肉の病証にも常用される。
- ●本穴は胆経に属し，胆の性質は木であり，疏泄条達を主るため，本穴に刺針すれば，理気活血・消腫止痛効果もあり，胸脇腋部の脹満腫痛に用いられる。

●脳である髄海と髄会とは働きが同じであり，髄会に刺針すれば髄海を充たすことができるため，脳髄空虚による病証を治療することができる。

【主治症】──筋骨疾患：頸部および後頸部のこわばり・四肢の関節がだるくて痛む・半身不遂・筋骨の拘攣疼痛・脚気・足が弛緩する・踵骨の疼痛・筋骨に生じる疽，西寝違え・坐骨神経痛・果関節およびその周囲の軟部組織の疾患・内反足・外反足・骨軟化症

胸脇部疾患：瘰癧[*22]・腋下部の腫脹・胸腹脹満・胸脇部痛，西頸部リンパ節の結核・腋窩リンパ節の腫脹・肋間神経痛

その他：頭のふらつき・不眠・記憶力減退・耳鳴り・耳聾・高血圧

【配　　穴】──内庭……胸腹部の脹満（『針灸大成』）

条口・衝陽……足が弛緩して歩けない（『天星秘訣』）

腎兪・膝関・陽陵泉……腰や脚の疼痛

風池・後渓……頸部および後頸部がこわばって痛む

環跳・風市・陽陵泉……坐骨神経痛

【手　　技】──椅子に座って脚を垂らすか臥位で取穴する。

①0.5〜0.8寸直刺し，刺針部に腫れぼったいようなだるさを起こさせ，足底部に向けて放散させてもよい。

②やや下方に向けて斜刺をし，針感を足少陽経に沿って足部まで下行させる。

③やや上方に向けて斜刺をし，捻転を続けると，針感が足少陽経に沿ってふくらはぎ・膝・大腿・大腿骨大転子・側腹・腋窩・肩・頸・後頸部まで上昇する。一部の症例では，頭部や目まで達したものもある。

【注意事項】──下腿骨間膜を突き通すと，腓骨動・静脈を突き刺す恐れがある。

【古典抜粋】──●『針灸甲乙経』第9巻：「腹部脹満・胃中の熱感・食欲不振などは懸鍾が主治する」

●『針灸甲乙経』第12巻：「小児の腹部が脹満し，食べたり飲んだりできないものは，懸鍾が主治する」

●『備急千金要方』第30巻：「懸鍾は五淋を主治する」「懸鍾は，湿痺で腫脹する部位があちこち移動する・大腿の筋肉が引きつって抽搐する・下腿部の疼痛などを主治する」「絶骨は，大腿骨大転子の疼痛・膝や脛骨が揺動してだるくしびれる・筋肉の収縮・あちこちの関節がだるく折れそうに痛いなどの症状を主治する」

●『雲岐子論経絡迎随補瀉法』：「体中の関節が痛んで原因がわからないものは，三稜針で絶骨から出血させる」

●『針灸大成』第7巻：「胸腹部の脹満・胃中の熱・食欲不振・脚気・膝や脛骨が痛む・筋骨の拘攣疼痛・足の弛緩・逆気・虚労・寒邪による損傷・憂えたり怒ったりする・咳逆・水様便・喉痺・頸部および後頸部のこわばり・腸痔[*75]・瘀血・陰部の引きつり・鼻血・大椎穴の上に生じる癰疽・大小便が出渋る・鼻の中の乾燥・煩満・発狂・中風で手足が思うように動かないなどの症状を主治する」

●『針灸資生経』：「執中の母親が長い間患っていて，鼻が乾いて冷えると

第2節　八会穴各論

いう。いろいろな医者に尋ねたが原因がわからず，ただ病気が治れば自然に治るでしょうというばかりだった。しかし病気が治っても，その症状は治らなかった。その後絶骨に灸をすえると，しだいに治っていった。執中もこの症状にかかったことがあり，たまたま絶骨のところに微痛があったので灸をすえたところ，またしても鼻の乾きがなくなった。はじめは絶骨への施灸のおかげだとはわからなかったが，後に『千金方』にこの証のことが書いてあるのを読み，はじめて鼻の乾燥が治ったのは絶骨のおかげであることを知った」

【現代研究】──懸鍾は貧血治療の常用穴であり，本穴が赤血球の生成に影響を与えると主張する者もいる。本穴は好酸性白血球にも大きな影響を与え，特別な効力を発揮する。

高血圧に対しても降圧作用があり，特にⅢ度の高血圧に対して効果を発揮する。

実験によれば，懸鍾穴への刺針は，患者の筋電位値を上昇（$P < 0.01$）させるが，それは刺針5分後から始まり，30分間持続するという。

第7章 下合穴

第1節 下合穴総論

1 概説

　下合穴とは，手足の三陽六腑の気が下降して，そこで足の三陽経と合流する6つの腧穴のことであり，六腑下合穴，あるいは六合穴とも呼ばれる（**表14**，**図9**）。
　ある人の考証によれば，「下合穴」が1つの特定穴グループの名称としてはじめて登場したのは，1964年南京中医学院主編の『針灸学講義』である。そして「下合穴」という概念は，通常『霊枢』邪気蔵府病形篇の「合穴は六腑を治療する」という理論にもとづいて提起されたものだと考えられており，『霊枢』にはその他に「胃の脈気は三里に合流し，大腸の脈気は上巨虚に合流し，小腸の脈気は下巨虚に合流し，三焦の脈気は委陽に合流し，膀胱の脈気は委中に合流し，胆の脈気は陽陵泉に合流する」と説明されている。大腸・小腸・三焦経にはもともと上肢に合穴があるが，ここで取りあげている各穴は下肢にあることから，区別するために「下合穴」と呼ばれる。
　手の三陽経にはすでに合穴があるのに，なぜ足の三陽経にも下合穴が設けられたのだろうか？　その理由は，六陽経の循行経路から理解することができるだろう。
　『霊枢』邪気蔵府病形篇は「榮・輸穴は外経の病気を治療し，合穴は六腑の病気を治療する」と述べ，五輸穴の分布位置からそれらの治療範囲を特定している。つまり榮穴と輸穴は四肢の末端にあって経気が浅表部を走行しているため，臓腑よりも外にある経脈やその附属器官の病証治療に適しているが，一方の合穴の位置は榮・輸穴よりは臓腑に近く，経気が強く深部をめぐって臓腑に入るため，臓腑病証の治療に適しているということである。ただし手の三陽の大腸・小腸・三

表14 下合穴表

下合穴および所属経脈	連絡する手足の三陽経	連絡する六腑
下巨虚—足陽明胃経	手太陽	小腸
上巨虚—足陽明胃経	手陽明	大腸
委陽—足太陽膀胱経	手少陽	三焦
委中—足太陽膀胱経	足太陽	膀胱
足三里—足陽明胃経	足陽明	胃
陽陵泉—足少陽胆経	足少陽	胆

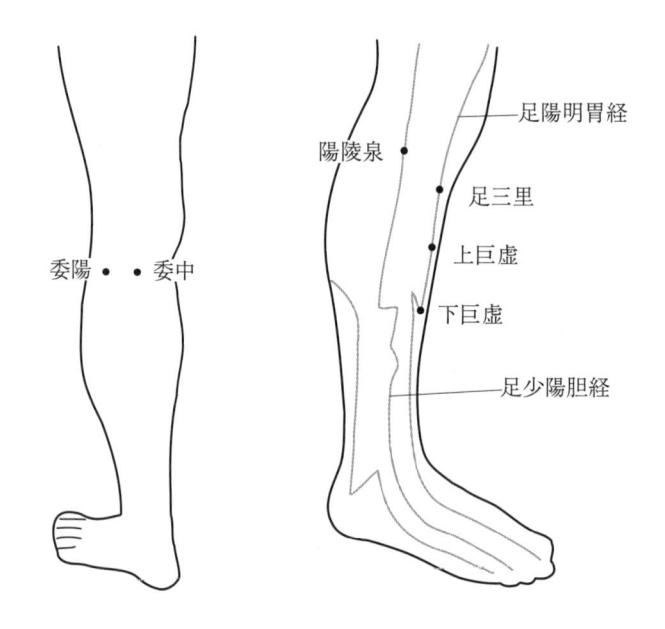

図9 下合穴の分布図

　焦経脈は上肢・頭面部を循行し，所属する各腧穴はおもに頭面部や上肢などの病証を治療するため，それらの合穴の影響力は六腑にはあまり及ばず，「合穴は六腑を治療する」という実態はほとんどない。一方，足三陽経のほうは，経気が巡行部である頭面部や体幹部など体表に作用するだけでなく，各合穴から別れて六腑に入り，六腑と密接な関係を結んでいるため，「六腑はいずれも足三陽経から起こり，上昇して手の三陽経に合流する」（『霊枢』本輸篇）と説明されている。つまり胃・大腸・小腸・胆・膀胱・三焦は足の三陽経と密に連絡しあっており，足の三陽経が腑病治療の中心を担っているといえる。
　また『類経』にも次のような指摘がある。「大腸・小腸・三焦はみな手の三陽の経脈であるが，大・小腸は下焦の腑で胃に連結しており，経脈が上半身にあると

はいってもその気脈は下焦から切り離すことができないため，足陽明の上・下巨虚に合流する。また孤独な腑である三焦も，三部九候で関わりのないものはなく，経脈のうち上肢にあるものは手に属し，下肢にあるものは足に属している。そのため十二経脈のうち，これら手の三陽経だけが足の腧穴をもっているのである」。

2 分布上の特徴と理論的根拠

六腑の下合穴はすべて足の三陽経上にある。
そのうち胃・胆・膀胱の下合穴は，いずれも各経の五輸穴のなかの合穴である。

```
胆―陽陵泉 ―――――――――――― 胆経1穴
膀胱―委中 ―――――――――――― 膀胱経2穴
胃―足三里 ―――――――――――― 胃経3穴

大腸・小腸・三焦の下合穴は，胃・膀胱経上にある。
小腸―下巨虚 ――――――――――┐
大腸―上巨虚 ――――――――――┤
三焦―委陽 ―――――――――――┘
```

ではなぜ，大腸・小腸の下合穴が足陽明胃経にあるのだろうか？

1) 経脈の循行経路との関係から，大腸経・小腸経は胃経と関わっている。十二経脈の営気は肺→大腸→胃……の順序で運行しているため，大腸の営気は胃に直接流注するという関係にある。また『霊枢』経脈篇が「手太陽小腸経の脈気は，……咽をめぐって横隔膜を下り，胃を通って小腸に属する」と述べているように，小腸経は胃を通って循行する。また足陽明胃経については「その支脈は胃の入り口から始まり，下って腹中をめぐり，さらに下って気街で本経と合流する」と述べられており，支脈が腹中をめぐって下行するということは，必然的に腹内にある大腸・小腸の2腑を通るということである。

2) 生理機能・病理変化の面からも，3者の関係は深い。『素問』霊蘭秘典論篇では，「脾胃とは食糧倉庫を司る官であり，栄養物である五味はここで化生され吸収される。大腸とは食物の糟粕を運ぶ伝導の官であり，ここで食物の糟粕は糞便へと変化し排出される。小腸は胃から送られてきた食物を受け取る受盛の官であり，ここで食物はさらに化生されて清濁に分けられる」と述べている。また『霊枢』本輸篇は「大腸は足陽明胃脈の上巨虚に属し，小腸は足陽明胃脈の下巨虚に属し，大腸も小腸も足陽明経である胃に属している」と述べている。大腸と小腸，胃の3者は，飲食物の消化・吸収・排泄という過程を共同で完成させるため，病理状況下でも必然的に互いに影響しあうのだということを強調したものである。そのため大腸と小腸の下合穴は，ともに足陽明経の膝下の腧穴なのである。

ではなぜ，三焦の下合穴は足太陽膀胱経にあるのだろうか？

それは，三焦と膀胱が生理機能の点からも病理変化の点からも影響しあうからである。『素問』霊蘭秘典論篇は「三焦は決瀆の官であり，水道はここから出る。膀胱は州都の官であり，ここに津液が貯蔵され，それが気化されることによって尿として排出される」と述べ，両者が水液代謝を通して密接に関わりあっていることを強調している。したがって三焦の下合穴は足太陽膀胱経になければならない。

3 臨床応用

1 診断

下合穴は診断の補助手段として，臨床上広く利用されている。たとえば腸癰の患者は上巨虚に必ず圧痛があり，胆道疾患の患者は陽陵泉に強い圧痛がある。診察時には，診断の参考にすることができる。

2 治療

1）六腑病証治療の主要穴

下合穴には腑気を通降させる作用があるため，腑証治療に有効であり，六腑病証治療の主要穴の1つである。六腑は「食物を下へと流すだけで貯蔵はしない」といわれるように，通行させることが役割であることから，その疾患には実証が多いが，下合穴で腑気を通降させることによって治療することができる。『霊枢』邪気蔵府病形篇は，「これは陽脈の別絡であって，体内に入って腑に属する」と述べている。つまり手足の6つの陽経の脈気は六腑の下合穴から別れて体内に入り，それぞれの腑に属するため，六腑の疾病にはそれぞれに所属する下合穴で治療するのがよいことを説明したものである。

2）適応証

『霊枢』邪気蔵府病形篇は，足三陽経の腑証には足三陽経の合穴を取穴すべきであると述べたうえで，上巨虚・下巨虚・委陽の適応証についても説明している。「大腸疾患は，腸内が切れるように痛みゴロゴロと腹鳴する。冬にさらに寒邪を感受すれば，泄瀉して臍の周囲が痛み，長時間立っていることができない。大腸は胃と通じあっているため，上巨虚を取穴する」「小腸疾患では，小腹部が痛み，腰脊部から睾丸まで牽引して痛み，激しい便意と尿意があって耳の前方が発熱する。脈が虚陥になれば小腸の証候であり，手太陽経の病証であるため，下巨虚を取穴する」「三焦疾患では，腹脹気満して小腹部が特に堅くなり，尿閉になって激しい尿意がある。そして出口を失った水が皮下に溢れ出せば浮腫が起こり，腹部に停留すれば腹脹が起こる。三焦の証候は足太陽経外側の大絡に現れ，大絡は太陽経と少陽経の間にある。ここの脈が赤くなれば，委陽を取穴する」。

3）現代の臨床応用

足三里で上腹部痛を治療する。上巨虚で腸癰・痢疾を治療する。下巨虚で小腹部痛・十二指腸潰瘍を治療する。陽陵泉で胆道回虫症・胆嚢炎・胆石症・肋間神経痛を治療する。委中・委陽で尿閉・淋証・遺尿などを治療する。これらのうち特に急性症に対しては，下合穴は疼痛の寛解に即効性を発揮する。

3　配穴法

下合穴で腑病を治療するときには，軽症者には単独で使用し，重症者あるいは慢性患者にはその他の特定穴と組み合わせて使用することが多い。

1）募合配穴（第4章第1節の兪・募穴総論を参照）
2）原合配穴（第2章第1節の原穴総論を参照）
3）郄合配穴

郄穴は急性症を治療し，合穴は腑病を治療するため，六腑の急性病証に対しては郄合配穴が常用され，即効性がある。

附記：下合穴歌

　　　胃経の下合穴は足三里
　　　上下巨虚は大腸と小腸
　　　膀胱は委中穴
　　　三焦の下合穴は委陽
　　　胆経の下合穴は陽陵泉
　　　腑病にこれらを使えば必ず効果が現れる

第2節　下合穴各論

1．上巨虚　[じょうこきょ]（ST37）

【別　　名】——巨虚上廉（『霊枢』）・上廉（『針灸甲乙経』）・巨虚（『太平聖恵方』）・足上廉（『聖済総録』）

【出　　典】——『千金翼方』：「上廉は三里の3寸下方にある（一名を上巨虚という）」

【穴名解説】——「巨虚は脛骨外方の大きく陥凹しているところをいい，足三里穴の3寸下方にある。本穴のあるところが空虚で下巨虚の上方にあることから，巨虚上廉あるいは上巨虚と名づけられた」（『経穴釈義滙解』）

【分　　類】——大腸の下合穴

【位　　置】——下腿前外側で，犢鼻穴の6寸下方にあり，脛骨前縁部から1横指（中指）のところ。

【解　　剖】——皮膚→皮下組織→前脛骨筋→下腿骨間膜→後脛骨筋
浅層部には，外側腓腹皮神経が分布している。深層部には，前脛骨動・静脈と，深腓骨神経がある。

【効　　能】——調中和胃・通腸化滞

- 上巨虚は足陽明胃経に属する。『霊枢』邪気蔵府病形篇では「大腸経の脈気は上巨虚に合流する」と述べ，大腸腑と上巨虚との間には，生理的・病理的な特別のつながりがあることを説明している。また，「合穴は内腑（六腑）を治療する」という言葉からもわかるように，上巨虚は大腸腑疾患治療の要穴であり，大腸腑の寒熱いずれの病証にも使用でき，胃・腸疾患あるいは胃と腸が同時に病んだ場合などの各種病証を治療することができる。

- 「衝脈は……その気血は下降して上巨虚と下巨虚に出る」といわれるように衝脈ともつながっているため，衝脈の気が失調して陽明の気とともに上逆したことによって発生した嘔吐・気逆・裏急にも，本穴を使って和胃降逆する。

【主治症】——胃腸疾患：消化不良・腸内の切痛・痢疾・泄瀉・便秘・腹脹・腹鳴・腸の疼痛，西急性細菌性赤痢・急性腸炎・急性単純性虫垂炎
本経脈通過部位の疾患：半身不遂・脚全体や下腿部がだるくて痛む・下肢の瘡

【配　　穴】——天枢……細菌性赤痢
大腸兪……水様便
支溝……便秘

【手　　技】——椅子に座って膝を曲げるか仰臥位で取穴する。
0.5～1.2寸直刺し，刺針部に腫れぼったいようなだるさを起こさせ，足

背部や膝部にまで拡散させてもよい。一部の症例では，胃経に沿って膝・大腿部を通り，腹部や胸部にまで達した例もある。

【注意事項】——深く刺入する場合は，前脛骨動・静脈を傷つけないよう注意する。

【古典抜粋】——
- 『霊枢』邪気蔵府病形篇：「大腸が病むと，腸内が切れるように痛みゴロゴロと腹鳴する。冬にさらに寒邪を感受すれば，泄瀉して臍の周囲が痛み，長時間立っていることができない。大腸は胃と通じあっているので，上巨虚を取穴する」
- 『針灸甲乙経』第8巻：「風水証で膝が腫脹するものは，上巨虚が主治する」
- 『針灸甲乙経』第9巻：「胸脇支満・人の声や木の音を嫌がるなどの症状は上巨虚が主治する」「腹部が脹満して熱がある・腹鳴・腹痛・臍の周囲の疼痛・消化不良・喘息・長時間立っていられないなどの症状は上巨虚が主治する」
- 『針灸甲乙経』第11巻：「発狂・狂ったように歩き回る・しきりにあくびをするなどの症状は上巨虚が主治する」
- 『針灸大成』第6巻：「臓気不足，半身不遂，脚気，腰・大腿・手足のしびれ，脚全体や下腿部がだるくて痛み屈伸しにくい，長時間立っていられない，風水証による膝の腫脹，骨髄の冷痛，大腸の冷え，消化不良，飧泄，労瘵[*76]，臍の周囲や両脇部の疼痛，腸内に切痛があり雷鳴のような腹鳴がある，気が胸を上衝する，喘息で身動きできない，長時間立っていられない，傷寒，胃内の熱などを主治する」

【現代研究】——上巨虚穴には胃腸機能を調整する作用がある。上巨虚に刺針すれば，胃の蠕動運動を増強する。上巨虚も足三里も腸の蠕動運動を促進するが，大腸の蠕動運動が亢進しているか大腸の緊張度が高いものに刺針すれば，蠕動運動を減弱させる。

上巨虚穴は免疫機能にも影響を与える。ウサギの「上巨虚」「天枢」穴に電針療法を施すと，肝細胞の貪食能や血漿の殺菌作用を増強させる。急性細菌性赤痢患者の上巨虚穴に刺針したときには，2回目の刺針後30分から3時間後までの間，血漿の赤痢菌に対する殺菌力が大幅に増強した。健常者の上巨虚穴に12日間連続して刺針したときには，血清IgGとIgAは増加したが，IgMにはほとんど変化がなかった。また上巨虚・天枢に刺針（1日1回，3日連続）したときには，1日目に血清βグロブリンとγグロブリンに増加傾向がみられ，6日目にはγグロブリンが大幅に増加した。また急性細菌性赤痢患者の健常者よりも低かった特異性抗体の力価が，刺針後しだいに増加していった。また血清リゾチーム含量は健常者よりも高いが，刺針後3日目から明らかに上昇し，病状が好転するにつれ，糞便培養は陰性化し，リゾチーム含量は低下していった。糞便培養が陰性化しなかった者は，リゾチーム含量は高めを維持する。上巨虚・天枢へ刺針すれば，急性細菌性赤痢患者の血清補体価がしだいに増加していく。

2. 下巨虚 [げこきょ] (ST39)

【別　　名】──巨虚下廉（『霊枢』）・下廉（『素問』）

【出　　典】──『備急千金要方』：「下廉は一名を下巨虚ともいい，上廉（上巨虚）の3寸下方にある」

【穴名解説】──「巨虚は下腿外方の大きく空虚になった部分をいい，上廉の3寸下方にあり，ここが空虚で巨虚上廉の下方にあることから，巨虚下廉または下巨虚と名づけられた」（『経穴釈義滙解』）

【分　　類】──小腸の下合穴

【位　　置】──下腿前外側で，犢鼻穴の9寸下方にあり，脛骨前縁部から1横指（中指）のところ。

【解　　剖】──皮膚→皮下組織→前脛骨筋→下腿骨間膜→後脛骨筋
　　　　　　　浅層部には，外側腓腹皮神経が分布している。深層部には，前脛骨動・静脈と深腓骨神経がある。

【効　　能】──清熱化滞・理気調腸
　　●下巨虚は足陽明胃経に属し，小腸の下合穴である。「合穴は六腑を治療する」といわれるように，本穴は小腸腑と胃腑の病証を治療する重要な腧穴であり，湿熱内滞や小腸が清濁を分離できなくなったために起きた各種病証などに常用される。
　　●その他，本穴には清泄胃火・疏通経絡作用があるため，経脈が循行通過する部位のさまざまな病証に使用できる。

【主 治 症】──胃腸疾患：腹鳴・腹痛・膿血を下す。食べてもすぐに空腹になる，西細菌性赤痢，急・慢性腸炎
　　　　　　　本経脈通過部位の疾患：涎を垂らす・喉痺・半身不遂・寒湿脚気・下腿部の腫脹・足が弛緩する・踵の痛み・腰脊部から睾丸まで牽引して痛む・胸脇部痛・乳腺炎・小便が黄色い

【配　　穴】──幽門・太白……膿血を下す
　　　　　　　陽陵泉・解渓……下肢麻痺
　　　　　　　天枢……泄瀉
　　　　　　　小腸兪……飧泄（そんせつ）

【手　　技】──椅子に座って膝を曲げるか仰臥位で取穴する。
　　　　　　　0.5～0.9寸直刺し，刺針部に腫れぼったいようなだるさを起こさせ，足背部に向けて拡散させてもよい。

【注意事項】──深く刺入する場合は，前脛骨動・静脈を傷つけないよう注意する。

【古典抜粋】──●『霊枢』邪気蔵府病形篇：「小腸疾患では，小腹部が痛み，腰脊部から睾丸まで牽引して痛み，激しい便意と尿意があって耳の前方に熱がある。あるいは冷えが強かったり，肩だけが発熱したり，小指と次指の間が熱をもったりする。脈が虚陥になれば小腸の証候であり，手太陽経の病証なので，下巨虚を取穴する」
　　●『針灸甲乙経』第8巻：「少腹部の疼痛・粥状の便を下す・次指と小指の

間に熱をもつ・脈が虚陥する・悪寒発熱・体が痛む・唇が渇くが乾燥はしない・発汗・毛髪が枯れたように乾く・筋肉が痩せる・少気・腹内部に熱がある・動きたくない・膿血を下す・腰から少腹部まで牽引して痛む・突然驚く・ひどく粗暴でわけのわからないことを言うなどの症状は下巨虚が主治する」

- 『針灸甲乙経』第9巻：「小便が黄色いものは，下巨虚が主治する」
- 『針灸甲乙経』第12巻：「乳腺炎・驚く・瘈証・下腿部が重い・足部の弛緩・踵の痛みなどは下巨虚が主治する」
- 『針灸大成』第6巻：「小腸の気の不足・顔に血の気がない・半身不遂・脚の弛緩・足が弛緩して地に着けることができない・熱風・冷痺で体が動かない・風湿痺・喉痺・脚の気が不足して脚が重い・唇の乾燥・知らぬ間に涎が垂れている・発汗しない・毛髪が枯れたように乾く・筋肉が痩せる・傷寒・胃内部の熱・食欲不振・膿血を下す・胸脇部や小腹部から睾丸まで牽引して痛む・激しい便意や尿意がある・耳の前方が熱いなどの症状を主治する。あるいは寒気がひどい・肩に熱をもつ・小指と次指の間が熱痛する・突然驚いて発狂する・わけのわからないことを言う・乳腺炎・足部の弛緩・踵の痛み」

【現代研究】——胃炎・潰瘍・胃がん患者の下巨虚穴に刺針すると，胃電図の波形が増幅し，また胃がん患者の不規則な波形が規則的になる。またX線で透視しながら下巨虚に刺針すると，胃の蠕動運動が増強されるのが観察される。

3．委陽　[いよう]（BL39）

【別　　名】——なし。

【出　　典】——『霊枢』本輸篇：「三焦の脈気は下行し，足太陽経の前方で少陽経の後方である部位を通り，膝窩部の外側に出る。これを委陽という」

【穴名解説】——「委陽は足太陽経の別絡であり，足太陽経の前方で足少陽経の後方である部位を走行して膝窩部外側の2つの筋肉の間に出る。本穴が委中のやや外方にあり，しかも委曲（曲げること）して取穴すること，そして外方は陽であることから，委陽と名づけられた」（『経穴命名浅解』）

【分　　類】——三焦の下合穴

【位　　置】——膝窩部横紋の外側端で，大腿二頭筋腱の内側。

【解　　剖】——皮膚→皮下組織→大腿二頭筋→腓腹筋外側頭→膝窩筋起始部の腱と膝窩筋浅層部には，後大腿皮神経が分布している。深層部には，総腓骨神経と外側腓腹皮神経がある。

【効　　能】——疏利三焦・通経活絡

- 委陽は三焦の下合穴で，足太陽膀胱経に属している。膀胱は州都の官で水液代謝を主るため，本穴に刺針すれば通利三焦・祛湿利水の効果があり，排尿困難などの病症に使用される。
- 本穴には温腎壮陽・祛風除湿・通絡止痛作用があるため，本経脈通過部

位の筋肉の痺痛を治療する。

【主治症】──二陰疾患：小便がポタポタとしか出ない・遺尿・尿閉・便秘，西腎炎・膀胱炎・乳糜尿

本経脈通過部位の疾患：腰背部痛・脚の筋肉がひきつって痛む・脚や足部の攣縮，西腰部捻挫・腓腹筋痙攣

その他：腋窩部の腫脹・胸腹部の腫脹・発熱

【配　　穴】──殷門・太白・陰陵泉・行間……腰が痛くて俯いたり仰向けになったりできない（『針灸資生経』）

天池……腋窩部の腫脹（『百症賦』）

三陰交・崑崙……腎炎・排尿困難

【手　　技】──腹臥位で取穴する。

0.5～1寸直刺し，刺針部に腫れぼったくしびれるようなだるさを起こさせ，大腿部や下腿部に向けて拡散させてもよい。

【注意事項】──瘢痕灸は行わない。

【古典抜粋】──●『霊枢』邪気蔵府病形篇：「三焦疾患では，腹脹気満して小腹部が特に堅くなり，尿閉になって激しい尿意がある。そして出口を失った水が皮下に溢れ出せば浮腫が起こり，腹部に停留すれば腹脹が起こる。三焦の証候は足太陽経外側の大絡に現れ，大絡は太陽経と少陽経の間にある。ここの脈が赤くなれば，委陽を取穴する」

●『針灸甲乙経』第9巻：「胸部の膨満・実証で尿閉になる・腋窩部の腫脹・虚証で遺尿になる・脚のひきつり・筋肉がひきつって痛む・排便困難・排尿困難・腰から腹部まで牽引して痛む・俯いたり仰向けになったりできないなどは委陽が主治する」

●『針灸大成』第6巻：「腋窩部の腫痛・胸部の膨満・筋肉のひきつり・身熱・飛尸遁疰[*77]・痿厥[*32]でしびれる・小便がポタポタとしか出ないなどを主治する」

【現代研究】──ある人の観察によれば，腰部椎間板ヘルニア患者は，委陽穴に圧痛がある場合が多い。委陽穴だけを取穴し，腰椎の矯正療法と組み合わせた場合の有効率は93%であり，腰部および下肢の足太陽膀胱経の腧穴（気海兪・大腸兪・関元兪・環跳・委中・承山）など複数の腧穴と組み合わせ，さらに同様の整復法と組み合わせた場合の有効率は89%であった。そして腰や大腿部の症状が好転するにつれ，委陽穴の圧痛も軽減していった。

4．足三里　［あしさんり・あしのさんり］（ST36）

【別　　名】──三里・下陵（『霊枢』），鬼邪（『備急千金要方』），下三里（『針灸学』）

【出　　典】──『聖済総録』：「足三里2穴の五行の属性は土であり，膝の3寸下方で，下腿外側の2つの筋肉の間にあり，足を挙げて取穴する。足陽明経の脈気が入るところであり，合穴である」

【穴名解説】──「里とは邑〔都市〕のことであり，集まって居住し四方に通じているとこ

ろという意味である。三は膝の三寸下方であることを表している。本穴が膝の3寸下方であることについて，『素問』針解篇は『いわゆる三里は，膝の3寸下方である』『この腧穴は胃気が多く集まるところなので，足三里と名づけられた』と述べている」(『経穴命名浅解』)

【分　類】──足陽明胃経の合穴で，胃の下合穴である。

【位　置】──下腿部前外側で，犢鼻穴の3寸下方にあり，脛骨前縁から1横指のところ。

【解　剖】──皮膚→皮下組織→前脛骨筋→下腿骨間膜→後脛骨筋
　　　　　　浅層部には，外側腓腹皮神経が分布している。深層部には，前脛骨動・静脈の分枝や属枝がある。

【効　能】──調理脾胃・理気活血・扶正培元・通経活絡

- 足三里は足陽明経の合土穴で，土経中の土穴であり，回陽九針穴の1つでもあるため，強壮および救急の要穴である。また腹部疾患の常用穴でもあり，人体のなかでも一番の要穴であるといえる。

- 足陽明胃経は循行経路の関係から，心・脾・肺・肝・胆・大腸・小腸・横隔膜と深い関わりをもっており，生理・病理上も相互に影響しあうため，相互に原因となりうる脾・肝・胆・腸の病証，胃と関係のある脾・肝・胆・大小腸の病証などは，いずれも本穴で治療することができる。すなわち本穴は腹部疾患を治療する際の第一選択となる腧穴であり，そのため「肚腹は三里に留む」と高く評価されているのである。

- 胃は，気血生化の源である脾と表裏の関係にあり，ともに後天の本と称されるため，脾胃機能の失調・気血生化の不足・気血の虧虚などのために発生した臓腑器官・四肢の虚証などの治療には，いずれも本穴を使用することができる。本穴は強壮保健の要穴であり，気血不足・心神が栄養を得られないなどを原因とする動悸・息切れ・不眠・健忘，清陽不昇・脳髄空虚による頭痛・めまい，生化不足による乳汁不足・四肢がだるくて力が入らないなどの病証を治療する。

- 脾は中焦にあって脾気は昇清を主って統血するが，脾と胃は表裏の関係にあるため，脾虚で昇清できないことによる臓器下垂や，脾虚で統血できないことによる出血証などにも，本穴を取穴して健脾益気する。

- 疾病が長期化して元気が衰えたものや，急性疾患で突然陽気が離脱したものなどは，本穴に針や灸を施せば，回陽固脱の効果がある。

- 痰は脾（胃）から生じて肺に貯蔵され，水飲の産生は脾との関係によるものが大きい。足三里に刺針すれば，健脾祛湿・化痰をするため，痰飲・癲狂（てんきょう）[*3]・咳嗽・頭のふらつき・浮腫など，痰湿に関係するさまざまな疾患に使用することができる。

- 陽明経は多気多血の経であり，足三里には行気活血・散瘀解毒作用があるため，気血壅滞・脈絡不通が原因の疔・瘡・癤・癰・皮膚病などの疾患には，本穴に瀉法を行う。

- 足三里には祛風利湿・舒筋通絡作用があるため，下肢のしびれを治療する要穴である。また各種原因による下肢の疼痛・運動機能の異常なども

第2節　下合穴概論　|　253

主治する。
- 足三里は腹部疾患の治療を得意とし，気血の虚を補うことに優れ，痰湿を除去し筋絡を伸びやかにする作用があることから，その治療効果は全身に及ぶ。

【主治症】──腹部疾患：胃痛・嘔吐・腹脹・腹鳴・消化不良・泄瀉・便秘・痢疾・霍乱・遺尿・疳積*57，西急・慢性胃炎，胃潰瘍，十二指腸潰瘍，急・慢性膵炎，肝炎，消化不良，急・慢性腸炎，細菌性赤痢，虫垂炎

心神疾患：心煩・動悸・息切れ・不眠・癲狂*3・みだりに笑う・中風，西ショック・神経性頭痛・てんかん・神経衰弱・精神分裂病・動脈硬化

胸肺部疾患：喘咳・痰が多い・喘息・虚労・喀血，西気管支喘息

少腹部疾患：排尿困難・遺尿・疝気

婦人科疾患：乳腺炎・女性の血証による昏厥・子癇・つわり・膿血や粘液混じりの帯下・月経困難・産後の腰痛・女性の臓躁*42，出産の促進

本経脈通過部位の疾患：膝や下腿部がだるくて痛む・下肢が思い通り動かない・脚気，西坐骨神経痛・下肢麻痺・膝関節およびその周囲の軟部組織の疾患

その他：浮腫・頭のふらつき・鼻の疾患・耳鳴り・各種眼瞼疾患・真気不足・臓気の虚弊・五労七傷，西白血球減少症。体が虚弱になって羸痩する

【配　　穴】──太白・章門……熱病でまず頭重と額の疼痛が現れる・煩悶・身熱・熱が正気と争って腰痛になり俯くことも仰向けになることもできない・胸満・両側のオトガイ下部がひどく痛む・しきりに泄瀉する・空腹だが食べたくない・しきりにげっぷをする・体内の熱・足の冷え・腹脹・消化不良・しきりに嘔吐する・膿血を下す・嘔吐するが何も出ない（『針灸甲乙経』）

衝陽・僕参・飛揚・復溜・完骨……足が弛緩して地に足をつけることができない（『針灸資生経』）

条口・承山・承筋……足底部の熱・長時間立っていられない（『針灸資生経』）

大敦……人事不省（『針灸大成』）

期門……胸が膨満して積塊がある・霍乱・腹鳴・しきりにげっぷをする（『針灸大成』）

絶骨……中風の前兆症状（『針灸大成』）

至陰・合谷・三陰交・曲骨……不妊（『針灸集成』）

璇璣……胃内に宿食が停滞する（『天星秘訣』）

陰交……寒湿脚気（『玉龍歌』）

天枢・三陰交・腎兪・行間……月経過多・動悸

曲池・豊隆・三陰交……頭のふらつき・目のくらみ

梁丘・期門・内関・肩井……乳腺炎

陽陵泉・行間……急性中毒性肝炎

中脘・内関……上腹部痛

脾兪・気海・腎兪……脾虚による慢性の下痢

【手　　技】──椅子に座って膝を曲げるか仰臥位で取穴する。

①0.5～1.5寸直刺し，だるく腫れぼったく感電するような感覚を足背部まで拡散させる。

②針先をやや上方に向けて斜刺をし，捻転を続けると，針感が足陽明胃経に沿って大腿部から股関節，天枢穴へと上昇していく。一部の症例では，胃や剣状突起まで達した例がある。

【注意事項】──あまり深く刺入しすぎてはならない。たとえば脛骨に向けて2寸以上刺入すると，後脛骨神経と後脛骨動・静脈を傷つける恐れがある。

【古典抜粋】──
● 『霊枢』邪気蔵府病形篇：「胃の病で，腹部が膨満腫脹し，上腹部が痛んで両脇まで腫脹し，また横隔膜や喉が塞がって飲食物が通らないものは，三里を取穴する」

● 『霊枢』四時気篇：「着痺が治らず，寒邪が長く留まっているものは，三里に速刺する。……腸の機能が失調すれば三里を取穴する。邪実のものは瀉し，正虚のものは補う」

● 『霊枢』五邪篇：「邪気が脾胃にあれば，肌肉が痛む。もし陽気が過剰で陰気が不足すれば，脾胃が熱して食べても食べても空腹になる。もし陽気が不足して陰気が過剰になれば，虚寒になって腹鳴・腹痛が発生する。陰陽ともに過剰だったり，ともに不足していたりすれば，悪寒発熱する。いずれも足三里で調整する」

● 『針灸甲乙経』第7巻：「熱厥でかえって寒い，少腹部が堅い，頭痛，下腿・大腿・腹部の痛み，食べても食べてもお腹が減る，排尿困難，しきりに嘔吐するなどの症状は足三里が主治する」「発狂して歌う・粗暴でわけのわからないことを言う・怒る・人や火を嫌がる・罵るなどの症状は足三里が主治する」「痙病[*27]で内に寒邪があるものは，足三里を取穴する」「痙病[*27]で角弓反張し，口噤し，喉痺で喋れないものは，足三里が主治する」

● 『針灸甲乙経』第8巻：「五臓六腑の腫脹は，いずれも足三里を取穴する。三里は腫脹治療の要穴である」「浮腫・腫脹・皮水[*78]は，三里が主治する」

● 『針灸甲乙経』第9巻：「腹内部の冷え・脹満・しきりに食べた物の臭いのするげっぷをする・胃気不足・腹鳴・腹痛・下痢・消化不良・心下部の脹満などの症状は三里が主治する」

● 『針灸甲乙経』第12巻：「乳腺炎で熱があるものは，三里が主治する」

● 『針灸大成』第6巻：「胃内の冷え・胸腹部の脹満・腹鳴・臓気の虚弊・真気不足・腹痛・食べ物が飲み込めない・便秘・心煩が治らない・突然の心痛・腹部を逆気が上衝する・腰痛で俯いたり仰向けになったりできない・疝気・浮腫・蠱毒[*79]・鬼撃〔人事不省の一種〕・痃癖[*41]・四肢の脹満・膝や下腿部がだるくて痛む・目が見えない・産後の血証による昏厥などを主治する」

【現代研究】──足三里穴は，消化機能，とりわけ胃の機能を調整し正常化する作用がある。健常者の足三里穴に刺針をすると，ほとんどの人の胃の張力が増強し，蠕動運動が加速し，蠕動の振幅も大きくなったが，一部の人では胃の張力が

減弱し，蠕動運動が緩慢になって振幅が小さくなった。しかし全体的には胃の機能を強化する傾向にあり，しかも双方向性の調節作用がある。マウスの「足三里」穴に電針療法を行うと，胃腸運動の概日リズムを増強・維持・回復させる効果があることがわかった。胃炎・潰瘍・胃がん患者の足三里に刺針すると，胃電波が強くなり，胃がん患者の不規則だった波形が規則的になった。また胃酸を調整する作用もあり，ある人が胃瘻を起こしたイヌの「足三里」穴に刺針したところ，胃機能が低下しているときには，軽刺激で胃液酸性度が上昇し，胃機能が亢進しているときには，軽刺激に対しては無反応だったが，強刺激では胃酸の分泌が減少し，胃液酸性度が減少した。影響は胃電図にも現れ，胃潰瘍患者の足三里穴に刺針をすると，基本的リズムに明確な変化が現れ，振幅が明らかに大きく（$P<0.01$）なった。一方，ある報告によれば，胃潰瘍患者では胃電図の振幅を抑制する効果があり，特に振幅が大きかった患者に対する抑制効果が際立っていたという。またある人がラットの足三里穴に50分間電針療法を施したところ，小腸壁神経細胞内のエンケファリンが明らかに低下し，P物質が明らかに増加したことがわかった。エンケファリンニューロンは抑制性のニューロンであり，アセチルコリン（ACh）とP物質の放出を抑制する。そしてアセチルコリンとP物質は胃腸管の興奮性伝達物質であるため，これらの放出が減少すれば，胃腸の運動が弱くなる。これが足三里穴への電針療法が胃腸運動を抑制するメカニズムの1つであると考えられる。

足三里への刺針には，免疫機能に対しても一定の影響力があり，神経伝達物質・神経受容体・内分泌・免疫ネットワークなどに変化をもたらす。刺針によって生体の免疫機能が高まっているときには，しばしば脳内のセロトニン含有量が増加し，セロトニン受容体とムスカリン受容体の閾値が低下する。これは体内に鎮痛作用が発生していることを示すものであり，また脳内のセロトニン含有量が増加しているときには，生体の免疫機能も増強されているということである。またある人が穴位免疫法として，人体の足三里・合谷穴に傷寒トリプルワクチンを注射したところ，凝集素が大幅に増加し，皮下・筋肉・腹腔内注射よりも効果があったという。また「足三里」へ刺針すると，動物の白血球貪食能が増強される様子がみられ，白血球の貪食能を調整する作用があることがわかる。また足三里には，膿疱性肉芽腫患者の病巣の透過性を抑制し，炎症性滲出液を減少させる効果があるだけでなく，さらに肉芽組織を形成させて細胞の再生と瘢痕化を促す作用がある。ある人の観察によれば，「足三里」に電針療法を加えれば，デキサメタゾンに起因する副腎皮質萎縮を軽減させるといい，副腎皮質を保護する一定の作用があることがわかる。

血液システムに対しても影響力があり，脾性汎血球減少症患者の血球数を増加させる。赤血球に対しては増加させる場合が多いが，減少させることもある。白血球に対しては双方向性に調整する作用がある。血漿フィブリノーゲンとフィブリン分解産物にも影響を与え，たとえば足三里に施灸

すると，もともと血漿フィブリノーゲンが正常値だった人の数値が減少し，しかも効果がある程度持続することがわかっている。つまり足三里への施灸には，血液凝固を抑制し中風を予防する作用があるということである。足三里穴には内分泌系統を調整する作用がある。足三里穴に刺針すると，健常者の唾液中のプチアリンが大幅に増加する。また急性膵炎患者のアミロプシンが減少し，糖尿病患者の血糖値が大幅に減少する。

5．委中　[いちゅう]（BL40）

【別　　名】──委中央・膕中（『霊枢』），郄中（『素問』），血郄（『銅人腧穴針灸図経』），腿凹（『中華針灸学』），中郄・曲膕内（『針灸学』）

【出　　典】──『霊枢』本輸篇：「膀胱の脈気は……委中に入る。委中は膝窩部の中央にあり，合穴である。俯せになって取穴する。足太陽経の腧穴である」

【穴名解説】──「本穴は膝窩部横紋中央の膝窩動脈のところにある。まさに膝を委折〔折り曲げる〕・委曲〔曲げる〕して取穴するため，委中と名づけられた」（『経穴釈義滙解』）

【分　　類】──足太陽膀胱経の合穴であり，膀胱の下合穴である。

【位　　置】──俯せになる。膝窩部横紋の中点で，大腿二頭筋腱と半腱様筋腱の中間にある。

【解　　剖】──皮膚→皮下組織→腓腹筋内側頭と外側頭の間
浅層部には，後大腿皮神経と小伏在静脈が分布している。深層部には，脛骨神経，膝窩動・静脈，腓腹動脈などがある。

【効　　能】──舒筋通絡・清熱涼血
- 本穴を循経取穴すれば，通経活絡・行血祛瘀効果があり，膀胱経脈が循行する頭・後頸・脊背・腰仙・大腿・膝・足部などの外経疾患を治療する。特に腰より下にある関節や筋肉の痺痛・弛緩などに効果がある。膀胱経の循行経路を見てみると，腰背部から下りてくる2本の支脈はともに膝窩部で会合するため，委中穴は腰背部のある種の疾患に効果がある。そこで先人たちが「腰背部の疾患は委中で治療する」「委中はもっぱら腰部の疼痛を治療する」という経験をまとめたのである。
- 膀胱経は水に属し，水の性質は寒涼であることから，本穴には清熱瀉火作用がある。
- 委中穴は血絡が豊富な部位にあって血郄とも呼ばれているため，瀉血療法の常用穴でもある。瀉血療法には，清熱涼血・消散鬱熱の効果があるため，血熱邪毒が内閉したことによって起きた精神および意識障害・皮膚病，あるいは瘀血阻滞を原因とする諸症状にも使用できる。
- 膀胱は州都の官であり，水液代謝に深く関わっている。委中は膀胱の下合穴であるため，当然，清熱利湿・通利小便，および温陽固摂という双方向の効果があり，膀胱機能失調による遺尿・排尿困難などの病証を治療することができる。ただし臨床においてはあまり活用されていない。

【主 治 症】──本経脈通過部位の疾患：腰脊部痛・臀部および大腿部の冷え・大腿骨大転

　　　　　　　子の痛み・風寒湿痺・半身不遂・筋肉の攣急・脚が弱って力が入らない・
　　　　　　　脚気，囲急性腰部捻挫・坐骨神経痛・下肢麻痺・腓腹筋痙攣・中風の後
　　　　　　　遺症
　　　　　皮膚疾患：丹毒・疔瘡・癤による腫脹・肌衄・皮膚の瘙痒，囲蕁麻疹・湿疹・
　　　　　　　痔瘡
　　　　　胃腸疾患：腹痛・吐き下し，霍乱，腸炎
【配　　穴】――崑崙……背部から腰部への牽引痛（『備急千金要方』）
　　　　　　　足三里・承山……足が弱る（『針灸大成』）
　　　　　　　腎兪・崑崙……下半身に血が停滞する（『針灸大成』）
　　　　　　　復溜……腰脊部がだるくて痛む（『針灸大成』）
　　　　　　　腎兪・腰陽関……腰部および脚の痛み・坐骨神経痛
　　　　　　　曲池・風市……湿疹・疔瘡
　　　　　　　陽陵泉・懸鍾……下肢のしびれ
【手　　技】――腹臥位で取穴する。
　　　　　①0.5～1.0寸直刺し，刺針部に腫れぼったいようなだるさを起こさせると，
　　　　　　感電したような感覚が足底部まで響く。
　　　　　②三稜針で点刺して出血させるか，表層部の静脈を刺して出血させる。
【注意事項】――①大血管を傷つけて出血させる恐れがあるため，深く刺入してはならない。
　　　　　②瘢痕灸は行わない。
【古典抜粋】――●『霊枢』邪気蔵府病形篇：「膀胱疾患では，小腹部の片側だけが腫脹して
　　　　　　痛み，それを手で押すと尿意が起きるが実際には排尿することができ
　　　　　　ない。肩の上や足の小指の外側，下腿部や外果の後側などがみな熱を
　　　　　　もったり，あるいはその経脈上で陥没するところがあったりすれば，委
　　　　　　中を取穴する」
　　　　　●『霊枢』熱病篇：「風邪による痙病*27で角弓反張すれば，まず足太陽経
　　　　　　の膝窩部の委中を取穴し，血絡を刺して出血させる。寒邪を伴えば足三
　　　　　　里を取穴する」
　　　　　●『霊枢』雑病篇：「衄血が止まらず血塊が混じれば，足太陽経を取穴する。
　　　　　　衄血がさほどひどくなくて血塊が出る場合は，手太陽経を取穴する。出
　　　　　　血が止まらないときは，腕骨を取穴する。それでも止まらないときには，
　　　　　　委中から瀉血する」
　　　　　●『素問』刺瘧篇：「足太陽経の瘧疾で，腰痛・頭重があり，背中に寒気が
　　　　　　して，はじめ悪寒がして後から発熱し，高熱を発し，その後熱は下がっ
　　　　　　ても発汗するものは治りにくいため，委中を刺して出血させる」
　　　　　●『素問』刺腰痛篇：「足太陽経の疾患で腰痛になり，後頸部・脊椎・臀部・
　　　　　　背部に重い痛みが牽引するものは，太陽経の正経にある委中から出血さ
　　　　　　せれば，春には出血させる必要がなくなる」「腰痛で脊椎を挟んで頭部
　　　　　　までこわばって痛み，目がかすんで卒倒しそうになるものは，足太陽経
　　　　　　の委中から出血させる」
　　　　　●『針灸甲乙経』第9巻：「筋肉の引きつり・身熱・少腹部が堅く腫脹して

脹満する・排尿困難・臀部および脚の冷え・大腿骨大転子から季肋部内部まで牽引して痛むなどの症状は八髎・委中が主治する」
- 『針灸大成』第6巻：「膝の癰で母指まで痛む・腰から脊椎を挟んで上部まで重い・遺尿・腰が重く体を起こせない・小腹部が脹満して堅い・風痺・大腿骨大転子の癰などの症状を主治し，出血させれば頑固な疾患もすべて治る。傷寒で四肢が熱い・熱病で発汗しないなどの場合はその経から出血させればすぐに治る。委中は血郄である。癩病で髪や眉毛が脱け落ちたら，委中を刺して出血させる」
- 『四総穴歌』：「腰背部の疾患は委中で治療する」
- 『普済方』：「試効方で次のように述べている。陝帥の郭巨済が半身不遂になり，2本の指が足底部に着いたまま伸ばせない。そこで先師を都から招いて治療をしてもらった。先師は到着するとすぐに長針で委中に刺針し，骨まで達するほど深く刺入したが，痛みを感じずまっ黒な血液が1，2升出た。ここにまた6，7回繆刺し，3カ月間薬を服用したところ，治癒した」

【現代研究】——人工的に細菌性腹膜炎を起こさせたウサギの「委中」穴に刺針すると，白血球の貪食能が大幅に増強され，病巣部の腹膜の癒着が軽減された。また炎症性細胞滲出が減少あるいは停止し，細菌の増殖が陰性に転化するまでの時間が大幅に短縮された。ある人が委中から瀉血して枕骨付近の瘡患者30例を治療して高い効果を得たが，方法は三稜針か毫針で膝窩静脈に0.5～1寸ゆっくりと刺入し，その後ゆっくりと抜針するというもので，出血は踵まで流れ出たところで圧迫止血した。量は3～4mLで，毎週1回行い，急性期には週に2，3回を1クールとした。

6．陽陵泉　［ようりょうせん］（GB34）

足少陽胆経の合穴であり，胆の下合穴であり，八会穴の筋会穴である。
第6章第2節の八会穴各論（235頁）を参照。

第8章 八脈交会穴

第1節 八脈交会穴総論

1 概説

　　八脈交会穴とは，奇経八脈と十二正経の脈気が通じあう，公孫・内関・足臨泣・外関・後渓・申脈・列欠・照海の8つの腧穴のことである。いずれも肘・膝関節よりも下位にある（**表15**，**図10**）。

表15　八脈交会穴表

経脈	八脈交会穴	奇経八脈	会合部位
足太陰経	公孫	衝脈	胃・心・胸
手厥陰経	内関	陰維脈	
足少陽経	足臨泣	帯脈	外眼角・頬・頸・耳の後・肩
手少陽経	外関	陽維脈	
手太陽経	後渓	督脈	内眼角・後頸部・耳・肩胛骨
足太陽経	申脈	陽蹻脈	
手太陰経	列欠	任脈	胸・肺・横隔膜・喉
足少陰経	照海	陰蹻脈	

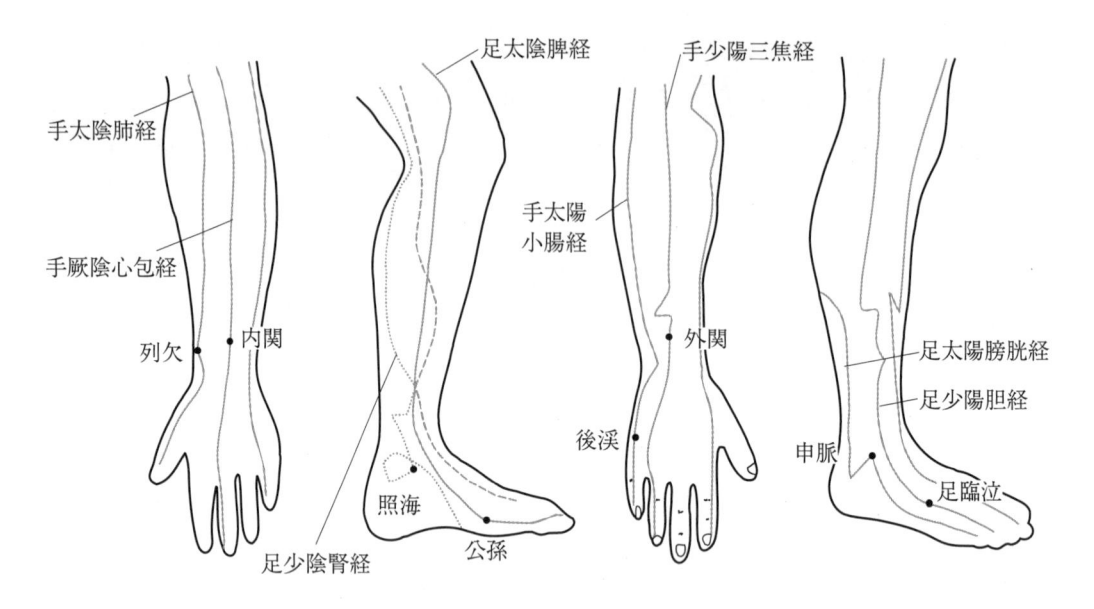

図10　八脈交会穴分布図

　八脈交会穴は交経八穴ともいい，この呼称がはじめて使われたのは，宋子華の『流経八穴』である。ただしこの書籍は亡失し，その内容が竇漢卿の『針経指南』に収載されているため，八脈交会穴のことを「竇氏八穴」と呼ぶものもいる。書中で竇氏は，8穴の起源・位置・帰経・取穴・主治病証例や，上下対の随証配穴法などについて説明している。どの腧穴がどの経脈と通じているかについてははっきりと指摘していないが，8穴と奇経八脈との関係をすでに認識していたことがうかがえる。その後，明代・劉純の『医経小学』第3巻が「経脈交会八穴」という名称をはじめて使用したうえで，「公孫は衝脈と胃・心・胸で交会し，内関と陰維脈は上に同じで，臨泣は胆経と帯脈をつなぎ，陽維脈は眼角で外関と出逢う。後渓は督脈と内眼角・頸部で出逢い，申脈は陽蹻脈と通じている。列欠と任脈は肺系に行き，陰蹻脈と照海は横隔膜と喉に行く」と述べている。一方，徐鳳は8穴の臨床応用をおおいに進展させ，著書である『針灸大全』のなかで「八脈交会八穴」という名称をはじめて使用した。また先人の成果を改めて整理したうえで，8穴の適応証の範囲を改正・補充し，「主穴」に「応穴」を加えて「主応配穴法」を創り上げるとともに，「霊亀八法」と「飛騰八法」という2種類の「按時配穴法」〔季節や時期に応じての配穴法〕の，臨床における具体的な使用法を説明している。その他，高武の『針灸聚英』，楊継洲の『針灸大成』，呉崑の『針方六集』，呉謙の『医宗金鑑』などによって，八脈交会穴の理論および臨床応用はしだいに充実・発展していった。

2 理論的根拠

1 八脈交会穴と奇経八脈の連絡ルート

　八脈交会穴がさまざまな疾病を治療できるのは，奇経八脈との特殊な交会関係によるところが大きい。

　奇経八脈の作用はおもに2つであり，1つは十二経脈と連絡・疏通することであり，2つめには十二経脈の気血を溢れさせたり蓄えたりする作用である。したがって奇経八脈は十二正経および五臓六腑と直接あるいは間接的な関係を保ち，臓腑経絡システムのなかで重要な位置を占めている。そして八脈交会穴はその奇経八脈と交会しているおかげで治療範囲が広く，作用も強いため，「十二経の大全」であるとされている。

　近代では医学者たちが古代文献を研究したうえで，八脈交会穴が奇経八脈とどのように通交・会合しているかという問題について研究し，おもに経脈の循行経路との関係から解釈を加えている。八脈交会穴のうち申脈と照海では，それぞれ足太陽膀胱経と陽蹻脈，足少陰腎経と陰蹻脈が直接会合しているが，その他の6穴は，そこで直接奇経と交会しているわけではない。所属経脈が体の別の部位で奇経八脈と交会し，その脈気が8穴に通じているのであり，経脈を通じた交会である。

注：以下の文中の丸数字はそれぞれ次の原典からの引用を示す。
　　①『霊枢』経脈篇，②『奇経八脈考』，③『素問』骨空論篇，④『十四経発揮』，⑤『霊枢』営気篇，⑥『霊枢』脈度篇，⑦『霊枢』経別篇，⑧『霊枢』順逆肥痩篇，⑨『素問』挙痛論篇，⑩『難経』二十八難

1）公孫は衝脈に通じる

　公孫は足太陰脾経の絡穴であり，「足太陰脾経は足の母指の先端から始まり，指の内側の足背部と足底部の境目を通り……腹部に入る」①と述べられている。これに対し滑寿の『十四経発揮』は「腹部に入って衝門，府舎を通り，中極，関元に合流し……横隔膜を上り，膻中に注ぐ」と解説している。つまり脾経は母指の内側から始まり，腹部に入って関元を通り，胸部の膻中に注ぐということである。
　一方，衝脈は「……少陰経と並行して進み，脈気を三陰に注ぎ，さらに下って足背部を通って母指に達する」⑧「衝脈は関元から始まり，腹部をまっすぐに上昇していく」⑨「衝脈は……胸中に達すると分散する」⑩などと説明されている。その循行経路は，「母指に入る」「関元から始まる」「胸中に達すると分散する」とされ，腹部の関元と母指，胸中などの場所で脾経と交わっていることがわかる。したがって脾の絡穴である公孫も，必然的に衝脈と脈気を通じ合わせていることになる。

2）内関は陰維脈に通じる

　内関は手厥陰心包経の経穴である。「心主厥陰心包経は，胸中から始まり……」①「陰維脈は多くの陰経が会合する場所から始まり……胸膈を上る」②といわれており，心包経が「胸中に起こる」ということと，陰維脈が「胸膈を上る」ということ

とがわかる。両経は胸膈部で会合するため，心包経の絡穴である内関も必然的に陰維脈と脈気を通い合わせていることになる。

3）足臨泣は帯脈に通じる

足臨泣は胆経の経穴である。「足少陽胆経は……胸部を循行して季肋部を通る」[①]といわれ，これに対して『十四経発揮』は「季肋部を通るので，……帯脈，五枢，維道を通る」と解説している。つまり胆経は「季肋部」を通ることで，帯脈や五枢穴・維道穴と交わるということである。それは，帯脈が「季脇部から始まり，体を一周する」[⑩]「季脇部の足厥陰経章門穴から始まり，足少陽胆経とともに帯脈穴を通り，帯のように体を一周する。また足少陽経と五枢，維道など全部で8穴と会合する」[②]と述べられているからである。つまり帯脈は「季肋部から始まって」，帯脈・五枢・維道などの穴とも会合するということである。胆経が帯脈と季肋部や，帯脈・五枢・維道穴で交わるのであるから，胆の輸穴である足臨泣も必然的に帯脈と気を通じ合わせていることになる。

4）外関は陽維脈に通じる

外関は手少陽三焦経の経穴である。「手少陽三焦経は……上腕部を通って肩に上る」[①]という説明に対し，『十四経発揮』は「肩に上り臑会……天髎……肩井を通る」と解説している。そして陽維脈については「肩の前を通り臑会・天髎穴で手少陽経と交会する。そこから戻って肩井穴で手足の少陽経と足陽明経と交会し……上昇して耳の後方を通り，風池で足少陽経と交会する」と述べている。また『針灸甲乙経』は「天髎は手少陽経と陽維脈の交会穴である。肩井は手足の少陽経と陽維脈の交会穴である」とはっきりと指摘している。このように，三焦経と陽維脈は肩および上腕部の臑会・天髎穴で交わるため，三焦の絡穴である外関は，必然的に陽維脈と脈気を通じ合わせていることになる。

5）後渓は督脈に通じる

後渓は手太陽小腸経の経穴である。「手太陽小腸経は小指の先端から始まり，手の外側を通って……肩の上で交わる」[①]と説明されている。これに対し『十四経発揮』は「上昇して大椎に交わり，左右に別れて両肩の上で交会する」と解説している。また督脈については「督脈は腎の下の会陰から始まり……脊椎の中を上昇する。腰兪……陶道，大椎を通り，手足の三陽経と交会する」と述べている。このように小腸経は督脈と大椎穴で交わっているため，小腸経の輸穴である後渓は，必然的に督脈と脈気を通じ合わせていることになる。

6）申脈は陽蹻脈に通じる

申脈は足太陽膀胱経の腧穴であり，陽蹻脈と直接交わっている。『十四経発揮』は「陽蹻脈は……両足の蹻脈はもともと太陽経から別れ出たものであり……申脈から生じる」と述べ，『針灸甲乙経』は「申脈は陽蹻脈が生じる場所である」と述べている。

7）列欠は任脈に通じる

列欠は手太陰肺経の腧穴であり、「手太陰肺経は中焦から始まり，下って大腸を絡し，戻って胃口を循り……」①「手太陰肺の正経は，……喉を通る」⑦と述べられている。つまり肺経は中焦・胃口をめぐり，その経別は喉をめぐるということである。一方，任脈は、「中極の下から始まり……腹内部を通って関元に上り，咽喉部に達する」③「任脈は陰脈の海である。その経脈は……中脘で手太陽，少陽，足陽明経と交会する。……喉に上昇する……」②と説明されている。つまり，任脈は腹内部・上腹部・中焦・喉を循行しており，肺経とは腹部・中焦・上腹部・喉で交わるため，肺経の絡穴である列欠は，必然的に任脈と脈気を通じ合わせていることがわかる。

8）照海は陰蹻脈に通じる

照海は足少陰腎経の腧穴である。『針灸甲乙経』は「照海は陰蹻脈の生じる場所である」とはっきりと指摘しており、照海穴と陰蹻脈が直接交わっていることがわかる。また照海は，足少陰腎経を介して喉で陰蹻脈と通じあっている。『霊枢』経脈篇は「足少陰腎経は……足の内果の後側を通り，踵の中に入り……喉を通る」と述べている。また『難経』二十八難は「陰蹻脈は踵の中から始まり，内果を通って上昇し，咽喉に達する」と述べ，『奇経八脈考』は「陰蹻脈は足少陰腎経の別脈であり，踵の中から始まり……足少陰腎経とともに内果を通り，照海穴に下り……喉に達する」と述べている。

八脈交会穴のうち，申脈・照海以外は経脈を介して奇経と通じあっているが，それではなぜ，それが内関・公孫・外関・列欠・後渓・足臨泣であって，その他の腧穴ではないのだろうか？

この問題について研究したある研究者は，次のように考察している。

第一には，8穴のうち4穴は絡穴であり，絡穴自体の特殊性からくるものである。

① 絡穴は陰陽表裏の2つの経絡を結んでいるため，経脈間の関係を強化すると同時に，治療範囲を拡大する。

② 絡脈にはそれぞれ固有の主治症があるが，絡穴は絡脈が経脈から分離する部位にあるために，臨床における応用範囲がさらに広くなり，1穴で表裏の経脈と絡脈の両方の疾病を治療することができる。

③ 「臓は蔵し腑は瀉す」という理論は相対的なものでしかなく，五臓にも濁気があり，六腑にも精気があり，臓にある濁気は腑を経由して瀉出され，腑にある精気は臓に運ばれて蓄えられる。したがって臨床において五臓の濁気に対しては，その臓に所属する経脈の別絡および陽経と表裏関係にある絡穴を用いて，本経の絡穴から排出させる。列欠・内関・公孫を取穴する目的は，臓にある濁気を瀉出することにある。また三焦は六腑の1つであり，そのおもな機能は腎を助けて原気をめぐらせることであるが，原気は蓄えねばならず瀉出してはいけないため，三焦の絡穴である外関を取穴して心包に連絡し，精気を臓（心包）に貯蔵して漏れ出さないようにするのである。したがって外関の機能には瀉のなかに補が含まれている。

第二に後渓・足臨泣については，この2穴は五輪穴のうちの輸穴で木に属している。そして『難経』六十八難は「輸穴は体重節痛を主る」と述べ，『標幽賦』は「陽蹻脈・陽維脈は，督脈とともに肩・背・腰・脚など体表部の疾病を主る」と述べているが，体表部の疾病のうちの重要な部分が体重節痛である。そこで督脈に通じる後渓と，帯脈に通じる足臨泣の2つの輸木穴を用いることは，最良の選択である。

2 八脈交会穴どうしの関係および会合経路

竇漢卿の『針経指南』には「公孫2穴は……内関穴に会合する」「臨泣2穴は……また外関で会合する」「後渓2穴は……申脈に会合する」「照海2穴は……列欠に会合する」と記載されている。8穴のなかでも，互いに会合する組合せがあることを説明したものである。それぞれの会合経路をまとめてみよう。

1）公孫と内関

おもに足太陰脾経・手厥陰心包経・衝脈・陰維脈を経由して，胃・心・胸部で会合する。

①脾胃で交会する
- 足太陰脾経：「足太陰脾経は……脾に属し胃に絡す」[1]
- 手厥陰心包経：「手厥陰心包経は……横隔膜を下り，三焦を歴絡する」[1]「三焦を歴絡する」という語句について，滑寿は「三焦の上脘，中脘を順番に絡すということである」と解説している。
- 衝脈：「腹部では，幽門，通谷に行く」[4]
- 陰維脈：「腹哀穴で足太陰脾経と会合する」[4]『十四経発揮』は足太陰脾経について「腹哀を通ると日月に行くものと期門に行くものとに分かれ，本経に戻って下行し，中脘・下脘の間に達し，脾に属して胃を絡す」と注釈している。

②心で交会する
- 足太陰脾経：「足太陰脾経は……心胸部に注ぐ」[1]
- 手少陰心経：「手厥陰心絡は胸中から始まり，外部に出て心包絡に属する」[1]

③胸部で交会する
- 衝脈：「臍の両傍を上昇し，胸中に達すると分散する」[3]
- 陰維脈：「足少陰腎経の築賓穴から始まり……上昇して小腹部に入り……脇肋部を通って胸膈部に上る」[2]

2）臨泣と外関

おもに足少陽胆経・手少陽三焦経を経由して肩および外眼角で会合する。

①肩部で交会する
- 足少陽胆経：「頸部を通って手少陽経の前に出て，肩の上に達する」[1]
- 手少陽三焦経：「上昇して肘を貫き，上腕部外側を通って肩に上る」[1]

②外眼角で交会する
- 足少陽胆経：「外眼角から始まる」[1]
- 手少陽三焦経：「外眼角に達する」[1]

3）後渓と申脈

おもに足太陽膀胱経・手太陽小腸経・陽蹻脈・督脈を経由して肩甲部・内眼角で会合する。

①内眼角で交会する
- 足太陽膀胱経：「内眼角から始まる」[1]
- 手太陽小腸経：「頬部から分れて眼窩下部に上り，鼻に達し，さらには内眼角に至る」[1]
- 督脈：「足太陽経とともに内眼角に始まる」[3]
- 陽蹻脈：「内眼角に達して，手足の太陽経，足陽明経，陰蹻脈との5脈が睛明で会合する」[2]

②肩甲部で交会する
- 足太陽膀胱経：「その支脈は肩胛骨内部から左右に分れて下行し，肩甲部を貫く」[1]
- 手太陽小腸経：「肩関節を出て，肩甲部を繞る」[1]

4）列欠と照海

おもに足少陰腎経・手太陰肺経・任脈・陰蹻脈を経由して肺・胸膈・咽喉部で会合する。

①肺で交会する
- 任脈：「欠盆に入り，下って肺の内部に入り，また太陰肺経から出る」[5]
- 手太陰肺経：「肺に属す」[1]
- 足少陰腎経：「肺の内部に入る」[1]

②胸膈で交会する
- 陰蹻脈：「蹻脈は少陰経の別脈であり……上昇して胸の内部を循り欠盆に入る」[6]
- 手太陰肺経：「横隔膜に上る」[1]
- 足少陰腎経：「腎から上行して肝蔵と横隔膜を貫く」[1]

③咽喉で交会する
- 足少陰腎経：「咽喉を循る」[1]
- 手太陰経別：「上行して欠盆から出て，咽喉を循る」[7]
- 任脈：「咽喉に達する」[3]
- 陰蹻脈：「陰蹻脈は少陰腎経の別脈であり……上行し人迎の前に出て，咽喉に達する」[6]

3 臨床応用

1 主治作用

八脈交会穴は治療範囲が非常に広く，『針経指南』一書に収載されている主治症だけでも200種類あまりあるが，その理由は八穴の特殊性に負うところが大きい。

それは，八穴にはそれぞれ所属する正経があり，奇経にも通じ，またその正経と奇経を通じてその他の臓腑・経絡・組織器官など多くのものと連絡しあっているからである。したがって，この八穴に刺針あるいは施灸をすれば，十二正経と奇経八脈を調節する効果がある。

2 主治病証

1）所属する正経およびその正経が関与する臓腑・経脈の病証を治療する

2）奇経の病証を治療する

奇経八脈には独自の循行経路と独自の病候があり，十二経脈どうしを連絡させ，十二経の気血を蓄積したり配布したりする作用がある。しかし，任・督脈を除く6経には所属する腧穴がないため，奇経に病変が発生したときには，八脈交会穴によって治療する。

3）各穴を単独で使用したときの主治範囲

①公孫：足太陰脾経の絡穴であり，足陽明胃経に連絡し，衝脈に通じ，理気健脾・和胃降逆・調暢気機作用がある。その主治範囲は，足太陰脾経・足陽明胃経・足太陰の絡脈・衝脈などの循行部位の病証と各経独自の病候，およびこれら経脈が連絡するその他の経絡・臓腑・組織・器官などである。たとえば脾胃・腸・肝胆疾患，精神および意識障害，心肺系疾患，婦人科疾患，五官疾患，四肢および体表部の疾患などを治療する。

②内関：手厥陰心包経の絡穴であり，手少陽三焦経と連絡し，陰維脈に通じ，和血行気・通経止痛・安神定志作用がある。主治範囲は，手厥陰心包経・手少陰心経・手少陽三焦経・手厥陰の絡脈・陰維脈などの循行部位の病証と各経独自の病候，およびこれら経脈と連絡するその他の経絡・臓腑・組織・器官などであり，心胸部疾患治療の要穴である。たとえば心系疾患・精神および意識障害・脾胃および腸の疾患・肝胆疾患・肺系疾患・婦人科疾患・五官疾患などを治療する。

③列欠：手太陰肺経の絡穴であり，手陽明大腸経に連絡し，任脈に通じ，宣通肺気・通調経脈作用がある。主治範囲は，手太陰肺経・手太陰の絡脈・手陽明大腸経・任脈などが循行する部位の病証と各経独自の病候，およびこれら経脈に連絡するその他の経絡・臓腑・組織・器官などである。たとえば肺系疾患・精神および意識障害・脾胃および腸の疾患・肝胆疾患・膀胱および腎の病証・婦人科疾患・五官疾患などを治療する。

④照海：足少陰腎経の腧穴であり，陰蹻脈に通じ，補腎益精・調暢陰蹻作用がある。主治範囲は，足少陰腎経・陰蹻脈の循行部位の病証と各経独自の病候，およびこれら経脈と連絡するその他の臓腑・経絡・組織・器官などである。たとえば腎および膀胱疾患・精神および意識障害・五官疾患・心肺系病証・脾胃疾患・肝胆疾患・婦人科疾患などを治療する。

⑤外関：手少陽三焦経の絡穴であり，手厥陰心包経に連絡し，陽維脈に通じている。陽維脈は諸陽を統率して表を主り，外関の主治範囲は，三焦経・心包経・手少

陽の絡脈・陽維脈などの循行部位の病証と各経独自の病候，およびそれら経脈と連絡するその他の経絡・臓腑・組織・器官などである。たとえば四肢と体表部の疾患・精神および意識障害・五官疾患・脾胃および腸の疾患などを治療する。
⑥**足臨泣**：足少陽胆経の輸穴であり，帯脈に通じ，その主治範囲は，胆経・帯脈などの循行部位の病証と各経独自の病候，およびこれらの経脈が連絡するその他の経絡・臓腑・組織・器官などである。たとえば四肢と体表部の疾患・五官疾患・婦人科疾患・精神および意識障害・腎および膀胱疾患・肝胆疾患などを治療する。
⑦**後渓**：手太陽小腸経の輸穴であり，督脈に通じている。その主治範囲は，手太陽小腸経と督脈の循行部位の病証と各経独自の病候，およびそれらが連絡するその他の経絡・臓腑・組織・器官などである。たとえば精神および意識障害・四肢と体表部の疾患・五官疾患などを治療する。
⑧**申脈**：足太陽膀胱経の経穴であり，陽蹻脈に通じている。その主治範囲は，この2経の循行部位の病証と各経独自の病候，および2経に連絡するその他の経絡・臓腑・組織・器官などである。たとえば精神および意識障害・筋肉疾患などを治療する。

八脈交会穴を単独で使用したときの主治病証は表に示す通りである（**表16**）。

4 八会穴どうしで組み合わせたときの主治範囲

臨床においては，この8穴どうしを上下で組み合わせた4組のペアを使用することが多い。それによって単独で使用するよりも作用範囲が広くなり，相乗効果も期待できるため，治療効果がさらに確実なものとなり，整体作用も期待できる。その組合せと治療範囲は，以下の通りである。
①**公孫―内関**
　一緒に用いれば，理気降逆・通腸和胃・宣通上下の効果がある。心・胸膈・脾胃・肝疾患に常用される。たとえば，動悸・胸痺・胸腹部の脹満・嘔吐・しゃっくり・上腹部痛・痢疾などの消化器系の病証などである。
②**足臨泣―外関**
　一緒に用いれば，清頭目・利胸脇・理気通絡・疏表の効果がある。外眼角・耳の後部・頬・頸・肩・体の側部などの病証や，外感風邪による病証などに常用される。たとえば，眼の腫脹・眼の痛み・耳鳴り・耳聾・偏頭痛・肋間神経痛・寒熱表証などである。
③**申脈―後渓**
　一緒に用いれば，安神志・清頭目・通経活絡の効果がある。内眼角・頸・後頸・耳・肩部の病証，太陽経の病証，心・肝・脳の病証などに常用される。たとえば，中風による半身不遂・腰膝部がだるくて痛む・風寒湿邪による痺証・抽搐・頭痛・頭のふらつき・不眠・てんかん・ヒステリーなどである。
④**照海―列欠**
　一緒に用いれば，理肺気・益腎気・寧神志・清虚熱の効果がある。肺系・咽喉・

表16 八脈交会穴を単独使用するときの病証

腧穴	所属経脈	連絡する奇経	主治作用	主治範囲	病証例
公孫	足太陰脾経	衝脈	理気健脾 和胃降逆 調暢気機	脾経・胃経・足太陰の絡脈・衝脈の病証、その他	脾胃・腸および肝胆の病証、精神および意識障害、心肺系疾患、婦人科疾患、五官疾患、四肢と体表部の病証
内関	手厥陰心包経	陰維脈	和血行気 通経止痛 安神定志	心包経・心経・三焦経・手厥陰の絡脈・陰維脈の病証。心胸部疾患治療の要穴である。	心系疾患、精神および意識障害、脾胃・腸・肝胆の疾患、肺系疾患、婦人科疾患、五官疾患
列欠	手太陰肺経	任脈	宣通肺気 通調経脈	手太陰肺経・手太陰の絡脈・手陽明大腸経・任脈の病証	肺系疾患、精神および意識障害、脾胃・腸・肝胆の疾患、膀胱・腎の病証、婦人科疾患、五官疾患
照海	足少陰腎経	陰蹻脈	補腎益精 調暢陰蹻	足少陰腎経・陰蹻脈の病証	腎・膀胱疾患、精神および意識障害、五官疾患、心肺系疾患、脾胃・肝胆疾患、婦人科疾患など
外関	手少陽三焦経	陽維脈	清熱解表 理気消腫	三焦経・心包経・手少陽の絡脈・陽維脈の病証	四肢と体表部の疾患・精神および意識障害・五官疾患など
足臨泣	足少陽胆経	帯脈	疏肝利胆 通経活絡	胆経・帯脈の病証	四肢と体表部の疾患、五官疾患、婦人科疾患、腎・膀胱疾患、肝胆疾患
後渓	手太陽小腸経	督脈	清心安神 通絡舒筋	手太陽小腸経・督脈の病証	精神および意識障害・四肢と体表部の疾患・五官疾患
申脈	足太陽膀胱経	陽蹻脈	安神寧志 通絡止痛	足太陽膀胱経・陽蹻脈の病証	精神および意識障害・筋肉疾患

胸膈・肝・心・腎などの病証に常用される。たとえば，喉の痛み・咽喉がつまる・失声症・言語障害・咳嗽・胸満・陰虚内熱・不眠・てんかん・ヒステリー・排尿困難などである。

　　　とうかんけい
　　竇漢卿は『標幽賦』のなかで，八脈交会穴の治療範囲を次のようにまとめている。「陽蹻陽維と督帯は，肩背腰腿など表の病を主る。陰蹻陰維任衝脈は，心腹脇肋など裏にある疑〔疾病のこと〕を除く」。ここでいう陽蹻とは，陽蹻脈に通じている

申脈穴のことを指し，陽維とは陽維脈に通じている外関穴のことを指し，督とは督脈に通じる後渓穴を指し，帯とは帯脈に通じる足臨泣穴を指している。この4穴はもっぱら肩・背・腰・脚疾患のような表の外経病を治療する。一方，陰蹻・陰維・任・衝脈に通じる照海・内関・列欠・公孫は，もっぱら裏の臓腑疾患を治療する。したがって同じように，陰蹻とは陰蹻脈に通じる照海穴のことを指し，陰維とは陰維脈に通じる内関穴を指し，任とは任脈に通じる列欠穴を指し，衝とは衝脈に通じる公孫穴を指す。この4穴は，もっぱら裏の胃・心・胸部疾患を治療する。この文章は八脈交会穴の治療範囲を的確かつコンパクトにまとめたものである。

　以上の分析からわかるように，八脈交会穴には手陽明大腸経・足陽明胃経・足厥陰肝経・手少陰心経の4経の経穴がないが，八穴だけでこれら4つの臓腑の病証も治療することができる。その理由は以下のとおりである。

①**肝疾患を治療する**：八穴のなかには直接肝経に関係する腧穴はないが，手厥陰心包経と足厥陰肝経とは同気であり，ともに胸脇部をめぐるうえに，内関には疏肝行気作用があるため，肝気鬱結を原因とする胸脇部の脹満疼痛などの実証を治療することができる。そこで「胸脇部の疾患は内関で治療する」といわれるのである。また肝陰不足の虚証でも，肝腎は同源であり，滋水すれば木が潤うため，照海を取穴する。

②**心疾患を治療する**：心包は心を外部から護る防護壁であり，心の代わりに邪を感受するため，心経の病証には必ず心包経の腧穴で治療する。いわゆる「君主に代わって実行する」ということである。

③**大腸の腑病を治療する**：列欠は手太陰肺経の絡穴であり，手陽明大腸経に連絡するため，大腸腑の病証を治療することができる。

④**胃腑疾患を治療する**：公孫は足太陰脾経の絡穴であり，足陽明胃経に連絡しているため，胃腑の病証を治療する。

　八脈交会穴を組み合せて治療できる病証は表のようにまとめることができる（**表17**）。

　臨床経験からいえば，単純な内臓疾患であれば臓腑弁証を用いて，適応する特定穴を組み合わせて処方するとよい。頭面・四肢・体表部の疾患であれば，おもに十二経脈弁証をもとに循経取穴をする。しかし多くの経に関わる合病で，病状が複雑で，虚実がわかりにくく，1つの臓，腑，あるいは経では解釈できないもの，あるいはある種の精神・神経系疾患の場合は，奇経八脈弁証をもとに八脈交会穴を用いれば，満足のいく効果を得ることができるだろう。

　八脈交会穴の重要性については，李梴が『医学入門』のなかで「全身三百六十五穴は手足の六十六穴に集約され，六十六穴は八穴に集約される」と述べているとおりである。つまり八脈交会穴は全身の疾病を主治することができ，主治範囲が広いことを説明している。明代の医家・呉崑はこのように述べている。「八穴が奇経八脈と交会することで，それぞれ分担して表を主るものと，裏を主るもの，そして表裏の間を主るものとがある。仲景は傷寒治療に手腕を発揮するために六経弁

表17　八脈交会穴の組合せによる治療病証表

組合せ	作用	治療範囲	病証例
公孫 内関	理気降逆 通腸和胃 宣通上下	心・胸膈・脾胃・肝の疾患	動悸・胸痺・胸腹部の脹満・嘔吐・しゃっくり・上腹部痛・痢疾などの消化器系病証
足臨泣 外関	清泄頭目 疏利胸脇 通経活絡 疏散表邪	外眼角・耳の後部・頬・頸・肩・体の側部などの病証，外感風邪を原因とする病証	眼の腫脹・眼の疼痛・耳鳴り・耳聾・偏頭痛・肋間神経痛・寒熱表証
申脈 後渓	安神定志 清泄頭目 通経活絡	内眼角・頸・後頸・耳・肩部の病証，太陽経の病証，心・肝・脳の病証	中風による半身不遂・腰と膝がだるくて痛む・風寒湿邪による痺証・抽搐・頭痛・頭のふらつき・不眠・てんかん・ヒステリー
照海 列欠	通理肺気 補益腎気 寧神定志 清瀉虚熱	肺系・咽喉・胸膈・肝・心・腎の病証	喉の痛み・咽喉がつまる・失声症・言語障害・咳嗽・胸満・陰虚内熱・不眠・てんかん・ヒステリー・排尿困難

証を用いたが，私は今，八法を活用するために，それぞれを八脈に割り当てることで，十二経を統括し，これを針灸の一大技法としようとするものであり……」。これもまた明解な理論といえるだろう。

3　配穴法

①**双側上下取穴法**：臨床上最もよく使われる配穴法であり，どのような状況でも使用することができ，効果も高い。

②**単側上下取穴法**：腰背部痛・各種捻挫・中風の後遺症の片麻痺・小児麻痺などのような，腰背部・四肢などの外経病証で，患部が片側だけのものには，片側の上下1組を取穴する。

③**左右上下交叉取穴法**：頭面部の各種疾患や内臓疾患，および針を恐がるもの，体が虚弱なもの，精神的に緊張しているものなど，多くの部位に刺針できないが左右両側に取穴して全身を調整する必要があるものなどに適応する。

④**その他の特定穴との組合せ**

附記：八脈交会八穴歌

公孫は衝脈と通じて胃・心痛を治療し
内関と陰維脈は上に同じ
臨泣は胆経で帯脈と連絡し
陽維脈は外眼角で外関と交会し
後渓と督脈は内眼角と頸部で逢い
申脈と陽蹻脈も連絡し
列欠と任脈は肺系に行き
陰蹻脈と照海は胸膈部と咽喉部に行く

第2節 八脈交会穴各論

1．公孫　[こうそん]（SP4）

【別　　名】──なし。

【出　　典】──『霊枢』経脈篇：「足太陰脾経の絡脈を公孫という」

【穴名解説】──「父祖をみな公と呼び，公とはまたまっすぐであるという意味でもある。傍系をみな孫といい，孫はまた曲がるという意味でもある（孫絡，孫脈）。足太陰の正経はいわば公であり，陽明に別れ出た別絡はいわば孫であり，正経と絡脈がここで分岐するため，まさしく公と孫があるということである」（『針灸穴名釈義』）

【分　　類】──足太陰脾経の絡穴であり，八脈交会穴でもあって衝脈に通じる。

【位　　置】──足内側縁で，第1中足骨基底部の前下方。

【解　　剖】──皮膚→皮下組織→母指外転筋→短指屈筋→長指屈筋腱
　　　　　　　浅層部には伏在神経の足内側分枝，足背静脈弓の属枝が分布している。深層部には，内側足底動・静脈の分枝や属枝，内側足底神経の分枝がある。

【効　　能】──健脾化湿・和胃理中

- 公孫穴は足太陰脾経の絡穴で，脾・胃両経に連絡し，衝脈に通じ，通腸和胃・平衝降逆作用があるため，脾・胃・腸・腹・胸部疾患，および横隔膜疾患を治療する。胃腸・腹部疾患治療の常用穴であり，治療範囲が広く，適応する病証としては気機不利・運化異常・濁気不降・胃気上逆の実証が多い。

- 足太陰脾経の循行部が腹部であるため，本穴は脾胃・腸疾患に用いられることが多い。足太陰脾経は腹部に入って脾に属し，胃を絡す。絡脈は公孫穴から別れ出て，足陽明胃経に入り，もう1つ別の支脈は腹部に入って胃腸を絡す。また足太陰の経別は腹内部に入って足陽明の経別と併走し，脾・胃を経て心に通じ，さらに上昇して咽に結合し，舌中を貫く。脾・胃・腸が，経脈の循行経路の面からみても，生理機能・病理機能の面からみても深いつながりがあることがわかる。公孫穴は絡穴であり，疏利気機・調和腸胃の力が強いため，臨床において多用される。

- 公孫は衝脈に連絡しているため，衝脈の気の失調・逆気裏急・衝逆攻痛〔気が激しく上衝して痛みを引き起こしたもの〕などの病変を治療する。また気が胸中・胸膈・咽喉などに上衝したために発生した各種症状も治療する。

- 脾は気血生化の源であり，気血は女性の経血との関係が深いうえに，公孫が連絡している衝脈は女性の月経・帯下・妊娠・出産に影響を与えるため，公孫穴は婦人科病証治療に常用される。

- 脾の経脈は心と接続しているが，脾は痰を発生させる源であるため，痰熱擾心が原因で起きた心煩，不眠，癲[*11]・狂・癇[*4]などの証に使用される。
- 脾は中焦にあって多くの臓器と関わりをもっているため，公孫穴の治療範囲はきわめて広く，虚実のいずれも治療するが，おもに実証の治療が中心である。

【主 治 症】──脾胃・腸疾患：嘔吐・しゃっくり・反胃[*40]・噎膈[*55]・腹痛・上腹部痛・消化不良・腹鳴・泄瀉・痢疾，西食欲不振，消化不良，神経性嘔吐，急・慢性胃炎，急・慢性腸炎，消化管出血

本経脈通過部位の疾患：足部の痛み・足部の腫脹・内反足

衝脈の病証：逆気裏急，衝逆攻痛，気が胸中・胸膈・咽喉などに上衝する

婦人科疾患：女性の血暈[*20]・胎盤残留・月経困難・月経不順・帯下

その他：めまい・てんかん・瘧疾・煩心・不眠・発狂してわけのわからないことを言う・嗜臥，西胸膜炎・肋間神経痛

【配　　穴】──隠白・太白……よくため息をつく・食欲不振・悪寒発熱・発汗・発作時にはしきりに嘔吐する・吐けば症状が軽くなる（『針灸甲乙経』）

衝陽・足三里（灸）……脚気（『針灸大成』）

豊隆・中魁・膻中……痰や涎を嘔吐する・めまいが止まらない

解渓・中脘・足三里……飲食物が停滞する・上腹部の疼痛

束骨・八風……足指のしびれ

内関……心・胸部・胃疾患

梁門・足三里……胃痛・胃液を嘔吐する

内関・中脘……奔豚気

内関・合谷……月経困難症・嘔吐

【手　　技】──足を伸ばして取穴する。

0.5～0.8寸直刺し，刺針部に腫れぼったいだるさを起こさせ，下腿部あるいは足底部に向けて拡散させてもよい。また足太陰経に沿って上行させ，鼠径部や小腹部にまで響かせてもよい。一部の症例では胃部にまで達した例もあり，またごく一部の症例では胸部にまで達したものもある。

【古典抜粋】──●『霊枢』経脈篇：「足太陰脾経の絡脈を公孫という。……厥気が上逆すれば霍乱になるが，実証であれば腸内が切痛し，虚証であれば鼓脹になる。絡穴の公孫で治療する」

●『針灸大成』第6巻：「寒瘧・食欲不振・癇証[*4]・よくため息をつく・悪寒発熱・発汗・発作時はよく嘔吐する・嘔吐すれば楽になる・頭面部の浮腫・煩心・粗暴でわけのわからないことを言う・多飲・胆虚などの症状を主治する。厥気が上逆すれば霍乱するが，実証であれば腸内が切痛するため，瀉法を施す。虚証であれば鼓脹するため，補法を施す」

【現代研究】──公孫穴への刺針には，胃と小腸の運動を調整する作用があり，胃酸の分泌を抑制する。ただし実験によれば，小腸液の分泌については明らかに増加させ，ブドウ糖の吸収率も高まるという。このような反応はその他の腧穴には認められないものであり，公孫穴には小腸の分泌と吸収機能に対する

特異的な影響力があることを物語っている。小腸の蠕動運動にもある程度影響を与え，さまざまな状況下で公孫穴に刺針をしたときに，小腸の蠕動運動を増強したり調整したりする。

健常者の公孫穴に刺針したときには，明らかに腹部の疼痛耐性閾値が上昇する。また同時に内関に刺針すれば，頭・顔面・頸部の疼痛閾値と疼痛耐性閾値が上昇する。またある人の観察によれば，公孫穴への刺針は，皮質の誘発電位を抑制する効果があるという。

内関穴と公孫穴に同時に電針療法を加えた場合も，別々に加えた場合も，冠状動脈性心疾患患者のⅡ誘導心電図のST波を上昇させ，t-test〔統計法〕によって計算したところ，電針刺激を与える前と後とでは，明らかな有意差があったという。内関と公孫を単独で使用したときの上昇幅は，非穴位点を刺激したグループや安静にしていたグループよりも大きかったが，内関と公孫を同時に刺激したときの上昇幅はすべてのグループよりも大きかった。

2．内関 ［ないかん］（PC6）

【別　　名】──陰維（『扁鵲神応針灸玉龍経』）

【出　　典】──『霊枢』経脈篇：「手心包経の絡脈を内関といい，内関穴は手首の2寸上方の，2つの筋肉の間にある」

【穴名解説】──「内とは，胸膈の内側を指し，また前腕の内側であることを指している。関とは，関格〔大小便が通じず嘔吐が止まらない病証〕，要衝という意味である。内関は，病名である。本穴は前腕内側の要衝にあり，胸膈部の閉塞による各種疾病を通利させる。外関とは対をなす」（『針灸穴名釈義』）

【分　　類】──手厥陰心包経の絡穴で，八脈交会穴でもあり，陰維脈に連絡している。

【位　　置】──前腕掌側の，曲沢と大陵を結んだ線上で，手首横紋の2寸上方の，長掌筋腱と橈側手根屈筋腱の間。

【解　　剖】──皮膚→皮下組織→橈側手根屈筋腱と長掌筋腱の間→浅指屈筋→深指屈筋→方形回内筋

浅層部には，内側前腕皮神経・外側前腕皮神経の分枝・前腕正中皮静脈が分布している。深層部では，浅指屈筋・長母指屈筋・深指屈筋の3者の間に，正中神経に併走する動・静脈がある。前腕骨間膜の前方には，前骨間動・静脈と前骨間神経がある。

【効　　能】──寧心安神・鎮驚止痛・理気和中

● 内関穴は手厥陰心包経に属し，これに刺針すれば鎮驚安神・清心除煩・理気散滞・通絡止痛の効果があり，心神病証・血脈病証・気機阻滞を原因とする病証・陰維脈病証・手厥陰の絡脈の疾患・経脈循行部位の病症などを治療する重要な腧穴である。心包は心の外衛であり，神明が出入りする竅であるため，痰濁が心竅を塞いだり痰火が心神を騒がせたりしたことが原因で発生した各種心神疾患には，内関が治療の中心となり，

　　　　鎮驚安神作用が強い。
- 心は血脈を主るが，心に代わって実行するのは心包であるため，心包も血脈を主る。また心包は三焦と表裏の関係にあり，心包の絡脈が三焦に連絡して表裏2経の気を疏通させており，三焦は全身の気を主るため，内関は理気通絡・行血化瘀することができ，血脈病証治療の常用穴である。
- 理気散滞の力も強いことから，臨床においては肝鬱治療にも常用される。
- 邪気が強いための実証の心痛，正気が虚衰したための煩心などや，手厥陰の絡脈自体の病変なども，当然本穴で治療する。
- 内関は陰維脈に通じており，陰維脈と足の三陰経は任脈で会合し，足陽明胃経とも会合する。これらの経脈はすべて胸・上腹・脇・腹部を循行するため，「陰維脈が病めば，心痛になる」といわれる。ここでいう心痛とは，心・胸・胃・脇肋・腹部の内臓疾患のことであり，真心痛だけを指すのではない。したがって，内関は，胸痛・胃痛・脇痛・心痛・結胸・胃および胸と上腹部の満悶・脇下支満・腹中に結塊ができるなどの症状に使用されることが多い。
- 内関は理気行滞・活血通絡するため，所属する経脈および絡脈が循行する部位である胸・脇・乳房・腋下・手首・腕・手掌・指の疾患など，外経病証に常用される。
- 内関は上・中・下三焦に連絡して三焦のバランスを保ち，三焦病証を治療する，一大要穴である。

【主治症】──心神・血脈疾患：心痛・動悸・すぐに驚く・煩心・不眠・臓躁[*42]・てんかん・発狂，西リウマチ性心疾患・心内膜炎・心筋炎・狭心症・不整脈・ショック・神経衰弱・ヒステリー・精神分裂病

　　　　脾胃疾患：胸脇支満・上腹部痛・嘔吐・しゃっくり・黄疸・つわり，西胃炎・胃痙攣・胃潰瘍・神経性嘔吐・しゃっくり

　　　　胸部疾患：胸脇支満・喘息・乳腺腫瘍・乳汁欠乏，西肋間神経痛

　　　　本経脈通過部位の疾患：肘および腕の拘攣疼痛。正中神経の疼痛または麻痺

　　　　その他：産後の血暈[*20]・月経困難・月経不順・熱病で汗が出ない・頭部および後頸部のこわばり・目のくらみ・顔面紅潮・皮膚の熱・脱肛，西閉塞性血栓血管炎・マラリア・甲状腺機能亢進症

【配　　穴】──魚際・足三里……食べ物を飲み込めない（『針灸大成』）
　　　　　　足三里・中脘……腹痛（『針灸大成』）
　　　　　　膈兪……胸部の支満・腫脹（『針灸大成』）
　　　　　　太淵……脈なし病
　　　　　　三陰交・合谷……心気不足による狭心症
　　　　　　神門……不眠
　　　　　　章門・膻中……しゃっくり
　　　　　　公孫……しゃっくり
　　　　　　照海……腹痛・腹部の結塊

【手　　技】──掌を上に向けて取穴する。
　①0.5～1寸直刺し，針感を肘や指先の方向に響かせる。
　②0.5～1.5寸直刺して外関まで透刺し，だるくて腫れぼったく感電したようなしびれを，刺針部から指先まで放散させる。
　③上方に向けて斜刺で1～2寸刺入し，刺針部にだるく腫れぼったいような感覚を起こさせ，肘・腋・胸部などまで拡散させて体幹部の疾病を治療してもよい。

【注意事項】──瘢痕灸は行わない。

【古典抜粋】──●『霊枢』経脈篇：「心系が実すれば心痛が発生し，虚せば頭部がこわばる」
　●『針灸甲乙経』第7巻：「顔面紅潮・皮膚の熱・熱病で発汗しない・中風発熱・眼が黄赤色になる・肘の拘攣・腋下の腫脹・実証で心が急痛する・虚証で煩心する・心中に恐怖感があって身動きできない・意識不明などの症状は内関が主治する」
　●『針灸甲乙経』第9巻：「心臓がドキドキしてすぐに驚いたり恐がったりし，悲しがる者は，内関が主治する」
　●『普済方』：「25証を主治する。心胸部の痞満（肝・胃），吐逆が止まらない（脾・胃），腹部が脹満して不快感がある（心・胃），傷寒が治らない（心包），胸満・痰涎を原因とする膈証[*80]（肺・心），腹痛（胃），滑泄（大腸），酒が原因で痰が生じ膈証[*80]になって痛む（心包），消化不良（胃），横に堅い痃気を生じる（肝・胃），小児の脱肛（大腸・肺），9種類の心痛（心包・胃），脇肋部痛（肝・胆），女性の血証による刺痛（肝），腹鳴（大腸），積塊ができて痛む（肝・脾），男性の飲酒癖（脾・肺）・水による膈証[*80]で心下部が痞痛する（脾・胃），気による膈証[*80]で食べ物が飲み込めない（胃・心・肺），腹部が脹痛しやすい（脾・胃・心包），腸風による下血（大腸），傷寒による結胸（胃），裏急後重（小腸），食による膈証[*80]で食べ物が飲み込めない（心包・胃），瘧疾による悪寒発熱（胆）」
　●『標幽賦』：「胸満・腹痛には，内関に刺針する」
　●『百症賦』：「建里・内関は，胸中の苦悶を一掃する」

【現代研究】──内関穴への刺針は，血液循環系に影響を与える：心臓機能を調整する作用があることは明らかである。実験によれば，心拍数が51回/分以下のものの内関穴に刺針すると，心拍数を増加させるが，75回/分以上では，ほとんどのものに大きな変化はみられず，まれに微増するものや減少するものがいるという。また眼球を圧迫して心拍数を減少させたものの内関に刺針すると，心拍数が明らかに増加し平常レベルに戻る。イヌにそれぞれK-ストロファンチン，G-ストロファンチンを注射し，房室ブロックと重症の不整脈を起こさせた後，「内関」穴に刺針するものと，「交信」穴に刺針するもの，「非穴位点」に刺針するものに分けたところ，「内関」穴に刺針したものでは房室ブロックと不整脈が完全に消失するが，「交信」穴では効果が劣り，「非穴位点」では変化がみられなかった。

高脂血を減少させる作用がある：ある人の発見によれば，内関穴への刺針には高脂血症患者のコレステロール，トリグリセリド，βリポ蛋白を，それぞれ程度の差はあるが減少させる働きがあるという。そのメカニズムは，内分泌系と各種酵素を調整するためか，あるいは肝および腸管内のコレステロールとトリグリセリドの合成・吸収・排泄に影響を及ぼすためではないかと考えられる。

胃腸機能を調整する作用がある：内関への刺針には，胃酸の分泌を抑制する作用がある。また腸の運動を調整する作用があり，たとえば内関・足三里に刺針すると，直腸の機能を促進する。ただし排便前，直腸がわずかに蠕動しているときに内関と足三里に刺針すれば，蠕動を増強させるものの，排便後で蠕動運動が消失したときに刺針しても蠕動運動は増強されない。また排便中の中間点あたりでは，やはり直腸はわずかに蠕動しているが，このときに刺針すれば蠕動を促進するものの，排便前に刺針したときほどの効果はない。つまり直腸機能を正常化する作用があるということである。

呼吸機能に影響を与える：呼吸不全の患者の内関・太衝などの腧穴に刺針すると，呼吸数や呼吸のリズム，および各種の呼吸異常を一定程度改善する。

免疫系統に影響を与える：足三里・内関に刺針すれば，貪食指数を明らかに増加させ，2～3倍になるものもあり，貪食能もそれに比例して増加した。また内関・合谷への刺針は，健常者の血清中のグロブリン含有量を増加させる。

3．足臨泣　[あしりんきゅう・あしのりんきゅう]（GB41）

【別　　名】——なし。

【出　　典】——『霊枢』本輸篇：「胆の脈気は……臨泣に注ぐ。臨泣は1寸半上行した陥凹部にあり，輸穴である」（足臨泣の名称がはじめて現れたのは『針灸資生経』である）

【穴名解説】——「本穴は足に臨み，その気は上昇して目に通じ目の疾患を治療するが，目は泣（涙）が出るところであることから，足臨泣と名づけられた」（『経穴釈義滙解』）

【分　　類】——足少陽胆経の輸穴で，八脈交会穴でもあり帯脈に通じている。

【位　　置】——足背部外側にあり，足の四指の基節骨（第4中足指節関節）の上方で，小指伸筋腱外側の陥凹部。

【解　　剖】——皮膚→皮下組織→第4背側骨間筋と第3底側骨間筋（第4と第5指骨の間）足背静脈網，中間足背皮神経，第4背側指動・静脈，外側足底神経の分枝などが分布している。

【効　　能】——疏肝利胆・清頭明目・通経活絡

●足臨泣は胆経の輸木穴であり，「滎輸は外経を治す」といわれるように，

おもに胆経の外経病証を治療する。
- 本穴は疏・利・通作用のあることが特徴であるため，手足の少陽経や腑の実証・熱証に多用される。
- 上病を下位で治療するという治療理念に従い，頭面部・五官疾患の治療に，経脈に沿った遠隔部にある当穴を取穴すれば，高い効果が得られる。
- 通経活絡の力が強いため，下肢の腫痛を治療する。

【主治症】──頭面部・五官疾患：頭痛・目のくらみ・目が充血し腫れて痛む・オトガイ部下方の疼痛・歯痛・喉の腫脹・耳聾，西結膜炎・涙嚢炎

胸脇部疾患：乳腺炎・腋下部の腫脹・脇肋部の疼痛，西乳腺炎・胸膜炎・肋間神経痛

本経脈通過部位の疾患：足背部の腫痛・大腿骨大転子の痛み・膝果関節の疼痛・足背部が赤く腫れる

【配　　穴】──三陰交……大腿の内部が痛くて歩けない・足部の皮膚の痛み（『備急千金要方』）

丘墟・解渓・崑崙……足背部の腫痛

風池・太陽・外関……偏頭痛

乳根・肩井……乳腺炎

【手　　技】──椅子に座って脚を垂らすか仰臥位で取穴する。

0.5～0.8寸直刺し，刺針部に腫れぼったくだるいような針感を起こさせ，足指の先端まで拡散させてもよい。

【注意事項】──瘢痕灸は行わない。

【古典抜粋】──
- 『針灸甲乙経』第7巻：「四肢の厥逆・喘息・気満・風邪を受けて発汗し体が冷える・股関節の内部が痛み歩けない・足部の皮膚の痛みなどの症状は足臨泣が主治する」
- 『針灸甲乙経』第8巻：「胸満，腋下部の腫脹，瘰癧[*22]，よく自分の舌や頬を噛む，天牖穴の部位が腫脹する，下腿部がだるくて力が入らない，頭のふらつき，後頭部・オトガイ下部・頬下部の腫脹，目が渋る，体全体の痺証，ブルブルと振寒する，季脇部の支満，悪寒発熱，脇・腰・腹・膝部外側の痛みなどの症状は足臨泣が主治する」
- 『針灸甲乙経』第9巻：「胸痺で心痛し，息ができず，疼痛の部位が一定しないものは，足臨泣が主治する」
- 『針灸甲乙経』第12巻：「月経不順・妊娠中に下血して流産する・乳房の腫脹などは足臨泣が主治する」

【現代研究】──足臨泣に刺針すれば腹鳴音が大きくなるが，足三里・上巨虚に刺針したときほどではない。ある人が，胎位異常の患者に，それぞれ足臨泣・至陰・非穴位点に施灸して治療効果を比較したところ，足臨泣に施灸したグループが最も良く，27例中正常に戻ったのは14例（51.9％）であり，至陰グループは27例中6例（22.2％），非穴位点グループは20例中3例（15％）であった。足臨泣グループは，他の2者とは明らかな差があった。

4．外関　［がいかん］（TE5）

【別　　名】──陽維（『循経考穴編』）
【出　　典】──『霊枢』経脈篇：「手少陽の絡脈を，外関という」
【穴名解説】──「外関は手首の2寸上方で，2つの筋肉の間にあって，ちょうど同じ高さにある内関と連絡している。手心包経は陰血の関門であり，手少陽経は陽気の関門であることから，外関という」（『医経理解』）
【分　　類】──手少陽三焦経の絡穴で，八脈交会穴でもあって陽維脈に通じている。
【位　　置】──掌を下に向ける。前腕背側で，陽池と肘の先端を結んだ線上にあり，手首背側の横紋から2寸上方の，尺骨と橈骨の間。
【解　　剖】──皮膚→皮下組織→小指伸筋と指伸筋→長母指伸筋と示指伸筋
　　　　　　　浅層部には，後前腕皮神経・橈側皮静脈・尺側皮静脈の属枝が分布している。深層部には，後骨間動・静脈と，後骨間神経がある。
【効　　能】──清熱解表・理気消腫
　　　●外関は陽維脈に通じているが，陽維脈は各陽経をつないで全身の表を主り，「陽維脈が病めば悪寒発熱する」といわれている。したがって，本穴は外感表証の治療に適し，特に外感風熱証を得意とする。
　　　●本穴は手少陽三焦経の絡穴であり，少陽を和解し，三焦の火を清除して降下させ，少陽経の経気を清宣することから，臨床においてはおもに少陽の火熱が上擾したために発生した，頭面・後頸・咽喉・眼・耳・頬下部の腫痛などの五官病証，および経脈の循行経路上の病証などを治療する。
　　　●少陽は枢軸を主るため，古人が三焦を陽気の父と呼ぶほどである。したがって外関穴は陽気を循環させ活血止痛する力が強く，臨床においては気滞血瘀を原因とする脇痛・腹痛に常用される。
【主 治 症】──外感疾患：熱病・流行性耳下腺炎，西感冒・肺炎・耳下腺炎
　　　　　　　頭面部・耳・眼の疾患：頭痛・耳鳴り・目が充血し腫れて痛む，西三叉神経痛・高血圧・偏頭痛・結膜炎
　　　　　　　本経脈通過部位の疾患：五指すべてが痛み物を握れない・肘を屈伸できない・肩の痛み
　　　　　　　その他：脇痛・腹痛など
【配　　穴】──会宗……耳がはっきり聞こえない（『備急千金要方』）
　　　　　　　陽池・中渚……手指の疼痛・手根関節の疼痛
　　　　　　　太陽・率谷……偏頭痛
　　　　　　　後渓……寝違え
　　　　　　　足臨泣……耳・眼・頸・後頸・肩部の病証
　　　　　　　合谷・列欠……感冒・頭痛
　　　　　　　曲池・後渓……手指のしびれ
【手　　技】──椅子に座って掌を下に向けるか仰臥位で取穴する。
　　　　　　　①0.5～1.5寸直刺し，刺針部に腫れぼったいようなだるさを起こさせ，

感電したようなしびれを指先まで放散させてもよい。

②上に向けて斜刺で1.5〜2.0寸刺入し，腫れぼったいようなだるさを起こさせる。また肘・肩部まで拡散させて，肘・肩・体幹部の疾患を治療してもよい。

【古典抜粋】——●『霊枢』経脈篇:「病が実証であれば肘が拘攣し，虚証であれば弛緩する」
●『針灸甲乙経』第10巻:「口が歪む・牙関緊急は，外関が主治する。……肘が腫脹し，腕の内側が痛んで，頭の高さまで持ち上げられないものは，外関が主治する」
●『針灸甲乙経』第12巻:「耳がはっきり聞こえないものは，外関が主治する」
●『攔江賦』:「傷寒の表証で頭痛があるものは，外関を瀉せば自然に落ち着く」
●『雑病穴法歌』:「風寒暑湿のいずれの邪でも，頭痛発熱ならば外関が効く」
●『針灸大成』第7巻:「耳聾・耳がはっきり聞こえない・五指すべてが痛く物が握れないなどを主治する。実証であれば肘が拘攣するので，瀉法を施す。虚証であれば弛緩するので，補う。また腕が屈伸できないものを治療する」

【現代研究】——ある人がウサギの片側の「外関」「合谷」に，弱電流と強電流の2種類の刺激で電針療法を行ったところ，刺針後20分で疼痛閾値の上昇率が，それぞれ150%と140%であった。ところが弱電流の場合はナロキソンで拮抗されたが，強刺激では拮抗されず，しかも血漿コルチゾール・ノルアドレナリン・サイクリックアデノシン―リン酸がいずれも明らかに増加し，弱刺激を与えたグループとは明らかな差があった。

5. 列欠　[れっけつ・れつけつ]（LU7）

【別　　名】——童玄（『中華針灸学』）・腕労（『中国針灸学』）

【出　　典】——『霊枢』経脈篇:「手太陰の絡脈を列欠という。手首の上の肉の間から始まり，本経である太陰経と並行して直接手掌部に入り，魚際に分布する」

【穴名解説】——「列とは分裂するという意味である。欠とは，器が壊れる，去るという意味である。古代，列欠とは天上の裂け目，すなわち天門を指した。手太陰経は肺に属するが，肺は諸臓の天蓋であり，諸臓の上方に位置する。最も高くそれより上がないものを天という。また肺葉は4枚あり，天体の様子に似ている。本穴は手太陰の絡穴であり，手首の1寸5分上方にある。手太陰経はここから別れて陽明経に向かい，脈気はここから分裂して去るが，その様が天の裂け目のようである。また列欠には稲妻という意味もあるが，稲妻の形が天庭の裂け目に似ていることから，この名がついた」（『経穴釈義滙解』）

【分　　類】——手太陰肺経の絡穴であり，八脈交会穴でもあって任脈に通じている。

【位　　置】——前腕橈側縁の，橈骨茎状突起の上方で，手首の横紋から1.5寸上方の，腕

　　　　　　橈骨筋と長母指外転筋腱の間。
【解　　剖】──皮膚→皮下組織→長母指外転筋腱→腕橈骨筋腱→方形回内筋
　　　　　　浅層部には，橈側皮静脈・外側前腕皮神経・橈骨神経浅枝が分布している。
　　　　　　深層部には，橈骨動・静脈の分枝がある。
【効　　能】──宣肺散風・通経活絡・通調任脈
　　　　　　●列欠は手太陰肺経の絡穴であり，手陽明大腸経と経気が通じあっているため，本穴に刺針すれば，疏衛解表・通経活絡・利気通竅し，体内では宣肺利気止咳平喘して，肺・大腸２経の病証および手太陰の絡脈の病証を治療する。
　　　　　　●本穴は肺衛と肺系疾患や，風寒・風熱感冒などの治療の常用穴であり，宣肺利気平喘の力が強いため，実証の咳嗽・喘息を治療する要穴である。
　　　　　　●『四総穴歌』が「頭部および後頸部の疾患には列欠を用いる」と述べており，臨床においては，本穴を常用して，後頸部のこわばり・偏頭痛・頭痛・口眼喎斜を治療し，特に外感頭痛に効果がある。
　　　　　　●鼻は肺竅であり，手陽明の脈は鼻孔を挟んで上昇し，また喉は肺への通り道である。そのため列欠は鼻・喉の病証を治療する常用穴でもある。
　　　　　　●列欠は任脈に通じており，任脈は陰部を循行する。一方，本穴には清熱祛湿・利尿止痛作用があるため，小便が赤い・血尿・陰茎痛などを治療する。
【主 治 症】──肺系疾患：咳嗽・精神的要因による喘・少気して呼吸ができない，西感冒
　　　　　　頭・後頸部・五官疾患：偏頭痛・頭痛・後頸部のこわばり・口眼喎斜・歯痛・咽喉痛・副鼻腔炎，西神経性頭痛・顔面神経麻痺・寝違え・鼻炎
　　　　　　本経脈通過部位の疾患：手心部の熱・上肢が動かない・手首に力が入らない，西橈骨神経麻痺・手根関節およびその周囲の軟部組織の病変
　　　　　　その他：驚癇*26・血尿・小便が熱い・陰茎の痛み，西蕁麻疹・脈なし病・遺尿
【配　　穴】──完骨……口眼喎斜（『針灸資生経』）
　　　　　　心兪・神門・少海・中脘・足三里……健忘（『針灸大成』）
　　　　　　衝陽……半身不遂（『針灸大成』）
　　　　　　経渠・太淵……手心部の熱（『針灸大成』）
　　　　　　風池・風門・合谷……感冒・咳嗽・頭痛・後頸部のこわばり
　　　　　　照海……咳逆上気・咽喉の疼痛
　　　　　　天突……喘息が止まらない
　　　　　　天突・膻中・豊隆……咳嗽し痰が多い
　　　　　　合谷……歯痛
　　　　　　少商・合谷・魚際……喉痺
【手　　技】──肘を軽く曲げ，手首を内側に曲げて取穴する。
　　　　　　①肘に向け斜刺で0.2～0.3寸刺入し，刺針部に腫れぼったいようなだるさを起こさせるか，前腕に向けて放散させる。
　　　　　　②手首に向け斜刺で0.2～0.3寸刺入し，刺針部に腫れぼったいだるさを

起こさせるか，母指に向けて放散させる。

③針先を外側に向け0.5～1寸刺入し，刺針部に腫れぽったいようなだるさを起こさせ，狭窄性腱鞘炎の治療に使用する。

【注意事項】──この部位は皮が薄く骨が突出しているため，瘢痕灸は行わない。

【古典抜粋】──
- 『霊枢』経脈篇：「実証ならば橈骨茎状突起や手掌部に熱をもち，虚証ならばあくびをしたり，遺尿や頻尿になったりする」
- 『針灸甲乙経』第7巻：「熱病でまず腕が抽搐し，牙関緊急し，鼻孔が大きく張り，眼の下に玉のような汗をかき，両乳房の2寸下方が堅くなり，脇満・動悸があるものは，列欠が主治する」
- 『針灸甲乙経』第12巻：「小児の驚癇[*26]で幻覚をみているような様子のものは，列欠とともに陽明経の絡穴を取穴する」
- 『備急千金要方』第19巻：「男性で陰茎の中が痛み，血尿や遺精があるものは，列欠に50壮灸をすえる」
- 『針灸大成』第6巻：「半身不遂で口眼喎斜がある，手首に力が入らない，半身不遂，手心部の熱，口噤，寒瘧，熱瘧，涎を嘔吐する，咳嗽，笑ってばかりいる，口の歪み，健忘，血尿，遺精，陰茎痛，小便が熱い，驚風[*5]で抽搐する，幻覚，顔面・眼・四肢の癰，肩部の痺証，胸背部が寒戦する，少気して息ができない，尸厥[*23]，悪寒発熱，両手を交差して胸を押さえ目がはっきり見えないなどの症状を主治する。実証ならば胸背部が熱して発汗し，四肢が突然腫れ上がる。虚証ならば胸背部が寒戦し，少気で息ができない」
- 『肘後歌』：「傷寒でまだ熱が引かず，風邪に塞がれて牙関緊急し，薬を飲ませるのが困難で，後頸部がこわばって角弓反張し，目が一点を見つめているものは，金針で慎重に列欠に刺針する」
- 『四総穴歌』：「頭部や後頸部の疾患には列欠を用いる」
- 『霊光賦』：「偏頭痛・頭痛には列欠を瀉す」

【現代研究】──列欠に刺針すれば，遺尿だけでなく尿閉も治療することができる。またある人が列欠穴だけで急性乳腺炎を治療した。

6．照海　［しょうかい］（KI6）

【別　　名】──陰蹻（『素問』）・漏陰（『千金翼方』）

【出　　典】──「照海は陰蹻脈が始まるところであり，足内果の1寸下方にある。4分刺入し，6呼吸置針する。灸は3壮」（『針灸甲乙経』）

【穴名解説】──「照海の照とは，光明が及ぶところという意味である。海とは，多くの川が集まるところである。本穴は目の疾患を治療するが，その治療範囲が海のように広いことから，照海と名づけられた」（『経穴命名浅解』）

【分　　類】──足少陰腎経の経穴であり，八脈交会穴でもあって陰蹻脈に通じている。

【位　　置】──足内側で，内果尖端下方の陥凹部。

【解　　剖】──皮膚→皮下組織→後脛骨筋腱

浅層部には，伏在神経の下腿内側皮枝，大伏在静脈の属枝が分布している。
深層部には，内側足根動・静脈の分枝や属枝がある。

【効　　能】── 滋陰補腎・利咽安神・通調二便
- 本穴は足少陰腎経に属し，腎は水に属し寒涼の性質があるため，本穴には腎陰を滋養し虚火を降下させ，利咽消腫する作用があり，虚火上炎を原因とする頭面部・五官疾患に用いられる。
- 腎経は腹部を通り臍の傍らを上行していくため，胸腹部の疾患を治療する。
- 腎経は心臓に連絡し，厥陰心包経と交接する。また本穴は陰蹻脈に通じており，陰蹻脈は脳に入るため，精神および意識障害に常用され，不眠治療の要穴である。
- 本穴は補腎填精作用が強く，泌尿器・生殖器疾患は肝腎との関係から起こることが多いため，本穴は泌尿器・生殖器疾患治療の常用穴である。

【主 治 症】── 頭面部・五官疾患：顔面部や目の浮腫・目が充血し腫れて痛む・目のかすみ・耳鳴り・耳聾・咽喉の腫痛・咽喉の乾燥・喉痺・梅核気・突然の失声症，西咽喉炎・扁桃炎

胸腹部疾患：心痛・精神的要因による喘・臍にまで牽引する腹痛・腹鳴・泄瀉

精神および意識障害：てんかんで夜に発作が起きる・すぐ驚いたり恐がったりして落ち着かない・不眠，西神経衰弱・精神分裂病・ヒステリー・てんかん・不眠

泌尿器・生殖器疾患：月経不順・月経困難・無月経・膿血や粘液混じりの帯下・子宮脱・陰部瘙痒症・女性の血暈[20]・胎盤残留・悪露が止まらない・難産。疝気・淋病・遺精・白濁尿・尿閉・頻尿・遺尿，西腎炎・子宮下垂

本経脈通過部位の疾患：脚気で脚が赤く腫れる・手足の筋肉の拘攣・抽搐，西足の果関節およびその周囲の軟部組織の疾患

【配　　穴】── 鳩尾・心兪……馬癇（癇証[4]の一種）（『針灸大成』）
支溝……便秘（『玉龍歌』）
陰交・曲泉・気海・関元……疝気・小腹部痛（『席弘賦』）
少商・合谷……急性扁桃炎
合谷・列欠……咽喉の腫痛
中極・三陰交……月経不順・月経困難症・膿血や粘液混じりの帯下
内関・後渓……しゃっくり
申脈……下肢の疾患でうまく歩けない

【手　　技】── 椅子に座って脚を垂らすか仰臥位で取穴する。
0.5～0.8寸直刺し，刺針部に腫れぼったくしびれるようなだるさを起こさせ，くるぶし全体に拡散させてもよい。

【注意事項】── ①後脛骨動・静脈を突き破るおそれがあるため，針先を後側に向けてはならない。
②瘢痕灸は行わない。

【古典抜粋】── ●『針灸甲乙経』第7巻：「目の痛みが眼角まで牽引する・少腹部だけが痛

む・脊柱後弯症・抽搐・目がよく見えない・嗜臥などの症状は照海が主治する」
- 『針灸甲乙経』第9巻：「すぐに驚く・悲しんでばかりいる・どこか高いところから落ちたかのようである・発汗しない・顔色が灰黒色である・飢餓感があるが食べたくないなどの症状は照海が主治する」「突然の疝痛・少腹部痛などは照海が主治する。患部が左であれば右の照海を取穴し，右であれば左の照海を取穴すれば，すぐに治る」
- 『針灸甲乙経』第10巻：「半身不遂で歩くことができない・強い風邪に侵され黙り込んで痛みを感じない・星をみているかのように上方の一点を見つめる・小便が黄色い・小腹部に熱がある・喉の乾燥などの症状は照海が主治する」
- 『針灸甲乙経』第12巻：「月経が来ないものは，照海が主治する」
- 『針灸大成』第6巻：「喉の乾燥・悲しんでばかりいる・四肢がだるい・慢性の瘧証・突然の疝気・嘔吐・嗜臥・強い風邪に侵され黙り込んで痛みを感じない・星をみているかのように上方の一点を見つめる・小腹部痛・代償性月経・四肢が痛み力が入らない・突然陰茎が勃起するか痒くなる・陰部から澄んだ液が滲み出す・小腹部だけが痛む・淋証・子宮脱・月経不順などを主治する」
- 『標幽賦』：「照海を取穴すれば喉の閉塞感を治療する」

【現代研究】──腎機能を調節する作用がある。健常者に水1,500mLを飲ませてから照海に刺針すると，腎臓の泌尿機能を促進し，空腹時に水を飲んでから3時間以内の平均排尿量が対照グループで1.48Lであったのに対し，刺針したグループでは1.78Lで，19%増加していた。また腎炎患者の照海・列欠・太渓穴などに刺針すると，腎臓の泌尿機能が明らかに増強され，フェノールスルフォンフタレイン排出量が刺針前よりも増加し，尿蛋白が減少し，血圧も降下した。またある報告によれば，照海への刺針で，イヌの尿管の蠕動が増強されたとのことである。

7. 後渓　[こうけい・ごけい]（SI3）

【別　　名】──なし。

【出　　典】──『霊枢』本輸篇：「手太陽小腸経は上行して手太陽経に合流し……脈気は後渓に注ぎ込む」

【穴名解説】──「後渓の後とは，手の小指の中手指節関節の後（上方）であることを指しており，渓とは小さな水溝のことである。手を握ると小指の外側に峰のように肉が盛り上がるところがあり，それを押すと小さな曲がりくねった谷のようになることから，後渓と名づけられた」（『古法新解会元針灸学』）

【分　　類】──手太陽小腸経の輸穴であり，八脈交会穴でもあって督脈に通じている。

【位　　置】──手掌部尺側で，軽く手を握ったときに小指の本節（第5中手指節関節）の上方にできる横紋の先端で，手掌部と手背部の境目。

【解　　剖】──皮膚→皮下組織→小指外転筋→短小指屈筋
　　　　　　　浅層部には，尺骨神経の手背枝と掌枝，皮下表在静脈などが分布している。
　　　　　　　深層部には，固有掌側指動・静脈と，固有掌側指神経がある。
【効　　能】──清心安神・通絡舒筋
　　　　　　　●後渓は手太陽小腸経に属し，太陽は表を主り，小腸と表裏の関係にある心は神志を主る。また後渓は督脈に通じており，督脈はすべての陽経を監督し，また元神の府である脳に入って脳を絡する。したがって後渓穴には清心通督・安神解表作用があり，外感，頭面部・五官疾患の風熱証，精神および意識障害などを治療することができる。
　　　　　　　●本穴は輸穴であり，疏風袪湿・通絡止痛作用があり，経脈が循行する経路上の筋脈の拘攣やこわばりを治療するため，臨床においては頭部および後頸部のこわばりと疼痛，急・慢性腰痛を治療する要穴である。
【主 治 症】──外感疾患：瘧疾による振寒・身熱・煩満
　　　　　　　頭面部・五官疾患：頭のふらつき・目のくらみ・頭部および後頸部がこわばって痛む・寝違え・目が充血して痛む・眼角が爛れる・角膜の混濁・鼻血・耳聾・耳鳴り
　　　　　　　精神および意識障害：心痛煩悶・癲狂*3・癇証*4・鬱証，西精神分裂病・ヒステリー・抑鬱症・脳性小児麻痺
　　　　　　　本経脈通過部位の疾患：破傷風・痙病*27・手指および肘や腕の攣急・五指すべてが痛む，西肩関節周囲炎・リウマチ性関節炎
　　　　　　　その他：小児麻痺・急性腰部捻挫・盗汗
【配　　穴】──環跳……脚の痛み（『百症賦』）
　　　　　　　労宮……黄疸（『百症賦』）
　　　　　　　鳩尾・神門……五癇*4（『勝玉歌』）
　　　　　　　天柱……頸部および後頸部がこわばって痛む・寝違え
　　　　　　　翳風・聴宮……耳鳴り・耳聾
【手　　技】──①自然な状態で手を半分ほど握り取穴する。0.5～0.8寸直刺し，刺針部に腫れぼったいだるさを起こさせるか，手掌部全体に放散させてもよい。
　　　　　　　②合谷か三間に透刺し，2～3寸刺入して，手掌部全体に強烈な腫れぼったいだるさを起こさせる。
【注意事項】──瘢痕灸は行わない。
【古典抜粋】──●『針灸甲乙経』第7巻：「振寒，悪寒発熱，肩・上腕・肘・前腕の疼痛，後頸部がこわばって振り向くことができない，煩満，身熱，悪寒，眼が充血して痛む，眼角が爛れる，角膜に混濁ができる，急痛，鼻水，鼻血，耳聾，腕が重くて痛む，肘の拘攣，乾いて痒いかさぶた，胸から上腕部までの牽引痛，涙が出てすぐに驚く，頸部および後頸部のこわばり，全身の冷え，後頸部がこわばって振り向くことができないなどの症状は後渓が主治する」
　　　　　　　●『針灸甲乙経』第8巻：「悪寒発熱・頸部およびオトガイ下部の腫脹は，後渓が主治する」

- 『針灸甲乙経』第 11 巻：「発狂に誘発されてしばしば癲証*11 が起きるものは，後渓が主治する」
- 『針灸大成』第 6 巻：「瘧疾で悪寒発熱する・眼が充血して角膜に混濁ができる・鼻血・耳聾・胸満・頸部および後頸部がこわばって振り返れない・癲証*11・腕および肘の攣急・乾燥して痒みのあるかさぶたなどを主治する」
- 『肘後歌』：「脇肋部や脚の疼痛には，後渓がよく効く」

【現代研究】──ある人が左側後渓穴に刺針して脳機能の変化を観察したところ，両側の中心後回，帯状回，左側島，補足運動野，両側の側頭葉・後頭葉・前頭葉・小脳半球・後頭頂葉，右側中心前回，左側尾状核頭・左側被殻など，大脳の多くの領域が活性化することがわかった。右側の中心後回の活性化は，脳の領野が刺針に対して反応したためであり，感覚が神経によって交差して伝導されるという原則に一致している。一方，多くの領野で両側が活性化されるという事実は，中枢神経の伝達経路が存在することを証明すると同時に，経穴独自の「感伝」現象の存在をも明示している。

結論：刺針の鎮痛作用は，脳のさまざまな領域の機能が影響しあって発生するものと考えられる。

8．申脈　[しんみゃく]（BL62）

【別　　名】──鬼路（『備急千金要方』）・陽蹻（『素問』王冰注）

【出　　典】──『針灸甲乙経』：「申脈は陽蹻脈が始まるところであり，足の外果から爪の幅ほど下がった陥凹部にある。3 分刺入し，6 呼吸置針する。灸は 3 壮」

【穴名解説】──「申とは，伸であり，呻であり，十二刻の 1 つでもある。脈とは，経脈のことであり，経脈が屈伸できない，気鬱で呻くなどの各種疾患を治療することを指すとともに，体内では所属する膀胱に呼応している。申とは伸であり，展でもある。申脈は陽蹻脈が始まるところであり，また太陽経は全身の表を主るため，屈伸不能や筋脈の拘攣などの各種疾患を治療する。また申は呻である。腎の志は呻であるが，張隠庵は『呻とは伸である』と述べている。腎気は下焦にあるため，太息しようとするとその声が長く伸びるのである。また腎と膀胱は表裏の関係にあるため，気鬱で気が伸びなくなって呻くものは，申脈と復溜を同時に取穴すれば，効果がある。また申とは申の刻である。十二刻と十二臓腑は呼応しているため，申の刻はちょうど膀胱にあたり，申脈穴は膀胱本府の腧穴であると認められる」（『針灸穴名釈義』）

【分　　類】──足太陽膀胱経の経穴であり，八脈交会穴でもあって陽蹻脈に通じている。

【位　　置】──足外側で，外果をまっすぐ下った陥凹部。

【解　　剖】──皮膚→皮下組織→長腓骨筋腱→短腓骨筋腱→外側距踵靱帯
小伏在静脈，腓腹神経の分枝，前外果動・静脈が分布している。

【効　　能】──安神寧志・通絡止痛
- 申脈穴は足太陽膀胱経に属し，膀胱経は脳に絡するため，本穴には安神

　　　　　　　定志作用があり，痰濁内擾による精神および意識障害に常用される。不眠治療の要穴である。
　　　　　●太陽経は表を主るため，本穴には疏風清熱・通絡止痛作用があり，外感風熱を原因とする頭面部・五官疾患に用いられる。
　　　　　●本穴は陽蹻脈に通じているが，陽蹻脈が病めば陽が弛緩して陰が拘急するため，本穴を取穴すれば筋肉が拘急したり弛緩したりすることによって発生する腰背部痛・半身不遂などの症状を治療する。

【主治症】──精神および意識障害：不眠・癲狂*3・癇証*4・鬱証・中風による人事不省，㊄てんかん・精神分裂病・抑鬱症・脳性小児麻痺
　　　　　　頭面部・五官疾患：偏頭痛・頭痛・目が充血し腫れて痛む・めまい・眉稜骨の痛み・鼻血・口眼喎斜，㊄脳脊髄膜炎・メニエール病
　　　　　　本経脈通過部位の疾患：腰背部痛・四肢の関節がだるくて痛む・踵の腫痛・足や下腿部が冷える・長く座っていられない・半身不遂，㊄坐骨神経痛・果関節およびその周囲の軟部組織の炎症

【配　　穴】──後渓・前谷……癲証*11（『針灸資生経』）
　　　　　　金門……頭風*25 による頭痛（『標幽賦』）
　　　　　　陽陵泉・足三里……下肢のしびれ

【手　　技】──椅子に座るか臥位で取穴する。
　　　　　　0.2～0.3寸直刺し，刺針部に腫れぼったいようなだるさを起こさせ，小指に向けて放散させる。

【注意事項】──瘢痕灸は行わない。

【古典抜粋】──●『針灸甲乙経』第8巻：「悪寒発熱・頸部および腋下部の腫脹などは申脈が主治する」
　　　　　●『針灸甲乙経』第9巻：「腰痛で足を挙げられない・ちょっとの間座っていただけで車から降りるときに足を引っかけ転んだときのようになる・下腿内部が熱いなどの症状は申脈が主治する」
　　　　　●『針灸甲乙経』第11巻：「癲*11と狂が交互に発作を起こし，引きつって倒れるものは，申脈が主治する」
　　　　　●『針灸大成』第6巻：「風邪によるめまい・腰や脚の疼痛・下腿部がだるく長く立っていられない・舟に揺られているような感覚がある・労瘵*76・冷え・逆気・腰部および寛骨部の冷痺・脚や膝を屈伸しにくい・女性の血気痛などを主治する」

【現代研究】──ある人が血中酸素濃度依存信号を利用したfMRIによって，申脈穴へ刺針したときの脳機能の変化と活性化した区域の定位について研究したところ，おもに辺縁系（視床・帯状回・海馬傍回）と前頭葉，側頭葉などの区域が活性化し，また行針時と置針時に活性化した区域には明確な規則的変化が生じることがわかった。行針時には，まず刺針部と反対側の区域が活性化し，置針をすると，活性化した区域が反対側からしだいに両側へと拡大していく。つまり申脈穴で不眠などの心因性疾患を治療する際に，活性化した脳の領域が何らかの作用を及ぼすものと考えられる。

第9章 交会穴

第1節 交会穴総論

1 概説

　　交会穴とは，2経あるいは2経以上の経脈が交叉・会合する部位の腧穴のことである。その基本的な特徴は，1穴に数本の経が会合することであり，そのうち主要な経，つまりその腧穴が所属する経脈を本経といい，交会する経脈を他経あるいは隣経（**表18**）という。

　　交会穴がはじめて登場するのは『内経』であり，『霊枢』寒熱病篇は「三結交とは，陽明胃経と太陰脾経〔と任脈〕が交会するところで，臍下三寸にある関元穴のことである」と述べている。また『素問』刺腰痛論篇は「飛陽の脈に刺針するが，その位置は内果の5寸上方の少陰経の前方で，陰維脈と交会している」と述べ，「内果の5寸上方」が足少陰経と陰維脈が交会する場所であることをはっきりと指摘している。その具体的な位置については，楊上善・王冰・張志聡らが注解しているとおり，足少陰経の築賓穴のことである。また『霊枢』経脈篇は「足陽明胃経の脈は……耳の前方を上行し，客主人を通り……」と述べているが，客主人とは足少陽胆経の腧穴であり，「上関」ともいう。『素問』熱論篇は「各陽経は巨陽に隷属し，巨陽の脈は風府に連絡している」と述べているが，巨陽とは足太陽経のことである。『難経』にも記載があり，『難経』二十八難が陽蹻脈の循行について論及したときに，「陽蹻脈は踵の中から始まり，外果を循って上行し，風池に入る」と述べ，風池が陽蹻脈と足少陽胆経が交会する場所であることを説明している。

　　交会穴をはじめて系統的に取りあげたのは『針灸甲乙経』であるが，本書は晋以前の針灸治療を集大成した著書であり，交会穴を最も早くかつ総合的にまとめ，

交会穴が腧穴のなかでも特別な意味をもつ腧穴であることを認知させた。その後,『外台秘要』『素問』王冰注,『銅人腧穴針灸図経』『針灸聚英』『奇経八脈考』『針灸大成』『類経図翼』などの著書が交会穴を増補しており,古代の医家がいかに交会穴を重視していたかがわかる。

表 18　経脈交会穴表

所属経脈	穴名／交会穴名／交会経脈	手太陰肺経	手陽明大腸経	足陽明胃経	足太陰脾経	手少陰心経	手太陽小腸経	足太陽膀胱経	足少陰腎経	手厥陰心包経	手少陽三焦経	足少陽胆経	足厥陰肝経	任脈	督脈	衝脈	帯脈	陰維脈	陽維脈	陰蹻脈	陽蹻脈	出典文献／備考
手太陰肺経	中府	○			✓																	手(足)太陰経の交会穴(『針灸甲乙経』)／手・足太陰経の交会穴(『素問』気府論篇・王冰注)
手陽明大腸経	臂臑		○				✓	✓											✓			手陽明経,手・足太陽経,陽維脈の交会穴(『奇経八脈考』)／手陽明経,絡脈の交会穴(『針灸甲乙経』)
	肩髃		○																		✓	手陽明経,陽蹻脈の交会穴(『針灸甲乙経』)／手陽明・少陽経,陽蹻脈の交会穴(『奇経八脈考』)／手太陽・陽明経,陽蹻脈の交会穴(『類経図翼』)
	巨骨		○																		✓	手陽明経,陽蹻脈の交会穴(『針灸甲乙経』)
	迎香		○	✓																		手・足陽明経の交会穴(『針灸甲乙経』)
足陽明胃経	承泣			○																	✓	陽蹻脈,足陽明経の交会穴(『針灸甲乙経』)
	巨髎			○																	✓	陽蹻脈,足陽明経の交会穴(『針灸甲乙経』)／手・足陽明経,任脈,陽蹻脈の交会穴(『針灸大成』)
	地倉		✓	○																	✓	陽蹻脈,手・足陽明経の交会穴(『針灸甲乙経』)／手・足陽明経,任脈,陽蹻脈の交会穴(『奇経八脈考』)
	下関			○								✓										足陽明・少陽経の交会穴(『針灸甲乙経』)
	頭維			○								✓							✓			足少陽経,陽維脈の交会穴(『針灸甲乙経』)／足少陽・陽明経の交会穴(『素問』気府論篇・王冰注)

所属経脈	穴名 交会穴名 交会経脈	手太陰肺経	手陽明大腸経	足陽明胃経	足太陰脾経	手少陰心経	手太陽小腸経	足太陽膀胱経	足少陰腎経	手厥陰心包経	手少陽三焦経	足少陽胆経	足厥陰肝経	任脈	督脈	衝脈	帯脈	陰維脈	陽維脈	陰蹻脈	陽蹻脈	出典文献 備考
足陽明胃経	人迎			○								✓										足陽明・少陽経の交会穴（『針灸聚英』）
	気衝			○												✓						衝脈は気街から始まる（『素問』骨空論篇）
足太陰脾経	三陰交				○				✓				✓									足太陰・厥陰・少陰経の交会穴（『針灸甲乙経』）
	衝門				○								✓									足太陰・厥陰経の交会穴（『針灸甲乙経』）足太陰経，陰維脈の交会穴（『外台秘要』）
	府舎				○								✓					✓				足太陰・厥陰経，陰維脈の交会穴（『針灸甲乙経』）足太陰・厥陰・少陰・陽明経，陰維脈の交会穴（『奇経八脈考』）
	大横				○													✓				足太陰経，陰維脈の交会穴（『針灸甲乙経』）
	腹哀				○													✓				
手太陽小腸経	臑兪						○	✓													✓	手・足太陽経，陽維脈，陽蹻脈の交会穴（『針灸甲乙経』）手太陽経，陽維脈，陽蹻脈の交会穴（『外台秘要』）
	秉風		✓				○				✓	✓										手陽明・太陽経，手・足少陽経の交会穴（『針灸甲乙経』）
	顴髎						○				✓											手少陽・太陽経の交会穴（『針灸甲乙経』）
	聴宮						○				✓	✓										手・足少陽経，手太陽経の交会穴（『針灸甲乙経』）
	天容						○				✓											手少陽三焦経の脈気の始まるところ（『針灸甲乙経』）4番目の経脈は足少陽胆経であり，天容と名づける（『霊枢』本輸篇）
足太陽膀胱経	睛明		✓			✓	○															手・足太陽経，足陽明経の交会穴（『針灸甲乙経』）手・足太陽経，手・足少陽経，足陽明経5脈の交会穴（『銅人腧穴針灸図経』）手・足太陽経，足陽明経，陰蹻脈，陽蹻脈5脈の交会穴（『素問』気府論篇・王冰注）足太陽経，督脈の交会穴（『奇経八脈考』）

所属経脈	交会穴名	交会する経脈																	出典文献 / 備考
	交会経脈	手太陰肺経	手陽明大腸経	足陽明胃経	足太陰脾経	手少陰心経	手太陽小腸経	足太陽膀胱経	足少陰腎経	手厥陰心包経	手少陽三焦経	足少陽胆経	足厥陰肝経	任脈	督脈	衝脈	帯脈	陰維脈	陽維脈	陰蹻脈	陽蹻脈	
足太陽膀胱経	大杼						✓	○														足太陽経,手太陽経の交会穴(『針灸甲乙経』) 手・足太陽経,手・足少陽経,督脈の交会穴(『奇経八脈考』) 督脈の別絡,手・足太陽経3脈の交会穴(『素問』気府論篇・王冰注)
	風門							○							✓							督脈,足太陽経の交会穴(『針灸甲乙経』)
	附分						✓	○														足太陽経の交会穴(『針灸甲乙経』) 手・足太陽経の交会穴(『外台秘要』)
	上髎							○				✓										足太陽・少陽経の交会穴(『針灸甲乙経』)
	中髎							○				✓	✓									足太陽膀胱経,足厥陰肝経,足少陽胆経の3経脈が集結している(『素問』刺腰痛篇・王冰注) 足厥陰肝経と足少陽胆経とが交会するところ(『針灸聚英』)
	下髎							○				✓	✓									足太陽膀胱経,足厥陰肝経,足少陽胆経の3経脈が集結している(『素問』刺腰痛篇・王冰注)
	跗陽							○													✓	陽蹻脈の郄穴(『針灸甲乙経』)
	申脈							○													✓	陽蹻脈が始まるところ(『針灸甲乙経』)
	僕参							○													✓	足太陽膀胱経と陽蹻脈が交会するところ(『外台秘要』)
	金門							○											✓			太陽経とは別に陽維脈にも属している(『針灸甲乙経』)
足少陰腎経	横骨								○							✓						衝脈と足少陰経の交会穴(『針灸甲乙経』)
	大赫								○							✓						
	気穴								○							✓						
	四満								○							✓						
	中注								○							✓						
	肓兪								○							✓						
	商曲								○							✓						
	石関								○							✓						

所属経脈	穴名 交会穴名 交会経脈	交会する経脈 手太陰肺経	手陽明大腸経	足陽明胃経	足太陰脾経	手少陰心経	手太陽小腸経	足太陽膀胱経	足少陰腎経	手厥陰心包経	手少陽三焦経	足少陽胆経	足厥陰肝経	任脈	督脈	衝脈	帯脈	陰維脈	陽維脈	陰蹻脈	陽蹻脈	出典文献 備考
足少陰腎経	陰都								○							✓						衝脈と足少陰経の交会穴（『針灸甲乙経』）
	腹通谷								○							✓						
	幽門								○							✓						
	照海								○												✓	陰蹻脈の交会穴（『針灸甲乙経』）
	交信								○												✓	
	築賓								○										✓			
手厥陰心包経	天池								✓	○												手厥陰経，足少陰経の交会穴（『針灸甲乙経』） 手・足厥陰経，少陽経の交会穴（『針灸聚英』）
手少陽三焦経	臑会		✓								○												手陽明・少陽の絡脈の気が交会する（『素問』気府論篇・王冰注） 手陽明経の絡穴（『針灸甲乙経』） 手少陽経と陽維脈の交会穴（『針灸聚英』）
	糸竹空										○	✓											足少陽胆経の脈気が始まるところ（『針灸甲乙経』） 手少陽三焦経と足少陽胆経の脈気が始まるところ（『針灸聚英』）
	天髎										○								✓				足少陽経と陽維脈の交会穴（『外台秘要』） 手・足少陽経と陽維脈三脈の交会穴（『素問』気府論篇・王冰注）
	翳風										○	✓											手・足少陽経の交会穴（『針灸甲乙経』）
	角孫						✓				○	✓											手・足少陽経と手太陽経の交会穴（『針灸甲乙経』） 手・足少陽経の交会穴（『銅人腧穴針灸図経』）
	和髎						✓				○	✓											手・足少陽経と手太陽経の交会穴（『針灸甲乙経』） 手・足少陽経の交会穴（『外台秘要』）
足少陽胆経	瞳子髎						✓				✓	○											手太陽経と手・足少陽経の交会穴（『針灸甲乙経』） 手・足少陽経の交会穴（『外台秘要』）

所属経脈	穴名（交会穴名）	交会する経脈（交会経脈）																	出典文献（備考）
		手太陰肺経	手陽明大腸経	足陽明胃経	足太陰脾経	手少陰心経	手太陽小腸経	足太陽膀胱経	足少陰腎経	手厥陰心包経	手少陽三焦経	足少陽胆経	足厥陰肝経	任脈	督脈	衝脈	帯脈	陰維脈	陽維脈	陰蹻脈	陽蹻脈	
足少陽胆経	上関			✓							✓	○										手少陽経と足陽明経の交会穴（『針灸甲乙経』） 手・足少陽経と足陽明経三脈の交会穴（『素問』気府論篇・王冰注） 足陽明経の交会穴（『銅人腧穴針灸図経』）
	頷厭			✓							✓	○										手少陽経と足陽明経の交会穴（『針灸甲乙経』） 足少陽経と陽明経の交会穴（『外台秘要』） 手・足少陽経と陽明経の交会穴（『銅人腧穴針灸図経』）
	聴会										✓	○										手少陽三焦経の脈気が始まるところ（『外台秘要』）
	懸顱			✓							✓	○										手・足少陽経と陽明経三脈の交会穴（『針灸聚英』） 足陽明胃経の脈気が始まるところ（『素問』気府論篇・王冰注） 足少陽・陽明経の交会穴（『類経図翼』）
	懸釐			✓							✓	○										手・足少陽経と陽明経の交会穴（『針灸甲乙経』）
	曲鬢							✓				○										足太陽・少陽経の交会穴（『針灸甲乙経』）
	天衝							✓				○										足太陽・少陽経二脈の交会穴（『素問』気府論篇・王冰注）
	率谷							✓				○										足太陽・少陽経の交会穴（『針灸甲乙経』）
	浮白							✓				○										
	頭竅陰							✓				○										足太陽・少陽経の交会穴（『針灸甲乙経』） 手・足太陽経と少陽経の交会穴（『外台秘要』）
	完骨							✓				○										足太陽・少陽経の交会穴（『針灸甲乙経』）
	本神											○							✓			足少陽経と陽維脈の交会穴（『針灸甲乙経』）
	陽白											○							✓			足少陽経と陽維脈の交会穴（『針灸甲乙経』） 手・足少陽経, 手・足陽明経, 陽維脈五脈の交会穴（『奇経八脈考』）

所属経脈	穴名 交会穴名 交会経脈	手太陰肺経	手陽明大腸経	足陽明胃経	足太陰脾経	手少陰心経	手太陽小腸経	足太陽膀胱経	足少陰腎経	手厥陰心包経	手少陽三焦経	足少陽胆経	足厥陰肝経	任脈	督脈	衝脈	帯脈	陰維脈	陽維脈	陰蹻脈	陽蹻脈	出典文献 / 備考
足少陽胆経	頭臨泣							✓				○							✓			足太陽・少陽経，陽維脈の交会穴（『針灸甲乙経』） 足少陽・太陽経の交会穴（『外台秘要』）
	目窓											○							✓			足少陽経と陽維脈の交会穴（『針灸甲乙経』）
	正営											○							✓			
	承霊											○							✓			
	脳空											○							✓			
	風池											○							✓			足少陽経と陽維脈の交会穴（『針灸甲乙経』） 手・足少陽経，陽維脈の交会穴（『奇経八脈考』）
	肩井										✓	○							✓			手少陽経と陽維脈の交会穴（『針灸甲乙経』） 手・足少陽経，陽維脈の交会穴（『素問』気府論篇・王冰注） 手・足少陽経，足陽明経，陽維脈の交会穴（『奇経八脈考』）
	輒筋							✓				○										足太陽・少陽経の交会穴（『針灸聚英』）
	日月								✓			○										足少陰・少陽経の交会穴（『針灸甲乙経』） 足太陽・少陽経，陽維脈の交会穴（『銅人腧穴針灸図経』）
	環跳							✓				○										足少陽・太陽経二脈の交会穴（『素問』気府論篇・王冰注）
	帯脈											○					✓					足少陽経と帯脈二経の交会穴（『素問』気府論篇・王冰注）
	五枢											○					✓					
	維道											○					✓					足少陽経と帯脈の交会穴（『針灸甲乙経』）
	居髎											○									✓	陽蹻脈と足少陽経の交会穴（『針灸甲乙経』） 陽維脈と足少陽経の交会穴（『奇経八脈考』）
	陽交											○							✓			陽維脈と足少陽経の交会穴（『奇経八脈考』） 陽維脈の郄穴（『針灸甲乙経』）

所属経脈	穴名/交会穴名 交会経脈	手太陰肺経	手陽明大腸経	足陽明胃経	足太陰脾経	手少陰心経	手太陽小腸経	足太陽膀胱経	足少陰腎経	手厥陰心包経	手少陽三焦経	足少陽胆経	足厥陰肝経	任脈	督脈	衝脈	帯脈	陰維脈	陽維脈	陰蹻脈	陽蹻脈	備考
足厥陰肝経	章門											✓	○									足厥陰・少陽経の交会穴（『針灸甲乙経』） 足厥陰経と帯脈の交会穴（『奇経八脈考』）
	期門				✓								○						✓			足太陰・厥陰経, 陽維脈の交会穴（『針灸甲乙経』） 足厥陰経と陰維脈の交会穴（『奇経八脈考』）
任脈	承漿		✓											○								足陽明経と任脈の交会穴（『針灸甲乙経』） 手・足陽明経, 督脈, 任脈の交会穴（『奇経八脈考』）
	廉泉													○				✓				陰維脈と任脈の交会穴（『針灸甲乙経』）
	天突													○				✓				
	膻中				✓	✓	✓		✓	✓				○								足太陰・少陰経, 手太陽・少陽経, 任脈の交会穴（『針灸大成』）
	上脘			✓			✓							○								任脈, 足陽明経, 手太陽経の交会穴（『針灸甲乙経』）
	中脘			✓			✓				✓			○								手太陽小腸経, 手少陽三焦経, 足陽明胃経が発生するところであり, 任脈と交会する（『針灸甲乙経』）
	下脘				✓									○								足太陰経と任脈の交会穴（『針灸甲乙経』）
	陰交													○		✓						任脈と衝脈の交会穴（『針灸甲乙経』） 任脈, 衝脈, 足少陰経の交会穴（『外台秘要』）
	関元				✓				✓				✓	○								足三陰経, 任脈の交会穴（『針灸甲乙経』） 足三陰経・陽明経, 任脈の交会穴（『類経図翼』） 衝脈は関元から始まる（『素問』挙痛論篇） 三結交とは, 足陽明経, 足太陰経と任脈が交会するところであり, 臍の3寸下方の関元穴である（『霊枢』寒熱論篇）
	中極				✓			✓					✓	○								足三陰経, 任脈の交会穴（『針灸甲乙経』）
	曲骨												✓	○								任脈と足厥陰経の交会穴（『針灸甲乙経』）

所属経脈	穴名 交会穴名 交会経脈	交会する経脈 手太陰肺経	手陽明大腸経	足陽明胃経	足太陰脾経	手少陰心経	手太陽小腸経	足太陽膀胱経	足少陰腎経	手厥陰心包経	手少陽三焦経	足少陽胆経	足厥陰肝経	任脈	督脈	衝脈	帯脈	陰維脈	陽維脈	陰蹻脈	陽蹻脈	出典文献 備考
任脈	会陰												○	✓	✓							任脈の別絡であり,督脈を挟み,衝脈と交会する(『針灸甲乙経』)
督脈	神庭			✓				✓							○							督脈,足太陽・陽明経の交会穴(『針灸甲乙経』) 足太陽経と督脈の交会穴(『奇経八脈考』)
	水溝		✓	✓											○							督脈,手・足陽明経の交会穴(『針灸甲乙経』)
	齦交												✓	✓	○							督脈,任脈二経の交会穴(『素問』気府論篇・王冰注) 任脈,督脈,足陽明経の交会穴(『奇経八脈考』) 督脈と足太陽経の交会穴(『針灸甲乙経』) 手足三陰経,督脈の交会穴(『針灸聚英』)
	百会							✓			✓	✓	✓		○							督脈と足太陽膀胱経が交会し,手足の少陽経と足厥陰肝経もここで交会する(『類経図翼』)
	脳戸							✓							○							督脈と足太陽経の交会穴(『針灸甲乙経』)
	風府														○				✓			督脈と陽維脈の交会穴(『針灸甲乙経』) 督脈,足太陽経,陽維脈の交会穴(『奇経八脈考』)
	瘂門														○				✓			督脈と陽維脈の交会穴(『針灸甲乙経』)
	大椎		✓	✓			✓	✓			✓	✓			○							三陽経,督脈の交会穴(『針灸甲乙経』) 手・足三陽経,督脈の交会穴(『銅人腧穴針灸図経』)
	陶道							✓							○							督脈と足太陽経の交会穴(『針灸甲乙経』)
	命門														○		✓					第2腰椎のところから出て帯脈に属する(『霊枢』経別篇) 足少陰腎経と足少陽胆経とが集結・交会するところ(『銅人腧穴針灸図経』)
	長強								✓						○							督脈の別絡であり,少陰腎経と交会するところ(『針灸甲乙経』) 督脈,足太陽・少陰経の交会穴(『奇経八脈考』)

2 数量と分布上の特徴

　交会穴の数がいくつであるかという問題はいささか複雑であり，交会穴を取りあげた書物は多いが，それぞれに記載している交会穴の穴名と数が食い違っている。いったい交会穴の総数はいくつなのか，今に至るまで統一された見解はない。上述の文献を計算したところ，記載された交会穴数は108個であった。

　交会穴の分布の仕方は特徴的であり，上述の108個のうち頭面部と体幹部に位置しているものが92穴で，圧倒的多数を占めている。このような分布上の特徴は，十二経脈の標本・根結[*1]・気街理論[*83]との関係から生まれたものである。つまり頭・胸・腹・背部は経気が集中および流注する部位であり，また標本でいえば標，根結でいえば結であり，気街が存在する部位でもある。経脈の分布という点からみても，四肢は比較的単純なのに対し，頭面部および体幹部は複雑で，迂回・曲折・交叉および結合する頻度が四肢よりも高い。2経以上の経脈が1つの腧穴で交叉・結合することによって交会穴は形成されるのであり，経脈の「標」「結」「気街」などがあり経脈が複雑に分布している部位こそが，交会穴の集中する場所である。

3 交会穴の存在意義

　交会穴の最大の意義は，経脈どうしを直接連絡させているということであり，さらにいえば経脈どうしのつながりを系統的にし，分布を高度化しているということである。経脈間の連絡を分析すれば，以下の数種類の方式に分類することができる。

①肺→大腸→胃→脾→心→小腸→膀胱→腎→心包→三焦→胆→肝→肺という無限に循環する流注によって，表と裏，同名の陽経どうし，手足の陰経どうしが直接連絡する。
②絡脈・経別を通して，表裏関係にある経脈どうしのつながりを強化する。
③奇経八脈によって十二経脈間のつながりを強化する。
④交会穴によって，経脈間に更に広範で直接的なつながりを形成する。

　経脈間の気血の循環・流注を「縦方向」のつながりだとすれば，会穴・絡脈・経別・奇経八脈による経脈間のつながりは「横」方向の関係であると考えることができ，このような連絡はより広範で密接なものである。そしてこのような横方向のつながりには一定の法則があり，陰経は陰経どうしで連絡することが多く，陽経は陽経どうしで連絡することが多い。そして陽経は督脈とも連絡しているため，督脈は各陽経を監督する「陽脈の海」であり，陰経も任脈と連絡するため，任脈は各陰経を監督する「陰脈の海」である。

4 臨床応用

　交会穴を治療に用いるときには，以下の3点に注意しなければならない。

1）主治範囲が広い

　交会穴は2経または数経が交流しあう連絡点であり，数本の経脈の気が一挙に注ぎ込む部位でもあるため，主治範囲が広いのが特徴であり，本経の疾病を治療するだけでなく，交会する経脈の疾病も治療する。つまり1穴で数経の病証を治療できるだけでなく，交会する経脈が多ければ多いほど主治範囲が広くなるという特徴がある。

　三陰交・大椎・風池の治療範囲を例にとってみよう。三陰交は足太陰脾経に属しているが，肝・腎経もここで交会するため，足の三陰経の病証を治療することができる。数多くの臨床および実験報告によれば，三陰交は消化器系・泌尿器系・生殖器系・心血管系・神経系などのさまざまな病証に広範囲に用いることができる。また大椎は督脈の経穴であるが，手足の三陽経と交会しているため，督脈の疾患だけでなく，各陽経に関わる体全体の疾患も治療することができる。風池は内風を止め，肝風上擾を原因とする頭痛・めまい・目が見えない・耳聾・耳鳴り・中風などの病証を治療するだけでなく，祛風解表するため，外感治療も得意としている。それは本穴と交会している陽維脈が全身の表を主るからである。

2）複数の経脈および臓腑が同時に発病した場合の病証に適する

　交会穴は数経に連絡し治療範囲が広いため，臨床においては多数の経脈および臓腑が同時に発病した場合の病証に用いられ，しかも少ない穴数で高い効果をあげている。

3）その他の特定穴と組み合わせて用いられることが多い

　たとえば肝腎陰虚の証では，肝兪・腎兪・太衝・太渓だけでなく，三陰交を用いて補益肝腎作用を強化する。気血不足の証では，やはり三陰交と脾兪，足三里を一緒に用い，補血補気する。

　また交会穴は諸経気が交会する場所であり，経気が集まっているため，刺針による得気や調気を得やすく，通常の腧穴よりも針感が強く現れ，効果も大きい。したがって交会穴をさまざまな分野で応用し深く研究することは，腧穴全体の研究にとって非常に有用である。

第2節 交会穴各論

1．肩髃 ［けんぐう］（LI15）

【別　　名】──髃骨（『素問』）・中肩井（『備急千金要方』）・扁骨（『外台秘要』）・偏骨（『針灸聚英』）・尚骨（『循経考穴編』）・中肩（『古方新解針灸学』）・肩尖（『中華針灸学』）

【出　　典】──『針灸甲乙経』：「肩髃は肩先端の２つの骨の間にあり，手陽明大腸経と蹻脈が交会する。６分刺入し，６呼吸置針する。灸は３壮」
『素問』気府論篇・王冰注：「肩の骨が会うところが左右１カ所ずつある（肩髃２穴のことである）」

【穴名解説】──「髃とは，骨の間の間隙のことである。また隅という意味でもあり，肩の先端のことである。本穴は肩の先端にあって，腕を挙げたときに２つの骨の間にできる間隙にあることから，肩髃と名づけられた」（『針灸穴名解』）

【分　　類】──手陽明大腸経と陽蹻脈との交会穴（『針灸甲乙経』）。手陽明大腸経と手少陽三焦経，陽蹻脈との交会穴（『奇経八脈考』）。手太陽小腸経と手陽明大腸経，陽蹻脈との交会穴（『類経図翼』）。

【位　　置】──肩部の三角筋上にあり，腕を外転したり前方に伸ばしたりしたときに，肩峰の前下方にできる陥凹部。

【解　　剖】──皮膚→皮下組織→三角筋→三角筋下包→棘上筋腱
浅層部には，外側鎖骨上神経・外側上腕皮神経が分布している。深層部には，後上腕回旋動・静脈，腋窩神経の分枝がある。

【効　　能】──通利関節・疏散風熱
- 本穴は手陽明大腸経に属し，肩部に位置するため，祛風湿・利関節の力が強く，臨床においては肩・腕の疾患に常用される。また半身不遂による上肢の麻痺や疼痛を治療する常用穴でもあり，肩痛治療のための第一選択となる腧穴である。
- 陽明経は多気多血の経であり，本穴は疏散風熱するだけでなく，和営止痒・軟堅散結作用もあるため，蕁麻疹などの皮膚科・外科疾患治療にも常用される。

【主 治 症】──上肢疾患：肩や腕の疼痛，手や腕の攣急，肩の中が熱い，半身不遂，西肩関節周囲炎・上肢の麻痺・腕の神経痛
皮膚科・外科疾患：瘰癧[*22]・各種瘻証[*21]・風熱による蕁麻疹

【配　　穴】──曲池・列欠・尺沢・支溝・中渚……腕が細くなって力が入らない（『針灸集成』）
風門・中渚・大杼……肩背部が赤く腫れて痛む（『針灸大成』）
陽渓……蕁麻疹の風熱が極限まで達する（『百症賦』）

　　　　　　肩髃・肩貞・臑兪……肩関節周囲炎
　　　　　　曲池・外関・合谷……上肢の麻痺
　　　　　　曲池・手三里・合谷……肩・腕のしびれ
【手　　技】──腕を垂らして取穴する。または水平になるまで肩を挙げ，肩先端前方の陥凹部に取穴する。
　　　　　　①極泉穴への透刺：腕を挙げ，極泉穴へ向け2.0～3.0寸直刺する。
　　　　　　②三角筋下滑液包に刺針する：腕を下げ，本穴の上方内側の皮膚に対して50度の角度で，斜刺で1.5～2.0寸刺入し，三角筋下滑液包に刺入する。
　　　　　　③肩峰下滑液包および棘上筋に刺針する：腕を下げ，本穴下方外側の皮膚に対して50度の角度で，肩峰および上腕骨大結節の間を水平方向に斜刺で1.5寸刺入し，肩峰下滑液包に刺入する。さらに2.0寸まで刺入すれば，棘上筋に刺入することができる。
　　　　　　④合谷刺法：三角筋に向け斜刺で2.0～3.0寸刺入し，いったん浅層部に針を引き上げてから，再度斜刺でそれぞれ三角筋の前・外・後部の筋線維に刺入すると同時に，「恢刺法」を行う。刺針により肩髃穴の部位に生じる腫れぽったいだるさを，肩関節周囲に拡散させたり，感電したようなしびれる感覚を下方に向けて放散させたりしてもよい。
【注意事項】──肩関節の運動の妨げにならないよう，瘢痕灸は行わない。
【古典抜粋】──●『針灸甲乙経』第10巻：「肩の中が熱い，指・腕が痛いなどの症状は肩髃が主治する」
　　　　　　●『備急千金要方』第8巻：「狄欽は半身不遂を患って弓を引くことができなかったが，肩髃1穴に刺針すると，弓が引けるようになった。甄権が治療したものである」
　　　　　　●『針灸大成』第6巻：「中風で手足が思うように動かない・半身不遂・風邪による麻痺・風邪による痿証・風病・半身不遂・熱風によって肩の中が熱い・顔を後に向けることができない・肩や腕の疼痛・腕に力が入らない・腕が頭まで挙がらない・攣急・風熱による蕁麻疹・顔色に生気がない・虚労で水様便を下す・傷寒で熱が下がらない・四肢が熱い・各種瘰気[*21]などを主治する」
　　　　　　●『外科大成』：「乳腺炎・乳毒[*82]・乳がんを治療する」
　　　　　　●『旧唐書』：「隋代，魯州刺史の庫狄欽が風病に苦しみ，弓が引けないのだが，どの医者も治すことができなかった。甄権が，壁に向かって弓を射るようなことをせず，一針で適中させると言った。そして肩髃1穴に刺針すると，すぐに弓を射ることができるようになった」
【現代研究】──刺針による肩髃穴の筋電図変化を観察したところ，刺針後5分で患者の筋電図の振幅が大きくなり（$P < 0.05$），30分間持続した。

2．迎香　[げいこう]（LI20）

【別　　名】──衝陽（『針灸甲乙経』）

【出　　典】──『針灸甲乙経』：「迎香は一名を衝陽ともいい，禾髎穴上方の鼻の下で，鼻孔の傍らにあり，手陽明経と足陽明経との交会穴である。3分刺入する」
　　　　　　　『素問』気府論篇・王冰注：「鼻孔の外方と，後頸部上に各2穴（迎香と扶突の2穴のこと）ある」

【穴名解説】──「迎とは受け取るという意味であり，香とは匂いのことである。本穴は大腸経に属するが，大腸と表裏の関係にある肺は鼻に開竅するとともに，本穴は鼻の傍らにあるため，鼻づまりや匂いがわからないなどの症状を主治する。『玉龍歌』に『匂いがわからなくなる原因は何だろうか？　迎香2穴に攻法を施すといいだろう』と述べている。ここに刺針すれば鼻竅を宣通して，嗅覚を回復させるため，迎香と名づけられた」（『経穴命名浅解』）

【分　　類】──手陽明大腸経と，足陽明胃経との交会穴（『針灸甲乙経』）

【位　　置】──鼻翼外縁の中点で，鼻唇溝中にある。

【解　　剖】──皮膚→皮下組織→上唇挙筋
　　　　　　　浅層部には，上顎神経の眼窩下神経分枝が分布している。深層部には，顔面神経頬枝，顔面動・静脈の分枝や属枝が分布している。

【効　　能】──通利鼻竅・疏散風邪
　　　　　　　●本穴は手陽明大腸経の最後の腧穴で，鼻の傍らに位置し，鼻気を通じさせ鼻竅を通利させる力が強いため，あらゆる鼻疾患に用いられる。
　　　　　　　●手・足陽明経の経筋病変を原因とする顔面部の疾患にも用いられる。
　　　　　　　●迎香穴は胆道回虫症を治療する経験穴でもある。

【主 治 症】──鼻部疾患：鼻づまり・匂いがわからない・鼻血・副鼻腔炎，西鼻ポリープ・嗅覚減退
　　　　　　　顔面部疾患：顔の痒み・顔面部の浮腫，西顔面神経麻痺・顔面痙攣
　　　　　　　その他：胆道回虫症

【配　　穴】──上星・五処・禾髎・水溝・風府・百労・太淵……鼻がつまって匂いがわからない（『針灸大成』）
　　　　　　　合谷……顔が腫れて痒い（『針灸大成』）
　　　　　　　印堂・合谷……急・慢性鼻炎
　　　　　　　四白・地倉・陽白……顔面神経麻痺・顔面痙攣
　　　　　　　陽陵泉・丘墟……胆道回虫症

【手　　技】──椅子に座るか仰臥位で取穴する。
　　　　　　　①内上方に向けて横刺で0.5〜1.0寸刺入し，鼻通穴に透刺して鼻疾患を治療する。
　　　　　　　②外上方に向けて横刺で1.0〜1.5寸刺入し，四白穴に透刺して，胆道回虫症を治療する。刺針部に腫れぼったいような痛みを起こさせ，鼻部に拡散させてもよい。涙が出る場合もある。

【注意事項】──本穴は，顔面部のなかでも，灸をすえると危険とされる三角形の部分に含まれるため，灸を禁ず。

【古典抜粋】──●『針灸甲乙経』第12巻：「鼻水で鼻がつまり息ができない・口眼喎斜・鼻水が多い・鼻水や鼻血が出て瘡があるなどの症状は迎香が主治する」

304　｜　第9章　交会穴

- 『針灸大成』第6巻：「鼻がつまって匂いがわからない・半身不遂・口眼喎斜・顔が腫れて痒い・風が吹いて葉が落ちたり虫が這ったりしているかのように顔が痒い・唇の腫痛・喘息で息ができない・鼻がゆがむ・鼻水が多い・鼻水・鼻血・骨にできる瘡・鼻ポリープなどを主治する」
- 『玉龍歌』：「顔の上を虫が這うような感覚があれば，迎香を取穴する」

【現代研究】── ある人が迎香に瀉法を行って，顔面部に蟻走感のある患者10例を治療した。両側の迎香穴に瀉法で0.1 ～ 0.2寸直刺し，刺針部に重だるい感覚を起こさせ，置針はせず，抜針後は針孔を押えない。

3. 承泣　[しょうきゅう]（ST1）

【別　　名】── 鼷穴・面髎（『針灸甲乙経』），谿穴（『外台秘要』）

【出　　典】── 『針灸甲乙経』：「承泣は一名を鼷穴，あるいは面髎ともいい，目の7分下方の，瞳孔の真下にあり，陽蹻脈，任脈，足陽明胃経の交会穴である。3分刺入し，灸はすえてはならない」

【穴名解説】── 「承とは受けるという意味であり，泣とは泣くことである。人が泣くと涙がここに流れ，ここで涙を受ける。本穴に刺針すれば，涙を受ける場所ができることから，承泣と名づけられた」（『経穴命名浅解』）

【分　　類】── 陽蹻脈，任脈，足陽明胃経の交会穴（『針灸甲乙経』）

【位　　置】── 顔面部の瞳孔の真下で，眼球と眼窩下縁との間。

【解　　剖】── 皮膚→皮下組織→眼輪筋→眼窩脂肪体→下斜筋
浅層部には，眼窩下神経の分枝，顔面神経の頬骨枝が分布している。深層部には，動眼神経の分枝，眼動・静脈の分枝や属枝などがある。

【効　　能】── 疏風清熱・祛邪明目
- 本穴は足陽明胃経に属し，顔面部の眼の下方に位置し，さまざまな眼瞼疾患を治療する要穴である。
- 通経活絡・熄風止痙作用があるため，顔面部の筋肉の痙攣・弛緩などの病証に常用される。

【主 治 症】── 顔面・眼瞼疾患：眼瞼がピクピクと痙攣する・目が充血し腫れて痛む・風にあたると涙が出る・夜盲症・口眼喎斜，急・慢性結膜炎，近視，遠視，乱視，斜視，角膜炎，涙嚢炎，白内障，視神経萎縮，網膜色素変性，顔面神経麻痺，顔面痙攣

【配　　穴】── 風池・睛明・耳尖からの瀉血……目が充血し腫れて痛む
　　　　　　　足三里・合谷・攢竹・風池……眼瞼外反や口眼喎斜
　　　　　　　睛明・太衝・合谷・太陽……胃火が原因で目が充血し腫れて痛む
　　　　　　　睛明・太衝・肝兪・腎兪……肝腎虧虚による夜盲症

【手　　技】── 椅子に座るか仰臥位で，目を閉じて取穴する。
　　　　　　　① 0.5 ～ 0.8寸直刺する。左手母指で眼球を上に押し上げ，右手に針を持って，眼窩下縁に沿ってゆっくりと刺入する。針感を眼球全体に響かせて，眼窩内の疾患の治療に用いる。ある人が遺体を解剖し，承泣穴に直

刺し 12mm の深さまで達したときに，針先をやや斜め上方に変えなければならないこと，そして深さが 25mm を超えなければ安全であることを確認した。

②横刺で 0.5 〜 0.8 寸刺入する。下眼瞼の疾患を治療するには，眼窩部から外側または内側方向に横刺するか，眼窩骨の外縁から下に向けて斜刺あるいは横刺をする。刺針部に腫れぽったいだるさを起こさせるが，涙が出ることもある。

【注意事項】──①本穴の周辺には血管が多く出血しやすいため，眼球を傷つけたり血管を破って血腫ができたりしないように，ゆっくりと刺入し，雀啄や捻転は行わず，抜針後はしばらく刺針部を圧迫し，出血を防ぐ。

②頭蓋腔に入るのを防止するために，深く刺入しない。

③灸を禁ず。

【古典抜粋】──●『針灸甲乙経』第 12 巻：「目がはっきり見えない・涙が出る・目のくらみ・頭のふらつき・瞳が痒い・遠視でよく見えない・夜盲症・目がピクピク痙攣して後頸部や口まで牽引する・口眼喎斜で話すことができないなどの症状には承泣に刺針する」

●『針灸大成』第 6 巻：「目が冷える・涙が出る・上方を見つめる・瞳が痒い・遠視でよく見えない・夜盲症・目がピクピク痙攣して後頸部や口まで牽引する・口眼喎斜・言葉を話すことができない・顔面各部が木々の葉のように痙攣する・目が充血して痛む・耳鳴り・耳聾などを主治する」

【現代研究】──報告によれば，承泣穴への刺針は，心拍数を減少させるという。

4．地倉　[ちそう]（ST4）

【別　　名】──会維（『針灸甲乙経』）・胃維（『外台秘要』）

【出　　典】──『針灸甲乙経』：「地倉は一名を会維ともいい，口の両傍から 4 分のところにあり，すぐ近くに動脈がわずかに触れる。蹻脈，手・足陽明経の交会穴であり，3 分刺入する」

【穴名解説】──「地倉の地とは天地人の地である。顔面を 3 つの庭に分けると，鼻から上が上庭であり，鼻が中庭で，鼻から下が下庭であり，合わせて天地人の 3 区画となる。倉とは倉廩であり，五穀の精気が上昇して顔面をつややかにし，また顔面部にぶつかって旋回し，ここに達してからさらに上昇することから，地倉と名づけられた」（『古法新解会元針灸学』）

【分　　類】──陽蹻脈と，手陽明大腸経，足陽明胃経の交会穴（『針灸甲乙経』）。手陽明大腸経と足陽明胃経，任脈，陽蹻脈の交会穴（『奇経八脈考』）。

【位　　置】──顔面部の口角の外側で，瞳孔の真下。

【解　　剖】──皮膚→皮下組織→口輪筋→口角下制筋

三叉神経の頬枝と眼窩枝，顔面動・静脈の分枝や属枝が分布している。

【効　　能】──散風清熱・祛風通絡

●本穴は足陽明胃経に属し，顔面部の口角付近に位置し，清熱祛風・通絡

止痙作用があるため，本穴周囲の病証を治療する要穴である。
【主 治 症】──顔面・頬部・口・歯疾患：唇の弛緩・口角のゆがみ・涎を垂らす・歯痛・頬の腫脹・眼瞼がピクピクと痙攣する，画顔面神経麻痺・三叉神経痛
【配　　穴】──大迎……口が弛緩して話すことができない（『備急千金要方』）
頬車……口眼喎斜は，左側に歪めば右側を瀉し，右側に歪めば左側を瀉す（『玉龍歌』）
頬車・巨髎・合谷……唇の弛緩・歯痛
頬車・承漿・合谷……牙関緊急
合谷・内庭・下関……歯痛・頬部の腫脹
【手　　技】──椅子に座るか仰臥位で，口を閉じて取穴する。
横刺で1.0～2.5寸刺入し，顔面麻痺を治療するときには，頬車穴に透刺する。三叉神経痛を治療するには，迎香穴へ透刺する。刺針部に腫れぼったいようなだるさを起こさせ，顔面の片側に拡散させてもよい。口角が引っぱられるような感覚が起きる場合もある。
【注意事項】──艾炷灸を禁ず。
【古典抜粋】──●『針灸甲乙経』第10巻：「足の弛緩・痿証で歩けない・言葉を話すことができない・手足の痿躄*52で歩けないなどの症状は地倉が主治する」
●『針灸大成』第6巻：「半身不遂・口の歪み・目が閉じられない・脚の腫脹・失声症・水を飲もうとすると口からこぼれ落ちる・目がピクピク痙攣して止まらない・瞳が痒い・遠視でよく見えない・夜盲症などの症状を主治する。疾患が左側の場合は右側を治療し，右側の場合は左側を治療する。頻繁に針灸治療を施し，風気を完全に除去する。口眼喎斜のものは，歪みがなくなるのを目安とする」
●『肘後歌』：「狐惑*83傷寒で口に瘡ができれば，黄連犀角湯を服用させる。虫が臓腑にいて肌肉を侵蝕すれば，地倉に刺針する」
【現代研究】──ある人が地倉穴を主穴として難治性の口腔潰瘍を治療した。

5．下関［げかん］（ST7）

【別　　名】──なし。
【出　　典】──『霊枢』本輸篇：「下関に刺針するときは，口を閉じなければならず，開けてはならない」
【穴名解説】──「関とは開閉の軸のことであり，本穴は歯の開閉に関与するため，『関』という名称を用いている。また本穴は頬骨弓の下方にあるため，上関に対して『下関』と名づけられた。歯・眼・耳・半身不遂など各症を治療するため，『関』という意味が込められている」（『針灸穴名解』）
【分　　類】──足陽明胃経と足少陽胆経との交会穴『針灸甲乙経』
【位　　置】──顔面部の耳の前方にあり，頬骨弓と下顎切痕とで形成される陥凹部の中。
【解　　剖】──皮膚→皮下組織→耳下腺→咬筋と側頭骨側頭突起との間→外側翼突筋
浅層部には，耳介側頭神経の分枝，顔面神経の頬骨枝，顔面横動・静脈な

どが分布している。深層部には，顎動・静脈，舌神経，下歯槽神経，中硬膜動脈，翼突筋静脈叢などがある。

【効　　能】──開関通絡・疏風調気

- 下関は顔面部に位置し，手陽明・少陽・太陽経と足少陽経の経筋が通過するところであり，また足陽明経の経筋が結合するところでもある。「宗筋は骨を束ね関節を通利させる」といわれるように，本穴には開関通絡作用があり，本穴周囲の病証の治療を得意とする。すなわち顔面部のさまざまな疾患治療の要穴であり，開口障害を治療する要穴である。
- 本穴は耳の傍らにあるが，足少陽経の脈は耳の後方から耳の中に入って耳の前方に脱け，外眼角に達した後，2つの脈が本穴で交会するため，本穴の気は耳に通じ，開竅利耳・清熱瀉火作用があって，耳疾患に常用される。

【主治症】──顔面・頬部疾患：口眼喎斜・顔面部の疼痛，西三叉神経痛・顔面神経麻痺

　　　　　　口・歯疾患：歯痛・開口障害・牙関緊急，西咬筋痙攣・下顎関節炎

　　　　　　耳部疾患：耳聾・耳鳴り・耳から黄色い膿が出る・めまい，西中耳炎・聾唖

【配　　穴】──陽渓・関衝・液門・陽谷……耳聾・耳鳴り（『針灸甲乙経』）

　　　　　　大迎・翳風・完骨……虫歯の痛み（『備急千金要方』）

　　　　　　聴宮・翳風・合谷……側頭下顎関節炎

　　　　　　頬車・合谷・外関……牙関緊急

　　　　　　合谷・頬車・太陽……開口障害

　　　　　　合谷・内庭……風火による歯痛

【手　　技】──椅子に座り口を閉じて取穴する。

　①やや下方に向けて1.0〜1.5寸直刺し，腫れぼったいだるさや感電したようなしびれを周囲から下顎部まで放射させ，三叉神経痛を治療する。

　②後方に向け斜刺で1.0〜1.5寸刺入し，腫れぼったいだるさを耳周辺まで拡散させ，耳疾患を治療する。

　③下顎骨に沿って上・下の歯に向け横刺で1.5〜2.0寸刺入し，腫れぼったいようなだるさを上・下歯まで拡散させ，歯痛を治療する。

　④側頭下顎関節の動きが悪い場合は，「斉刺」法を用いるとよい。

【注意事項】──艾炷灸を禁ず。

【古典抜粋】──
- 『針灸甲乙経』第12巻：「口が開かない・下顎部の歯の虫歯や歯痛・眼窩部下縁の腫脹などは下関が主治する」
- 『針灸大成』第6巻：「耳から膿汁が出る・半身不遂・口眼喎斜・下顎関節脱臼・歯痛・歯茎の腫れなどを主治し，口を開けさせて三稜針で膿血を出させ，塩を入れたお湯をたくさん口に含ませれば，悪風しない」

【現代研究】──報告によれば，下関穴への刺針は大脳皮質の運動野に一定程度影響を与え，強刺激を加えれば，クロナキシーが増大し，大脳皮質の運動野に抑制過程が発生するが，健常者の場合はその抑制過程がより緩慢で微弱であることがわかっている。患者に軽刺激を与えた場合は，半数の者に亢奮過程が発生し，半数では抑制過程が発生したが，健常者では抑制過程が発生した者

はわずかしかいなかった。刺激の強度によって反応が違ってくることがわかる。

下関穴と翳風穴に電針療法を施すと，シェーグレン症候群患者の涙の分泌量には大きな変化は現れなかったが，唾液の分泌量は統計学的に有意な増加をみた。また刺針することによって，シェーグレン症候群患者の自律神経機能に変化が起き，心拍数が減少し，皮膚温が上昇し，皮膚の血流量が増加し，発汗量が減少することがわかった。これは，顔面部への刺針が，シェーグレン症候群患者の乾燥症状を改善するだけでなく，自律神経機能にも影響を与えることを示すものである。

6．頭維　［ずい・づい］（ST8）

【別　　名】──顙大（『中国針灸学』）
【出　　典】──『針灸甲乙経』：「頭維は額の角の髪際にあり，本神穴から1寸5分外方にある。足少陽胆経と陽維脈との交会穴であり，5分刺入する。灸は禁ず」
【穴名解説】──「足陽明経の脈気は人体の胸腹部を循行し，前面部を『維絡』（つなぎ網状に覆うこと）していることから，二陽〔陽明〕を維と呼ぶのである。維には隅という意味もあり，四隅は維である。本穴は足陽明経の腧穴であり，頭部にある額の隅の髪際にあり，本神穴の1.5寸外方にあることから，頭維と名づけられた」（『経穴釈義滙解』）
【分　　類】──足少陽胆経と陽維脈の交会穴（『針灸甲乙経』）。足少陽胆経と足陽明胃経の交会穴（『素問』気穴論篇・王冰注）。
【位　　置】──側頭部で，額の隅の髪際より0.5寸上方にあり，正中線の4.5寸外方である。
【解　　剖】──皮膚→皮下組織→側頭筋上縁の帽状腱膜→腱膜下の疎性結合組織→頭蓋骨の外膜
　　　　　　　耳介側頭神経の分枝，顔面神経の側頭枝，浅側頭動・静脈の前頭枝などが分布している。
【効　　能】──散風泄熱・明目止痛
　　　　　　　●本穴は足陽明胃経に属し，額部の隅にあり，散風清熱・清頭明目・通絡止痛作用が強いため，風邪が上衝したことによって発生した頭部および眼の疾患に常用される。
　　　　　　　●安神定志作用もあるため，不眠などの精神および意識障害も治療する。
【主 治 症】──頭部および眼の疾患：偏頭痛・頭痛・目のくらみ・目の痛み・風にあたると涙が出る・目がよく見えない・眼瞼がピクピクと痙攣する，西眼輪筋痙攣・顔面神経麻痺・神経性頭痛
　　　　　　　その他：嘔吐・喘逆・心胸部の煩満，西精神分裂病
【配　　穴】──大陵……割れそうに頭が痛む・目が脱けそうに痛む（『備急千金要方』）
　　　　　　　睛明・臨泣・風池……風にあたると涙が出る（『針灸大成』）
　　　　　　　攢竹……眼瞼がピクピクと痙攣する（『針灸大成』）
　　　　　　　風池・合谷……外感頭痛

【手　　技】──椅子に座るか仰臥位で取穴する。
　　　　　　　後方に向け横刺で 0.5 ～ 1.0 寸刺入し，腫れぼったいような痛みを刺針部に起こさせ，その周囲に拡散させてもよい。
【注意事項】──直接灸はしない。
【古典抜粋】──●『針灸甲乙経』第 8 巻：「悪寒発熱・頭が割れそうに痛む・目が脱けそうに痛む・喘逆・煩満・嘔吐・発汗・うまく言葉が話せないなどは頭維が主治する」
　　　　　　　●『針灸大成』第 6 巻：「頭が割れそうに痛む・目が脱けそうに痛む・眼がピクピクと痙攣する・風にあたると涙が出る・半身不遂・目がよく見えないなどを主治する」
【現代研究】──胃潰瘍・十二指腸潰瘍患者の頭維に刺針し胃電図を観察したところ，抑制効果があったのは 36.7％ であった。
　　　　　　　頭維穴への刺針は白血球にも一定程度影響を与え，白血球数が明らかに増加し，好中球の比率もそれにつれて増加した。また脾機能亢進で白血球数が減少している患者にも，同様の効果があった。

7．人迎　[じんげい]（ST9）

【別　　名】──天五会（『針灸甲乙経』）・五会（『銅人腧穴針灸図経』）
【出　　典】──『霊枢』本輪篇：「2 つの欠盆穴の中間は任脈の腧穴であり，天突という。その天突の外方で一番目に手に触れる動脈は足陽明経の腧穴であり，人迎といい，2 つある」
【穴名解説】──「迎とは動くということである。本穴は，頸部喉頭隆起の傍らにあり，動脈の拍動部である。『素問』三部九候論篇は，人体を上中下の 3 部（天地人）に分けると，本穴はまさに人部にあたることから，人迎と名づけられたと述べている」（『経穴命名浅解』）
【分　　類】──足陽明胃経と少陽胆経との交会穴（『針灸聚英』）
【位　　置】──頸部喉頭隆起の傍らで，胸鎖乳突筋前縁の，総頸動脈の拍動部。
【解　　剖】──皮膚→皮下組織と広頸筋→浅頸筋膜および胸鎖乳突筋の前縁→深頸筋膜と肩甲舌骨筋の後縁→咽頭収縮筋
　　　　　　　浅層部には，頸横神経，顔面神経の頸枝が分布している。深層部には，上甲状腺動・静脈の分枝や属枝，舌下神経係蹄の分枝などがある。
【効　　能】──通経調気・散結平喘
　　　　　　　●本穴は足陽明胃経に属し，頸部に位置する。頸部は肺・胃の気が通る要塞ともいえる部位であるため，ここに刺針すれば寛胸理気・宣肺化痰・止咳平喘効果があり，肺胃の気逆による胸満喘咳・飲食物が飲み込めないなどの病証に用いることができる。
　　　　　　　●清泄胃火・利咽消腫・解鬱祛痰・軟堅散結作用があるため，胃火上炎によって発生した咽喉部の腫痛，気鬱痰凝による瘰癧[22]・癭気[21] などの治療に用いられる。

- 文献では，人迎穴の主治範囲を，頭部・後頸部・咽喉・肺・食道・胃の病証としているが，本穴は足陽明胃経と足少陽胆経との交会穴であり，少陽の風熱を疏散し化痰する作用もあるため，頭痛・めまい・精神および意識障害などにも用いることができる。
- 近年の臨床研究によれば，本穴には明らかに鎮痛作用があるため，坐骨神経痛などの治療にも用いることができる。

【主治症】——胸肺部疾患：胸満・気逆・喘鳴・咳嗽・喘息・気管支喘息。飲食物を飲み込めない

頸部疾患：咽喉の腫痛・瘰癧*22・瘻気*21・吐逆・飲食物を飲み込めない，西結核性頸部リンパ節炎・甲状腺腫大

精神および意識障害：粗暴でわけのわからないことを言う・幻覚・幻聴

その他：頭痛・めまい

【配　穴】——内関・関門・三陰交・足三里……霍乱・頭痛・胸痛・喘鳴

天突・合谷・中封・内庭……単純性甲状腺腫

太衝・曲池・足三里……高血圧

【手　技】——動脈を避けて0.2～0.4寸直刺し，刺針部に腫れぼったいようなだるさを起こさせる。ときには肩部にまで放散することもある。

【注意事項】——①座位で刺針すると脳貧血を起こしやすいため，仰臥位で刺針するとよい。

②内頸動脈洞にいわゆる「洞刺」をするときには，刺針による刺激が強すぎると，頸動脈洞反射が亢進し，めまい・顔面蒼白・発汗・血圧低下などの虚脱症状を引き起こすため，気をつけなければならない。

③迷走神経が内頸動脈・総頸動脈・内頸静脈の間の後方を走っているため，迷走神経反射を引き起こさないよう，迷走神経を避けて刺針する。

④本穴に刺針したときに，雀啄を多用すると血管を損傷し悪い結果を招く恐れがある。

⑤本穴は大血管の近くでもあり，美観も損なうため，瘢痕灸を禁ずる。

【古典抜粋】——
- 『霊枢』寒熱論篇：「陽気が上逆したために頭が痛み，胸満して息ができないものは，人迎を取穴する」
- 『霊枢』衛気失常篇：「衛気が腹中に蓄積してめぐらず，内蔵されてあるべきところに行けなくなったために，脇部が支満して胃が煩満し，喘逆するものは，この衛気をどうやって取り除けばいいだろうか？ ……その気が胸中に蓄積しているものは，上から取り除き，腹中にあるものは下から取り除き，上下とも満悶しているものは，横から取り除きなさい。……上部に蓄積しているものは，人迎・天突・喉中に瀉法を行う」
- 『備急千金要方』第30巻：「霍乱・頭痛・胸満・喘鳴・苦しくて息ができないなどは人迎が主治する」
- 『針灸大成』第6巻：「吐逆・霍乱・胸満・喘息で息ができない・咽喉の癰腫・瘰癧*22などを主治する」
- 『続名医類案』：「頴長吏が口眼喎斜になって，張氏がそれを治した。眼の歪みには承泣に灸をすえ，口の歪みには地倉に灸をすえたが，どちら

も効いた。もしもそれで効かなければ，人迎に灸をすえるべきである。そもそも気虚で風邪が入り込んで半身不遂になり，上から出すことも下から瀉すこともできないのは，真気が風邪のために陥下しているためであるから，灸がよい。『内経』に陥下すれば灸をすえるといっているのは，このことである。そのため，すぐに治ったのである」

【現代研究】──ある人の観察によれば，心臓神経症で心電図のST-T波に異常があるものの人迎穴に刺針すると，心電図が正常になるが，冠状動脈性心疾患および心筋炎などの器質的疾患でST-T波に異常があるものでは，正常にはならなかったという。この結果からは，人迎穴への刺針が，上記2種類の病候の鑑別診断に役立つことがわかる。

人迎穴への刺針は，血管神経性頭痛・冠状動脈性心疾患・高血圧などの治療に効果がある。それは，本穴がちょうど脳や心臓へ血液を供給する血管の起始部に位置するためであり，本穴への刺針に直接脳や心臓の血管を拡張させる機能があり，そのために脳や心臓への血液の供給が回復するのではないかと思われる。人迎穴のこのような働きは，自律神経を調節し，交感神経を相対的抑制状態におくことによって達成される。

ある研究によれば，人迎穴への刺針には，皮膚の痛覚や深部痛覚（筋肉・筋腱・関節・骨膜・内臓痛を含む）に対する確かな鎮痛作用があるという。特に深部痛覚に対する鎮痛作用は効きめがはやく，通常刺針後5分前後で鎮痛効果が現れ，その後の持続時間は電針療法に匹敵するという。このうち内臓痛を治療するときには深く刺入しなければならず，たとえば腎疝痛や胆石疝痛のときの深さは通常1.2寸までに及ぶが，その場合の効果が現れるまでの時間は非常に短い。この鎮痛作用は，人迎穴に刺針したという求心性インパルスが中枢神経の各下行性抑制系および脊髄分節の抑制系を賦活化することによって生まれるものであると考えられる。同時に人迎穴への刺針は，交感神経の中枢機能を抑制するとともに，末梢交感神経を抑制してノルアドレナリンの放出を抑制することによって，内臓疼痛を寛解する。人迎穴の鎮痛効果の持続性については，脳および脊髄内のエンドルフィンの分泌を促進した結果であると考えられる。

8．三陰交　[さんいんこう]（SP6）

【別　　名】──承命・太陰（『中華針灸学』），下三里（『中国針灸学』）

【出　　典】──『針灸甲乙経』：「三陰交は，足内果の3寸上方の，骨上の陥凹部にある。足太陰経・厥陰肝経・少陰腎経の交会穴である。3分刺入し，7呼吸置針する。灸は3壮」

【穴名解説】──「足の3つの陰経がここで交会することから，三陰交と名づけられた」（『古法新解会元針灸学』）

【分　　類】──足太陰脾経・厥陰肝経・少陰腎経の交会穴（『針灸甲乙経』）

【位　　置】──下腿内側の，足内果の先端から3寸上方で，脛骨の内側後方。

【解　　剖】──皮膚→皮下組織→長指屈筋→後脛骨筋→長母指屈筋

　　　　　　　浅層部には，伏在神経の下腿内側皮枝，大伏在静脈の属枝が分布している。
　　　　　　　深層部には，脛骨神経と後脛骨動・静脈がある。

【効　　能】──健脾利湿・調補肝腎・養血和営

- 本穴は足太陰脾経に属し，肝・脾・腎三経の交会穴であるため，治療範囲が広く，さまざまな分野の疾患を治療する。なかでも婦人科の月経・帯下・妊娠・出産に関わる疾病や，肝・脾・腎・心・子宮などの臓腑経絡に関わる複合的な病変などに適応する。
- 本穴には健脾益気・理中補虚・清熱利湿作用があるため，脾・胃経の腧穴と組み合わせて，消化器系疾患治療に常用する。
- 肝は疏泄を主り，血を蔵し，女性の先天でもあるため，腎や子宮・胞脈に深く関わっている。したがって，三陰交は脾胃を調整治療するだけでなく，疏肝理気・活血化瘀・散結止痛をし，婦人科疾患治療の要穴であり，月経・帯下・妊娠・出産に関わるあらゆる疾患に主穴として用いられる。
- 腎は精を蔵し，先天の本であり，男性の先天であるため，三陰交には，肝腎を補い精血を補益する作用があり，男性の生殖不能を治療する要穴となる。
- 脾は水湿の運化を主り，腎は水と膀胱の開闔を主り，肝は三焦を通利して水道を通調するため，三陰交には強い祛湿利水・利尿消腫作用があり，浮腫や排尿困難など，水湿を原因とするあらゆる疾患に用いられる。
- 脾には生血・統血・涼血作用もあるため，皮膚の湿熱鬱滞・血熱風盛・気血不足・皮膚のしびれなどの症状にも，三陰交は主穴として清熱利湿・涼血止痒する。
- 三陰交は気血を調補するだけでなく，祛湿化痰し，さらには平肝熄風・補腎益髄もするため，心神が保養されない・痰が多くて心竅を塞ぐ・風邪が脳をかき乱して意識不明になる・精の虧虚のために脳髄が空虚になるなどを原因とする精神および意識障害を治療するための常用穴である。また臨床においては神門穴と組み合わせてあらゆる不眠症を治療する。

【主 治 症】──脾胃疾患：脾胃虚弱・腹鳴・腹脹・飧泄・消化不良，圖急・慢性腸炎，細菌性赤痢

　　　　　　　婦人科疾患：月経不順・崩漏・膿血や粘液混じりの帯下・無月経・癥瘕[*37]・難産・産後の血暈[*20]・悪露が出ない，圖機能性子宮出血・子宮脱

　　　　　　　肝腎疾患：浮腫・排尿困難・遺尿・不眠。子宮脱・夢精・遺精・インポテンツ・陰茎の痛み・疝気・停留睾丸。遺尿・性機能減退・神経衰弱

　　　　　　　本経脈通過部位の疾患：足のしびれと疼痛・脚気，圖下肢の神経痛・下肢麻痺

【配　　穴】──陰陵泉……飧泄（『針灸甲乙経』）

　　　　　　　絶骨・崑崙……足の果関節より上方の疾病（『針灸大成』）

　　　　　　　承山……胸膈部の満悶（『天星秘訣』）

　　　　　　　大敦……小腸の疝気（『乾坤生意』）

　　　　　　気海……白濁尿・慢性の遺精（『百症賦』）

　　　　　　天枢・合谷……小児の急性腸炎

　　　　　　中脘・内関・足三里……閉塞性血栓血管炎

　　　　　　陰陵泉・膀胱兪・中極……尿閉

　　　　　　中極・天枢・行間……月経不順・月経困難症

　　　　　　陰陵泉・四白・足三里・脾兪・肝兪・腎兪・光明……神水〔眼房水〕が枯渇しかけている

【手　　技】──椅子に座るか仰臥位で取穴する。

　　　　　　①0.5～1寸直刺し，腫れぼったくしびれるようなだるさを刺針部から下腿内側まで放散させる。

　　　　　　②やや後方に向け1～1.5寸直刺し，感電したようなしびれを足底部に向けて放散させ，足部の疾患を治療する。

　　　　　　③やや上方に向け斜刺で1.5～2.5寸刺入し，腫れぼったいようなだるさを膝関節や大腿内側まで拡散させ，体幹部の疾患を治療する。

【注意事項】──妊婦には刺針を禁ずる。

【古典抜粋】──●『針灸甲乙経』第10巻：「足底部の熱痛・長時間座っていることができない・湿痺で歩けないなどは三陰交が主治する」

　　　　　　●『針灸甲乙経』第12巻：「すぐに驚いて眠ることができない・しきりに歯ぎしりをする・腹中を水気が上下して動き回る・五臓の気が遊行して宣散せず脹満するなどは三陰交が主治する」

　　　　　　●『針灸大成』第6巻：「脾胃虚弱・胸腹部の脹満・食欲不振・脾痛・体が重い・四肢が挙がらない・腹脹・腹鳴・未消化便を下す・痃癖[*41]・腹部の冷え・膝部内側の痛み・排尿困難・陰茎痛・足が弛緩して歩けない・疝気・遺尿・胆虚・食後に水を嘔吐する・夢精・遺精・霍乱・手足の厥冷・あくび・下頷関節脱臼・口を開けたまま閉じられない・陰茎痛・性欲衝動・臍の下が耐えられないほど痛む・小児の客忤（きゃくご）[*29]・女性の月経中の性行為・羸痩・癥瘕（ちょうか）[*37]・崩漏・月経が止まらない・妊娠中しきりに胎動する・産後の悪露が下りない・失血過多・血崩によるめまい・人事不省などを主治する。経脈が閉塞すれば，瀉法を施すとすぐに通じる。経脈が虚して消耗し通じなくなったものは，補えば経脈が旺盛になって通じる」

【現代研究】──三陰交穴の生殖機能に与える影響：ある人の報告によれば，三陰交穴などに刺針すれば，妊婦の子宮を収縮させるという。またある人が，ホール効果原理を利用してウサギの子宮の動きを記録し，三陰交・足三里・合谷・地倉・耳尖穴などへの刺針が子宮の運動に与える影響を比較・分析した。その結果，三陰交・地倉・耳尖などの効果は顕著（$P<0.05$）だったが，足三里・合谷の効果は不明瞭（$P>0.05$）であった。つまり各穴の効果には確かに違いがあるものの，その差異ははっきりしておらず（$P>0.05$），三陰交の子宮活動に与える影響の特異性は相対的なものにとどまるということを示している。三陰交は性腺機能にも影響を及ぼし，

卵巣機能を促進する。報告によれば，無排卵性月経の患者に，月経後18日間三陰交・中極・関元の刺針をし，数カ月間継続したところ，患者の排卵および月経周期が正常になった。また続発性無月経患者の三陰交に刺針すると，エストロゲン消退による出血現象が現れた。

三陰交の消化器系に与える影響：三陰交への刺針により，消化不良を起こしている小児の，もともと低かった胃の総酸度・遊離酸度・ペプシンなどが急速に回復した。胃の分泌機能を調整する作用があることがわかる。また臨床観察によれば，胃下垂患者の足三里・三陰交穴への刺針には，明らかな効果がある。バリウム造影をしながら刺針の前と後を比較したところ，胃角と大弯が腸骨稜からどのくらい下方に下がっているかの指標や，胃の張力，貯留液などの指標が明らかに改善（$P<0.05$）された。胃の形態，胃体と幽門洞の縦軸線とでつくる狭角，胃の蠕動運動なども程度の差はあるものの，それぞれ好転した。

9．大横 ［だいおう］（SP15）

【別　　名】──腎気（『中国針灸学』）
【出　　典】──『針灸甲乙経』：「大横は腹哀穴の3寸下方で，臍の傍らにあり，足太陰脾経と陰維脈との交会穴である。7分刺入し，灸は5壮」
【穴名解説】──「横とは平行線のことであり，傍らという意味である。本穴は腹哀穴の3寸下方の臍の傍ら，つまり天枢穴から横外方2寸のところにある。天枢は大腸の募穴であり，内部には大腸が横たわっていて，本穴はその上に位置していることから，大横と名づけられた」（『経穴釈義滙解』）
【分　　類】──足太陰脾経と陰維脈の交会穴（『針灸甲乙経』）
【位　　置】──腹部中央の，臍の中心から4寸のところ。
【解　　剖】──皮膚→皮下組織→外腹斜筋→内腹斜筋→腹横筋
　　　　　　　浅層部には，第9，10，11胸神経前枝の外側皮枝と，胸腹壁静脈の属枝が分布している。深層部には，第9，10，11胸神経前枝の筋枝およびそれに併走する動・静脈がある。
【効　　能】──温中散寒・通調腑気
　　　　　　●本穴は足太陰脾経に属し，臍の傍らに位置し，その内部には大腸・小腸腑があるため，本穴のおもな作用は通調腸腑・健脾和胃・理気止痛であり，脾胃・大小腸の疾患を主治する。
【主 治 症】──腸および腹部疾患：腹脹・腹痛・泄瀉・便秘，囲急・慢性腸炎，細菌性赤痢，常習性便秘，腸麻痺，腸の寄生虫病
　　　　　　その他：四肢に力が入らない・驚いて心悸亢進する・怔忡
【配　　穴】──四縫あるいは足三里……腸回虫症
　　　　　　天枢・中脘・関元・足三里・三陰交……腹痛・洞泄
【手　　技】──仰臥位で取穴する。
　　　　　　①0.8〜1.2寸直刺し，刺針部に腫れぼったくしびれるようなだるさを起

こさせる。
②臍の中央に向け横刺で2〜2.5寸刺入し，刺針部に腫れぽったいようなだるさを起こさせ，胆道回虫症の治療に用いる。

【古典抜粋】
- 『針灸甲乙経』第10巻：「強い風邪によって気が上逆し，体がひどく冷え，悲しんでばかりいるものは，大横が主治する」
- 『備急千金要方』第14巻：「驚いて恐れおののき，怔忡し，力が入らないものは，大横に灸を50壮すえる」
- 『千金翼方』第27巻：「四肢が挙がらず，大量の発汗をし，洞泄をするものを主治する」
- 『百症賦』：「角弓反張して泣いてばかりいるものは，天衝と大横にまかせれば大丈夫」

【現代研究】——ある人が大横穴に深刺しして尿失禁・尿閉を治療して高い効果をあげることができた。その方法は，28号3.5寸の毫針で両側の大横穴に，速刺で皮下に刺入した後，やや斜めにして臍中方向に約3寸刺入し，得気を得た後，雀啄捻転の補法を行い，針感を下腹部まで拡散させるものであった。その後30分間置針して，2〜3回間欠的に行針し，毎日1回で10回を1クールとして施術した。尿失禁69例を治療し，全快42例（60.87％），著効18例（26.09％），好転6例（8.69％），無効3例（4.35％）であった。尿閉は66例を治療し，症状がすべて消失したものが64例，3回の治療でも排尿できなかったものが2例であった。

ある人が大横穴だけでヒステリー性失神を治療した。方法は，速いピッチで小さい角度の捻転を続けて患者の変化を観察し，もしも呻く・息をつめる・眼を見張る・体が硬直するなどの症状がなくなり，しだいに常態を回復すれば，抜針して治療を終了するというものである。それでも硬直が治らず喋ることができなければ，中脘を加える。計152例治療したが，そのうち大横穴のみの刺針で効果があったのは149例。その他の3例は中脘を加えて治癒した。

10. 顴髎　[けんりょう・かんりょう]（SI18）

【別　　名】——兌骨（『針灸甲乙経』）・兌端（『針灸逢源』）・權髎（『中国針灸学』）

【出　　典】——『針灸甲乙経』：「顴髎は一名を兌骨ともいう。顔面部頬骨下縁の陥凹部にあり，手少陽三焦経と太陽小腸経の交会穴である。3分刺入する」

【穴名解説】——「髎は窌と同じである。窌とは空洞であり，本穴は頄骨下縁の陥凹部の空洞にある。頄とは顴（頬骨）のことであることから，顴髎あるいは顴窌と名づけられた」（『経穴釈義滙解』）

【分　　類】——手少陽三焦経と手太陽小腸経の交会穴（『針灸甲乙経』）

【位　　置】——顔面部，外眼角の真下で，頬骨下縁の陥凹部。

【解　　剖】——皮膚→皮下組織→大頬骨筋→咬筋→側頭筋
浅層部には，上顎神経の眼窩下神経分枝，顔面神経の頬骨枝・頬枝，顔面

横動・静脈の分枝や属枝が分布している。深層部には，三叉神経の下顎神経分枝がある。

【効　　能】——清熱消腫・通経活絡
- 本穴は手太陽小腸経に属し，外眼角の真下の，頬骨下縁の陥凹部に位置し，風熱の邪が顔面部に壅滞したことを原因とする顔面部疼痛などの病証を治療する常用穴である。
- 本穴はちょうど「䪼部」にある。足陽明の経筋は「䪼に合す」とされ，足太陽の経筋は「下りて䪼に結す」，足少陽の経筋は「上りて䪼に結す」，手陽明の経筋は「その支なるものは頬に上り，䪼に結す」とされているように，顔面部は経筋が多く集まるところであるため，本穴が顔面部の経筋に作用を及ぼすことは自明であり，顔面神経麻痺や顔面痙攣治療の要穴である。

【主 治 症】——顔面部疾患：頬の腫脹・顔面紅潮・顔面部の疼痛・目が黄色い・眼瞼がピクピクと痙攣する・口のゆがみ・歯茎の腫脹・歯痛・唇の痛み，西顔面痙攣・顔面神経麻痺・三叉神経痛・歯の神経の炎症

【配　　穴】——齦交・下関……口の歪み（『針灸甲乙経』）
　　　　　　　　二間……歯痛（『針灸甲乙経』）
　　　　　　　　内関……眼の充血・眼が黄色い（『針灸甲乙経』）
　　　　　　　　翳風・合谷……三叉神経痛・歯痛
　　　　　　　　肝兪・太衝……顔面痙攣・眼瞼がピクピク痙攣する

【手　　技】——椅子に座るか仰臥位で取穴する。
　　　　　　　0.5～0.8寸直刺し，刺針部に腫れぼったいようなだるさを起こさせ，顔面部片側に拡散させてもよい。

【注意事項】——艾炷灸を禁ず。

【古典抜粋】——
- 『針灸甲乙経』第11巻：「眼窩部下縁の腫脹・唇の癰などは顴髎が主治する」
- 『針灸甲乙経』第12巻：「眼の充血・眼が黄色いなどは顴髎が主治する」
- 『針灸大成』第6巻：「口の歪み・顔面紅潮・目が黄色い・眼がピクピクと痙攣して止まらない・眼窩部下縁の腫脹・歯痛などを主治する」

【現代研究】——顴髎への刺針には鎮痛作用があり，三叉神経痛に高い効果を発揮する。その鎮痛メカニズムは，脳脊髄内のモノアミン神経伝達物質の働きによるものであり，たとえば合谷・顴髎，あるいは合谷・内関・顴髎に刺針すると，脳脊髄液中にトリプトファン・セロトニン・5-ヒドロキシトリプトフォールの含有量が増加し，ノルアドレナリンが減少する。脳内のセロトニンを増加させ，ノルアドレナリンを減少させるという変化は，臨床における針麻酔の効果と一致している。また実験によって，尾状核への電気刺激と，合谷・内関・顴髎への電針療法が協同して鎮痛作用を起こすことが証明されている。

11. 聴宮　[ちょうきゅう]（SI19）

【別　　名】──多所聞（『素問』気府論篇）・多聞（『針灸聚英』）

【出　　典】──『霊枢』刺節真邪篇：「この刺法は必ず正午に行う。聴宮を刺針し、その針感を瞳にまで到達させ、その針感の響きが耳に聞こえるようにしなければならない。これこそが交会穴である」

【穴名解説】──「宮とは五音の筆頭であり、この腧穴に刺針すれば五音が聞き取れるようになり、聴力の回復を助ける。また本穴は耳輪内側の耳珠の前方にあり、しかも宮にたとえられることから、聴宮と名づけられた」（『経穴釈義滙解』）

【分　　類】──手少陽三焦経、足少陽胆経と手太陽小腸経との交会穴（『針灸甲乙経』）

【位　　置】──顔面部の耳珠の前方で、下顎骨顆上突起の後方にあり、口を開けるとくぼむところ。

【解　　剖】──皮膚→皮下組織→外耳道軟骨
　　　　　　　耳介側頭神経、浅側頭動・静脈の前耳介枝の分枝や属枝などが分布している。

【効　　能】──清熱聡耳・寧神定志
- 本穴は手太陽小腸経に属し、耳部に位置し、その気が耳内部に通じていることから、疏散風熱・聡耳利咽の力が強く、耳疾患治療の要穴である。
- 小腸は心と表裏の関係にあり、心は神志を主るため、本穴もてんかんを治療できることが経験によって証明されている。
- 手太陽小腸経は足太陽膀胱経と同気であるため、本穴には膀胱の経気を疏通する作用があり、太陽膀胱経は腰背部を循行するため、聴宮は腰痛を治療することができる。

【主治症】──耳部疾患：耳鳴り・耳聾・耳から黄色い膿が出る、西聾啞・中耳炎・下顎関節機能の不具合
　　　　　　口および歯の疾患：歯痛・失声症。しゃがれ声
　　　　　　精神および意識障害：癲証[*11]・癇証[*4]
　　　　　　その他：腰痛

【配　　穴】──聴会・翳風・三里・合谷……激怒して耳が聞こえなくなる（『針灸大成』）
　　　　　　脾兪……嘆き悲しむ（『百症賦』）
　　　　　　翳風・外関……耳鳴り・耳聾
　　　　　　頬車・合谷……歯齦炎・歯痛

【手　　技】──椅子に座るか臥位にし、口を開けると陥凹するところに取穴する。1.0～1.5寸直刺し、刺針部に腫れぼったいようなだるさを起こさせ、耳周囲や顔面の半分に拡散させてもよい。鼓膜が外に向かって膨脹するような感覚がある場合もある。

【注意事項】──①深く刺入するときには、内頸動・静脈を損傷しないように注意すること。②直接灸はしない。

【古典抜粋】──
- 『霊枢』刺節真邪篇：「そもそも発蒙針法とは、耳が聞こえず目が見えない者を治療する針法である。……ここに刺針するときは、必ず正午にし、聴宮に刺針すれば、針感が眼に届き、その響きが耳に聞こえるようでな

けらばならない。これこそが交会穴である」
- 『針灸甲乙経』第 11 巻：「癲証*11・発狂・抽搐・めまいを起こして倒れる。癲証*11発作を起こし、喋ることができず、羊の鳴き声のようなうめき声を出し、涎を垂らすものは、聴宮が主治する」
- 『針灸大成』第 6 巻：「失声症・癲証*11・胸腹部の満悶・耳から黄色い膿が出る・耳に物がつまっているかのように音が聞こえない・蝉の鳴き声のような耳鳴りなどの症状を主治する」

【現代研究】──聴宮穴への刺針は、感音性難聴に対し一定の効果を発揮する。実験によれば、実験的に耳聾にした動物の「聴宮」穴に刺針したところ、蝸牛有毛細胞の損傷曲線が、2 回目は明らかに軽減（対照グループ比）しており、刺針によって蝸牛の微小循環および有毛細胞の栄養状態が改善され、そのために有毛細胞の壊死が防止されたことが証明された。また刺針したグループの一部の患者で蝸牛の電位が増大しており、蝸牛の機能が亢進したことを表している。

12. 睛明　[せいめい]（BL1）

【別　　名】──目内眥（『素問』気府論篇），涙孔（『針灸甲乙経』），涙空（『針灸聚英』），涙腔・内眥外（『針灸学』）

【出　　典】──『針灸甲乙経』：「睛明穴は一名を涙孔ともいう。内眼角の内側にあり、手足の太陽経と足陽明経との交会穴である。6 分刺入し、6 呼吸置針する。灸は 3 壮」

【穴名解説】──「本穴は内眼角の外、つまり内眼角の辺縁部より 1 分上方にある。本穴は目の不明〔見えない〕を主治することから、睛明と名づけられた」（『経穴釈義滙解』）

【分　　類】──手太陽小腸経、足太陽膀胱経、足陽明胃経の交会穴（『針灸甲乙経』）。手太陽小腸経、足太陽膀胱経、手少陽三焦経、足少陽胆経、足陽明胃経の 5 脈の交会穴（『銅人腧穴針灸図経』）。手太陽小腸経、足太陽膀胱経、足陽明胃経、陰蹻脈、陽蹻脈の 5 脈の交会穴（『素問』気穴論篇・王冰注）。足太陽膀胱経と督脈の交会穴（『奇経八脈考』）。

【位　　置】──顔面部で、内眼角のやや上方の陥凹部。

【解　　剖】──皮膚→皮下組織→眼輪筋→上涙小管の上方→内側直筋と篩骨眼窩板の間
浅層部には、三叉神経の眼窩枝である滑車上神経、眼角動・静脈の分枝や属枝が分布している。深層部には、眼動・静脈の分枝や属枝、眼神経の分枝、動眼神経の分枝がある。

【効　　能】──疏風泄熱・滋水明目
- 本穴は足太陽膀胱経に属し、内眼角に位置し、その気が目と通じているため、眼疾患治療の要穴であり、虚実各種の眼瞼疾患に用いられる。
- 足太陽膀胱経の経気が鬱滞したために起きた頭痛・腰痛にもよく使われる。

【主　治　症】──眼疾患：目が充血し腫れて痛む・翼状片・涙が出る・目やにが多い・角膜

軟化症・夜盲症・内外眼角部の角膜が混濁する・目がよく見えない・緑内障・頭痛・目のくらみ，西結膜炎・涙嚢炎・視神経萎縮・網膜炎・角膜炎・電気性眼炎・初期白内障・近視・顔面神経麻痺

その他：反胃*40・しゃっくり・頭痛・鼻づまり・腰痛，西頻脈

【配　　穴】──合谷・光明……眼疾患（『席弘賦』）

魚尾・太陽……両眼が赤く腫れて痛み，日差しが眩しい（『玉龍歌』）

攢竹……目の痛み・物がよく見えない・風に当たると涙が出る・翼状片・角膜に白濁ができる・眼角が痒い・夜盲症などのさまざまな疾患

合谷・風池……結膜炎・目の痒み

肝兪・腎兪……肝腎陰虚・目がよく見えない

【手　　技】──左手で眼球を外方に軽く押し，針先を眼窩内壁に沿って（あまり接近しすぎないように）ゆっくりと刺入していく。0.3～1.5寸の直刺。

【注意事項】──雀啄や回転幅の大きな捻転はしてはならない。抜針後は針孔をしばらくの間押え，内出血しないようにする。

【古典抜粋】──●『針灸甲乙経』第12巻：「目が見えない・風や日差しを嫌がる・涙が出る・悪寒・目の痛み・目のくらみ・内眼角が赤くなって痛む・目がはっきり見えない・眼角が痒くて痛む・まぶたが湿っている・角膜に白濁ができるなどの症状は睛明が主治する」

●『針灸大成』第6巻：「遠くがよく見えない・悪風・涙が出る・悪寒・頭痛・目のくらみ・内眼角が赤くなって痛む・目がぼやけて見えない・眼角が痒い・まぶたが湿っぽい・角膜に白濁ができる・内眼角に翼状片ができる・翼状片が黒目まで広がる・夜盲症・瞳孔の疾患・小児の疳眼*84・大人の怒りによる失明・涙が出るなどを主治する」

●『針灸大成』第8巻：「風火によって突然眼に混濁が生じる，両眼が耐えがたいほど痛むなどには睛明，中手指節関節の突起部に灸を3壮すえる」

【現代研究】──報告によれば，睛明穴に刺針すれば，心拍数を減少させるという。またある人の研究によれば，「睛明」穴に電針療法を行えば，眼圧の高いウサギの眼圧を明らかに下げる作用があるという。

13. 風門　［ふうもん］（BL12）

【別　　名】──熱府（『針灸甲乙経』），熱府兪（『素問』水熱穴論篇・王冰注）

【出　　典】──『針灸甲乙経』：「風門はまたの名を熱府ともいい，第2胸椎の下から1寸五分外方の陥凹部にあり，督脈と足太陽経との交会穴である。5分刺入し，5呼吸置針し，灸は3壮である」

【穴名解説】──「出入りするところを門という。本穴は膀胱に属しているが，膀胱は全身の表を主る。本穴は風邪が侵入する門戸であり，傷風・感冒・発熱・悪寒・咳嗽・頭頂部痛・澄んだ鼻水が流れるなどの症状を主治することから，風門と名づけられた」（『経穴命名浅解』）

【分　　類】──督脈と足太陽膀胱経の交会穴（『針灸甲乙経』）

【位　　置】	背部にあり，第2胸椎棘突起の下から1.5寸外方。
【解　　剖】	皮膚→皮下組織→僧帽筋→菱形筋→上後鋸筋→頸板状筋→脊柱起立筋 浅層部には，第2，3胸神経後枝の内側皮枝と，それに併走する後肋間動・静脈背側枝の内側皮枝が分布している。深層部には，第2，3胸神経後枝の筋枝と，後肋間動・静脈背側枝の分枝などがある。
【効　　能】	疏風解表・宣降肺気 ●本穴は足太陽膀胱経に属し，膀胱は全身の表を主る。また本穴は背中の上部にあり，風邪が体内に侵入するときには，まっ先に風邪を受ける門戸となるため，疏風解表の力が強く，風邪を原因とする外感病証に使用される。 ●本穴は肺臓に近く，肺気を宣降する作用が強いため，咳嗽治療の常用穴であり，外感咳嗽の治療を得意とするが，内傷咳嗽にも使用できる。 ●本穴は督脈と足太陽経の交会穴であり，督脈は全身の陽を主るため，祛風通絡・通陽除痺作用もあり，背部痛や後頸部のこわばりの治療に使用される。
【主 治 症】	外感・肺部疾患：傷風・咳嗽・発熱・頭痛・澄んだ鼻水が出る・鼻づまり・咳嗽・精神的要因による喘，西インフルエンザ・気管支炎・気管支喘息・肺炎・百日咳・胸膜炎・蕁麻疹 後頸部・背部疾患：頸部および後頸部がこわばって痛む・胸背部痛・背中にできた癰疽，西頸椎症・後頸部および背部の軟部組織の挫傷 その他：嘔吐・黄疸・浮腫・角弓反張，西脳卒中・てんかん
【配　　穴】	合谷・行間・絶骨……傷寒の熱が下がった後の余熱（『針灸大成』） 肩井・中渚・後渓・腕骨・委中……肩背部がだるくて痛む（『針灸大成』） 夾脊・絶骨……頸椎症 列欠・尺沢……咳嗽・精神的要因による喘 合谷・列欠・風池……風寒による感冒 列欠・合谷・外関・肺兪……風寒による咳嗽
【手　　技】	腹臥位で取穴する。 内側に向け斜刺で0.5〜0.8寸刺入し，刺針部に腫れぼったいようなだるさを起こさせ，肋間部まで拡散させてもよい。
【注意事項】	気胸を起こす恐れがあるため，深く刺入してはならない。
【古典抜粋】	●『針灸甲乙経』第7巻：「風邪によるめまい・頭痛・鼻づまり・しきりにくしゃみが出る・澄んだ鼻水が出るなどの症状は風門が主治する」 ●『針灸大成』第6巻：「背中にできた癰疽・身熱・肺気の上逆による喘・咳逆・胸背部痛・風邪による労証・嘔吐・しきりにくしゃみをする・澄んだ鼻水が出る・傷寒による頭部および後頸部のこわばり・光をまぶしがって目を閉じる・胸中が熱い・不眠などの症状を主治する」 ●『類経図翼』：「本穴は全身の熱気を瀉すことができ，ここに常に灸をすえていれば，癰疽や瘡疥などの病気にかかることがない」 ●『医学入門』：「風寒を感受しやすい・咳嗽・痰に血液が混じる・鼻血・

鼻疾患全般を主治する」
- 『玉龍歌』：「腠理が緻密でない・頻繁に咳嗽が出る・澄んだ鼻水が出る・意識がぼんやりするなどの症状を主治し，くしゃみなどには風門穴を用い，咳嗽には艾灸を加える」

【現代研究】──風門穴への刺針は，肺の換気量を調整する。ただし効果が現れるのが遅く，1週間連続して刺針しなければ現れない。また効果があっても，停針するのはさらに一定の時間継続してからにするとよい。

14. 肓兪 [こうゆ] (KI16)

【別　　名】──肓輸（『黄帝内経太素』）・肓俞（『外台秘要』）・肓腧（『銅人腧穴針灸図経』）・子戸（『瘍医大全』）

【出　　典】──『針灸甲乙経』：「肓兪は商曲の1寸下方で，臍の5分外方にあり，衝脈と足少陰腎経との交会穴である。1寸刺入し，灸は5壮」

【穴名解説】──「肓兪……肓膜に属する腧穴である。また腎脈がここから肓膜の中へ深く入っていくことから，こう名づけられた」（『経穴釈義滙解』）

【分　　類】──衝脈と足少陰腎経との交会穴（『針灸甲乙経』）

【位　　置】──腹部中央で，臍の中心から0.5寸外方にある。

【解　　剖】──皮膚→皮下組織→腹直筋鞘前壁→腹直筋
浅層部には，臍周囲の皮下静脈網，第9，10，11胸神経前枝の前皮枝とそれに併走する動・静脈が分布している。深層部には，上・下腹壁動・静脈が吻合することによって形成される動・静脈網，第9，10，11胸神経前枝の筋枝およびその周囲の肋間動・静脈がある。

【効　　能】──益腎健脾・調理腸胃
- 本穴は足少陰腎経に属し，腹部にあって足陽明胃経に隣接している。また本穴の内部には腸腑があるため，益腎健脾・調理腸胃作用があり，脾胃・腸疾患を治療することができる。
- 本穴は子宮に近く，神闕にも隣接しているため，腎精を補い，肝陰を補益する作用があり，男女ともに肝腎虧虚による諸症状に常用される。
- 元陽を温補するため，腎陽不足を原因とする二便の失調に使用される。

【主治症】──脾胃・腸疾患：臍周囲の腹痛・腹脹・嘔吐・泄瀉・痢疾・便秘・疝気，西胃痙攣・腸炎・常習性便秘
婦人科疾患：月経不順・無月経・帯下疾患・癥瘕（ちょうか）[*37]
肝腎疾患：浮腫・排尿困難・遺尿・五淋・不眠・遺精・インポテンツ・疝気，西遺尿・性機能減退・神経衰弱

【配　　穴】──期門・中脘……心下部がひどく堅くなる（『針灸甲乙経』）
横骨……五淋・慢性の積聚（『百症賦』）
大敦・帰来……疝気痛・腹痛
合谷・天枢……便秘・泄瀉・痢疾
中脘・足三里・天枢……腹痛・腹脹・嘔吐

　　　　　　　　関元・三陰交・腎兪……月経不順
【手　　技】──仰臥位で取穴する。
　　　　　　　1.0～1.5寸直刺し，刺針部に腫れぼったいようなだるさを起こさせる。
【注意事項】──小腸を突き刺さないように，ゆっくりと刺入する。
【古典抜粋】──●『針灸甲乙経』第9巻：「大腸が寒邪に中り，大便が乾燥し，腹内部に切痛があるものは，肓兪が主治する」
　　　　　　　●『針灸大成』第6巻：「腹部の切痛・寒疝・大便の乾燥・腹満して腹鳴するが便が出ない・心下部が冷える・内眼角の部分から目が充血して痛むなどの症状を主治する」

15. 翳風 [えいふう]（TE17）

【別　　名】──なし。
【出　　典】──『針灸甲乙経』：「翳風は耳の後方の陥凹部にある。ここを押すと耳の中にまで響く。手・足少陽経の交会穴であり，4分刺入し，灸は3壮である」
【穴名解説】──「耳の後方の陥凹部にあり，ここを押すと耳の中まで響く。翳とは，蔽うという意味であり，耳がここを蔽って風を防いでおり，また本穴が風邪を駆逐することから，翳風と名づけられた」（『経穴釈義滙解』）
【分　　類】──手少陽三焦経と足少陽胆経の交会穴（『針灸甲乙経』）
【位　　置】──耳垂後方で，乳様突起と下顎角の間の陥凹部。
【解　　剖】──皮膚→皮下組織→耳下腺
　　　　　　　浅層部には，大耳介神経と外頸静脈の属枝が分布している。深層部には，外頸動脈の分枝である後耳介動脈，顔面神経がある。
【効　　能】──通竅聡耳・祛風泄熱
　　　　　　　●本穴は手少陽三焦経に属し，耳の後方に位置するため，臨床においては耳部疾患治療の要穴であり，歯・頬部前下方・扁桃腺・下顎疾患治療の常用穴でもある。祛風泄熱・通竅聡耳作用によるものである。
【主治症】──耳部疾患：耳鳴り・耳聾・耳から黄色い膿が出る，聾唖・中耳炎
　　　　　　　顔面および頬部疾患：口眼喎斜・牙関緊急・歯痛・頬の腫脹・耳下腺炎・下顎関節炎・顔面神経麻痺
【配　　穴】──合谷・耳門・聴会……耳にできた瘡
　　　　　　　聴宮・聴会……耳鳴り・耳聾
　　　　　　　地倉・頬車・陽白・承泣……顔面神経麻痺
　　　　　　　下関・頬車・合谷……頬部の腫脹
【手　　技】──椅子に座るか臥位で取穴する。
　　　　　　　①内側前下方に向け1.5～2.5寸刺入し，刺針部に腫れぼったいようなだるさを起こさせる。ときには咽部にまで拡散して締めつけるような熱感が起きることもある。聾唖を治療する。
　　　　　　　②反対側の眼球方向に0.5～1.0寸直刺し，耳の奥に脹痛を感じさせる。ときには腫れぼったいだるさが舌体前部や顔面の片側に拡散することが

ある。顔面神経麻痺や耳下腺炎を治療する。

【注意事項】──瘢痕灸は行わない。

【古典抜粋】──●『針灸甲乙経』第 7 巻：「失声症で喋れないものは，翳風が主治する」
　　　　　　●『針灸甲乙経』第 12 巻：「口が歪み，口を開けることができないものは，翳風が主治する」
　　　　　　●『百症賦』：「怒りによって耳聾になったものは，聴会と翳風で治る」
　　　　　　●『針灸大成』第 7 巻：「耳鳴り・耳聾・口眼喎斜・顎関節脱臼・頬部の腫脹・牙関緊急・喋ることができない・吃音・顎関節のこわばり・小児がしきりにあくびをするなどの症状を主治する」
　　　　　　●『類経図翼』：「耳が赤くなって腫れて痛むものは瀉し，虚証の耳鳴りは補う。補うことが多く，瀉すことはあまりない」

【現代研究】──翳風穴にはしゃっくりを止める強い作用があることを発見した人がいる。そのメカニズムとは，以下の通りである。翳風穴の部位には大耳介神経が分布し，特に迷走神経が多いため，本穴に刺針すると大脳皮質を刺激し，反射弓を介して迷走神経を抑制し，横隔膜の痙攣を寛解してしゃっくりを止めるのである。翳風穴には大脳皮質機能を調整する作用があり，ある人によれば，実験的に神経症を起こさせたイヌの「翳風」穴に刺針すると，すべての陽性条件反射がすぐに強化されるとともに，症状は落ち着き，刺激と反射との相関関係がしだいに回復し，刺激に対する分化も正常になるという。このことは，「翳風」穴への刺針が大脳皮質の神経伝達過程のバランスを回復させることを物語っている。また脳波を観察すれば，もともと小さかった α 波の振幅が増幅されるが，刺針しなければ減弱される様子がみられ，調整作用があることがわかる。

健常者の翳風穴に刺針すると，同側の聴覚伝導路の神経細胞が活性化し，聴覚誘発電位（MLAEP）成分 Po-Na の振幅変化と，後耳介筋反射（PAMR）成分 N12-P17 との相関性が認められた。

16. 糸竹空　［しちくくう］（TE23）

【別　　名】──巨窌（『針灸甲乙経』）・目窌（『外台秘要』）

【出　　典】──『針灸甲乙経』：「糸竹空はまたの名を巨窌といい，眉外側の陥凹部にあり，足少陽胆経の脈気が始まるところである。3 分刺入して 3 呼吸置針する。灸をすえてはならない。灸をすると，運が悪ければ視力が落ちたりなくなったりする」

【穴名解説】──「糸竹とは音楽の総称である。糸とは琴瑟のことであり，竹とは簫管のことであるが，本穴は眉外側の陥凹部にあり，簫管の孔に似ている。孔は空に意味が通じ，また本穴は耳に近いため，耳が常に糸竹の音を聞くという意味から，糸竹空と名づけられた」（『経穴釈義滙解』）

【分　　類】──足少陽胆経の脈気が始まるところ（『針灸甲乙経』）。手少陽三焦経と足少陽胆経の脈気が始まるところ（『針灸聚英』）

【位　　置】──顔面部で，眉尻の陥凹部。
【解　　剖】──皮膚→皮下組織→眼輪筋
　　　　　　　眼窩上神経，頬骨顔面枝，顔面神経側頭枝と頬骨枝，浅側頭動・静脈の前頭枝が分布している。
【効　　能】──散風泄熱・通絡止痛
　　　　　　　●本穴は手少陽三焦経に属し，眉尻の陥凹部にあり，少陽の風熱を疏散し，清肝明目する作用があるため，風熱を原因とする各種眼疾患に常用される。
　　　　　　　●祛風通絡作用があるため，頭痛や歯痛に常用される。
【主 治 症】──眼科疾患：目のくらみ・目が赤く腫れて痛む・眼瞼がピクピクと痙攣する，西結膜炎・電気性眼炎・視神経萎縮
　　　　　　　頭部疾患：頭痛・歯痛・てんかん，西偏頭痛・顔面神経麻痺
【配　　穴】──瞳子髎・睛明・攢竹……目が赤く腫れて痛む
　　　　　　　太陽・外関……頭痛・偏頭痛
　　　　　　　通谷・太衝……てんかん
　　　　　　　睛明・太陽・太衝……目が赤く腫れて痛む
　　　　　　　承泣・攢竹・合谷・陽陵泉……眼瞼がピクピクと痙攣する
　　　　　　　風池・合谷・列欠……頭痛
【手　　技】──椅子に座るか仰臥位で取穴する。
　　　　　　　①横刺で0.5～1.0寸刺入し，刺針部に腫れぼったいようなだるさを起こさせる。
　　　　　　　②三稜針で点刺して出血させる。
【注意事項】──艾炷灸をしてはならない。
【古典抜粋】──●『針灸甲乙経』第7巻：「瘈証*27で，黒目が上を向き悪風するものは，糸竹空に刺針する」
　　　　　　　●『針灸甲乙経』第10巻：「めまい，頭痛は，糸竹空に刺針する」
　　　　　　　●『針灸甲乙経』第12巻：「小児の破傷風で，黒目が上を向いているものは，糸竹空に刺針する」
　　　　　　　●『扁鵲神応針灸玉龍経』：「風邪による頭痛および偏頭痛でなかなか治らないものは，糸竹空に金針で刺針する。皮膚に沿って後方に刺入し，率谷へ透刺する。1回の刺針で2穴取穴するのは，世間では珍しい」
　　　　　　　●『針灸大成』第7巻：「目のくらみ・頭痛・目がはっきり見えない・悪風・悪寒・風癇*33・黒目が上を向く・意識不明・逆さまつげ・発狂して涎を流す・時間の別なく発作を起こす・頭痛・偏頭痛などを主治する」
【現代研究】──糸竹空から率谷への透刺がなぜ偏頭痛に効くのかを，ある人が解剖学の観点から分析した。両穴があるところには血管神経束が多く分布し，特に三叉神経の第2枝と第3枝がこの付近を通過しているため，糸竹空から率谷へ透刺すれば，各神経の痛覚反応を遮断して止痛作用を発揮し，そのために各種偏頭痛に効果があるのである。

17. 瞳子髎　［どうしりょう・どうじりょう］（GB1）

- 【別　　名】──太陽・前関（『備急千金要方』），後曲（『外台秘要』）
- 【出　　典】──『針灸甲乙経』：「瞳子髎は外眼角から5分外方にあり，手太陽小腸経・手少陽三焦経・足少陽胆経の交会穴である。3分刺入し，灸は3壮」
- 【穴名解説】──「瞳子髎は瞳の外方にあり，顴骨〔頬骨〕前頭突起外縁の陥凹部にあることから，こう名づけられた」（『孔穴命名的浅説』）
- 【分　　類】──手太陽小腸経・手少陽三焦経・足少陽胆経の交会穴（『針灸甲乙経』）。手少陽三焦経と足少陽胆経の交会穴（『外台秘要』）。
- 【位　　置】──顔面部の，外眼角の傍らで，眼窩の外側縁。
- 【解　　剖】──皮膚→皮下組織→眼輪筋→浅側頭筋膜→側頭筋
  浅層部には，頬骨神経の頬骨顔面枝と頬骨側頭枝が分布している。深層部には，前・後深側頭神経と前・後深側頭動脈の分枝がある。
- 【効　　能】──清熱散風・明目退翳
  - ●本穴は足少陽胆経に属し，顔面部外眼角の傍らにあり，清熱散風作用があるため，頭面部の疾患を主治し，特に風熱実証の眼疾患を治療する。
- 【主 治 症】──頭面部疾患：頭痛・めまい・口眼喎斜，西 血管性頭痛・顔面神経麻痺
  眼疾患：目の痛み・目の充血・角膜に白斑ができる・風にあたると涙が出る・目やにが多い・角膜の混濁，西 結膜炎・角膜炎・屈折異常・夜盲症・視神経萎縮・三叉神経痛
- 【配　　穴】──合谷・臨泣・睛明……視力障害（『針灸大成』）
  少沢……女性の乳房の腫脹（『類経図翼』）
  睛明・糸竹空・攅竹……目の痛み・眼の充血・角膜に白斑ができる
  頭維・印堂・太衝……頭痛
  合谷・太陽・顴髎……三叉神経痛
  太陽・睛明・少商……風熱が原因で眼が充血し腫れて痛む
  風池・足臨泣……肝胆の鬱熱が原因で角膜に白斑ができる
- 【手　　技】──椅子に座るか仰臥位で取穴する。
  後方に向け横刺で0.5～1.0寸刺入する。太陽穴に透刺して刺針部に腫れぼったいようなだるさを起こさせてもよい。また外耳道まで放散させてもよい。
- 【注意事項】──灸を禁ず。
- 【古典抜粋】──●『銅人腧穴針灸図経』：「緑内障で目が見えない・遠くがはっきり見えない・角膜に白斑ができる・頭痛・外眼角が赤くなって痛む」
  - ●『針灸大成』第7巻：「目が痒い・角膜に白斑ができる・緑内障で目が見えない・遠くがはっきり見えない・目が充血して痛み涙が出て目やにが多い・内眼角が痒い・頭痛・喉痺などを主治する」
  - ●『循経考穴編』：「眉稜骨が割れそうに痛む・目が裂けそうに痛む・翼状片・角膜の混濁・目やにが多い・眼角が痒い・涙が出る・眼球が吊り上がるなどを主治する」

【現代研究】——報告によれば，瞳子髎への刺針には，胆石の疝痛を寛解する効果があるという。

18. 懸顱 [けんろ] (GB5)

【別　　名】——髄孔（『中華針灸学』），髄中・米嚙（『針灸学』）
【出　　典】——『霊枢』寒熱病篇：「足陽明胃経には，そこから経気が顔面部に入る穴が鼻を挟んであり，それを懸顱という」
【穴名解説】——「懸とは掛けるという意味であり，顱とは頭である。本穴は回転性のめまいや，風寒湿邪による瘈証*27・抽搦などの各種疾患を主治することから，懸顱と名づけられた」（『経穴命名浅解』）
【分　　類】——手少陽三焦経・足少陽胆経・足陽明胃経3脈の交会穴（『針灸聚英』）。足陽明胃経の脈気が始まるところ（『素問』気府論篇・王冰注）。足少陽胆経と足陽明胃経の交会穴（『類経図翼』）。
【位　　置】——頭部の鬢上にあり，頭維穴と曲鬢穴を結んだ弧線の中間点。
【解　　剖】——皮膚→皮下組織→上耳介筋→側頭筋膜→側頭筋
　　　　　　　浅層部には，耳介側頭神経，浅側頭動・静脈の頭頂枝が分布している。深層部には，前・後深側頭神経の分枝がある。
【効　　能】——疏風通絡・清利頭目
　　　　　　●本穴は足少陽胆経に属し，側頭部にあり，疏散少陽・疏風通絡作用があるため，風熱を原因とする偏頭痛治療の常用穴である。
　　　　　　●顔面部の浮腫・歯痛・外眼角の痛みにも用いられる。
【主 治 症】——頭部・眼疾患：偏頭痛・顔面部の浮腫・外眼角の痛み，西血管性頭痛・三叉神経痛・神経衰弱
　　　　　　　口・鼻疾患：澄んだ鼻水が出る・鼻水・鼻血・歯痛，西鼻炎
【配　　穴】——頷厭……頭痛・偏頭痛（『百症賦』）
　　　　　　　風池・外関……頭痛・偏頭痛
　　　　　　　糸竹空・太陽・風池……外眼角の痛み
　　　　　　　人中……顔面部の浮腫
　　　　　　　合谷・下関・太陽……顔面部の浮腫・歯痛
【手　　技】——椅子に座るか仰臥位で取穴する。
　　　　　　　横刺で0.5〜1.0寸刺入し，刺針部に腫れぼったいようなだるさを起こさせ，側頭部に拡散させてもよい。
【注意事項】——直接灸はしない。
【古典抜粋】——●『針灸甲乙経』第7巻：「熱病・頭痛・体が重いなどは懸顱が主治する」
　　　　　　●『銅人腧穴針灸図経』：「懸顱は，熱病で煩満し発汗しない・偏頭痛が眼角まで牽引し眼角が赤くなる・身熱・歯痛・顔面部の皮膚が赤くなって痛むなどの症状を治療する。3分刺入し，3呼吸置針し，灸は3壮」
　　　　　　●『針灸大成』第7巻：「頭痛・歯痛・顔面部の皮膚が赤く腫れる・熱病で煩満する・発汗しない・偏頭痛が外眼角まで牽引し外眼角が赤くなる・

身熱・濁った鼻水が止まらない・目がはっきり見えず目を閉じているなどの症状を主治する」

【現代研究】——報告によれば，懸顱への刺針は，健常者の筋電位を上昇（$P < 0.05$）させるが，その効果は刺針の5分後から始まって35分間持続するという。脳血栓ができた患者への治療時にも，筋電位の振幅が上昇し，一般的にはその効果は5分後に現れる。

19. 頭竅陰　[あたまきょういん・あたまのきょういん]（GB11）

【別　　名】——竅陰・枕骨（『素問』気府論篇・王冰注）

【出　　典】——『針灸甲乙経』：「竅陰は乳様突起の上方で，後頭骨の下方にあり，患者が頭を振ると手に感触が伝わってくる」

『徐氏針灸大全』：「この名称のものは2穴あり，……頭竅陰と足竅陰……」

【穴名解説】——「頭は諸陽の会であるのに，なぜ本穴は『竅陰』というのだろうか？　そもそも五臓は陰に属して頭に開竅している。心は舌に開竅し，肝は目に開竅し，腎は耳に開竅し，脾は口に開竅して咽に通じ，肺は鼻に開竅して喉に通じている。本穴は耳鳴り・目の腫脹・舌がこわばって出血する・口苦・喉痺・咳逆などの症状を治療し，本穴に刺針することで，陰を貯蔵する竅を通じさせることから『竅陰』と名づけられたが，実際には陰竅である。陰竅といわずに『竅陰』というのは，意味を伏せているのである」（『針灸穴名解』）

【分　　類】——足太陽膀胱経と足少陽胆経との交会穴（『針灸甲乙経』）。手太陽小腸経，足太陽膀胱経，足少陽胆経の交会穴（『外台秘要』）。

【位　　置】——頭部の耳の後方で，乳様突起の後上方にあり，天衝穴と完骨穴とを結んだ線の下から3分の1のところ。

【解　　剖】——皮膚→皮下組織→帽状腱膜
小後頭神経と，後耳介動・静脈の分枝が分布している。

【効　　能】——清熱祛風・通関開竅
●本穴は足少陽胆経に属し，頭部にあって，少陽の風火を清泄し，また耳の近くにあって耳竅を通じさせるため，頭痛・耳疾患治療の常用穴である。

【主 治 症】——頭面部・五官疾患：頭痛・めまい・目の痛み・耳鳴り・耳聾・喉痺・口の乾燥・口苦・舌根部からの出血，西神経性耳聾・メニエール病・三叉神経痛・喉頭炎・甲状腺腫
その他：頸部および後頸部がこわばって痛む・胸脇部痛・瘰気[*21]

【配　　穴】——強間……錐で刺されたかのような頭痛があり，身動きできない（『備急千金要方』）
聴宮・聴会・翳風……耳鳴り・耳聾
内関・陽陵泉……胸脇部痛
風池・俠渓・太衝……めまい
風池・率谷・俠渓……風熱を原因とする偏頭痛

陽陵泉・行間……口苦・喉の乾燥

翳風・聴会・太衝……肝胆の風火による耳疾患

【手　　技】──椅子に座るか仰臥位で取穴する。

横刺で 0.5 〜 1.0 寸刺入し，刺針部に腫れぼったいようなだるさを起こさせ，後頭部および側頭部に拡散させてもよい。

【注意事項】──直接灸をしない。

【古典抜粋】──●『針灸甲乙経』第 10 巻：「頸部まで牽引する頭痛は，竅陰が主治する」

●『備急千金要方』第 30 巻：「癲疽・錐で刺されたかのような頭痛があり身動きできない・動くと心煩するなどの症状を主治する」

●『銅人腧穴針灸図経』：「竅陰は，労倦が原因で黄疸から瘰癧[*22]になる・頭部や眼まで牽引する後頭部の痛みなどを治療する。3 分刺入し，灸は 7 壮」

●『針灸大成』第 7 巻：「四肢の筋肉の攣急・眼の痛み・頭部や後頭部や顎の痛み・耳鳴りがうるさい・耳鳴りで音が聞こえないなどの症状を主治する。舌根部からの出血・骨癆・癲疽・瘰癧[*22]・手足の煩熱・発汗しない・舌のこわばり・脇痛・咳逆・喉痺・口苦」

20. 本神　[ほんじん・ほんしん]（GB13）

【別　　名】──なし。

【出　　典】──『針灸甲乙経』：「本神は，曲差穴から左右にそれぞれ 1 寸 5 分離れたところの髪の生え際（一説では耳からまっすぐ上で髪の生え際から 4 分入ったところ）にあり，足少陽胆経と陽維脈との交会穴である。3 分刺入し，灸は 3 壮」

【穴名解説】──「本穴は曲差穴から左右にそれぞれ 1 寸 5 分離れた髪の生え際にあり，足少陽胆経と陽維脈との交会穴であり，その内部にある脳と連絡している。脳は人の本であり，本穴が神志疾患を主治することから，本神と名づけられた」（『経穴釈義滙解』）

【分　　類】──足少陽胆経と陽維脈との交会穴（『針灸甲乙経』）

【位　　置】──頭部で，前頭部の髪の生え際から 0.5 寸上方にあり，神庭穴から 3 寸外方である。神庭と頭維を結んだ線上で，頭維から 3 分の 1 のところにある。

【解　　剖】──皮膚→皮下組織→後頭前頭筋の前頭筋

眼窩上動・静脈と眼窩上神経，浅側頭動・静脈の前頭枝が分布している。

【効　　能】──清熱止痛・安神定志

●本穴は足少陽胆経に属し，頭部にあり，その気は内部の脳に連絡しているため，清熱散風止痛作用だけでなく，安神定志作用もある。頭痛・めまい・精神および意識障害治療の常用穴である。

【主治症】──精神および意識障害：中風による人事不省・癲証[*11]・小児の驚厥[*65]・[西]神経性頭痛・大脳の発育不全

頭部および後頸部の疾患：頭痛・めまい・頸部および後頸部がこわばって

第 2 節　交会穴各論 | 329

　　　　　　　引きつる
【配　　穴】──前頂・顖会・天柱……小児の驚癇*26（『針灸甲乙経』）
　　　　　　　顖息……胸脇部が引きつって寝返りをうてない（『備急千金要方』）
　　　　　　　神庭・印堂……前額部痛
　　　　　　　顖息・内関……胸脇部痛
　　　　　　　四神聡・神庭……精神および意識の各種障害
　　　　　　　風池・太衝・百会……肝陽上亢による頭痛
【手　　技】──椅子に座るか仰臥位で取穴する。
　　　　　　　横刺で0.5〜1.0寸刺入し，刺針部に腫れぼったいようなだるさを起こさせる。
【注意事項】──直接灸をしてはならない。
【古典抜粋】──●『針灸甲乙経』第7巻：「頭痛・目のくらみ・頸部および後頸部がこわばって引きつる・胸脇部が引きつって体を傾けることができないなどの症状は本神が主治する」
　　　　　　　●『針灸大成』第7巻：「驚癇*26で涎を流す・頸部および後頸部がこわばって引きつり痛む・目のくらみ・胸部が引きつって寝返りをうてない・癲証*11で涎を嘔吐する・半身不遂などの症状を主治する」

21. 頭臨泣　[あたまりんきゅう・あたまのりんきゅう]（GB15）

【別　　名】──臨泣（『針灸甲乙経』）
【出　　典】──『針灸甲乙経』：「臨泣は瞳孔のまっすぐ上方で，髪の生え際から5分入った陥凹部である」
　　　　　　　『針灸資生経』：「臨泣の2穴は目からまっすぐ上方で，髪の生え際から5分入った陥凹部にあり，3分刺入して7呼吸置針する。得気を得たら瀉し，他の穴との併用を避ける。素問の注では，灸は5壮と述べている。足少陽胆経には別に臨泣という腧穴があるが，これは頭の臨泣である」
【穴名解説】──「本穴は頭部の目からまっすぐ上方の，髪の生え際から5分入った陥凹部にある。目とは泣（涙）が出るところであり，本穴はその上方に臨んでいることから，頭臨泣と名づけられた」（『経穴釈義滙解』）
【分　　類】──足太陽膀胱経・足少陽胆経・陽維脈の交会穴（『針灸甲乙経』）。足少陽胆経と足太陽膀胱経との交会穴（『外台秘要』）。
【位　　置】──頭部で，瞳孔からまっすぐ上方の髪の生え際から0.5寸入ったところであり，神庭穴と頭維穴を結んだ線の中点。
【解　　剖】──皮膚→皮下組織→帽状腱膜→腱膜下疎性結合組織
　　　　　　　眼窩上神経と眼窩上動・静脈が分布している。
【効　　能】──清頭明目・安神定志
　　　　　　　●本穴は足少陽胆経に属し，足太陽膀胱経と足少陽胆経，陽維脈との交会穴である。太陽は表を主り，少陽は半表半裏を主り，陽維脈は各陽脈と連絡して表も主るため，本穴には太陽の風熱を疏散し，少陽の風火を清

瀉する強い作用がある。

- 頭部に位置しているため，おもに頭面部・五官の火熱を清利し，頭痛・めまいを治療する常用穴でもある。特に火熱の邪が侵襲したために起きる五官病証を治療する常用穴である。

【主治症】──頭面部・五官疾患：頭痛・目のくらみ・目が赤く腫れて痛む・眼球内部の疾患・夜盲症・角膜の混濁が瞳孔まで蔽(おお)う・目やにが多い・涙が出る・耳鳴り・耳聾・鼻づまり・副鼻腔炎，西急・慢性結膜炎，角膜炎，涙囊炎，鼻炎

精神および意識障害：小児の驚癇[*26]・共同偏視・脳卒中による人事不省。てんかん・中風による昏睡

【配　穴】──陽谷・腕谷・申脈……風眩[*17]（『針灸大成』）
　　　　　　肝兪……角膜の白斑（『針灸大成』）
　　　　　　百会・印堂・頭維……頭痛
　　　　　　攅竹・糸竹空・合谷……眼が赤くなって痛む
　　　　　　百会・人中・内関……小児が驚いて疼痛を発生させる
　　　　　　太陽・睛明・太衝……目が赤く腫れて痛む
　　　　　　聴会・中渚・丘墟・太衝……肝胆火盛による耳鳴り・耳聾

【手　技】──椅子に座るか仰臥位で取穴する。
　　　　　　横刺で0.5～1.0寸刺入し，刺針部に腫れぼったいようなだるさを起こさせる。

【注意事項】──直接灸をしてはならない。

【古典抜粋】──
- 『針灸甲乙経』第7巻：「頰が冷たい・目が見えない・口から涎を流す・涙が出る・両側の眉頭が痛むなどの症状は臨泣が主治する」
- 『備急千金要方』：「小児の驚癇[*26]・共同偏視などを主治する」
- 『針灸大成』第7巻：「目のくらみ・角膜に白斑ができる・涙が出る・後頭骨脳戸穴の部位の疼痛・悪寒・鼻づまり・驚癇[*26]・共同偏視・強い風邪・外眼角の痛み・中風による意識不明などの症状を主治する」

【現代研究】──ある人が頭臨泣に刺針して急性腰部捻挫を治療したところ，損傷部位が腰部両側にあるものには効果があるが，損傷部位が正中の督脈にあるものは，あまり効果がないことがわかった。

22. 目窓 ［もくそう］（GB16）

【別　名】──至栄（『針灸甲乙経』）・至宮（『普済方』）・至営（『外台秘要』）

【出　典】──『針灸甲乙経』：「目窓はまたの名を至栄といい，頭臨泣穴の1寸上方にあり，足少陽胆経と陽維脈との交会穴である。3分刺入し，灸は5壮」

【穴名解説】──「窓とは穴のことである。本穴は頭臨泣の1寸上方にあって眼疾患を治療し，目の気を通じさせる孔穴であることから，目窓と名づけられた」（『経穴釈義滙解』）

【分　類】──足少陽胆経と陽維脈との交会穴（『針灸甲乙経』）

【位　　置】──頭部にあり，髪の生え際から1.5寸上方に入ったところで，頭の正中線の2.25寸外方である。

【解　　剖】──皮膚→皮下組織→帽状腱膜→腱膜下疎性結合組織
　　　　　　　眼窩上神経と，浅側頭動・静脈の前頭枝が分布している。

【効　　能】──祛風消腫・清頭明目
　　　　　　●本穴は足少陽胆経に属し，頭部の瞳孔からまっすぐ上方にあり，その内部で目の気に通じている。そのため眼疾患治療の常用穴であり，虚実いずれの証にも用いることができる。疏散風熱・通絡止痛作用があるため，頭痛・めまいに常用される。

【主 治 症】──頭面部・五官疾患：頭痛・頭のふらつき・顔面および眼瞼部の浮腫・目が赤く腫れて痛む・緑内障・眼球内部の疾患・角膜の混濁が瞳孔まで蔽う・鼻づまり・唇のこわばり・上顎部の歯の虫歯で腫れる，西神経性頭痛・屈折異常・結膜炎
　　　　　　精神および意識障害：小児の驚癇[*26]

【配　　穴】──陥谷……顔面および眼瞼部の浮腫（『針灸大成』）
　　　　　　　天衝・風池・印堂……頭痛
　　　　　　　睛明・瞳子髎・大陵……目が赤く腫れて痛む
　　　　　　　百会・中衝・合谷……小児の驚癇[*26]

【手　　技】──椅子に座るか仰臥位で取穴する。
　　　　　　　横刺で0.5〜1.0寸刺入し，刺針部に腫れぼったいようなだるさを起こさせる。

【注意事項】──直接灸をしてはならない。

【古典抜粋】──●『針灸甲乙経』第9巻：「頭痛は，目窓・天衝・風池が主治する」
　　　　　　●『針灸甲乙経』第12巻：「緑内障で見えない・遠くがぼんやりしてよく見えない・目の中が湿潤である・白膜が瞳孔を覆うなどの症状は目窓が主治する」「上顎部の歯の虫歯で腫れたものは，目窓が主治する」
　　　　　　●『銅人腧穴針灸図経』：「目窓は，頭面部が浮腫して痛む・外眼角までの牽引痛・頭のふらつきなどを治療する。遠くがぼんやりしてよく見えない」
　　　　　　●『針灸大成』第7巻：「目が赤くなって痛む・頭のふらつき・遠くがぼんやりしてはっきり見えない・頭面部の浮腫・悪寒発熱・発汗しない・悪寒などを主治する」

【現代研究】──ある人が目窓を主穴として単純性緑内障を治療したところ，総有効率は84.8％であった。

23. 風池　［ふうち］（GB20）

【別　　名】──熱府（『中華針灸学』）

【出　　典】──『霊枢』熱病篇：「熱病のときに刺針するいわゆる59穴とは……風池が左右2穴，天柱が左右2穴である」

【穴名解説】──「本穴はこめかみの後方で，髪の生え際の陥凹部にある。その形が池に似

ており，風証治療の要穴であることから，風池と名づけられた」（『経穴釈義滙解』）

【分　　類】──足少陽胆経と陽維脈との交会穴（『針灸甲乙経』）。手少陽三焦経と，足少陽胆経，陽維脈との交会穴（『奇経八脈考』）。

【位　　置】──後頸部，後頭骨の下方で，風府と同じ高さにあり，胸鎖乳突筋と僧帽筋上端との間の陥凹部。

【解　　剖】──皮膚→皮下組織→僧帽筋と胸鎖乳突筋の間→頭板状筋→頭半棘筋→大後頭直筋と上頭斜筋の間
浅層部には，小後頭神経と，後頭動・静脈の分枝や属枝が分布している。深層部には，後頭下神経などがある。

【効　　能】──疏風解熱・明目開竅
- 本穴は足少陽胆経に属するが，胆と表裏の関係にある肝は風木の臓であり，化火して風を生じやすく，それが上昇して清竅を乱すことが多い。また胆は肝に附属しているため，肝胆の火は経に沿って上昇し混乱を引き起こすことが多い。昔から「諸風掉眩，皆肝に属す」「諸暴強直，皆風に属す」といわれるが，およそめまい中風などの内風，および外感風邪による外風証に属するものであれば，いずれも風池で治療することができる。また本穴は足少陽胆経と陽維脈との交会穴であり，陽維脈は全身の表を主り，「陽維脈が病に侵されれば，寒熱を苦しむ」といわれるため，本穴は表証治療に常用される。
- 本穴には，少陽の風熱を疏散し，清利頭目・通利官竅する作用があるため，本穴に刺針すれば，足少陽胆経が循行する部位である，頸部・後頸部・耳・脳などの疾患を治療することができる。また刺針時に針感を患部まで響かせれば，さらに効果がある。
- 足少陽の経別は心を貫き，陽維脈と交会する督脈は「元神の府」である脳を絡するため，足少陽胆経と陽維脈の交会穴である風池は，精神および意識障害も治療することができる。そしてその他の鎮驚安神・開竅醒神作用のある腧穴と組み合わせれば，癲[*11]・狂・癇[*4]・不眠・ヒステリーなどさまざまな精神および意識障害を治療することができ，その際には瀉法を用いることが多い。
- 本穴は風邪が外襲したことによる頸・後頸部・肩・腕の疼痛にも常用されるが，それは瀉法を行ったときの祛風通絡効果によるものである。

【主　治　症】──外感疾患：頭痛・発熱・ブルブルと振寒する・熱病で汗が出ない・頸部および後頸部がこわばって痛む，西インフルエンザ

頭面部・五官疾患：頭痛・頭のふらつき・目が赤く腫れて痛む・風にあたると涙が出る・角膜の混濁が瞳孔まで蔽う・目が見えない・夜盲症・緑内障・顔面部の腫脹・口のゆがみ・副鼻腔炎・鼻血・耳鳴り・耳聾，西神経性頭痛・視神経萎縮・網膜出血・電気性眼炎・近視・鼻炎・神経性耳聾

精神および意識障害：不眠・癲狂[*3]・癇証[*4]・中風・気逆・言語障害，西神経性無力症・高血圧・てんかん・流行性B型脳炎

その他：パーキンソン病，西胃腸神経症

【配　　穴】──脳戸・玉枕・風府・上星……目が痛んで見ることができない（『備急千金要方』）

迎香・水溝……口が歪んで喋ることができない（『備急千金要方』）

合谷・糸竹空……頭痛・偏頭痛（『針灸大成』）

百会……風癇[*33]で発作を起こすと地面に倒れる（『針灸大成』）

魚際・経渠（瀉）・二間……傷寒で発汗しない

大椎・後渓……頸部および後頸部がこわばって痛む

睛明・太陽・太衝……目が赤く腫れて痛む

陽白・顴髎・頬車……口眼喎斜

【手　　技】──椅子に座るか仰臥位で取穴する。

①反対側あるいは同側の口角方向や鼻尖方向，または同側あるいは反対側の眼球方向に，0.5～1.5寸刺入し，刺針部に腫れぼったいようなだるさを起こさせるとともに，頭頂部，側頭部，前額部，眼に向けて放散させる。

②横刺で2.0～3.0寸刺入して反対側の風池穴に透刺し，刺針部に腫れぼったいようなだるさを起こさせ，それを頭頂部まで拡散させる。

【注意事項】──①反対側の眼球方向に深く刺入してはならない。その先には，椎骨動脈や延髄下端があるため，操作を少しでも誤り針先が大後頭孔に進入すれば，椎骨動脈や延髄を刺傷し，くも膜下出血や，呼吸および心拍の突然の停止などという医療事故を引き起こす恐れがある。

②本穴は延髄の近くにあるため，風寒あるいは寒邪が侵襲したことによる頭・脳・鼻疾患以外には，安易に施灸すべきでない。特に直接灸や温針は，熱の上昇を助長し，頭のふらつきや圧迫感を引き起こす恐れがある。

③復溜を補い，太衝・風池を瀉して高血圧の治療および予防を行うときには，刺針前に必ず血圧を測り，刺針の影響で血圧が高くなり脳溢血を起こすことがないよう特に注意しなければならない。

【古典抜粋】──●『傷寒論』：「太陽病で，はじめに桂枝湯を服用したところ，かえって煩悶して治らないものは，まず風池・風府に刺針してから桂枝湯を服用すれば治癒する」

●『針灸甲乙経』第7巻：「頸の痛み・後頸部がこわばって振り返れない・涙が出る・目やにが多い・鼻水・鼻血・内眼角が赤くなって痛む・気逆・耳が聞こえない・目が見えない・喉痺・背中が曲がり後頸部まで牽引して筋肉が拘攣するなどの症状は風池が主治する」

●『外台秘要』：「風池は，悪寒発熱・癲証[*11]で卒倒する・温熱病で発汗しない・逆気による頭のふらつきや頭痛・痃瘧……などを主治する」

●『銅人腧穴針灸図経』：「風池は，強い悪寒と発熱・温病で発汗しないなどの症状を治療する。目のくらみ・頭痛・痃瘧・頸部および後頸部が痛んで振り返れない。涙が出る・しきりにあくびをする・鼻水・鼻血・眼全体が赤くなって痛む。逆気のために耳が塞がったようになる・目がよ

く見えない・腰が曲がる・後頸部まで筋肉の弛緩が及ぶなどの症状は，7分刺入し，7呼吸置針する。灸は7壮」

【現代研究】──脳炎の後遺症患者の風池穴に刺針したところ，脳血流量のグラフが314.4%と急激に上昇した。また75%の患者で振幅が大きくなり，66.7%の患者で振幅差の割合が縮まると同時に，全血粘度および還元粘度ともに減少することがわかった。

風池穴に刺針してパーキンソン病を治療したところ，患者の筋電図の最大収縮時の振幅，平均電圧，放電頻度がいずれも治療前よりも明らかに減少した。

資料によれば，視力が減退した患者の風池穴に刺針したところ，視力を上げることができたという。風池穴を按摩するか梅花針で叩打すると，青少年が近視になるのを予防することができる。

方継良らがCTで，風池穴から反対側の内眼角まで，両方の風池穴から鼻尖まで，両方の風池穴から反対側の眼球までの断面を，それぞれスキャンした結果，風池穴から反対側の眼球方向に刺針したときの危険度が最も高く，延髄を損傷する可能性がある。また反対側の内眼角方向では，椎骨動脈を損傷する可能性があり，まれに延髄を損傷する場合もある。鼻尖方向では危険性が最も低く，椎骨動脈を損傷する可能性があるだけである。

24. 肩井　[けんせい]（GB21）

【別　　名】──肩解（『素問』気府論篇・王冰注），膞井（『太平聖恵方』）

【出　　典】──『針灸甲乙経』：「肩井は肩の上の陥凹部にあり，欠盆の上方で，肩甲棘の上方である。手少陽三焦経と陽維脈との交会穴であり，5分刺入し，灸は3壮」

【穴名解説】──「井とは，深いという意味である。本穴は肩の上の陥凹部にあり，肩の深部にあることから，肩井と名づけられた」（『経穴釈義滙解』）

【分　　類】──手少陽三焦経と陽維脈との交会穴（『針灸甲乙経』）。手少陽三焦経，足少陽胆経，陽維脈の交会穴（『素問』気府論篇・王冰注）。手少陽三焦経，足少陽胆経，足陽明胃経，陽維脈の交会穴（『奇経八脈考』）。

【位　　置】──肩の上で，乳頭からまっすぐ上方にあり，大椎穴と肩峰端を結んだ線の中点。

【解　　剖】──皮膚→皮下組織→僧帽筋→肩甲挙筋

浅層部には，鎖骨上神経，浅頸動・静脈の分枝や属枝が分布している。深層部には，頸横動・静脈の分枝や属枝，肩甲背神経の分枝がある。

【効　　能】──通経活絡・滌痰散絡

●肩井穴は足少陽胆経に属し，肩部の経筋が集まるところにあって，舒経活絡作用が強いため，肩背部のしびれや，腕が挙がらないなどの病症治療に多用される。

●肩井は，乳腺炎や難産などを治療する経験穴でもある。肝と胆は表裏の関係にあり，乳腺炎も肝胆の気が鬱結して気血が滞ることによって発生

することが多いため，胆経の肩井穴を取穴すれば，理気活血・通絡消腫散結をし，しかも肩井は乳房の上方にあって内部で気が乳房に通じているため，散結の力を発揮する。

【主治症】──後頸・肩・背部疾患：肩や腕の痛み・腕が挙がらない・頸部および後頸部のこわばり・腰部および寛骨部の痛み，西脳溢血による半身不遂

妊娠・出産に関わる疾患：難産・崩漏・悪露が下りない・産後乳汁が出ない，西乳腺炎・機能性子宮出血・乳腺増殖

その他：瘰癧[*22]・各種虚労

【配　　穴】──大椎・膏肓・脾兪・胃兪・肺兪・下脘・足三里……各種虚証・痺痛・五労七傷・遺精・労症（『針灸大成』）

足三里・陽陵泉……脚気で脚がだるくて痛む（『天星秘訣』）

曲池……腕の痛み（『標幽賦』）

肩髃・天宗……肩背部の痺痛

乳根・少沢……乳汁不足・乳腺炎

期門・内関・膻中……乳房痛

合谷・三陰交……難産

秉風・曲垣・肩貞・後渓……肩背部の痺痛

【手　　技】──椅子に座るか仰臥位で取穴する。

後方に向け斜刺で0.5〜0.8寸刺入し，刺針部に腫れぼったいようなだるさを起こさせ，肩部まで拡散させる。

【注意事項】──刺入の方向および深度をしっかりと把握しなければならず，内側に向けて斜めに刺入したり，直刺で深く刺入しすぎたりしてはならない。さもなければ，肺臓を刺傷して気胸を引き起こす恐れがある。ある人が死体を解剖して計測したうえで，下方に向けて直刺をする場合は，その深度を39.17mm以内に止めるべきだと提案している。

【古典抜粋】──●『針灸甲乙経』第10巻：「肩背部や大腿部の痛み・腕が挙がらない・悪寒発熱などは肩井が主治する」

●『千金翼方』：「難産であれば，両肩井に1寸刺入して瀉法を行えば，すぐに生まれる」

●『銅人腧穴針灸図経』：「肩井は，五労七傷・頸部および後頸部がこわばって振り返れない・背部および肩胛骨付近が苦しい・両腕が頭まで挙がらない・転んで腰部および寛骨部を損傷して痛む・脚気衝心などの症状を治療し，5分刺入する。堕胎後，手足が厥逆するものは，肩井に刺針すればすぐに治る」

●『儒門事親』：「産後乳汁が出ないものは，肩井2穴に刺針すれば効果がある」

●『痊瘍全書』：「男性，女性，小児で瘰癧[*22]に罹っている者は……肩の骨の先端に肩井2穴があるので，患部が左肩であれば左に灸をすえ，右肩であれば右にすえ，左右とも患っていれば両肩にすえる」

●『百症賦』：「肩井は乳腺炎に非常によく効く」

- ●『針灸大成』第7巻：「中風・気が塞がる・涎が出て喋れない・逆気・難産・堕胎後の手足の厥逆などには肩井に刺針すればすぐに治る。頭部および後頸部の痛み・五労七傷・腕の痛み・両腕が頭まで挙がらない。もしも深く刺入しすぎて卒倒すれば，急いで足三里を補う」

【現代研究】——現在では，肩井穴から後方に向けて斜刺をするだけでなく，頸部および後頸部に向けて横刺し，頸・肩部の疾患および頭面部・五官疾患も治療する。また肩部に向けた横刺では肩背部痛を，前方に向けた斜刺では乳房疾患を，直刺では急性乳腺炎・肩関節周囲炎・寝違えなどの病証を治療する。

25. 帯脈　[たいみゃく]（GB26）

【別　　名】——なし。
【出　　典】——『霊枢』癲狂篇：「癲疾が脈に入った者は，突然倒れ，四肢の脈がみな脹満して弛緩する。脈が脹満すれば刺針して出血させる。脹満しなければ，後頸部を挟む太陽経の腧穴や，帯脈穴などに灸をすえる。この腧穴は腰から3寸のところにある。その他，筋肉の間の腧穴や本経の腧穴を取穴する」
【穴名解説】——「本穴は章門穴の1.8寸下方にあり，足少陽胆経と帯脈との交会穴である。帯が体を巻くのと同じように，各経を巻いて束ねるとともに，帯脈病や女性の月経・帯下疾患を主治することから，こう名づけられた」（『経穴釈義滙解』）
【分　　類】——足少陽胆経と帯脈2経の交会穴（『素問』気府論篇）。
【位　　置】——側腹部の，章門穴の1.8寸下方にあり，第11肋骨自由端のまっすぐ下方。
【解　　剖】——皮膚→皮下組織→外腹斜筋→内腹斜筋→腹横筋
　　　　　　　浅層部には，第9，10，11胸神経前枝の外側皮枝と，それに併走する動・静脈が分布している。深層部には，第9，10，11胸神経前枝の筋枝とその周辺の動・静脈がある。
【効　　能】——清熱利湿・調経止帯
- ●本穴は足少陽胆経と帯脈との交会穴であり，帯脈は腰部を取り巻いて一周し，諸脈を束ねている。特に男女の腎気の調節作用を維持し，女性の月経・帯下，男性の固腎養精を調節する作用があるため，月経病，なかでも帯下病を治療するための要穴である。
- ●本穴は足少陽胆経に属し，胆と表裏の関係にある肝は疏泄を主るため，胆もまた疏泄の働きをする。また本穴は脇下部にあり，脇肋部は気機が循環するための中枢部であることから，本穴に刺針すれば理気活血の効果がある。

【主 治 症】——月経・帯下疾患：女性の少腹部が堅くなって痛む・月経不順・膿血や粘液混じりの帯下・無月経・月経困難・不妊，西月経不順・付属器炎・内性器炎
　　　　　　　腰脇部疾患：七疝・片方の睾丸が腫大疼痛し下墜する・腰痛・背部まで牽

引する脇痛，西帯状疱疹・痩せる
【配　　穴】──関元・気海・三陰交・白環兪・間使……膿血および粘液混じりの帯下（『針灸大成』）
　　　　　　　白環兪・陰陵泉・三陰交……帯下病
　　　　　　　中極・地機・三陰交……月経困難症・無月経
　　　　　　　血海・膈兪……月経不順
　　　　　　　中極・陰陵泉・行間・下髎……湿潤で熱感のある帯下
　　　　　　　大敦・期門・気海……寒湿の邪による疝気
【手　　技】──仰臥位で取穴する。
　　　　　　　1.0～1.5寸直刺し，刺針部に腫れぼったいようなだるさを起こさせ，腰部側面まで拡散させる。
【注意事項】──腸管を破る恐れがあるため，深く刺入してはならない。またけっして強く高速の雀啄はしてはならない。
【古典抜粋】──●『針灸甲乙経』第12巻：「女性の少腹部が堅くなって痛み，月経が来ないものは，帯脈が主治する」
　　　　　　　●『針灸資生経』：「ある女性に膿血および粘液混じりの帯下があったため，ある人が気海に灸をすえたが効果がなかった。翌日帯脈穴に灸をすえたところ治った」
　　　　　　　●『針灸大成』第7巻：「腰腹部が弛緩して水袋のようになる・女性の小腹部痛・裏急後重・抽搦・月経不順・膿血および粘液混じりの帯下などを主治する」
【現代研究】──ある人が帯脈穴を主穴として，肥満症を治療した。

26. 環跳　[かんちょう]（GB30）

【別　　名】──臏骨（『徐氏針灸大全』），髁骨・分中（『針方六集』），環谷・髀枢（『中国針灸学』）
【出　　典】──『針灸甲乙経』：「環跳は大腿骨大転子のところにあり，側臥位で下腿を伸ばし，大腿を曲げて取穴する。足少陽胆経の脈気が始まるところである。1寸刺入し，20呼吸置針し，灸は50壮」
【穴名解説】──「環とは弯曲するという意味である。跳とは跳躍という意味であり，体を曲げて大腿を曲げると，跳躍に都合がよい。取穴時の体位や，曲がって跳躍しにくい脚の疾患を治すことができることを意味している」（『針灸穴名釈義』）
【分　　類】──足少陽胆経と足太陽膀胱経との交会穴（『素問』気府論篇・王冰注）。
【位　　置】──大腿外側にあり，側臥位で大腿を曲げたときに，大腿骨大転子の最も高くなった点と仙骨管裂孔を結んだ線上で，大転子最高点より3分の1のところ。
【解　　剖】──皮膚→皮下組織→大臀筋→坐骨神経→大腿方形筋
　　　　　　　浅層部には，上殿皮神経が分布している。深層部には，坐骨神経，下殿神経，後大腿皮神経，下臀動・静脈などがある。
【効　　能】──通経活絡・駆風散寒

- 本穴は足少陽胆経に属し，足太陽膀胱経と足少陽胆経はここで交会しているため，通経活絡・駆風散寒・調和営衛作用が強く，臨床においては下肢の片麻痺や片方だけの痛みを治療する常用穴である。
- また足少陽胆経は気街に出て陰毛付近をめぐり，そこから横方向に向かって大腿骨大転子の中に入る。足少陽の経別は，大腿骨大転子の周りをめぐって陰毛付近に入り，足厥陰肝経と合流する。したがって，刺針時に，針感を前陰部あるいは少腹部に響かせれば，いくつかの婦人科病証を治療することができる。

【主治症】——腰・腿部の疾患：腰および寛骨部の疼痛・挫傷による腰痛・下肢のしびれ・膝および果関節の腫痛，西坐骨神経痛・腸骨の関節およびその周囲の軟部組織の疾患

婦人科疾患：帯下

その他：全身に斑疹が出る風疹・半身不遂

【配　　穴】——至陰……移動性の胸脇部痛・腰部から脇部まで牽引して痛む（『備急千金要方』）

束骨・交信・陰交・陰舎〔『中国針灸穴位通鑑』に『備急千金要方』の陰舎は陰谷の誤りと指摘されている〕……大腿骨大転子の内部が痛んで脚を挙げられない（『備急千金要方』）

風市……膝から上方が痛む・風痺で足と下腿部がしびれる（『針灸大成』）

陰陵泉・陽輔・太渓・至陰……足の麻痺（『針灸大成』）

殷門・陽陵泉・委中・崑崙……坐骨神経痛

居髎・委中・懸鍾……風寒湿による痺証

風池・曲池……風疹で全身に斑疹ができる

【手　　技】——側臥位で大腿を曲げ，下腿を伸ばして取穴する。

①針先をやや下方に向け2〜3寸刺入し，針感を下肢に響かせて坐骨神経痛および下肢の疾患を治療する。

②針先をやや外生殖器および少腹部方向に向け2〜3寸刺入し，外生殖器および少腹部疾患を治療する。

③針先を股関節方向に向け2〜2.5寸直刺し，股関節疾患を治療する。

【注意事項】——①本穴は半身不遂に効果があるが，いくつかの点に注意しなければならない。1つには，対麻痺の患者は最初針感をあまり感じないが，治療が効果をあげてくるにつれ針感を強く感じるようになるため，針感がないからといって治療をあきらめてはならないということである。2つめに，痙性麻痺の場合は，瀉法を用い置針を長くして，経絡を通行させ，気血を運行させ，全身に栄養を行きわたらせなければならない。3つめに，弛緩性麻痺の場合は補法を用い，その他の腧穴を加えたうえで，さらに合谷・三陰交を加えて益気養血する。

②本穴は坐骨神経痛を治療するときの主穴になるが，使用時にはいくつかの点に注意しなければならない。1つは，坐骨神経に沿って灼熱感や疼痛があった場合には，即座に抜針し，再度刺針してはならない。これは

坐骨神経を刺傷したものであり，軽症であれば揉めばすぐに灼熱感や痛みは消失するが，重症の場合は，足太陽膀胱経の郄穴である金門を取穴するか，承扶・委中に刺針し，瀉法は控えて置針を長くする。2つめに，坐骨神経に沿って感電したような感覚があれば，それは坐骨神経幹に当たっているということであるため，繰り返し刺激すれば高い効果が得られる。3つめに，臀部より下方の膀胱経は坐骨神経と吻合しているが，針感の伝わる速度が遅いため，もしも患者が針感の伝わっていく様子を充分に感じ取っていれば，膀胱経絡に適中しているということであるため，膀胱経と腎経の病変を治療することはできるが，坐骨神経痛に対する効果はあまりない。反対に電気が走るような感覚があり，その速度が速ければ，坐骨神経痛は治療できるが，経絡病に対してはほとんど効果がない。

【古典抜粋】── ●『針灸甲乙経』第10巻：「腰から脇部まで牽引して引きつって痛む・大腿部の筋肉の拘攣・下腿部が痛くて伸ばせない・痺証でしびれるなどの症状は環跳が主治する」

●『馬丹陽天星十二穴歌』：「環跳は大腿骨大転子にあり，側臥位で脚を曲げて取穴する。腰が曲がって振り返れない・冷風と湿邪による痺証・寛骨部から腓腹筋にかけての痛み・転側できずに呻く。針灸を施術すると，すぐに痛みが消える」

●『針灸大成』第7巻：「冷風と湿邪による痺証でしびれる・風疹で全身に斑疹ができる・半身不遂・腰および寛骨部の疼痛・膝をひねったり屈伸したりできないなどの症状を主治する。仁寿宮が脚気と半身不遂を患った。甄権が勅命を受けて治療にあたり，環跳・陽陵泉・陽輔・下巨虚に刺針したところ，立って歩けるようになった」

●『針灸大成』第9巻：「辛酉の年，夏中貴が麻痺になり，歩くことができない。何鶴松という医者が長い間治療していたが治らない。私が招かれたので，一目見て言った。この病気は1カ所に刺針すれば治りますと。鶴松は恥じて去っていった。そこで私が環跳穴に刺針すると，はたして歩けるようになった」

【現代研究】──環跳穴には胃液の分泌をある程度調節する作用がある。胃酸およびペプシンが多いものは減少させ，少ないものは増加させる。報告によれば，ある実験で甲状腺散剤とチオウラシルを使って，それぞれ甲状腺機能を亢進させたマウスと減退させたマウスの坐骨神経か「環跳」穴に電針療法を行ったところ，甲状腺機能を調整することができた。

環跳穴に刺針すると，確かな麻酔効果を得ることができ，動物の両「環跳」穴に電針療法を行うと，疼痛の閾値が明らかに上昇すると同時に，線条体および視床下部の，ロイシンエンケファリン，メチオニンエンケファリンが明らかに増加した。

環跳穴には消炎解熱作用もあり，炎症性滲出物を減少させる。ウサギの坐骨神経（「環跳」穴）に電針療法を行うと，人工的に感染させた腹膜炎の滲出物が減少したりなくなったりした。

27. 会陰 ［えいん］（CV1）

【別　　名】──下陰別（『素問』気府論篇），屏翳（『針灸甲乙経』），金門（『外台秘要』），海底（『針方六集』），下極・平翳（『中華針灸学』）

【出　　典】──『素問』気府論篇・王冰注：「任脈の気が出るところは28穴あり，……下陰別（会陰のことである）が1穴である」

『針灸甲乙経』：「会陰はまたの名を屏翳といい，肛門の前，尿道口の後で，両外陰の間にある。任脈の別絡で，督脈と衝脈との交会穴である。2寸刺入し，3呼吸置針する。灸は3壮」

【穴名解説】──「本穴は任脈の別絡で，督脈と衝脈との交会穴であり，前後両陰の間にあることから，会陰と名づけられた」（『経穴釈義滙解』）

【分　　類】──任脈の別絡であり，督脈と衝脈との交会穴である（『針灸甲乙経』）

【位　　置】──会陰部にあり，男性では陰嚢のつけ根と肛門を結んだ線の中点。女性では，大陰唇後端と肛門を結んだ線の中点。

【解　　剖】──皮膚→皮下組織→会陰腱中心

浅層部には，後大腿皮神経の会陰枝，陰部神経の会陰神経分枝が分布している。深層部には，陰部神経の分枝と，内陰部動・静脈の分枝や属枝がある。

【効　　能】──醒神開竅・清利湿熱
- 本穴は前後二陰の間にあり，清利湿熱するだけでなく，昇陽挙陥するため，陰部のさまざまな疾患を治療する。
- 本穴は任脈と督脈の交会穴であり，督脈は脳に通じ，脳は元神の府であるため，本穴には開竅醒神・化痰定驚作用があり，癲[*11]・狂・癇証[*4]，昏睡，溺水による窒息などの精神および意識障害治療の有効穴である。

【主 治 症】──**陰部疾患**：陰部瘙痒症・陰部の疼痛・陰部の発汗・膣口の腫痛・排尿困難・便秘・無月経。膣炎・睾丸炎・陰嚢炎・疝気

精神および意識障害：溺水による窒息・産後の昏睡が醒めない・癲狂（てんきょう）[*3]

【配　　穴】──三陰交……産後の突然の人事不省（『針灸資生経』）

魚際……陰汗が滝のように流れる

中極・肩井……難産・悪露が出ない・微弱陣痛・出産時に膣口が開かない

【手　　技】──切石位で取穴する。0.5〜1寸直刺する。

【古典抜粋】──
- 『針灸甲乙経』第9巻：「排尿困難・尿道に熱感がある・実証で腹部の皮膚が痛む・虚証で腹部の皮膚に瘙痒感があるなどの症状は会陰が主治する」
- 『針灸甲乙経』第12巻：「無月経は，会陰が主治する」
- 『針灸大成』第7巻：「陰汗・亀頭の痛み・陰部の各種疾患・前後二陰が牽引して痛む・便秘・尿閉・亀頭が冷えて気が心に上衝する・尿道の熱感・陰部の皮膚の痛み・肛門の瘙痒感・痔が長期化して前後二陰に牽引して痛む・無月経・膣口の腫痛などの症状を主治する。急死した者は1寸刺入して補う。溺死した者は，水を吐かせ刺針して補い，大小便が出れば助かる。他穴に刺針してはならない」

【現代研究】──報告によれば，会陰穴に刺針すれば，45%の割合で呼吸に変化が生じるという。一方，恥骨結合上部や痛覚が敏感な角膜や睾丸などに刺針しても，絶対多数の人の呼吸にはなんら影響がみられないため，会陰には呼吸に対する特別な影響力があることがわかる。

28. 天突　[てんとつ]（CV22）

【別　　名】──玉戸（『針灸甲乙経』）・天瞿（『備急千金要方』）

【出　　典】──『霊枢』本輸篇：「左右の欠盆穴を結んだ中点は，任脈の天突穴である」

【穴名解説】──「天とは，天の気および人体の上部を指す。突とは，かまどの煙突のことである。天の気は肺に通じているが，本穴は肺気が出入りするかまどの煙突のようなものである。『淮南子』人間訓は，百尋の大きな家も煙突から漏れ出る煙で焼けてしまうと述べている。喉は清気が入るところでもあるが，濁気が出るところでもある。天突という名前は，しごく理にかなっている」（『針灸穴名釈義』）

【分　　類】──陰維脈と任脈との交会穴

【位　　置】──頸部前面の正中線上で，胸骨上窩中央にある。

【解　　剖】──皮膚→皮下組織→左右胸鎖乳突筋腱（胸骨頸切痕）→胸骨柄頸切痕上方→左右胸骨甲状筋→気管前間隙

浅層部には内側鎖骨上神経が分布し，皮下組織には広頸筋と頸静脈弓がある。深層部には，腕頭動脈，左総頸動脈，大動脈弓，腕頭静脈などの重要な器官がある。

【効　　能】──清利咽喉・宣肺平喘

- 本穴は任脈に属し，頸部にあるが，その深部には気管があって，気管は上部の咽喉とつながり，下は肺につながっていて，肺気が出入りする通路である。肺気の昇降出入が正常であるためには気管が通暢していなければならないが，本穴は気管に近いため，清利咽喉・宣肺平喘作用があり，肺系疾患治療の常用穴である。特に外邪が肺を犯す，気道不利，気機の昇降異常などの病証に多用され，咳嗽・喘息治療の要穴である。
- 咽喉部の病症治療の常用穴でもある。天突1穴で食道病変の治療を行うことができる。

【主 治 症】──胸肺部疾患：喘息・咳嗽・膿血を喀出する，西気管支喘息・気管支炎・食道痙攣・しゃっくり

頸部疾患：突然の失声症・咽喉の腫痛・瘰気*21・梅核気，西喉頭炎・扁桃炎・声帯の疾患

その他：心と背部に圧迫感があって痛む・蕁麻疹

【配　　穴】──華蓋……咳逆し気が上昇して激しく喘息をする（『備急千金要方』）

関衝……気噎*18（『針灸資生経』）

膻中……喘息（『玉龍歌』）

璇璣・風府・照海……咽喉の腫痛（『楊敬齊針灸全書』）

霊道・陰谷・復溜・豊隆・然谷……喉の痛みが長引いて治らない・失声症（『類経図翼』）

【手　　技】——椅子に座り顔を仰向けて取穴する。
①まず直刺をし，針先が胸骨柄の内縁を過ぎれば，胸骨柄の後縁と気管の前縁の間を下方に向けてゆっくりと 0.5〜1.0 寸刺入し，刺針部に腫れぼったいようなだるさを起こさせ，咽喉部には物がつまったような締めつけられるような感覚を起こさせる。
②やや上方に向けて刺入し，針感を喉に響かせる。
③やや左側あるいは右側に向けて刺入し，針感を同側の頸部に響かせる。

【注意事項】——誤って気管壁や肺尖を傷つけて激しい咳嗽や血痰，皮下気腫，気胸などを引き起こしたり，心臓上方の動脈を傷つけたりする恐れがあるため，刺針の方向と角度に気をつけ，またあまり深く刺入してはならない。ある人の死体解剖によれば，天突への刺針の標準的な深度は，まず直刺が 0.3 寸（7.5mm），その後，胸骨柄後縁に沿って方向を下方に変えてからは，1〜1.5 寸（25〜40mm）である。

【古典抜粋】——
● 『針灸甲乙経』第 8 巻：「咳嗽・気が上逆して喘息をする・突然の失声症で喋れない・舌下静脈の怒張・頸部に邪気が積聚する・喉痺・喉の乾燥・呼吸が急迫して息ができない・喉に喘鳴音がする。軽い悪寒発熱・後頸部の腫脹・肩の痛み・胸満・腹部の皮膚が熱い・衄血・息切れ・心痛・蕁麻疹・頭痛・顔面部の皮膚が赤くなって熱をもつ・全身の肌肉のしびれなどは天突が主治する」
● 『針灸甲乙経』第 12 巻：「喉の痛み・失声症で喋れないなどは天突が主治する」
● 『備急千金要方』第 24 巻：「瘿*21 には，天瞿に灸を 300 壮すえる」
● 『席弘賦』：「なんと天突は喉風*85 を治療する」
● 『霊光賦』：「天突は喘息と痰を治療する」
● 『針灸大成』第 7 巻：「顔の皮膚が熱い・気が上逆して咳逆する・気の上逆による激しい喘・喉が腫れて冷たい・嗄声・喉の中に瘡ができる・喉から膿血を喀出する・失声症で喋れない・悪寒発熱・頸部の腫脹・喘息・喉に水鳥の鳴き声のような音がする・胸が気で塞がれる・舌下静脈の怒張・舌下部がひきつる・心と背部に圧迫感があって痛む・五噎・黄疸・呑酸・唾が多い・嘔吐・瘿瘤*45 などを主治する」
● 『扁鵲心書』：「ある人が喉痺になり，痰気が上衝して咽喉を塞いだ。天突穴に灸を 50 壮すえたところ，粥が食べられるようになり，姜附湯を 1 剤服用すると治癒した」

【現代研究】——天突穴に刺針すると，喘息・しゃっくり・冠状動脈性心疾患・食道痙攣・横隔膜痙攣・梅核気・百日咳などに特に効果がある。またある人は，天突穴に中薬を貼って，慢性咽頭炎・急性扁桃炎・声帯小結節・声帯ポリープを治療した。

29. 廉泉　[れんせん]（CV23）

【別　　名】──本池（『針灸甲乙経』）・舌本（『銅人腧穴針灸図経』）・結本（『徐氏針灸大全』）
【出　　典】──『霊枢』根結篇：「少陰腎経は湧泉を源とし，廉泉に帰結する」
【穴名解説】──「本穴は顎の下方にあり，喉頭隆起の上方で，舌根部の下方にある。廉とは，ここでは四角形という意味であり，喉頭結節が四角く，しかも舌根部の内部には舌下腺があって津液が清泉のように湧き出していることから，廉泉と名づけられた」（『経穴釈義滙解』）
【分　　類】──陰維脈と任脈との交会穴（『針灸甲乙経』）
【位　　置】──頸部前面の正中線上で，喉頭隆起上方の，舌骨上縁の陥凹部。
【解　　剖】──皮膚→皮下組織→（広頸筋）→左・右顎二腹筋前腹の間→顎舌骨筋→オトガイ舌骨筋→オトガイ舌筋
【効　　能】──通利咽舌・消腫止痛
● 咽喉は肺胃につながり，諸経脈の流れが集まるところでもあるため，各種邪気を外感したり内傷による各種疾患にかかったりすれば，必ず咽喉が侵犯される。多くの経脈や経別が咽喉や舌を通るため，舌疾患の原因は多い。
● 咽喉・舌疾患治療には，廉泉を取穴する。この腧穴は任脈に属し，喉と舌の間にあり，喉舌を清利して消腫止痛する作用があるため，咽喉病変の治療に常用され，さらには舌疾患治療の要穴でもある。
【主治症】──舌・喉部疾患：舌下部の腫痛・舌根部のひきつり・舌が弛緩して涎を流す・舌がこわばって喋れない・突然の失声症・喉痺・聾啞・口舌に瘡ができる，囲脳卒中による失語症・舌炎・声帯の麻痺・舌根部の筋肉の萎縮
【配　　穴】──然谷……舌下部が腫脹して喋りにくい・舌が弛緩して涎が出る（『備急千金要方』）
中衝……舌下部の腫痛（『百症賦』）
天井・太淵……感冒・咳嗽・喉痺
通里・内関・瘂門……中風による失語症
太衝・豊隆・金津・玉液……風痰に絡が塞がれ，舌がうまく動かない
【手　　技】──寄りかかって座るか仰臥位で取穴する。
① 0.5～1.0寸直刺する。
② または針を皮下まで引き抜いてから，再度左や右に刺針し，刺針部に腫れぼったいようなだるさを起こさせ，舌根および咽喉部に締めつけるような感覚を起こさせる。
【注意事項】──① 嚥下運動によって針を折る恐れがあるため，長時間置針してはならない。
② 艾炷灸をしてはならない。
【古典抜粋】──●『針灸甲乙経』第12巻：「舌下部が腫脹して喋りにくい，舌が弛緩して涎が出るなどの症状は廉泉が主治する」
●『百症賦』：「廉泉・中衝は，舌下部の腫痛に使用することができる」
●『漢薬神効方』：「重舌の秘方としては，オトガイ部下方正中線上の廉泉

穴に灸を4,5壮すえれば,小さい方の舌が縮んで治る」
- ●『針灸大成』第7巻:「上気して咳嗽が出る・喘息・涎を嘔吐する・舌下部が腫脹して喋りにくい・舌根部が引きつって物が食べられない・舌が弛緩して涎が出る・口内の瘡などを主治する」

【現代研究】——廉泉穴への刺針には,甲状腺機能を調節する作用があり,亢進している者に刺針すると,甲状腺が縮小して症状が消失し,基礎代謝が明らかに減退する。

30. 命門 [めいもん]（GV4）

【別　　名】——属累（『針灸甲乙経』）・精宮（『循経考穴編』）・竹杖（『中華針灸学』）
【出　　典】——『針灸甲乙経』:「命門はまたの名を属累ともいい,第2腰椎の下の骨の間にあり,督脈の気が始まるところである。腹臥位で取穴し,5分刺入する。灸は3壮」
【穴名解説】——「命門は両腎の中間にあって,生命の重要な門戸であることから,命門と名づけられた」（『経穴命名浅解』）
【分　　類】——第2腰椎にあり,帯脈に属する（『霊枢』経別篇）。足少陰腎経と足少陽胆経との交会穴（『銅人腧穴針灸図経』）。
【位　　置】——腰部背側の正中線上で,第2腰椎棘突起の下の陥凹部。
【解　　剖】——皮膚→皮下組織→棘上靱帯→棘間靱帯→弓間靱帯
浅層部には,おもに第2腰神経後枝の内側枝と,それに併走する動・静脈が分布している。深層部には,棘突起間の外椎骨静脈叢,第2腰神経後枝の分枝,第2腰動・静脈背側枝の分枝や属枝がある。
【効　　能】——固精壮陽・培元補腎
- ●本穴は全身の陽を主る督脈の経穴であり,腎の府である腰部にあるうえに腎臓にも近く,腎臓の気にも通じているため,強い補腎培元・温化腎陽作用がある。そのため臨床においては,おもに腎陽不足による生殖器・泌尿器・脾胃疾患に用いられ,督脈の疾患である腰腿部疾患の治療も得意とする。

【主 治 症】——生殖器疾患:遺精・インポテンツ・不妊・白濁尿・膿血や粘液混じりの帯下,中性機能減退・子宮内膜炎・内性器炎

大小便の疾患:遺尿・排尿困難・泄瀉,中前立腺炎・腎炎

腰仙部および下肢の疾患:腰脊部がこわばって痛む・虚損による腰痛・下肢のしびれ・くる病・急性腰部捻挫・坐骨神経痛・小児麻痺の後遺症

その他:発汗しない・寒熱瘧・小児のてんかん

【配　　穴】——腎兪……老人が虚弱になって排尿回数が多くなり,夜にたびたび起きる（『玉龍経』）

腎兪・気海・然谷……インポテンツ（『類経図翼』）

腎兪・中極・交信・然谷……習慣性流産（『類経図翼』）

天枢・気海・関元……腎泄・五更瀉

腎兪・脾兪・関元・神闕……脾腎陽虚による泄瀉

関元・気海・三陰交・腎兪……精虧火衰を原因とする男女の不妊症

大腸兪・環跳・足三里・陽陵泉……下肢のしびれ

【手　　　技】──座位あるいは腹臥位で取穴する。

0.5～0.8寸直刺し，刺針部に腫れぼったいようなだるさを起こさせ，電気が走るようなしびれを臀部および下肢まで放散させてもよい。

【注意事項】──脊髄円錐下端は，第1腰椎体下端の高さまでであり，命門は脊髄末端よりも椎体1つ分下にあるが，針先を上方に向け斜刺で深く刺入すると，脊髄を刺傷する恐れがある。

【古典抜粋】──●『針灸甲乙経』第7巻：「頭が割れそうに痛む・体が火のように熱い・発汗しない・抽搐・悪寒発熱するが発汗しない・悪寒・腹内部の拘急・腰部と腹部が牽引して痛むなどの症状は命門が主治する」

●『類経図翼』：「血便でさまざまに治療しても治らないものは，臍の高さの脊椎の間に取穴する。背骨の飛び出ているところで，押えると痛だるいところが本穴である。そこに灸を7壮すえればすぐに血便が止まる。もしも再発したら，再度灸を7壮すえれば，根治する。吐血や衄血などのあらゆる血病のうち，どんな治療をしても効果がないものは，灸をすえれば再発しない。遺精が止まらないものは灸を5壮すえれば，すぐに効果がある。言い伝えでは，本穴に灸をして悪寒発熱を治療すれば，非常に効果があるという」

●『針灸入門』：「命門は，老人の腎虚による腰痛を主治する」

●『古今医統大全』：「命門1穴に灸7壮をすえれば，5種類の痔疾を治療できる」

●『針灸大成』第7巻：「頭が割れそうに痛む・体が火のように熱い・発汗しない・寒熱瘧・腰椎部の牽引痛・骨蒸・五臓の熱・小児のてんかん・口を開けて頭を揺する・角弓反張」

【現代研究】──健康なウサギの「命門」穴に施灸すると，赤血球C3b受容体や赤血球免疫複合体のロゼット形成率を明らかに上昇させることから，命門穴への施灸が赤血球の免疫機能を増強することは明らかである。

31. 大椎　[だいつい]（GV14）

【別　　　名】──百労（『扁鵲神応針灸玉龍経』）・上杼（『循経考穴編』）

【出　　　典】──『素問』骨空論篇：「寒熱病に施灸するときには，まず後頸部の大椎穴に年の数だけすえる」

【穴名解説】──「大椎穴は第1胸椎上方の陥凹部にあるが，その椎骨が最も高く突出していることから，大椎と名づけられた」（『経穴釈義滙解』）

【分　　　類】──手足三陽経と督脈との交会穴（『銅人腧穴針灸図経』）。三陽経と督脈との交会穴（『針灸甲乙経』）。

【位　　　置】──背部正中線上で，第7頸椎棘突起下方の陥凹部。

【解　　　剖】──皮膚→皮下組織→棘上靱帯→棘間靱帯

浅層部には，おもに第8頸神経後枝の内側枝と，棘突起間の皮下静脈叢が分布している。深層部には，棘突起間の外椎骨静脈叢と，第8頸神経後枝の分枝がある。

【効　　能】──疏内解表・清解裏熱
- 本穴は督脈に属し，督脈と手足の三陽経との交会穴であり，後頸部に位置する。体の上部にあるため陽に属し，上方や外方へと向かう性質があるため，散寒解表・疏風散熱することができ，外邪が侵襲したために発生した表証を主治する。また陽邪を疏泄し裏熱を清解するため，裏熱熾盛証を主治する。熱証治療の要穴である。
- 督脈は脳に通じ，脳は元神の府であるため，本穴は清熱と熄風化痰定驚を得意とし，精神および意識障害治療の要穴であり，特に痰火擾心・痰濁阻竅を原因とする症状を治療する。
- 大椎穴は，各陽経が交会するところであるため，全身の陽気を奮い立たせ，全身の気血を鼓舞・調節し，強壮補虚培元する作用がある。『行針指要歌』は「虚労に刺針するならば，膏肓と百労にすべきである」と述べており，臨床においては五虚労損・七傷乏力・骨蒸潮熱などの虚労疾患に用いられる。
- 大椎穴は，督脈病証治療の要穴である。

【主 治 症】──**外感疾患**：発熱悪寒・頭部および後頸部がこわばって痛む・肩背部痛・風疹，西感冒

　　　　　　　胸肺部疾患：肺脹・脇部の膨満・咳嗽・喘急，西気管支炎・肺結核・気管支喘息

　　　　　　　心神疾患：癲狂[*3]・小児の驚風[*5]，西神経衰弱・精神分裂病

　　　　　　　本経脈通過部位の疾患：頭部および後頸部の硬直・角弓反張・肩および頸部の疼痛，西頸椎症・寝違え・小児麻痺の後遺症・小児の舞踏病

【配　　穴】──肺兪・肝兪……頭部および後頸部がこわばって痛んだり眩冒[*86]したりし，ときどき結胸のように心下部が痞硬する（『傷寒論』）

　　　　　　　合谷・中衝……傷寒による発熱（『楊敬齊針灸全書』）

　　　　　　　腰兪……瘧疾

　　　　　　　長強……脊背部がこわばって痛む

【手　　技】──椅子に座って頭を下げるか腹臥位で取穴する。
　　①直刺かやや上向きに斜刺で1〜1.5寸刺入し，刺針部に腫れぼったいようなだるさを起こさせ，下方や背部，後頸部に拡散させてもよい。
　　②三稜針で点刺して出血させる。

【注意事項】──外感熱症を治療するときには，通常，刺針深度は0.5〜0.8寸程度に浅くする。温陽通督するときにはやや深くし，約1.2寸刺入する。ただしあまり深すぎると，脊髄を損傷する恐れがある。

【古典抜粋】──
- 『素問』骨空論篇：「寒熱病に施灸するときには，まず後頸部の大椎穴に年の数だけすえる。次に長強穴に年の数だけすえる」
- 『傷寒論』第4巻：「太陽と少陽の併病で，頭部および後頸部がこわばっ

て痛んだり眩冒*86したりし，ときどき結胸のように心下部が痞硬する者は，大椎穴に刺針する」
- 『針灸甲乙経』第7巻：「痙病*27で脊背部が牽引してこわばる・悪風・しょっちゅう寒戦する・喉痺・邪気が集まって喘満する・胸中の鬱悶・発熱・目がよく見えない・後頭部のこわばり・悪寒発熱・卒倒する・長く立っていられない・煩満・腹内部の拘急・いてもたってもいられないなどの症状は大椎が主治する」
- 『備急千金要方』第30巻：「脊背部がこわばって角弓反張するものは，大椎に灸をすえるとともに，五臓の各兪穴と督脈のうち……に灸をすえ……10日で治れば3壮，1カ月以上かかれば5壮すえる」
- 『針灸大成』第7巻：「肺脹・脇部の膨満・嘔吐・逆気・五労による激しい損傷・力が出ない・温虐・瘧疾・邪気が背部および腕に入って拘急する・頸部および後頭部がこわばって振り返れない・風労・元気の損傷・骨熱・前歯の乾燥などの症状を主治する」

【現代研究】──大椎穴への刺針には，各種急性伝染病患者の大多数を解熱させる効果があるが，一部の患者では短時間のうちに再び熱が上がる。発病初期で熱が高い者に対して効果が高い。実験的に発熱させたウサギの「大椎」の部位に刺針または電針療法を行うと解熱の効果があり，対照グループよりも発熱反応が抑制または減弱された。ある人が大椎穴への刺血抜火罐療法を用いてニキビ102例を治療し，高い効果をあげた。大椎穴への刺血抜火罐療法には，清瀉肺胃鬱熱・理気化痰・活血導滞効果があると考えられる。

32. 瘂門　[あもん]（GV15）

【別　　名】──瘖門（『素問』気穴論篇），舌厭・舌横（『針灸甲乙経』），舌根・舌腫・厭舌（『針灸学』）
【出　　典】──『素問』気穴論篇：「瘂門は1穴である」
　　　　　　　　『銅人腧穴針灸図経』：「瘂門は1穴で，瘖ともいう」
【穴名解説】──「本穴は後頭部の髪の生え際の陥凹部，つまり後頭部正中線上にあり，髪際の5分上方である。本穴は舌根部につながり，刺針すれば発声を促し，啞症治療の門戸であることから，瘂門と名づけられた」（『経穴釈義滙解』）
【分　　類】──督脈と陽維脈との交会穴（『針灸甲乙経』）
【位　　置】──後頸部正中線上で，髪際から0.5寸まっすぐ上方に上がったところであり，第1頸椎の下方。
【解　　剖】──皮膚→皮下組織→左・右僧帽筋の間→項靱帯（左・右頭板状筋の間→左・右頭半棘筋の間）
　　　　　　　浅層部には，第三後頭神経と皮下静脈が分布している。深層部には，第2,3頸神経後枝の分枝と，後外椎骨静脈叢，後頭動・静脈の分枝や属枝がある。
【効　　能】──熄風通絡・開竅醒神
- 瘂門は督脈の経穴であり，督脈は脳に入り，脳は元神の府であるため，

瘂門に刺針すれば醒神醒脳効果があり，精神および意識障害治療に用いられる。

- 「督脈が病めば脊背部がこわばって厥証になる」「督脈が病めば脊背部がこわばって角弓反張する」といわれるが，本穴は督脈の経穴であるため，後頸部および脊背部が引きつってこわばる・頭部および後頸部の疼痛など，督脈の病変を治療する。
- 瘂門は舌根部につながり，その深部には延髄があるが，失語症は延髄・喉・舌・脳の機能障害から発生するため，本穴は失声症・啞症・失語症を治療するための要穴である。

【主治症】──精神および意識障害：癲疾*11

頭部および後頸部の疾患：頭風*25・頭痛・後頸部がこわばって振り返れない・脊背部がこわばって角弓反張する，西脳性麻痺・脳膜炎

口・舌疾患：失声症・啞症・舌が弛緩して喋れない・重舌・失語症，西舌骨筋麻痺・言語障害

【配　　穴】──通天・跗陽（散寒祛湿）……頭重（『針灸資生経』）

風府・通里・合谷（醒脳開竅）……失声症・啞症（『針灸全書』）

陽谷・腕骨・帯脈・労宮……抽搐・指がひきつる（『針灸大成』）

関衝（通陽開竅）……舌が弛緩して喋れない（『百症賦』）

【手　　技】──机に伏せて座るか腹臥位にし，頭をやや前方に傾け，後頸部の筋肉をリラックスさせて刺針する。下顎方向にゆっくりと0.5〜1寸刺入し，刺針部に腫れぼったいようなだるさを起こさせる。深く刺入して脊髄に達したときには，電気が走るような感覚が四肢にまで放射する。

【注意事項】──①絶対に鼻の方向に向けてはならない。また深くても1.5寸を超えてはならない。深部には生命の中枢である延髄があるため，電気が走るような感覚があればすぐに抜針すべきであり，雀啄や捻転も禁ずる。

②艾炷灸を禁ずる。

【古典抜粋】──●『針灸甲乙経』第7巻：「後頸部のこわばりには瘂門に刺針する」

- 『針灸甲乙経』第12巻：「舌の弛緩，失声症で喋れないなどの症状には瘂門に刺針する」
- 『銅人腧穴針灸図経』第3巻：「頸部および後頸部のこわばり・舌が弛緩して喋れない・各種陽熱の邪気が強い・鼻血が止まらない・頭痛・風証で発汗しない・悪寒発熱・風寒湿邪による痙病*27・脊背部がこわばって角弓反張する・抽搐・癲疾*11・頭重などを治療し，2分刺入する」
- 『針灸聚英』：「本穴は回陽九針穴の1つであり，各種亡陽証には本穴を取穴する」
- 『針灸大成』第7巻：「舌が引きつって喋れない・重舌・陽熱の邪気が強い・衄血が止まらない・悪寒発熱・風邪による啞症・脊背部がこわばって角弓反張する・抽搐・癲疾*11・頭重・風証で発汗しないなどの症状を主治する」

【現代研究】──瘂門・華蓋に刺針すると，白血球と好中球が増加し，好酸性白血球が減少

する。また瘂門穴に刺針すると，100％の割合でリンパ球が減少するという報告もあり，生体の状態によって異なる可能性もある。また瘂門・華蓋への刺針は，骨髄の造血機能を促進するという報告もある。

33. 風府　［ふうふ］（GV16）

【別　　名】──舌本（『針灸甲乙経』），鬼穴・鬼枕（『備急千金要方』），曹渓（『中華針灸学』），思枕（『中国針灸学』），惺惺・鬼林（『針灸学』）

【出　　典】──『霊枢』本輸篇：「任脈から外方向に数えて7本目の脈は後頸部中央の督脈であり，風府という」

【穴名解説】──「風府の府とは，会合するという意味である。そもそも風は陽邪で，その性質は軽揚であり，頭部や後頸部まで昇れるのは風だけである。本穴は後頸部髪際の大きな筋肉の間の陥凹部にあり，足太陽膀胱経と陽維脈，督脈が会合する場所であり，風邪を原因とするあらゆる疾患を主治するため，風府と名づけられた」（『経穴命名浅解』）

【分　　類】──督脈と陽維脈との交会穴（『針灸甲乙経』）。督脈，足太陽膀胱経，陽維脈の交会穴（『奇経八脈考』）。

【位　　置】──後頸部正中線上で，髪際から1寸上方にあり，外後頭隆起の直下で，左・右僧帽筋の間の陥凹部。

【解　　剖】──皮膚→皮下組織→左・右僧帽筋腱の間→項靱帯（左・右頭半棘筋の間）→左・右大・小後頭直筋の間
　　　　　　　浅層部には，大後頭神経と，第三後頭神経の分枝，後頭動・静脈の分枝や属枝が分布している。深層部には，後頭下神経の分枝がある。

【効　　能】──清熱散風・醒脳開竅・定志安神
● 本穴は督脈に属し，陽維脈がここで督脈と交会する。陽維脈は全身の表を主り，督脈は全身の陽を主るうえに，本穴は人体のうちでも上部に位置するため，祛風の要穴であり，外感疾患や頭部および後頸部，五官の病証などの治療を得意とする。
● 脳は髄海であり，「その気血は上は百会に注ぎこみ，下は風府に注ぎ込む」といわれる。陽維脈と督脈は風府・瘂門で交会し，督脈は頭の内部に入って「元神の府」である脳を絡することから，本穴は精神および意識障害を治療するための要穴である。

【主治症】──外感疾患：太陽中風証・頭痛・振寒・発汗，西インフルエンザ
　　　　　　頭部・後頸部・五官疾患：頸部および後頸部がこわばって痛む・目のくらみ・鼻づまり・鼻血・咽喉の腫痛・中風で舌がこわばって喋りづらい，西神経性頭痛・頸部および後頸部の神経や筋肉の疼痛
　　　　　　精神および意識障害：発狂して歩き回ったりわけのわからないことを言ったり，幻覚を見たりする，西ヒステリー・精神分裂病

【配　　穴】──崑崙・束骨……発狂して休みなく喋り続ける（『備急千金要方』）
　　　　　　　肺兪……発狂して歩き回り自殺しようとする（『備急千金要方』）

　　　　　　　天窓・労宮……咽喉部の痛み（『備急千金要方』）
　　　　　　　腰兪……足のしびれ（『備急千金要方』）
　　　　　　　二間・迎香……鼻水・鼻血（『針灸大成』）
　　　　　　　風市……寒邪が皮膚や経絡を損傷する
　　　　　　　肺兪・太衝・豊隆……発狂して走り回り，煩悶して死のうとする

【手　　技】──机に伏せて座るか腹臥位で取穴し，頭をやや前に傾け，後頸部の筋肉をリラックスさせ，下顎方向にゆっくりと0.5〜1寸刺入する。刺針部に腫れぽったいようなしびれを起こさせるか，上下に放散させてもよい。

【注意事項】──①大後頭孔に入って延髄を傷つける恐れがあるため，上向きに刺針してはならない。また大きく捻転や雀啄をするなどの過度な手技は厳禁である。
　　　　　　　②艾炷灸を禁ずる。

【古典抜粋】──●『素問』骨空論篇：「黄帝が尋ねられた。風邪は百病のもとであると聞くが，針治療はどのようにすればよいのかと。岐伯がお答えした。風邪は外から入ってきて，人に振寒・発汗・頭痛・体が重い・悪寒などの症状を起こさせます。風府に治療して，陰陽を調節し，不足していれば補い，余りがあれば瀉します。強い風邪で頸部および後頸部が痛む者も，風府に刺針します。風府は大椎の付近にあります」
　　　　　　●『針灸甲乙経』第10巻：「頭痛・後頸部が引きつり頸を傾けることができない・目のくらみ・鼻がつまって息ができない・舌が引きつって喋りにくいなどの症状は風府に刺針する」
　　　　　　●『針灸甲乙経』第11巻：「発狂して休みなく喋り続ける・歩き回って自殺しようとする・幻覚を見るなどの症状は風府に刺針する」
　　　　　　●『針灸甲乙経』第12巻：「突然失声症になり喋れない・咽喉部の痛みなどは風府に刺針する」
　　　　　　●『針灸大成』第7巻：「中風・舌が弛緩して喋れない・振寒・発汗・体が重い・悪寒・頭痛・後頸部が引きつり振り返れない・半身不遂・鼻血・咽喉の腫痛・傷寒・発狂して歩き回り自殺しようとする・幻覚を見る・各種頭部疾患・寄生虫感染に伴う黄疸などを主治する」

【現代研究】──実験によって，風府には胃液の分泌を調整する作用があり，胃酸とペプシンが多い者は減少させ，少ない者は増加させることが証明されている。
　　　　　　　内分泌性高血圧に対して，風府穴には降圧作用がある。
　　　　　　　ウサギの「風府」穴に連続5回（毎日1回）刺針した後の3時間は，脳皮質・肝臓・腓腹筋のコハク酸脱水素酵素が活性化したことがわかった。連続7回刺針した後の3時間には，皮質下組織と腎臓のコハク酸脱水素酵素も活性化した。

34. 百会　[ひゃくえ]（GV20）

【別　　名】──頂中央（『素問』気穴論篇），三陽五会（『針灸甲乙経』），天満（『針灸資生経』），天蒲（『普済方』），三陽・五会（『徐氏針灸大全』），巓上（『針灸聚英』）

【出　　典】──『針灸甲乙経』：「百会はまたの名を三陽五会ともいい，前頂穴の１寸５分後方の，頭頂部中央のつむじの中にあり，指頭が入るくらいの陥凹部にある。督脈と足太陽膀胱経との交会穴であり，３分刺入し，灸は３壮」

【穴名解説】──「百会穴は頭頂部中央にある。頭部は諸陽経の会合するところであり，本穴は手足の三陽経と督脈との交会穴で，百病をすべて主治するため，百会と名づけられた」（『経穴釈義滙解』）

【分　　類】──督脈と足太陽膀胱経との交会穴（『針灸甲乙経』）。手・足三陽経と督脈との交会穴（『針灸聚英』）。督脈と足太陽膀胱経との交会穴であり，手少陽三焦経と足少陽胆経，足厥陰肝経もここで会合する（『類経図翼』）。

【位　　置】──頭部正中線上で，前髪の生え際からまっすぐに５寸上がったところで，両耳の上端を結んだ線の中点。

【解　　剖】──皮膚→皮下組織→帽状腱膜→腱膜下の疎性結合組織

大後頭神経，前頭神経の分枝，左・右浅側頭動・静脈，後頭動・静脈の吻合枝などが分布している。

【効　　能】──昇陽固脱・開竅寧神・清熱熄風

● 百会は督脈に属し，督脈は陽経の海であり，全身の陽を統括するため，手足の三陽経脈はすべて百会穴で交会する。したがって本穴は各陽経に通じ，身体上部にあって下部を治療することができ，昇陽挙陥・益気固脱の作用があるため，あらゆる気虚下陥証を主治し，臓器下垂を治療する要穴である。

● 督脈は元神の府である脳に入るが，百会もまた脳の上にあり，その気が直接脳に通じているため，開竅寧神の力が強く，あらゆる精神および意識障害を治療する。また脊背部がこわばって角弓反張するという督脈病証も治療することができる。

● 本穴は身体の最高部にあって足太陽膀胱経とも交会しているため，疏風清熱・散邪解表作用があり，外感頭痛・鼻づまり・耳鳴りなどを治療する。

【主 治 症】──臓気下陥：脱肛・子宮脱・泄瀉・疝気・喘息・虚損・西胃下垂・子宮下垂

精神および意識障害：角弓反張・小児の驚癇[*26]・癲狂[*3]・てんかん・ヒステリー・健忘・西脳卒中による失語症・神経衰弱・老人性認知症・精神分裂病・ショック

頭面部疾患：めまい・頭痛・頭の脹満感・西神経性頭痛・高血圧・メニエール病・脳の供血量不足

その他：丹毒・円形脱毛症・脚や膝の攣急・下肢麻痺

【配　　穴】──神道・天井・液門……驚いて心悸亢進する（『針灸資生経』）

強間・承光……煩心（『針灸資生経』）

百会・脳空・天柱……頭風[*25]（『針灸資生経』）

環跳……痛風（『針灸聚英』）

長強・大腸兪……小児の脱肛（『針灸大成』）

水溝……笑ってばかりいる（『針灸大成』）

鳩尾……痢疾（『霊光賦』）

　　　　　　　　胃兪・長強……脱肛・痔出血

　　　　　　　　脾兪……頻繁に下痢が続き直腸が下陥する

【手　　技】──椅子に座るか臥位で取穴する。

　　　　　　　横刺で 0.5～0.8 寸刺入し，刺針部に腫れぼったいようなだるさを起こさせる。

【古典抜粋】──●『針灸甲乙経』第 10 巻：「頭頂部痛・風邪による頭重・眼が脱け落ちそうな感覚がある・左右どちらにも振り返れないなどの症状は百会が主治する」

　　　　　　●『備急千金要方』第 30 巻：「百会は，卒倒・悪風・悪寒を主治する」

　　　　　　●『銅人腧穴針灸図経』：「小児の脱肛がなかなか治らない・風癇[*33]・中風・角弓反張・泣いてばかりいる・支離滅裂なことを言う・時を選ばず発症する・悪化すれば涎を吐くなどの症状を治療する。心煩・驚いて心悸亢進する・健忘・痰瘧・耳鳴り・耳聾・鼻がつまって匂いがわからないなどの症状には，2 分刺入し，得気があったら瀉法を行う。灸を 7 壮すえてもよいが，合計で 49 壮になったら止める。唐の秦鳴鶴は，百会に刺針して少量の出血をさせたところ，頭痛がすぐに治った」

　　　　　　●『針灸大成』第 7 巻：「頭風[*25]・中風・言葉がスムーズに出てこない・口噤・半身不遂・心煩・驚いて心悸亢進する・健忘・茫然自失・心神が朦朧とする・気力が出ない・痰瘧・脱肛・風癇[*33]・青風内障[*87]・心風[*88]・角弓反張・羊の鳴き声のような声を出す・泣いてばかりいる・支離滅裂なことを言う・発症するとすぐに死亡する・涎を吐く・発汗して嘔吐する・酒を飲むと顔が赤くなる・頭重・鼻づまり・頭痛・目のくらみ・食べ物の味がわからないなど，あらゆる病症を治療する」

　　　　　　●『針灸資生経』：「私はかつて心気を患ったことがあるが，たまたま見た陰陽書に，このように書かれていた。人体には 4 つの救急穴があり，4 百 4 の病気がみな治る。百会もその 4 穴のうちの 1 つである。そこでここに灸をすえたところ，心気が治った。後に『灸経』を読んでみると，やはりこの腧穴には心煩・驚いて心悸亢進する・健忘・気力が出ないなどの疾患を治す作用があるという。それ以来，ときどきここに灸をすえるようになったのだが，あらゆる病に効果があり，書いてあった疾病ばかりではない」

【現代研究】──百会穴へ刺針すると，大発作を起こしたてんかん患者のうち大部分の者の脳波を正常化させる。

　　　　　　　百会穴への刺針は，健常者の筋電位を上昇（$P < 0.05$）させる。

　　　　　　　百会穴には血圧を調整する作用があり，たとえば内分泌性高血圧に対しては降圧作用がある。動物の失血性ショックに対しては昇圧作用を発揮し，血圧が 20～30mmHg に下降したものの「百会」穴に安定後 30 分間刺針すると，大部分で血圧が 35mmHg 以上上昇した。

　　　　　　　百会穴には解熱作用もあり，ウサギに牛乳を注射してから「百会」に刺針すると，発熱し始めたものに対しては抑制効果を発揮し，すでに高熱に達

したものは急速に解熱させる。

35. 神庭　[しんてい]（GV24）

【別　　名】――天庭（『刺疗捷法』）・髪際（『中華針灸学』）
【出　　典】――『針灸甲乙経』：「神庭は鼻からまっすぐ上方の髪の生え際にあり，督脈と足太陽膀胱経，足陽明胃経との交会穴である。癲証*11・目の精気が衰えるなどの疾患を引き起こすため，刺針を禁ず。灸は3壮」
【穴名解説】――「神庭穴は，庭（天庭）にある。脳は元神の府であり，本穴は神明の宿る天庭にあるため，煩悶・恍惚・癲狂*3・風癇*33などさまざまな疾患を主治する。『銅人腧穴針灸図経』は癲証*11・風癇*33・驚いて心悸亢進し安眠できないなどの病症を治療すると述べており，ここに刺針すれば，鎮静醒神作用がある。そのため神庭と名づけられた」（『経穴命名浅解』）
【分　　類】――督脈と，足太陽膀胱経，陽明胃経の交会穴（『針灸甲乙経』）。足太陽膀胱経と督脈との交会穴（『奇経八脈考』）。
【位　　置】――頭部前面の正中線上で，髪際からまっすぐ0.5寸上方。
【解　　剖】――皮膚→皮下組織→左・右前頭筋前腹の間→腱膜下の疎性結合組織
　　　　　　　前頭神経の滑車神経と，前頭動・静脈の分枝や属枝が分布している。
【効　　能】――鎮驚安神・清利頭目
　　　　　　●本穴は頭部にあって督脈に属し，督脈は頭の内部に入って神明の宿る脳を絡し，脳内の神明と密接に関わりあうため，本穴には鎮驚安神作用があり，さまざまな精神および意識障害を治療する。
　　　　　　●本穴は鼻の上方にあって目に近く，その気が鼻や目に通じているため，頭目を清利する作用があり，頭面部・五官疾患に常用される。
【主 治 症】――精神および意識障害：角弓反張・癲狂*3・癇証*4・驚いて心悸亢進する・不眠，西神経症・記憶力減退・精神分裂病
　　　　　　　頭面部・五官疾患：頭のふらつき・目のくらみ・副鼻腔炎・鼻血・鼻づまり・涙が出る・目が赤く腫れて痛む・角膜の混濁・夜盲症・吐舌，西神経性頭痛・高血圧・メニエール病・急性結膜炎・鼻炎・涙嚢炎
【配　　穴】――百会……痃瘧（『針灸甲乙経』）
　　　　　　　攢竹・迎香・風門・合谷・至陰・通谷……澄んだ鼻水が出る（『備急千金要方』）
　　　　　　　兌端・承漿……癲証*11・嘔吐（『備急千金要方』）
　　　　　　　上星・前頂・百会……夜盲症（『医学綱目』）
　　　　　　　素髎・湧泉……風癇*33（『針灸大成』）
　　　　　　　四神聡・神門・三陰交……不眠
　　　　　　　身柱・本神・鳩尾・太衝・豊隆・三陰交……風痰によるてんかん
　　　　　　　欠盆・合谷・迎香……鼻疾患
　　　　　　　上星・肝兪・腎兪・百会……夜盲症・角膜の混濁
【手　　技】――椅子に座るか仰臥位で取穴する。

横刺で0.5～0.8寸刺入し，刺針部に腫れぼったいようなだるさを起こさせる。

【注意事項】──瘢痕灸は行わない。

【古典抜粋】──●『針灸甲乙経』第7巻：「脳に寒邪を感受して，鼻血や涙が出るものは，神庭が主治する」
- ●『針灸甲乙経』第8巻：「悪寒発熱・頭痛・喘喝[*89]・目が見えないなどの症状は神庭が主治する」
- ●『銅人腧穴針灸図経』：「癲証[*11]・風癇[*33]・両眼が上を向き意識がない・頭風[*25]・頭のふらつき・澄んだ鼻水が出て止まらない・涙が出る・驚いて心悸亢進し安眠できないなどの症状を治療し，灸を14壮すえてもよいが，49壮に達したら止める」
- ●『針灸大成』第7巻：「高いところに登って唄を歌う・衣服を脱いで歩き回る・角弓反張・吐舌・癲証[*11]・風癇[*33]・両眼が上を向いて意識がない・頭風[*25]・目のくらみ・澄んだ鼻水が出て止まらない・涙が出る・驚いて心悸亢進し安眠できない・嘔吐・煩満・悪寒発熱・頭痛・喘喝[*89]などの症状を主治する」

【現代研究】──ある人が中風患者の神庭穴に刺針と施灸をしたところ，患者によって程度の差はあるが微小循環が改善されることを発見した。特に顕著だったのは，血流速度が速くなったことであり，その他にも血液が流動的になるかそれに近い状態になる。また視野の明瞭度がいくらか改善される。

36. 水溝　[すいこう]（GV26）

【別　　名】──人中（『肘後備急方』），鬼客廳・鬼宮（『備急千金要方』），鬼市（『千金翼方』）

【出　　典】──『針灸甲乙経』：「水溝穴は鼻の下方の人中溝にあり，督脈と手足の陽明経との交会穴である。直接唇の上に取穴し，3分刺入し，7呼吸置針し，灸は3壮」

【穴名解説】──「水溝穴は鼻の下方の溝の中央にあり，それを手足の陽明経が挟んでいて，経脈の水が交叉しているかのようであることから，水溝と名づけられた。また任脈と督脈はいわば人体の天と地のようなものであるが，物事には天・地・人という3つの要素があり，地気は口に通じ，天気は鼻に通じるが，本穴はちょうど口と鼻の間にある。天庭（額）の卦は離（☲），象は火で天位にあり，地閣（下顎）の卦は坎（☵），象は水で地位にあるが，本穴はその中央にあるため，人中ともいわれる」（『経穴釈義滙解』）

【分　　類】──督脈と手陽明大腸経，足陽明胃経との交会穴（『針灸甲乙経』）。督脈と手陽明大腸経との交会穴（『素問』気府論篇・王冰注）（『銅人腧穴針灸図経』）。

【位　　置】──顔面部で，人中溝の上から3分の1のところ。

【解　　剖】──皮膚→皮下組織→口輪筋
眼窩下神経の分枝と，上唇動・静脈が分布している。

【効　　能】——開竅醒神・通経活絡

- 本穴は督脈に属し，督脈は頭内部に入って，元神の府である脳を絡す。本穴は針感が異常に強く脳に響くため，開竅醒神作用が強く，癲*11・癇*4・狂・閉・厥・驚風*5・ヒステリーなど，清竅が塞がれたために起きる精神および意識障害であれば，いずれにも使用できる。
- 本穴は人中溝にあって，その気が上は鼻に，下は口に通じており，また督脈と手足の陽明経との交会穴でもあるため，開通鼻竅・清熱消腫作用があり，口・歯・鼻・顔面部の風火熱毒証に多用される。
- 水溝穴は督脈の経気を調節し，通経活絡し，脊椎を強化して止痛する作用も強いため，腰脊部がこわばって痛む・角弓反張などの症状の治療にも常用される。

【主 治 症】——精神および意識障害：昏睡・失神・不眠・てんかん・卒倒する・抽搐・小児の驚風*5，西ショック・失神・ヒステリー・精神分裂病

頭面部疾患：中風による牙関緊急・口眼喎斜・顔面部の腫脹・唇が動く・鼻づまり・鼻血，西鼻炎・虫歯の痛み・顔面神経麻痺・顔面痙攣

本経脈通過部位の疾患：腰背部がこわばって痛む・挫傷による腰痛，西急性腰部捻挫

その他：消渇・黄疸・全身の浮腫

【配　　穴】——齦交……癲疾*11による引きつり（『針灸甲乙経』）

天牖……鼻水が止まらず，匂いがわからない（『備急千金要方』）

合谷・内庭・中極・気海……中暑・人事不省（『針灸大成』）

中衝・合谷……中風・人事不省（『針灸大成』）

委中……挫傷による腰痛

【手　　技】——仰向けで後に寄りかかるか仰臥位で取穴する。

①上方に向け斜刺で0.5〜0.8寸刺入し，刺針部に腫れぼったいような痛みを起こさせる。

②鼻中隔方向に斜刺で0.5〜1.0寸刺入し，いったん針を皮下まで引き抜いてから，左右の鼻翼方向に斜刺で刺針する。

③三稜針で点刺して出血させる。

【注意事項】——①流涎症を治療するときには，針先を鼻中隔方向に向けて刺入し，いったん皮下まで針を引き抜いてから，左右の鼻翼方向に刺針する（三透法）。針感は，刺針部に腫れぼったいような痛みを起こさせる。本穴は醒脳開竅治療の主要穴であり，さまざまなタイプの精神および意識障害や昏睡などに用いられるが，一般的な軽症患者や気血虚弱による昏睡には，軽刺や浅刺をすれば覚醒する。ただし陽実証や重篤な疾患には，鼻中隔に向けて1〜1.5寸深刺しして瀉法を行わなければ効果が出ない。抜針後に鼻血が出たときには，治療しなくても短時間のうちに自然に治る。なお本穴に施術あるいは置針中に，患者が鼻をすする・眉をしかめる・泣き騒ぐ・叫ぶ・くしゃみをする・手で鼻をこすろうとする・針を抜こうとするなどの動作を見せたら，それは覚醒しようとする徴候であるため，

引き続き施術をして患者の覚醒を促す。
②施灸を禁ず。

【古典抜粋】
- 『針灸甲乙経』第8巻：「悪寒発熱・頭痛などは水溝が主治する。……浮腫して人中が腫れあがり，唇がめくれあがっているものは死ぬ。水溝が主治する」
- 『針灸甲乙経』第12巻：「鼻水で息ができない・鼻水が止まらない・匂いがわからない・鼻血が止まらない」
- 『千金翼方』第27巻：「邪気のために喋り続けるなどの疾患や，各種雑証は，人中が主治する」
- 『銅人腧穴針灸図経』：「消渇で大量に水を飲み，水気のために全身がむくみ，ところかまわず笑い出すものは，水溝が治療する。てんかんで乱暴なしゃべり方をする・喜んだと思えばすぐに泣く・牙関緊急・顔面部の腫脹・虫が這っているかのように唇が動く・中悪[24]……風水による顔面部の腫脹などは，本穴に刺針して水を出し尽くせば，すぐに治る」
- 『玉龍歌』：「脊背部がこわばって痛むものは人中を瀉し，挫傷のために腰がだるいものもここに攻法を行う。……中風で病症が重いものは，中衝2穴で安定する。まず補ってから瀉し，効果がなければ，さらに人中に刺針すればすぐに軽くなる」

【現代研究】さまざまな方法で実験的ショックを起こさせた動物の「水溝」穴に刺針すると，救急効果があるのは明らかであるが，その要因は内臓器官の血流量の改善と心機能の改善であると思われる。外傷性ショックや輸血の副作用によるショック，あるいは動脈に5％クエン酸ナトリウム液5mLを求心的に注入して起こさせた重篤なショックなど，いずれの場合も血圧が10～40mmHgに低下するが，一時的に呼吸が停止しても，「水溝」穴に刺針すると絶対多数が回復するのに対し，対照グループでは絶対多数が死亡する。

またある報告によれば，失血性ショック状態のウサギの「水溝」穴に電針療法を行うと，好中球と末梢血のリンパ球が明らかに増加したという。これはショックという病理過程で，刺針療法が生体のある種の特異的または非特異的な免疫機能を引き出し，それが疾病に対する抵抗力の増強に役立っていることを示唆するものである。

また「水溝」穴への刺針は，心機能を増強させる。たとえば失血性ショックを起こし，心臓指数と心拍出量が進行性の大幅な減少をみせ，総末梢血管抵抗が進行的に増加し，典型的な低心拍出量と高末梢血管抵抗という血流力学上錯乱状態にあるイヌの「水溝」穴に刺針すると，心臓指数の心拍出量を3時間の間標準の50～60％に安定させ，総末梢血管抵抗をわずかながら増加させた。これは刺針によって，低心拍出量で高末梢血管抵抗という血流力学上の錯乱状態を一定程度改善させたことを表している。

37. 齦交　[ぎんこう]（GV28）

【別　　名】──なし。
【出　　典】──『針灸甲乙経』：「齦交は，唇の内側で，歯の上の歯間隙にある」
　　　　　　　　『素問』気府論篇・王冰注：「督脈の脈気が表出するところは28穴ある。……顔面部には3穴（素髎，水溝，齦交の3穴である）あり……齦交が1穴である」
【穴名解説】──「齦交の交とは，会合するという意味である。本穴は歯齦の歯間隙にあり，任脈と督脈の2脈が交会する場所であることから，齦交と名づけられた」（『経穴命名浅解』）
【分　　類】──督脈，任脈2経の交会穴（『素問』気府論篇・王冰注）。任脈と，督脈，足陽明胃経の交会穴（『奇経八脈考』）。
【位　　置】──上唇部内側で，唇小帯と上歯齦とが接する部位。
【解　　剖】──上唇小帯と歯齦の接点→口輪筋深部と上顎骨歯槽弓との間
　　　　　　　上顎神経の上唇枝および眼窩下神経と顔面神経の分枝とが交叉して形成する眼窩下神経叢と，上唇動・静脈が分布している。
【効　　能】──通鼻目・消腫痛・安神志
　　●齦交は督脈に属し，督脈と任脈，足陽明胃経の交会穴である。督脈は全身の陽を主り，任脈は全身の陰を主り，陽明は多気多血の経脈であるため，本穴には強い清熱解毒・瀉火消腫作用があり，おもに本穴に近い頭面部・五官疾患に用いられる。
　　●督脈は脳に通じているため，本穴には安神作用があり，精神および意識障害治療に用いられる。
　　●督脈が病めば，脊背部がこわばって角弓反張するため，本穴は頸・後頸・背・腰部の痺痛に常用される。
【主 治 症】──頭面部・五官疾患：前額部の疼痛・頬の腫脹・顔面部の疱疹・口のゆがみ・口臭・歯齦の腫痛・牙関緊急・歯齦出血・鼻ポリープ・涙が出る・目やにが多い・目が赤くなって痛む・囲小児の顔面部の湿疹・顔面神経麻痺・歯齦炎・鼻ポリープ・角膜に白い混濁ができる
　　　　　　　精神および意識障害：癲狂[*3]・心煩・ヒステリー
　　　　　　　頸・腰・背部疾患：腰部捻挫・頸部および後頸部のこわばり
　　　　　　　その他：狭心症
【配　　穴】──上関・大迎・翳風……牙関緊急して鼻の中まで引きつる（『備急千金要方』）
　　　　　　　風府……頸部および後頸部がひきつり振り返れない（『針灸資生経』）
　　　　　　　承漿……口臭がひどくて近づけない（『針灸大成』）
　　　　　　　内関・百会・合谷……癲狂[*3]
　　　　　　　合谷・内庭・下関……火熱が強く歯齦が腫痛する
　　　　　　　迎香・合谷……副鼻腔炎
【手　　技】──座位あるいは仰臥位で，手で上唇を持ち上げながら取穴する。
　　　　　　　①上方に向け斜刺で0.1〜0.3寸刺入し，刺針部に腫れぼったいような痛

みを起こさせる。

②三稜針で点刺して出血させる。

【注意事項】——灸を禁ず。

【古典抜粋】——●『針灸甲乙経』第7巻：「痙病*27で煩満するものは，齦交が主治する」

●『針灸甲乙経』第12巻：「目が痛んで見えないものは，齦交が主治する……歯茎から出血し，酸っぱいものの過食で歯根が痛む。口が開けられず鼻の中まで引きつるものは，齦交が主治する」

●『針灸大成』第7巻：「鼻ポリープ・侵蝕潰瘍・鼻づまり・額および鼻根内部の痛み・頸部および後頸部のこわばり・涙や目やにが出る・牙疳*90による腫痛・内眼角が赤くなって痛み痒い・角膜に白い混濁ができる・顔面紅潮・心煩・黄疸・寒邪や暑熱の邪による温疫・小児の顔面部の瘡や癬」

【現代研究】——急性腰痛患者のうち，腰仙関節を損傷した患者に齦交結（上唇小帯新生物）の出現率が最も高く（$P<0.01$），しかも挑治法が最も効果が高い（$P<0.01$）ことを，ある人が発見した。反対に脊柱起立筋の損傷，仙腸関節の損傷の場合は，齦交結の出現率は低く，治療効果も低かった。齦交結の病理検査をしたところ，局部組織の炎症性変化であることがわかった。

参考文献

1) 霊枢経．人民衛生出版社影印明・趙府居敬堂刊本，1956
2) 難経．《医要集覧》六種，明刻本
3) 傷寒論．漢・張機，重慶人民衛生出版社鉛印明万暦二十七年趙開美校刊本
4) 脈経．晋・王叔和，人民衛生出版社影印元・広勤書堂本，1956
5) 針灸甲乙経．晋・皇甫謐，人民衛生出版社影印明刻《医統正脈》本，1956
6) 肘後備急方．晋・葛洪，人民衛生出版社影印明万暦二年本，1956
7) 黄帝内経太素．隋・楊上善，人民衛生出版社影印蘭陵堂傷宋嘉佑本，1955
8) 黄帝内経明堂．隋・楊上善，中国中医研究院館蔵日本影抄巻子本
9) 備急千金要方．唐・孫思邈，人民衛生出版社影印江戸医学本，1955
10) 千金翼方．唐・孫思邈，人民衛生出版社影印江戸医学本，1955
11) 外台秘要．唐・王燾，人民衛生出版社影印経余居刊本，1958
12) 《黄帝内経素問王冰注》．唐・王冰，人民衛生出版社影印明・顧従徳刻本，1956
13) 旧唐書．唐・劉昫等，中華書局，1975
14) 太平聖恵方．宋・王懐隠，人民衛生出版社鉛印本，1959
15) 銅人腧穴針灸図経．宋・王惟一，人民衛生出版社影印貴池劉氏玉海堂影刻金大定本，1956
16) 聖済総録．宋・聞人耆年，人民衛生出版社影印十弁同心室仿宋本，1956
17) 針灸資生経．宋・王執中，上海科学技術出版社鉛印本，1959
18) 針灸指南)．金・竇漢卿，人民衛生出版社鉛印本，1983
19) 儒門事親．金・張子和，人民衛生出版社，2005
20) 針灸摘英集．元・杜思敬，人民衛生出版社影印本，1956
21) 扁鵲神応針灸玉龍経．元・王国瑞，人民衛生出版社影印本，1956
22) 十四経発揮．元・滑寿，上海科技衛生出版社鉛印本，1956
23) 普済方．明・朱橚，人民衛生出版社鉛印本，1959
24) 医経小学．明・劉純，明正統三年戊午（1438）陳有戒刻本
25) 徐氏針灸大全．明・除鳳，人民衛生出版社鉛印本，1987
26) 医学正伝．明・虞搏，中医古籍出版社，2002
27) 針灸聚英．明・高武，上海科学技術出版社鉛印本，1961
28) 医学綱目．明・楼英，世界書局鉛印本，1937
29) 名医類案．明・江瓘，中国中医薬出版社，1996
30) 医学入門．明・李梴，上海錦章書局石印本，1941
31) 秘伝常山楊敬斉針灸全書．明・陳言，上海群衆出版社影印本，1955
32) 針灸大成．明・楊継洲，人民衛生出版社影印明刻本，1955－1958
33) 針方六集．明・呉崑，中国中医研究院抄本
34) 循経考穴編．上海群衆出版社影印本，1955
35) 類経図翼．明・張介賓，人民衛生出版社鉛印本，1965
36) 外科証治全生集．清・王維徳，上海科学技術出版社，1961

37）明史. 清・張廷玉等，中華書局，1997
38）医宗金鑑・刺灸心法要訣. 清・呉謙等，人民衛生出版社影印本，1957
39）続名医類案. 清・魏之琇，人民衛生出版社影印本，1957
40）針灸逢源. 清・李学川，呉県李嘉時河南補刻本，1871
41）勉学堂針灸集成. 清・廖潤鴻，人民衛生出版社影印本，1957
42）刺疔捷法. 清・張鏡，清光緒二年張氏刻本
43）古法新解会元針灸学. 焦会元，北京泰山堂書荘鉛印本，1937
44）中華針灸学. 趙尓康，中華針灸学社鉛印本，1955
45）中国針灸学. 承淡庵，人民衛生出版社鉛印本，1957
46）針灸学. 江蘇省中医学校針灸教研組，江蘇人民出版社鉛印本，1957
47）経穴命名浅解. 劉冠軍，吉林省衛生局学術弁公室，1979
48）経穴釈義滙解. 張成星・戚淦，上海翻訳出版公司，1984
49）針灸穴名釈義. 周楣声，安徽科学技術出版社，1985
50）常用腧穴臨床発揮. 李世珍，人民衛生出版社，1985
51）中国針灸大全. 王雪苔，河南科学技術出版社，1988
52）針灸学. 楊甲三，人民衛生出版社，1989
53）中華人民共和国国家標準経穴部位. 中国標準出版社，1990
54）腧穴刺灸法. 劉炎，上海科学普及出版社，1994
55）針灸腧穴療法. 李平華，中医古籍出版社，1996
56）腧穴学. 羅永芬，上海科学技術出版社，1996
57）中国針灸.
58）上海針灸雑誌.
59）針灸臨床雑誌.
60）針刺研究.
61）中医薬学刊.
62）吉林中医薬.
63）医学理論与実践.
64）雲南中医学院学報.
65）内蒙古中医薬.
66）陝西中医函授.

訳 注

1. **根結理論**（こんけつりろん）：十二経脈の始まるところが根であり，終わるところが結である。したがって四肢末端が根で，頭面・胸・腹部が結である。
2. **陰陽交泰**（いんようこうたい）：陰陽が通じあい相済している状態をいう。
3. **癲狂**（てんきょう）：精神が錯乱・失調する疾病であり，癲は陰に属し，狂は陽に属する。
4. **癇証**（かんしょう）・**五癇**（ごかん）：発作性精神異常であり，5種類に分類されるが，その分け方は統一されていない。
5. **驚風**（きょうふう）（**慢驚風**）：小児のひきつけ・意識の昏迷を指す。そのうち正気虚弱を原因とするものを慢驚風という。
6. **鼓（臌）脹**（こちょう）：腹部が太鼓のように膨脹し，腹皮に青筋が浮き出ることを特徴とする病証。
7. **厥心痛**（けっしんつう）：心痛の一種で，背中から錐で刺すような痛みがあり，手足が厥冷するのが特徴である。
8. **哮喘**（こうぜん）：哮証と喘証の合称。ともに呼吸促迫するが，哮証は喘鳴音を伴う。
9. **妬乳**（とにゅう）：産後，乳児があまり乳汁を飲まないためになる乳腺炎。
10. **鶴膝風**（かくしつふう）：膝関節が腫脹・疼痛し，大腿・下腿部の筋肉が萎縮する病証。
11. **癲証**（てんしょう）：精神失調の一種で，精神の抑うつ・無表情・独り言を言うなどを主症状とする。
12. **痧証**（さしょう）：皮膚に粟粒大で水疱をもった赤いできものができる疾患。
13. **洞泄**（どうせつ）：湿邪が脾を侵し，脾が湿邪を化することができないために発生する泄瀉。
14. **浮風労**（ふふうろう）：正気の虚損が長引き，風邪に対する抵抗力がなくなるために発生する肩・腕の酸痛や麻痺。
15. **腸澼**（ちょうへき）：血箭のこと。殗泄（そんせつ）が長期化したために，血便が矢のように勢いよく出ること。
16. **泄風**（せつふう）：腠理が閉まっていないために風邪を感受し，汗が出て止まらない・体の肌肉がだるくて痛むなどの症状を現す病証。
17. **風眩**（ふうげん）：風邪が脳に入るために起こる眩暈。
18. **気噎**（きいつ）：五噎の1つ。寒気が胸膈につまったために感じる喉の閉塞感。
19. **馬刀（瘻）**（ばとうろう）：腋下部や頸部に発生し，馬刀（騎兵のもつ刀）のような長い形のものをいう。
20. **血暈**（けつうん）：血分の病変のために起きる昏厥症状で，実証と虚証がある。
21. **瘿**（えい）・**瘿気**（えいき）：前頸部にびまん性の腫脹や硬結が発生する疾患の総称。
22. **瘰癧**（るいれき）：頸部に発生する慢性の感染性疾患で，多数の硬結が集まって数珠のようにつながったもの。
23. **尸厥**（しけつ）：厥証の1つで，突然昏倒し人事不省となる病証。
24. **中悪**（ちゅうあく）：古代，邪悪な鬼の影響によって発生すると考えられた疾患で，突然手足が逆冷し顔面蒼白となり，精神が恍惚となる病証。
25. **頭風**（ずふう）：頭痛が長期間治らず，繰り返し発症するもの。
26. **急驚風**（きゅうきょうふう）・**驚癇**（きょうかん）：急激に発症し，高熱を発し，昏迷してひきつけたり角弓反張したりする病証で，小児に多くみられる。
27. **痙病**（けいびょう）・**痙証**（けいしょう）：頭・後頸・腰・背部の硬直，四肢の痙攣，牙関緊急などを主症状とする病証。
28. **昏厥**（こんけつ）：突然倒れて人事不省となり，手足が逆冷するもの。
29. **客忤**（きゃくご）：中悪の一種であり，他に吐瀉や腹痛，抽搐（ちゅうちく）などの症状を伴う場合がある。

30. 脾積（ひしゃく）・痞気（ひき）：五臓の積聚病の1つで，上腹部に痞塊が生じるもの。
31. 疝瘕（せんか）：疝病の一種で，少腹部が熱痛し，尿道から白い粘液が流出するもの。
32. 痿厥（いけつ）：痿証の一種で，手足が萎えて力が入らず冷えるもの。
33. 風癇（ふうかん）：肝経の積熱によって発生する癇証の一種で，目を見開いて抽搐し，牙関緊急するもの。
34. 転胞（てんぽう）：妊娠中に小腹部の脹痛とともに小便不通となる病証。
35. 㿉疝（たいせん）：寒湿の邪によって引き起こされる陰嚢腫大。
36. 血瘕（けつか）：女性の癥瘕の1つで，血が経外に溢れたために腹内に痞塊ができる病証。
37. 癥瘕（ちょうか）：腹内部にできる硬結で，下腹部に多い。
38. 痱（ひ）：中風の後遺症の1つで，肢体の萎縮・麻痺，意識障害などを主症状とする。
39. 疳証（かんしょう）：慢性疾患により，痩せ衰えて津液が枯渇するもの。
40. 翻胃（ほんい）・反胃（はんい）・胃反（いはん）：朝食べた物は夜に吐き出し，夜食べた物は朝に吐き出すという病証。
41. 痃癖（げんぺき）：臍腹部や脇肋部に痞塊のできる病証。
42. 臓躁（ぞうそう）：抑うつ感・心中煩躁・情緒不安定などを主症状とする病証で，女性に多く，ヒステリーに類似する。
43. 狐疝（こせん）：腸が陰嚢に陥入して上がったり下がったりする病証。ヘルニアに類似する。
44. 卒疝（そっせん）：寒邪が肝脈に入り気血が凝滞したために，突然睾丸が腫大して痛む。
45. 瘿瘤（えいりゅう）：頸部が腫大し瘤状になる疾病。甲状腺腫大の類である。
46. 心脹（しんちょう）：寒邪が心を侵したために発生し，心煩・息切れ・寝ていても不安であるなどを主症状とする。
47. 水臌（すいこ）：水湿が停滞することによって腹部が鼓脹する疾患。
48. 水蠱（すいこ）：水臌のこと。
49. 風虚（ふうきょ）：産後に気血が損傷し臓腑が虚弱になったときに風邪を感受して発生する病証。
50. 歴節（れきせつ）：歴節風の略称。風寒湿邪が侵入したために発生する関節の腫脹・疼痛。
51. 食噎（しょくいつ）：五噎の1つであり，喉が塞がっているように感じる病証。
52. 痿躄（いへき）：痿証のことで，「痿」とは肢体が萎えることをいい，「躄」とは下肢が弱って歩けなくなること。
53. 胆癉（たんたん）：胆気が上溢し，思い悩んで決断できず，常に口中が苦い病証。
54. 肺痿（はいい）：肺の慢性消耗性疾患であり，咳嗽・粘った痰が出る・白い泡沫を吐くなどを主症状とする。
55. 噎膈（いっかく）・五膈（ごかく）：「噎」は食べ物などを飲み込むときに喉がつまるように感ずることであり，「膈」は胸膈が塞がり食物が喉を下りていかないことを指す。
56. 肺癆（はいろう）：肺の虚労であり，肺気の損傷のために，咳嗽・息切れ・自汗・皮膚のかさつきなどの症状を呈する病証。
57. 疳積（かんしゃく・かんせき）・脾疳（ひかん）：脾胃の湿熱を原因とする疳証で，顔色が黄色い・痩せる・髪が少ない・腹部の臓脹・疲れやすいなどを主症状とする。
58. 瘕聚（かしゅう）：女性の臍の下に硬結ができる疾患で，この硬結は押すと移動する。
59. 癉瘧（たんぎゃく）：裏熱が盛んな瘧疾を指す。
60. 息賁（そくふん）：肺気の鬱積を原因とする病証で，呼吸促迫などを主症状とする。
61. 熱血室に入る：女性が月経中や産後に外邪を感受したために起きる疾患で，下腹部や胸脇部の硬満・寒熱往来・夜間の精神失調などを主症状とする。
62. 気結（きけつ）：思慮過度により正気が滞留し，胸脇の気が結滞して痛むもの。
63. 気淋（きりん）：気機の鬱結や中気下陥によって引き起こされる淋証。
64. 偏墜（へんつい）：陰嚢ヘルニアや睾丸炎のこと。
65. 驚厥（きょうけつ）：突然の驚きや恐れ・怒りなどのために昏倒して，人事不省になる病証。

66. 瘕（か）：血の凝滞による腹中の積塊。
67. 骨蒸（こつじょう）・骨蒸潮熱（こつじょうちょうねつ）：骨の中からしみ出してくるような発熱を指し，陰液の虚損を原因とする。
68. 霍乱転筋（かくらんてんきん）：霍乱とは急激な嘔吐・下痢を引き起こす疾病であり，そのために津液が消耗し，両脚が攣縮する。
69. 肺癇（はいかん）：五臓癇の1つで，肺の気虚や陰虚火旺から発生する癇証。
70. 癖塊（へきかい）：停滞した水飲が寒気と結びついて両脇部にできる痞塊。
71. 寒癖（かんへき）：寒邪と水飲が結びついて停滞するために脇肋部が弦状に緊張するもので，冷えると痛む。
72. 割治法（かつじほう）：割治療法，割脂療法ともいい，手術で特定部位の皮下脂肪組織を切り取る療法。
73. 敗血衝心（はいけつしょうしん）：出産後に悪露が排出されず，上逆して心を衝くこと。
74. 臂厥（ひけつ）：手太陰肺経，手少陰心経の経気が逆乱して発生する疾病。肺経の経気が逆乱すれば，肺が脹満して喘咳し，欠盆の内部が痛む。心経の経気が逆乱すれば，咽喉の乾燥・心痛・口渇があり水を飲みたがるなどの症状が発生する。
75. 腸痔（ちょうじ）：肛門の周囲に膿腫ができて悪寒発熱するもの。
76. 労瘵（ろうさい）：伝染性の虚労病であり，結核に類する。
77. 飛尸遁疰（ひしとんしゅ）：飛尸とは突発的な重症疾患で，飛ぶように速く発生することからこう名づけられた。症状は胸腹部の刺痛・喘急・脹満・気が心を衝くなどである。遁疰とはその病因である毒がとどまって出ていかないこと。

78. 皮水（ひすい）：水腫のこと。脾虚湿困により水が皮膚に溢れて起こる。
79. 蠱毒（こどく）：人体の腹腔内にいる寄生虫のこと。
80. 膈証（かくしょう）：反胃，噎膈のこと。
81. 気街理論（きがいりろん）：気街とは経絡の気の運行通路のことであり，全身に4カ所あり，頭・胸・腹・下肢に分布している。すなわち経絡が全身に分布していることを説明した理論である。
82. 乳毒（にゅうどく）：肝胃の湿熱が凝結して起こり，1つには妊娠・出産をしない女性の乳房にできる皮下膿腫を指し，1つには産後の乳腺炎を指す。
83. 狐惑（こわく）：湿熱毒邪の阻滞によって疑い深くなり正気を失う病証のこと。
84. 小児の疳眼（かんがん）：小児が疳積のために脾胃を虧損し，精血が不足するために，目が乾いたり明るさをいやがったり，黒目に翳ができたりする疾患。
85. 喉風（こうふう）：咽喉の急性症の総称。
86. 眩冒（げんぼう）：頭がぼんやりと重くなり，目の前が暗くなって倒れそうになる病証。
87. 青風内障（せいふうないしょう）：神水（眼房水）が停滞して眼球が硬くなり，瞳神がやや拡大して青くなる疾患。
88. 心風（しんふう）：心気が虚したところに風邪を受けることによって発症し，自汗・悪風・唇が赤い・嗜臥・健忘・驚悸などの症状が現れる。
89. 喘喝（ぜんかつ）：声をあげて呼吸促迫するもの。
90. 牙疳（がかん）：歯齦が赤く腫れて痛み，やがて腐爛して悪臭を放つもの。

穴名索引

あ

足竅陰················ 3, **67**
足三里······ 3, 10, 15, 26, 29, 55, 62, 80, 87, 95, 98, 101, 103, 106, 115, 151, 154, 162, 168, 176, 182, 199, 212, 228, 230, 235, 237, 244, **252**, 258, 275, 277, 283, 289, 301, 305, 311, 314, 315, 322, 336, 346
足通谷················ 3, **64**
足臨泣············3, 29, 70, 104, 139, 156, 237, 261, 264, 269, **279**, 281, 326
頭竅陰··············296, **328**
頭臨泣··············297, **330**
瘂門··········197, 299, 344, **348**

い

譩譆················80, 234
意舎···············165, 173
委中·········3, 11, 23, 35, 38, 43, 47, 67, 72, 84, 98, 132, 166, 168, 171, 214, 235, 244, **257**, 321, 339, 356
維道····················297
胃兪······142, 146, 151, 156, 162, **163**, 164, 230, 237, 336, 353
委陽············84, 244, **251**
陰郄······38, 156, 192, 194, **202**
陰交········99, 187, 228, 254, 285, 298, 339
陰谷·········2, 10, 76, **82**, 343
陰市····················114
陰舎····················339
陰都····················295
印堂······304, 326, 330, 331, 332
隠白·········2, 8, 11, 23, 58, 59, 71, 73, 76, 84, 210, 275
殷門··········65, 166, 252, 339

陰陵泉········ 2, 10, 61, **75**, 78, 83, 89, 104, 174, 178, 181, 185, 187, 188, 200, 209, 235, 252, 313, 314, 338
陰廉···················171

え

翳風···········53, 56, 68, 69, 166, 208, 287, 295, 308, 317, 318, **323**, 328, 329, 358
会陰············117, 299, **341**
液門·········3, 43, 48, **51**, 53, 98, 199, 209, 308, 352
会宗··········192, 194, **207**, 281

お

横骨···············294, 322
温溜··········41, 192, 194, **198**

か

外関···········23, 28, 43, 48, 52, 53, 55, 56, 68, 112, 118, 122, 134, 261, 264, 266, 268, 269, 280, **281**, 303, 308, 318, 321, 325, 327
外丘············192, 194, **208**
解渓·········3, 20, 41, 47, 57, **61**, 76, 88, 98, 129, 250, 275, 280
華蓋···············232, 342
角孫················98, 295
膈兪········43, 104, 111, 156, 162, 176, 207, 215, 219, **233**, 237, 277, 338
滑肉門················132
禾髎····················304
頷厭···············296, 327
関元·······76, 83, 84, 104, 125, 136, 142, 166, 169, 179, 182, **184**, 185, 187, 213, 285, 298, 315, 323, 338, 345

陥谷··············3, 9, 57, **60**, 103, 104, 182, 332
完骨············20, 45, 101, 254, 283, 296, 308
間使···2, 11, 20, 23, 29, **32**, 56, 99, 111, 156, 172, 174, 338
関衝·············3, 18, 23, **50**, 174, 308, 342, 349
環跳············59, 71, 98, 132, 171, 214, 235, 241, 287, 297, **338**, 346, 352
関門···············173, 311
肝兪······45, 65, 72, 81, 142, 151, 155, **158**, 176, 178, 209, 233, 234, 301, 305, 314, 317, 320, 331, 347, 354

き

気海···············55, 59, 72, 76, 83, 84, 86, 88, 89, 115, 136, 176, 179, 185, 187, 188, 205, 230, 254, 285, 314, 338, 345, 346, 356
鬼眼····················104
気穴····················294
気衝············99, 157, 293
期門·········53, 55, 84, 114, 142, 146, 159, **175**, 185, 199, 230, 254, 298, 322, 336, 338
気門·····················84
丘墟···········22, 29, 53, 56, 61, 70, 76, 92, **113**, 127, 212, 235, 280, 304, 331
鳩尾············104, 117, 118, **136**, 285, 287, 352, 354
急脈····················115
竅陰·········23, 40, 50, 106
強間···············210, 328, 352
侠渓············3, 37, 48, **69**, 106, 237, 328

頬車‥‥‥‥‥‥49, 99, 307, 308, 318, 323, 334
夾脊‥‥‥‥‥‥‥‥‥239, 321
玉液‥‥‥‥‥‥‥‥‥‥344
曲垣‥‥‥‥‥‥‥‥‥‥336
曲骨‥‥‥‥‥‥‥83, 254, 298
曲泉‥2, 66, **88**, 95, 200, 239, 285
曲沢‥‥‥‥‥2, 18, 23, 31, **34**, 111, 174, 197
曲池‥‥‥‥‥3, 25, 35, **42**, 48, 49, 56, 83, 95, 98, 106, 112, 125, 131, 155, 159, 176, 199, 207, 208, 209, 234, 235, 254, 258, 281, 302, 303, 311, 336, 339
玉枕‥‥‥‥‥‥‥‥210, 334
曲鬢‥‥‥‥‥‥‥‥‥55, 296
巨骨‥‥‥‥‥‥‥‥‥‥292
魚際‥‥‥‥‥2, 9, 14, **19**, 22, 23, 35, 38, 52, 104, 109, 131, 202, 237, 277, 283, 334, 341
魚尾‥‥‥‥‥‥‥‥‥‥320
居髎‥‥‥‥‥‥‥‥‥297, 339
巨髎‥‥‥‥‥‥‥‥‥292, 307
帰来‥‥‥‥‥‥169, 179, 209, 322
齦交‥‥‥‥‥‥299, 317, 356, **358**
筋縮‥‥‥‥‥‥‥‥‥‥171
金津‥‥‥‥‥‥‥‥‥‥344
金門‥‥47, 192, 194, **204**, 289, 294

け

経渠‥‥‥‥‥‥2, 9, 10, 18, **21**, 73, 283, 334
迎香‥‥‥‥‥‥‥‥‥99, 292, **303**, 334, 351, 354, 358
京骨‥‥‥‥‥‥22, 47, 92, **107**, 199
京門‥‥‥86, 142, 166, **180**, 234
下脘‥‥‥‥‥‥‥‥‥298, 336
下関‥‥‥‥‥‥‥‥‥292, **307**, 317, 323, 327, 358
郄門‥‥‥‥‥‥26, 28, 133, 139, 192, 194, **206**
下巨虚‥‥‥‥‥‥169, 244, **250**
厥陰兪‥‥‥‥‥‥‥142, **155**, 232
血海‥‥‥‥‥‥43, 61, 72, 80, 83, 89,
99, 104, 155, 171, 201, 338
欠盆‥‥‥‥‥‥20, 154, 176, 354
下髎‥‥‥‥‥‥‥‥165, 294, 338
肩髃‥‥‥‥‥‥‥‥‥23, 43, 98, 131, 204, 292, **302**, 336
懸鍾‥‥‥‥‥212, 235, **240**, 258, 339
肩井‥‥‥‥‥‥98, 254, 280, 297, 321, **335**, 341
肩貞‥‥‥‥‥‥‥‥106, 303, 336
建里‥‥‥‥‥‥‥‥‥‥230
懸釐‥‥‥‥‥‥‥‥‥‥296
肩髎‥‥‥‥‥‥‥‥‥‥303
顴髎‥‥‥‥‥‥293, **316**, 326, 334
懸顱‥‥‥‥‥‥‥‥296, **327**

こ

行間‥‥‥‥‥‥2, 9, 22, 43, 55, 84, **85**, 129, 181, 212, 252, 254, 314, 321, 329, 338
後渓‥3, 9, 23, 29, 33, 45, 47, 66, 98, 104, 132, 197, 202, 209, 241, 261, 264, 267, 269, 281, 285, **286**, 289, 321, 334, 336
合谷‥‥‥‥‥9, 18, 20, 23, 29, 30, 33, 37, 38, 39, 43, 45, 49, 59, 81, 92, 95, **97**, 98, 115, 125, 131, 159, 172, 187, 197, 201, 209, 237, 254, 275, 277, 281, 283, 285, 303, 304, 305, 307, 308, 309, 311, 314, 317, 318, 320, 321, 322, 323, 325, 326, 327, 331, 332, 334, 336, 347, 349, 354, 356, 358
孔最‥‥‥‥‥‥20, 157, 192, 194, **197**, 237
交信‥‥‥‥‥192, 194, **212**, 295, 339, 345
公孫‥20, 60, 101, 103, 118, 122, 128, 174, 261, 263, 266, 268, 269, **274**, 277
後頂‥‥‥‥‥‥‥‥‥‥210
光明‥‥‥‥‥99, 118, **134**, 314, 320
膏肓‥‥‥‥‥43, 155, 157, 161, 336
肓兪‥‥‥‥‥‥‥‥‥294, **322**
合陽‥‥‥‥‥‥‥‥‥‥213
巨闕‥‥‥‥‥‥‥‥37, 95, 142, 151, 157, **173**, 232
五処‥‥‥‥‥‥‥‥‥98, 304
腰陽関‥‥‥‥‥‥‥‥168, 258
五枢‥‥‥‥‥‥‥‥‥‥297
五里‥‥‥‥‥‥‥‥‥‥87
崑崙‥‥‥‥‥‥3, 22, 38, 45, 48, 61, 65, **66**, 88, 104, 109, 114, 135, 206, 212, 237, 252, 258, 280, 313, 339, 350

さ

三陰交‥‥‥33, 43, 55, 57, 63, 72, 75, 76, 80, 83, 84, 86, 98, 99, 106, 109, 115, 125, 129, 132, 133, 136, 155, 157, 161, 162, 164, 166, 169, 181, 182, 187, 188, 201, 205, 209, 211, 230, 234, 237, 252, 254, 277, 280, 285, 293, 301, 311, **312**, 315, 323, 336, 338, 341, 346, 354
三間‥‥‥‥3, 9, 31, 33, 38, **39**, 98
三焦兪‥‥‥103, 142, 162, **164**, 179
攅竹‥‥‥45, 63, 98, 237, 305, 309, 320, 325, 326, 331, 354
三陽絡‥‥‥‥‥‥‥98, 139, 207
三里‥‥‥‥38, 43, 55, 72, 109, 318

し

至陰‥‥‥‥‥‥3, 11, 20, **62**, 76, 178, 187, 254, 339, 354
子宮‥‥‥‥‥‥‥‥‥‥187
支溝‥‥‥‥‥‥3, 11, 23, 29, 43, 48, 53, **54**, 56, 69, 89, 125, 174, 178, 181, 209, 248, 285, 302
志室‥‥‥‥‥‥‥‥88, 109, 159
四神聡‥‥‥‥‥‥78, 212, 330, 354
支正‥‥‥‥‥‥‥104, 118, **130**
耳尖‥‥‥‥‥‥‥‥‥‥305
下三里‥‥‥‥‥‥‥‥‥23, 99
糸竹空‥‥‥‥‥‥‥‥29, 295, **324**, 326, 327, 331, 334
膝関‥‥‥‥‥‥‥‥‥‥241

膝眼……………………… 89	承満……………………… 230	水泉………… 182, 192, 194, **205**
日月………… 76, 142, 146, 150, 161, **177**, 297	章門……23, 29, 40, 55, 65, 142, 151, 160, 162, 165, 178, 188, 215, 216, **227**, 234, 254, 277, 298	水道……………………… 213
十宣穴…………………… 25		水突………………………… 56
四瀆……………………… 48		水分…………………… 76, 81
四白………………… 304, 314	衝門……………………… 293	膵兪……………………… 112
四縫……………………… 315	商陽………… 3, 23, **36**, 38, 40, 48, 50, 53, 68, 125, 159, 237	
四満……………………… 294		**せ**
耳門…………… 56, 98, 208, 323	衝陽……57, 92, **101**, 104, 127, 182, 235, 237, 241, 254, 275, 283	正営………………… 40, 48, 297
尺沢…2, 10, 13, 15, 20, **22**, 43, 202, 207, 234, 239, 302, 321		睛明…86, 98, 135, 293, 305, 309, **319**, 325, 326, 331, 332, 334
	承霊……………………… 297	
臑会……………………… 295	上髎……………………… 294	清冷淵…………………… 23
臑兪……………… 48, 293, 303	上廉………………… 230, 235	石関……………………… 294
至陽……………………… 168	次髎………………… 168, 188	石門…………… 142, 165, **179**, 185, 187, 228
小海…………… 3, 23, 45, **49**, 89	耳聾……………………… 49	
少海………… 2, **28**, 56, 131, 283	顖会………………… 60, 330	絶骨………… 43, 89, 212, 215, 223, 239, 254, 313, 321
照海……………47, 59, 76, 89, 114, 127, 181, 205, 228, 261, 265, 267, 268, 269, 277, 283, **284**, 295, 342	人迎………………… 293, **310**	
	神闕…………… 81, 115, 345	璇璣………………… 254, 342
	身柱…………… 138, 165, 354	前谷………… 3, 39, 45, **46**, 66, 89, 106, 125, 289
	人中……30, 31, 33, 45, 47, 50, 78, 98, 111, 205, 211, 235, 327, 331	
上脘……………… 72, 174, 298		前頂……………… 60, 330, 354
上関……………… 37, 296, 358		**そ**
商丘………… 2, 9, 13, 61, **74**, 179	神庭………………299, 330, **354**	
承泣………135, 292, **305**, 323, 325	神道……………… 157, 202, 352	率谷………… 69, 86, 281, 296, 328
商曲……………………… 294	神封……………………… 41	束骨……… 3, 9, **65**, 275, 339, 350
承筋………………108, 204, 254	申脈……… 29, 47, 48, 66, 81, 108, 109, 114, 261, 264, 267, 269, 285, **288**, 294, 331	素髎……………………… 354
承光……………… 37, 61, 352		**た**
条口……………… 57, 61, 241, 254	神門………2, 20, 27, 29, 35, 78, 80, 92, 95, **103**, 111, 131, 133, 156, 157, 173, 207, 237, 277, 283, 287, 354	太淵…… 2, 9, 11, 13, 20, 21, 92, 95, 97, 104, 109, 125, 151, 157, **236**, 277, 283, 304, 344
上巨虚………………55, 151, 164, 168, 169, 182, 199, 244, **248**		
承山……………76, 108, 138, 168, 204, 206, 254, 258, 313		大横……………… 169, 293, **315**
	心兪……… 25, 26, 33, 111, 129, 142, 151, 156, **157**, 174, 202, 207, 283, 285	太乙……………………… 132
少商…… 2, 11, 14, 15, **17**, 20, 23, 30, 37, 40, 50, 68, 98, 104, 112, 137, 198, 283, 285, 326		大赫………………… 88, 294
		大巨……………………… 89
	腎兪… 20, 40, 83, 108, 109, 132, 142, 146, 151, 157, 159, 162, **165**, 168, 169, 170, 181, 187, 201, 211, 237, 241, 254, 258, 301, 305, 314, 320, 323, 345, 346, 354	太渓………… 2, 9, 37, 55, 61, 66, 76, 80, 92, 94, 95, 104, **108**, 112, 132, 133, 151, 159, 166, 185, 301, 339
少衝……………………… 2, **24**		
承漿…99, 127, 298, 307, 354, 358		
上星………… 59, 60, 64, 304, 334, 354		大迎………… 40, 99, 307, 308, 358
少沢……3, 11, 20, 23, 31, 43, **45**, 50, 66, 109, 232, 326, 336		大杼……33, 215, 222, **238**, 294, 302
小腸兪……………138, 142, 165, **169**, 188, 250		太衝………………2, 9, 18, 23, 31, 48, 55, 60, 69, 84, 86, 87, 92, 95, 98, 99, 104, 106, 111, **114**, 136, 159, 161, 182, 201,
少府………………… 2, 9, **26**	**す**	
承扶………………… 132, 187	頭維……59, 68, 292, **309**, 326, 331	
	水溝…… 299, 304, 334, 352, **355**	

穴名索引 | 369

209, 212, 235, 301, 305, 311, 317, 325, 326, 328, 329, 330, 331, 334, 344, 351, 354
大鍾……… 108, 118, 129, **132**
大腸兪………103, 142, 151, **167**, 179, 182, 248, 346, 352
大椎……… 43, 49, 99, 104, 137, 154, 159, 162, 178, 197, 222, 299, 301, 334, 336, **346**
大都…………… 2, 13, 20, **73**
大敦………… 2, 8, 18, 57, 58, 72, **84**, 87, 89, 104, 114, 176, 210, 254, 313, 322, 338
太白………… 2, 9, 20, 53, 56, 61, 74, 76, 92, 95, **102**, 104, 228, 250, 252, 254, 275
太淵………………… 215, 221
大包………… 118, 133, **139**
帯脈…………297, **337**, 349
太陽…59, 68, 69, 71, 86, 98, 129, 155, 280, 281, 305, 308, 320, 325, 326, 327, 331, 334
大陵…………2, 18, 23, 30, 31, 32, 35, 56, 76, 80, 92, 94, 95, 104, **110**, 212, 230, 309, 332
兌端………………… 40, 354
膻中…… 45, 142, 146, 154, 156, 173, 174, 215, 218, **231**, 234, 275, 277, 283, 298, 336, 342
胆兪…76, 142, 146, 151, **160**, 178

ち

地機…84, 86, 115, 169, 192, 194, **201**, 213, 338
築賓………… 48, 174, 192, 194, **210**, 295
地五会…………………135, 200
地倉…99, 101, 292, 304, **306**, 323
秩辺………………………185
中魁………………………275
中脘………… 35, 106, 137, 142, 151, 164, 178, 181, 215, 217, **229**, 234, 235, 254, 275, 277, 283, 298, 314, 315, 322

中極……… 75, 88, 89, 104, 109, 125, 132, 133, 142, 170, 182, 185, **187**, 201, 285, 298, 314, 338, 341, 345, 356
中渚… 3, 9, 23, 43, **52**, 98, 106, 208, 209, 281, 302, 321, 331
中衝……… 2, 18, **29**, 37, 58, 205, 235, 332, 344, 347, 356
中注………………………294
中都……… 192, 194, 201, **209**
中瀆………………………114
中府…… 20, 142, 154, **172**, 292
中封…… 2, 10, 47, 55, **87**, 115, 176, 188, 311
中髎………………………294
聴会…… 68, 205, 208, 296, 318, 323, 328, 329, 331
環跳………………………168
長強………… 118, **137**, 239, 299, 347, 352, 353
輒筋………………………297
聴宮………… 52, 53, 69, 166, 287, 293, 308, **318**, 323, 328

つ

通谷………… 48, 75, 325, 354
通天………………………349
通里………43, 66, 106, 118, **128**, 344, 349

て

手三里…………… 43, 98, 303
天衝………………… 296, 332
天枢………55, 59, 75, 95, 142, 151, 168, 181, **182**, 230, 248, 250, 254, 314, 315, 322, 345
天井………… 3, 29, **55**, 157, 232, 344, 352
天宗………………………336
天窓……………… 27, 55, 351
天池………… 29, 89, 252, 295
天柱…65, 108, 204, 287, 330, 352
天突………… 18, 27, 56, 154, 283, 298, 311, **342**

天牖………………………356
天容……………… 45, 86, 293
天髎………………………295

と

瞳子髎………… 37, 135, 159, 295, 325, **326**, 332
陶道………………… 127, 299
犢鼻………………… 171, 200

な

内関………25, 26, 35, 59, 111, 112, 118, 122, 129, 131, 134, 151, 156, 164, 166, 176, 178, 207, 212, 228, 234, 237, 254, 261, 263, 266, 268, 269, 275, **276**, 285, 311, 314, 317, 328, 330, 331, 336, 344, 358
内庭…… 3, 9, 14, 29, 31, 43, 53, 57, **58**, 60, 64, 87, 98, 237, 241, 307, 308, 311, 356, 358

に

二間…… 3, 23, **37**, 48, 317, 351
乳下………………………237
乳根………… 129, 154, 280, 336

ね

然谷… 2, 9, 55, 78, **79**, 87, 108, 181, 343, 344, 345

の

脳空………………… 297, 352
脳戸………… 210, 299, 334

は

肺兪… 20, 23, 40, 127, 142, 146, 151, **154**, 172, 176, 197, 207, 234, 321, 336, 347, 350, 351
白環兪……… 132, 157, 166, 338
八邪………………………53, 55
八風………………………275
腹通谷………………………295

ひ

臂臑 49, 208, 292
百会 25, 48, 65, 78, 84, 86, 89, 98, 104, 132, 136, 138, 157, 159, 211, 213, 299, 330, 331, 332, 334, **351**, 352, 354, 358
百労 43, 304
脾兪 72, 81, 112, 142, 146, 151, 159, **161**, 188, 234, 254, 301, 314, 318, 336, 345, 353
飛揚 66, 101, 109, 118, **131**, 132, 254

ふ

風市 66, 98, 171, 235, 241, 258, 339, 351
風池 49, 50, 63, 66, 69, 71, 86, 98, 99, 108, 114, 129, 155, 204, 209, 237, 241, 280, 283, 297, 301, 305, 309, 320, 321, 325, 326, 327, 328, 330, **332**, 339
風府 237, 299, 304, 334, 342, 349, **350**, 358
風門 154, 197, 283, 294, 302, **320**, 354
腹哀 293
復溜 2, 9, 11, 29, 43, 45, 75, **81**, 98, 101, 103, 115, 127, 157, 173, 179, 211, 254, 258, 343
伏兎 80
府舎 293
扶突 55
浮白 98, 296
附分 294
不容 40
跗陽 89, 192, 194, 201, **213**, 294, 349

へ

秉風 293, 336
偏歴 98, 118, **125**

ほ

膀胱兪 142, 162, **170**, 188, 211, 314
豊隆 65, 81, 98, 101, 103, 104, 111, 118, 121, **126**, 154, 182, 201, 254, 275, 283, 343, 344, 351, 354
僕参 41, 101, 199, 204, 254, 294
本神 296, **329**, 354

め

命門 30, 151, 159, 165, 299, **345**

も

目窓 297, **331**

ゆ

湧泉 2, 31, 43, 48, 76, **77**, 129, 137, 185, 354
幽門 75, 250, 295

よ

陽関 69, 200
陽蹻 61, 114
陽渓 3, 38, 39, **40**, 125, 302, 308
陽交 70, 127, 172, 192, 194, **211**, 297
陽綱 76, 185
陽谷 3, 37, 41, 45, **47**, 104, 106, 210, 308, 331, 349
陽池 55, 92, **112**, 281
陽白 98, 296, 304, 323, 334
陽輔 3, 29, 56, 69, **70**, 139, 212, 339
腰兪 347, 351

陽陵泉 3, 55, 66, 69, 70, 71, 76, 80, 95, 98, 106, 114, 132, 135, 136, 161, 176, 178, 200, 212, 215, 221, 228, **235**, 241, 244, 250, 254, 258, 259, 289, 304, 325, 328, 336, 339, 346
養老 135, 192, 194, **203**

ら

絡却 37, 125, 210
蘭尾 182

り

梁丘 89, 164, 192, 194, **199**, 254
梁門 228, 275
臨泣 29, 98, 266, 309, 326

れ

蠡溝 26, 114, 118, **135**, 187
厲兌 3, 8, 14, 15, 37, **57**, 72, 81, 182
霊道 2, **27**, 55, 174, 343
列欠 9, 20, 41, 60, 109, 111, 118, 121, 122, 125, 237, 239, 261, 265, 267, 268, 269, 281, **282**, 285, 302, 321, 325
廉泉 28, 30, 112, 129, 298, **344**

ろ

労宮 2, 18, 30, **31**, 37, 50, 104, 287, 349, 351
漏谷 187
顱息 330

わ

和髎 295
腕谷 331
腕骨 37, 48, 92, **105**, 125, 129, 131, 321, 349

主治症索引

あ

悪夢……………… 57, 68, 72, 75
足が弛緩する………… 81, 101, 132, 210, 241, 250, 258
足首の弛緩………………… 114
足の痿証………………… 101
足の痛み……… 57, 103, 275
足の果関節およびその周囲の軟部組織の疾患 ……… 285
脚の筋肉がひきつって痛む 252
足の五指の拘急…………… 115
足のしびれと疼痛…… 201, 313
足の腫脹………… 103, 114, 275
足の冷え………… 87, 136
足の指が屈伸できない…… 132
脚や膝が痛くてだるい…… 135
脚や膝の攣急………… 166, 352
唖症……………………… 349
頭が重い………… 101, 214
頭の脹満感……………… 352
頭のふらつき… 50, 76, 78, 104, 112, 115, 127, 129, 241, 254, 287, 332, 333, 354

い

胃液を吐く……………… 227
胃炎………… 61, 106, 111, 156, 160, 165, 176, 200, 233, 277
胃潰瘍……… 174, 230, 254, 277
胃拡張……………… 163, 230
胃下垂………… 162, 163, 174, 179, 230, 352
胃がん……………… 163, 233
息切れ…………… 45, 78, 111, 174, 176, 232, 254
胃痙攣………… 103, 137, 174, 200, 201, 230, 277, 322
胃酸過多……… 74, 158, 163, 174, 178, 230
胃出血…………… 157, 230
痿証………… 76, 103, 163, 237
胃（腸）神経症…… 176, 230, 334
遺精……… 76, 79, 83, 86, 87, 89, 109, 138, 162, 165, 166, 169, 170, 179, 185, 187, 201, 209, 235, 285, 313, 322, 345
胃痛……… 33, 73, 98, 103, 111, 127, 137, 162, 174, 206, 254
噫膈………… 157, 160, 162, 163, 168, 232, 233, 275
遺尿…76, 84, 109, 115, 136, 165, 166, 168, 169, 170, 176, 185, 187, 235, 237, 252, 254, 283, 285, 313, 322, 345
胃や十二指腸の潰瘍……… 162, 163, 178
いんきん………………… 83
陰茎が勃起して萎縮しない 136
陰茎の痛み………… 84, 87
咽喉炎……………… 38, 285
咽喉の乾燥…… 25, 87, 115, 285
咽喉の腫痛……… 23, 39, 41, 43, 78, 98, 109, 112, 127, 129, 133, 197, 285, 311, 342, 350
飲食物を飲み込めない…… 20, 137, 160, 176, 233, 311
癮疹……………… 43, 98
咽頭炎… 20, 22, 36, 61, 137, 211
咽頭喉頭炎……………… 17, 33
咽頭痛………………… 25
咽頭の腫脹……………… 46
陰嚢炎………………… 341
陰嚢が収縮して腹内部に入る ……………… 179
陰嚢の湿疹…………… 138
陰部が湿って痒く腫痛する 170
陰部瘙痒症……………… 79, 83, 187, 212, 285, 341
陰部に瘡ができる………… 170
陰部の疼痛……… 136, 187, 341
陰部の発汗……………… 341
インフルエンザ…… 98, 321, 333, 350
インポテンツ……… 76, 78, 83, 86, 89, 109, 138, 166, 179, 185, 187, 313, 322, 345

う

鬱証……………… 287, 289
腕が赤く腫れる…………… 53
腕が挙がらない………… 336
腕が痛くて挙げられない 46, 203
腕が痛くてだるい…… 54, 203
腕が冷えて痛む………… 104
腕の痛み……………48, 49, 50, 53, 56, 98, 111, 125, 129, 199, 207, 208, 336
腕の拘攣疼痛……………… 29
腕のしびれ……………… 29
腕の腫痛……………… 37, 43
腕の神経痛…… 35, 39, 43, 302
腕の攣急……………… 27, 302
腕を屈伸できない………… 106

え

癭……………………… 56
瘰気…………… 311, 328, 342
瘰証……………………… 302
会陰部の瘙痒感………… 138
腋窩部の腫脹…… 70, 113, 207, 241, 252, 280
腋窩部の腫痛……………… 160
腋窩部リンパ節炎………… 114
円形脱毛症………… 166, 352
遠視……………… 115, 305

お

嘔逆……………………… 73
黄疸………74, 76, 80, 87, 106,

154, 158, 160, 162, 165, 178, 230, 235, 277, 321, 356
嘔吐…………23, 33, 35, 74, 101, 103, 111, 115, 127, 154, 156, 157, 162, 163, 165, 174, 176, 182, 230, 233, 237, 254, 275, 277, 309, 321, 322
悪寒………………… 49, 202
──発熱………45, 46, 48, 50, 52, 53, 106, 130, 172, 176, 199, 237, 347
怒りっぽい…………… 31, 228
落ち着いて寝ていられない 176
オトガイ部下方の腫脹…… 36, 38, 106
オトガイ部下方の疼痛 50, 280
驚いたり恐れたり悲しんだり悩んだりする…………… 130
驚いて心悸亢進する… 129, 160, 174, 202, 315, 354
驚いて発狂する…………… 211
驚き恐れる………… 202, 228
悪露過多………………… 98
悪露が出ない…… 313, 336
悪露が止まらない…… 209, 285

か

外陰瘙痒症…… 26, 79, 86, 136
外陰部の疼痛………… 26, 115
外果が赤く腫れる…… 204, 214
外眼角の痛み……… 56, 70, 327
咳逆………… 69, 127, 137
咳逆上気………… 56, 174
開口障害………………… 308
疥癬………………… 43, 76, 130
咳喘………9, 64, 166, 208, 232
咳嗽…………… 17, 22, 23, 43, 45, 54, 72, 76, 78, 81, 86, 98, 103, 109, 133, 154, 156, 157, 163, 172, 176, 197, 202, 227, 233, 237, 239, 283, 311, 321, 342, 347
回虫による心痛…………… 176
外反足………………… 75, 241

顔の痒み……………… 304
痂疥………………… 41
下顎関節炎………… 308, 323
下顎関節機能の不具合…… 318
踵の痛み………… 81, 109, 114, 205, 210, 250
踵の腫痛…………66, 133, 289
牙関緊急………… 54, 80, 98, 308, 323, 358
果関節炎……………… 204
果関節およびその周囲の軟部組織の疾患（炎症）… 61, 75, 114, 241, 289
角弓反張…… 321, 347, 352, 354
鶴膝風………………… 200
角膜炎 45, 50, 305, 320, 326, 331
角膜軟化症……………… 319
角膜に白い混濁ができる… 326, 358
角膜の混濁…… 45, 50, 53, 106, 107, 159, 237, 287, 326, 331, 332, 333, 354
霍乱………35, 176, 230, 254, 258
──転筋……… 204, 211, 214
──吐瀉……………… 76
下肢後側の疼痛…………… 65
下肢が動かない…… 204, 254
下肢がだるくて痛む……… 127
下肢が軟弱無力になる…… 115
下肢外側の痛み…………… 70
下肢の厥冷……………… 109
下肢のしびれ………61, 89, 135, 200, 235, 339, 345
下肢の腫脹……………… 81
下肢の神経痛………… 209, 313
下肢の瘡……………… 248
下肢麻痺… 66, 78, 81, 109, 132, 166, 235, 254, 258, 313, 352
下垂足………………… 61
風にあたると涙が出る…… 305, 326, 309, 333
下腿内側の痛み……… 210, 213
下腿部がだるくて痛む…… 235, 248, 254

下腿部が冷えしびれて痛む 209
下腿部の腫脹………… 250
下腿部がだるい……… 136, 214
肩および頸部の疼痛……… 347
肩が痛くて挙がらない 48, 112
肩が痛くてだるい…… 54, 203
肩関節およびその周囲の（軟部）組織の疾患…39, 53, 54, 172
肩関節周囲炎………… 287, 302
肩に力が入らない……… 43
肩の痛み………… 37, 49, 56, 125, 281, 302, 336
肩の腫痛………………… 37
肩の神経痛……………… 43
肩の中が熱い…………… 302
脚気………… 76, 115, 132, 235, 241, 254, 258, 285, 313
喀血………… 20, 23, 78, 80, 86, 109, 133, 154, 157, 159, 197, 206, 233, 237, 254
悲しんだり恐がったりしきりに笑ったりする………… 27
悲しんだり恐がったりすぐに驚いたりする………… 25
悲しんで泣いたり驚いて恐怖を覚えたりする………… 111
悲しんでばかりいる……… 72
体が重く関節（節々）が痛む……………… 9, 75, 103
肝炎……… 87, 115, 160, 163, 176, 227, 235, 254
眼角が爛れる……………… 287
眼角がひきつって痛む…… 39
乾霍乱………………… 23
寒瘧………………… 132
眼球内部の疾患……… 331, 332
眼球の充血……………… 203
眼瞼下垂………… 98, 159
眼瞼がピクピクと痙攣する…… 305, 307, 309, 317, 325
眼瞼疾患………… 113, 254
肝硬変………………… 160
寒湿脚気…… 108, 208, 214, 250
疳積………………… 230, 254

主治症索引 | 373

府証……………………… 103
癇証… 29, 33, 41, 104, 108, 127,
　　129, 137, 157, 159, 199, 210,
　　228, 287, 289, 318, 333, 354
冠状動脈性心疾患 104, 156, 157
乾癬……………………… 76
寒戦……………………… 160
寒疝……………………… 159
肝臓や脾臓の腫脹…… 162, 227
寒熱往来………… 49, 113, 235
寒熱瘧…………………… 345
感冒……… 17, 106, 112, 154,
　　237, 239, 281, 283, 347
顔面痙攣…98, 304, 305, 317, 356
顔面紅潮…………54, 61, 176,
　　199, 277, 317
顔面神経麻痺… 39, 61, 98, 199,
　　214, 283, 304, 305, 307, 308,
　　309, 317, 320, 323, 325, 326,
　　356, 358
顔面部の腫脹…57, 211, 333, 356
顔面部の疼痛…… 203, 308, 317
顔面部の浮腫…… 60, 285, 304,
　　327, 332
顔面部の疱疹……………… 358
眼輪筋痙攣………………… 309

き

黄色い鼻水を流す………… 57
記憶力減退…………… 241, 354
飢餓感…………………… 111
気管支炎…20, 22, 109, 127, 137,
　　154, 172, 174, 197, 232, 233,
　　237, 239, 321, 342, 347
気管支喘息……23, 78, 127, 133,
　　137, 154, 166, 172, 197, 227,
　　232, 254, 311, 321, 342, 347
気逆…………… 156, 311, 333
肌衄……………………… 258
機能性子宮出血…… 72, 84, 86,
　　162, 185, 187, 201, 209, 212,
　　313, 336
逆気……………………… 54
――裏急………………… 275

瘧疾……………… 33, 45, 46,
　　47, 52, 53, 66, 106, 108, 113,
　　133, 199, 275, 287
瘧疾による振寒…………… 287
嗅覚減退………………… 304
急驚風………………… 65, 66
急性胃腸炎……… 23, 30, 33,
　　35, 73, 103
急性角膜炎……………… 203
急性肝炎………………… 209
急性結膜炎……………… 354
急性細菌性赤痢…………… 248
急性失声症……………… 109
急性舌骨筋麻痺…………… 129
急性単純性虫垂炎…………… 248
急性腸炎…………… 72, 248
急性腸閉塞……………… 230
急性扁桃炎… 36, 50, 52, 61, 98
急性腰部捻挫……108, 203, 258,
　　287, 345, 356
急・慢性胃炎………59, 73, 103,
　　137, 162, 163, 174, 182, 230,
　　254, 275
急・慢性肝炎…………… 158
急・慢性結膜炎……… 305, 331
急・慢性膵炎…………… 254
急・慢性腸炎……59, 60, 75, 76,
　　168, 169, 182, 185, 250, 254,
　　275, 313, 315
狂…………… 199, 210, 228
脇腋部痛………………… 54
胸膈部の脹満…………… 172
驚癇……………………… 283
胸脇支満…31, 60, 115, 158, 174,
　　176, 208, 227, 235, 239, 277
胸脇脹満…………… 80, 211
胸脇部痛………… 25, 33, 45, 48,
　　68, 69, 70, 113, 139, 160,
　　241, 250, 328
胸脇部の脹痛……………86, 103
胸脇満痛………………… 156
狭心症…25, 26, 27, 29, 30, 31, 33,
　　54, 111, 129, 156, 157, 174,
　　202, 206, 232, 237, 277, 358

胸中の気噎……………… 50
胸中の熱………………… 176
胸中の熱痛……………… 111
胸痛……… 26, 174, 206, 233
脇痛……… 31, 209, 233, 281
共同偏視………………… 331
胸背神経痛……………… 154
胸背部痛…………… 22, 321
胸痺……………… 56, 127
驚風…………… 106, 204, 228
胸腹脹満………… 57, 87, 241
胸腹部の腫脹…………… 252
胸部脹満…………… 22, 23
脇部の膨満……………… 347
胸膜炎………23, 25, 54, 139,
　　154, 160, 206, 208, 211, 227,
　　233, 275, 280, 321
胸満……………… 64, 72, 137,
　　154, 174, 208, 311
――して息ができない　41
胸悶……………… 39, 154, 156,
　　157, 178, 232, 233, 237
脇肋部の疼痛 178, 181, 235, 280
虚損……………………… 352
――による腰痛………… 345
虚煩……………………… 129
虚労…………… 103, 109, 235,
　　239, 254, 336
――で冷えて疲れる…… 185
筋骨に生じる疽………… 241
筋骨の拘攣疼痛………… 241
近視… 81, 98, 115, 305, 320, 333
筋肉痛…………………… 154
筋肉の緊張……………… 235
筋肉の痙攣……………… 115
筋肉の弛緩……………… 235
筋肉の攣急……………… 258

く

空腹でも食べたくない…… 103
口と舌の痛み…………… 199
口にできる瘡…………… 111
口の乾き（乾燥）…35, 36, 38, 50,
　　112, 227, 328

口の中が熱い………… 25, 109
口の中が爛れる……… 31, 115
口のゆがみ……… 57, 59, 64, 86, 115, 125, 237, 317, 333, 358
唇の痛み…………………… 317
唇のこわばり……………… 332
唇の弛緩…………………… 307
屈折異常…………… 326, 332
くる病……………………… 345

け

計画出産…………………… 179
経血に血塊が混じる……… 33
頸椎症…………… 239, 321, 347
痙病………………………… 287
頸部およびオトガイ部下方の腫脹…………………… 48
頸部および後頸部がこわばって痛む……… 159, 211, 321, 328, 333, 350
頸部および後頸部の痛み… 49, 113
頸部および後頸部のこわばり（硬直）……… 132, 239, 241, 329, 336, 347, 358
頸部および後頸部の神経や筋肉の疼痛………………… 350
頸部のこわばり…………… 65
頸部リンパ節の結核 49, 70, 241
下血………………………… 31
血暈…………………… 275, 285
血液混じりの嘔吐…… 35, 104, 111, 137, 206
結核性頸部リンパ節炎 56, 311
血管性頭痛……… 113, 326, 327
厥逆………………………… 41
結胸………………………… 158
月経過多…………… 86, 129
月経が予定を過ぎても止まらない…………………………… 72
月経困難………76, 79, 86, 89, 98, 115, 159, 168, 187, 201, 205, 254, 275, 277, 285, 337
月経不順…… 33, 43, 76, 79, 89, 98, 103, 109, 115, 129, 133, 136, 159, 162, 166, 182, 185, 187, 201, 205, 212, 230, 275, 277, 285, 313, 322, 337
血小板減少症……………… 115
血尿…72, 129, 162, 169, 227, 283
げっぷ………………… 103, 237
血便…… 72, 108, 138, 162, 233
血崩………………………… 79
欠盆の奥が痛む…………… 237
結膜炎…… 50, 52, 53, 125, 159, 280, 281, 320, 325, 326, 332
下痢………………… 23, 179, 227
幻覚………………………… 41, 311
肩胛骨内側縁の痛み……… 181
肩胛骨が痛だるい………… 156
言語障害…………… 333, 349
幻聴………………………… 311
肩背部痛……… 38, 157, 172, 199, 204, 239, 347
肩背部の拘急………… 66, 165
原発性血小板減少性紫斑病 162
疥癬………………………… 162
健忘………………… 81, 104, 109, 129, 157, 174, 352

こ

口角のゆがみ……………… 307
睾丸炎………… 79, 81, 86, 136, 185, 210, 212, 341
睾丸の腫痛………………… 212
口眼喎斜………38, 98, 101, 283, 289, 305, 308, 323, 326, 356
咬筋痙攣…………………… 308
口苦………………… 160, 178, 328
口腔炎……………………… 31
後頸部および背部の軟部組織の挫傷……………………… 321
後頸部および背部の冷え… 181
後頸部の痛み………… 56, 112
後頸部のこわばり…64, 66, 130, 176, 283, 349
高血圧……43, 66, 68, 69, 98, 115, 127, 179, 230, 235, 241, 281, 333, 352, 354
口臭……………… 31, 111, 358
甲状腺機能亢進症…… 129, 277
甲状腺腫………………… 311, 328
口舌に瘡ができる……… 31, 98, 104, 344
哮喘………………………… 98
絞腸痧……………………… 23
喉頭炎………… 25, 211, 328, 342
口内炎………… 36, 109, 133, 199
高熱………………… 30, 59, 182
喉痺……… 17, 20, 22, 36, 38, 45, 46, 50, 53, 56, 59, 68, 98, 111, 125, 137, 154, 172, 199, 211, 233, 237, 239, 250, 285, 328, 344
肛門の裂傷………………… 138
腰・仙骨神経痛…………… 170
五指すべてが痛む…… 281, 287
五指とも屈伸できない…… 53
五指の拘急………………… 41
五指の拘攣疼痛…………… 106
腰や膝が痛んでだるい 166, 204
五心煩熱…………………… 206
狐疝………………… 113, 115
骨結核……………………… 239
骨蒸………………………… 154
骨髄の冷痛………………… 239
骨軟化症…………… 239, 241
小指が思うように動かない 45
五淋………………… 212, 322
五労七傷…………………… 254
昏厥………………… 72, 254
昏睡………………… 30, 356

さ

臍下部の積塊……………… 187
細菌性赤痢……… 76, 168, 182, 185, 201, 250, 254, 313, 315
逆子………………………… 63
坐骨神経痛………… 65, 66, 70, 106, 114, 132, 168, 170, 212, 214, 235, 241, 254, 258, 289, 339, 345

痎証……………………… 35	四肢の弛緩……………… 162	手根関節およびその周囲の軟部組織の疾患… 41, 48, 106, 112, 237, 283
挫傷による腰痛……… 339, 356	四肢の腫脹……………… 73	
産後乳汁が出ない………… 336	視神経萎縮……… 115, 135, 203, 305, 320, 325, 326, 333	
産後の悪露が止まらない… 179, 185, 187		手根関節が赤く腫れて屈伸できない……………………… 112
	嗜睡……………………… 38	
産後の血暈……… 54, 277, 313	歯性神経痛……………… 98	手指および肘や腕の攣急… 287
産後の昏睡が醒めない…… 341	痔瘡……… 65, 132, 197, 258	手指がうまく屈伸できない 98
産後の子宮収縮の痛み…… 187	舌が弛緩して喋れない…… 349	手指の痛み……………… 130
産後の敗血衝心…………… 233	舌が弛緩して涎を流す…… 344	手指のしびれ…………… 31
産後の腹痛……… 89, 182	舌の痛み……………… 98	手指の腫痛……………… 39
産後の腰痛……………… 254	舌の乾燥……………… 23, 78	手指や手首の痙攣拘急…… 17
三叉神経痛……… 38, 39, 78, 98, 214, 281, 307, 308, 317, 326, 327, 328	舌のこわばり……… 27, 45, 48, 129, 344	手掌部の多汗症………… 31
		手心部の熱……… 20, 22, 26, 31, 237, 283
	舌の腫脹……………… 64, 199	
し	舌の瘡…………………… 129	手癬……………………… 31
	七疝……………………… 337	出産の促進……………… 254
嗜臥… 75, 76, 84, 127, 133, 275	歯痛……………… 36, 38, 41, 43, 57, 59, 98, 101, 109, 113, 204, 237, 280, 283, 307, 308, 317, 318, 323, 325, 327	手背部が赤く腫れる……… 52
耳下腺炎…… 36, 46, 48, 50, 52, 53, 98, 199, 208, 281, 323		手背部の腫痛…………… 39
		消化管出血……………… 275
子癇……………………… 254		上顎部の歯の虫歯で腫れる 332
自汗……………… 81, 154, 233	膝蓋部の腫痛…………… 89	消渇……… 43, 53, 80, 106, 109, 112, 131, 176, 237, 356
子宮下垂………84, 89, 185, 205, 212, 285, 352	膝果関節の疼痛………… 280	
	膝関節炎………………… 70	消化不良……57, 61, 73, 74, 75, 103, 158, 162, 163, 168, 179, 182, 185, 227, 248, 254, 275, 313
子宮後屈………………… 179	膝関節およびその周囲の軟部組織の疾患…… 76, 200, 209, 235, 254	
子宮脱……… 26, 79, 84, 89, 136, 162, 185, 187, 205, 212, 230, 285, 313, 352		
	失語症…………… 202, 349	傷寒………35, 127, 176, 199
	失神……………… 30, 37, 356	——の結胸…………… 33
子宮内膜炎……… 33, 136, 169, 170, 182, 187, 202, 345	湿疹……………… 76, 258	少気……………… 166, 283
	失声症……… 20, 33, 78, 81, 104, 127, 176, 197, 237, 318, 349	上気……………………… 154
子宮の腫痛……………… 187		猩紅熱…………………… 43
歯齦炎…… 49, 52, 57, 59, 358		橈骨茎状突起のカーベーン病 41
歯齦出血………………… 358	しびれ……………… 104, 127	橈骨神経麻痺…………… 283
歯齦の腫痛……………… 358	しゃがれ声……………… 318	踵骨の疼痛……………… 241
歯齦の疼痛……………29, 199	尺骨神経麻痺… 27, 29, 104, 130	上肢が挙がらない………… 49
衄血…… 72, 197, 202, 206, 233	斜視……………………… 305	上肢が動かない… 43, 199, 283
尸厥…… 72, 78, 174, 204, 230	しゃっくり……… 127, 165, 174, 176, 178, 203, 206, 230, 233, 275, 277, 320, 342	上肢の麻痺………… 98, 302
示指が屈伸できない……… 38		常習性便秘…… 54, 315, 322
示指のしびれ…………… 37		消腫痛…………………… 358
四肢がだるい…………… 227	習慣性流産……………… 109	傷食……………………… 176
痔疾……………… 138, 169	重舌……………… 129, 349	小児の遺尿……………… 138
四肢に力が入らない…130, 139, 315	十二指腸潰瘍…………… 254	小児の疳積……………… 163
	手根下垂………………… 111	小児の顔面部の湿疹……… 358
四肢の関節がだるくて痛む ……………………241, 289	手根関節炎……………… 27	小児の客忤……………… 73

小児の驚癇… 138, 331, 332, 352
小児の驚厥…………………… 329
小児の驚風………17, 23, 31, 78, 115, 347, 356
小児の骨蒸………………… 202
小児の消化不良…20, 30, 41, 182
小児の泉門陥没…………… 138
小児のてんかん……… 75, 345
小児の吐乳………………… 232
小児の破傷風……………… 80
小児のひきつけ…………… 25
小児の舞踏病……… 35, 98, 347
小児の臍ヘルニア………… 210
小児の夜泣き……………… 30
小児麻痺…………………… 287
　──の後遺症……… 345, 347
傷風………………… 239, 321
小腹部痛…………… 181, 209
少腹部痛……… 83, 87, 136, 337
上腹部痛………… 101, 163, 200, 202, 230, 275, 277
上腹部の満悶……………… 17
小腹部の絞痛……………… 179
小腹部の脹痛……………… 169
小腹部の熱痛……………… 187
上部消化管出血…………… 72
小便が赤い…………… 31, 115
小便が赤くなって出渋る…169, 170, 185
小便が熱い………………… 283
小便が黄赤色になり出渋って痛む………………………… 104
小便が黄色い……… 181, 250
小便がポタポタとしか出ない………………… 79, 133, 252
上腕神経痛…………… 26, 207
食噎………………… 133, 227
食道狭窄 133, 157, 160, 232, 233
食道痙攣…………… 22, 342
食欲不振………50, 76, 101, 104, 174, 201, 275
消化不良…………………… 275
ショック………… 25, 30, 72, 78, 254, 277, 352, 356

視力減退………………… 203
耳聾………… 36, 41, 45, 48, 50, 52, 53, 54, 56, 65, 68, 69, 81, 86, 98, 109, 112, 113, 125, 166, 208, 241, 280, 285, 287, 308, 318, 323, 328, 331, 333
腎盂腎炎………………… 166
腎炎………81, 89, 109, 132, 154, 165, 166, 170, 181, 187, 210, 227, 252, 285, 345
腎下垂…………………… 166
心窩部の痛み…………… 83
振寒………………… 287, 333, 350
真気不足………………… 254
心胸部痛………………… 232
心胸部の煩満…………… 309
心筋炎………… 25, 30, 33, 35, 111, 156, 206, 277
神経症…………………… 354
神経衰弱……43, 57, 72, 78, 104, 109, 115, 127, 129, 130, 133, 156, 157, 159, 162, 163, 165, 166, 185, 202, 230, 254, 277, 285, 313, 322, 327, 347, 352
神経性嘔吐………… 75, 103, 156, 162, 233, 275, 277
神経性耳聾………… 53, 109, 113, 166, 204, 328, 333
神経性頭痛… 50, 61, 63, 64, 65, 107, 130, 208, 254, 283, 309, 329, 332, 333, 350, 352, 354
神経性皮膚炎………… 56, 76
神経性無力症…………… 333
腎結石…………………… 166
心下部の切痛…………… 176
進行性筋ジストロフィ…… 163
腎疝痛…………………… 166
心中煩満………………… 43
心痛…… 25, 27, 29, 30, 31, 33, 35, 45, 54, 56, 72, 104, 108, 111, 129, 137, 156, 157, 174, 202, 206, 233, 237, 277, 285
　──で脈が緩慢になる　103
　──煩悶……………… 287

心と背部に圧迫感があって痛む………………………… 342
心内膜炎………… 27, 233, 277
身熱……… 20, 38, 39, 199, 287
　──があって発汗しない…81
　──があって煩渇する…… 35
心煩…30, 31, 35, 41, 45, 59, 72, 73, 86, 104, 111, 115, 133, 157, 174, 202, 228, 232, 254, 358
心房細動………………… 157
蕁麻疹……… 41, 43, 56, 76, 98, 154, 162, 182, 230, 233, 258, 283, 321, 342

す

膵炎……………………… 163
水臓……………………… 125
水腫……………………… 60
髄膜炎…………………… 174
水様便…………………… 176
すぐに驚く……43, 101, 277, 285
頭痛………………… 20, 41, 43, 45, 48, 49, 50, 52, 53, 56, 61, 63, 64, 65, 66, 69, 76, 78, 81, 86, 89, 98, 101, 104, 106, 107, 109, 111, 112, 115, 127, 129, 130, 132, 159, 160, 165, 166, 182, 197, 199, 202, 203, 214, 230, 237, 239, 280, 281, 283, 289, 309, 311, 320, 321, 325, 326, 328, 329, 331, 332, 333, 349, 350, 352
頭風…………… 106, 204, 349
澄んだ鼻水が出る…… 321, 327

せ

精液減少症……………… 201
精液不足………………… 115
性機能減退………… 185, 187, 313, 322, 345
性機能亢進……………… 136
性機能障害………… 138, 166
精索神経痛……………… 84
精神異常………………… 59

主治症索引 | 377

精神的要因による喘（証）… 17,
　22, 23, 39, 43, 69, 86, 109,
　139, 157, 172, 176, 197, 233,
　237, 283, 285
精神病　64, 89, 111, 130, 159, 206
精神分裂病………17, 27, 29, 31,
　33, 45, 57, 65, 72, 104, 115,
　127, 129, 133, 137, 157, 174,
　210, 211, 230, 254, 277, 285,
　287, 289, 309, 347, 350, 352,
　354, 356
声帯の疾患………………… 342
声帯の麻痺………………… 344
怔忡…… 27, 104, 129, 202, 315
正中神経の疼痛または麻痺 277
積聚…… 158, 162, 182, 227, 233
脊髄炎……………………… 213
脊柱後弯症………………… 154
脊椎のこわばり　107, 168, 233
脊背部がこわばって痛む　138
脊背部がこわばって角弓反張す
　る………………………… 349
脊背部の痛み……………… 154
赤痢……… 39, 138, 170, 213
舌暗………………………… 127
舌痿………………… 39, 45, 50
舌炎……………… 98, 199, 344
舌下部の腫脹……………… 83
舌下部の腫痛……………… 344
絶骨………………………… 43
舌骨筋麻痺…… 27, 29, 104, 349
舌根部がこわばって痛む… 75
舌根部からの出血………… 328
舌根部の筋肉の萎縮……… 344
舌根部の疼痛………… 30, 41
舌根部のひきつり………… 344
泄瀉………… 59, 73, 74, 80, 81,
　103, 108, 138, 162, 163, 165,
　168, 169, 170, 182, 185, 200,
　213, 227, 230, 248, 254, 275,
　285, 315, 322, 345, 352
舌体からの出血…………… 133
癤による腫脹……………… 258
切迫流産…………………… 109

背中に疔瘡ができる……… 65
背中にできた癰疽………… 321
背中の冷え………………… 107
遷延分娩…………………… 98
喘咳………………… 111, 254
前額部の疼痛……………… 358
疝気……………… 84, 87, 89,
　113, 136, 169, 176, 179, 182,
　187, 201, 209, 212, 227, 254,
　285, 313, 322, 341, 352
喘逆………… 78, 104, 154, 309
喘急………………………… 347
譫語………………… 61, 176
全身に斑疹が出る風疹…… 339
全身の疼痛………………… 139
全身の浮腫………………… 356
喘息………………… 72, 127, 133,
　162, 227, 230, 239, 254, 277,
　311, 342, 352
仙腸関節炎………… 168, 169
疝痛…………………… 83, 210
浅腓骨神経麻痺…………… 211
喘鳴………………………… 311
前立腺炎… 89, 138, 185, 205, 345
前腕の神経痛…… 125, 203, 208

そ

瘡…………………………… 43
臓躁………………… 111, 127,
　129, 230, 254, 277
足下垂……………………… 75
足果部痛…………………… 75
足指の痛み…………… 72, 78
足心部の熱………………… 78
足底部の熱………………… 63
足背部が赤く腫れる… 101, 280
足背部の腫脹……………… 114
足背部の腫痛 59, 60, 68, 69, 280
足部と下腿部の冷え… 57, 289
足部および下腿部のしびれ 211
足部の捻挫………………… 204
息賁………………………… 174
鼠径部の痛み……………… 176
卒倒する…………………… 356

粗暴でわけのわからないことを
　言う…………… 182, 237, 311
飧泄………………… 115, 313

た

体幹部の白癬……………… 130
帯下……… 76, 83, 86, 103, 109,
　115, 179, 182, 185, 187, 275,
　322, 339
帯状疱疹…………… 113, 338
大腿骨大転子の痛み… 107, 211,
　257, 280
大腿部の痛み……………… 213
大脳の発育不全…………… 329
胎盤残留………………… 63, 98,
　185, 187, 275, 285
太陽中風証………………… 350
脱肛………………… 138, 168,
　179, 185, 277, 352
脱証………………… 103, 109
脱毛………………………… 109
食べた物を嘔吐する… 137, 158
食べてもすぐに空腹になる 250
食べるとすぐに未消化便を下す
　……………………… 166, 181
多夢………… 59, 68, 72, 182
ため息をつく……………… 75
痰飲………………………… 233
胆汁を嘔吐する……… 160, 235
胆石症……………………… 160
胆道回虫症………… 160, 174,
　178, 235, 304
丹毒……… 23, 43, 166, 258, 352
痰と涎が多い……… 127, 254
胆嚢炎……………… 106, 113, 115,
　158, 160, 176, 178, 235

ち

膣炎……… 76, 83, 89, 341
膣の瘙痒症………………… 26
膣口の腫痛………………… 341
膣口の瘙痒感……… 179, 185
膣内部の痛み……………… 86
中耳炎…… 52, 53, 308, 318, 323

中暑……………………… 30, 230
　　——による嘔吐………… 17
虫垂炎……… 168, 179, 182, 254
抽搐………… 86, 106, 285, 356
中風……… 30, 86, 239, 254, 333
　　——で舌がこわばって喋りづ
　　らい……………………… 350
　　——による牙関緊急…… 356
　　——による昏睡……… 17, 25,
　　37, 45, 78, 331
　　——による人事不省 289, 329
　　——の後遺症…………… 258
　　——の失語症…………… 166
　　——の脱証……… 179, 185
腸炎…………39, 61, 138, 162,
　　163, 165, 213, 227, 258, 322
癥瘕…… 182, 185, 201, 313, 322
腸骨の関節およびその周囲の軟
　　部組織の疾患………… 339
腸出血…………………… 168
疔瘡………… 129, 206, 258
潮熱……………… 23, 154, 160
腸の寄生虫（病）……182, 185,
　　227, 315
腸の疼痛（疝痛）…… 227, 248
腸癖……………………………… 41
腸ヘルニアによる疼痛…… 136
腸麻痺……………… 182, 315
腸癰………………… 43, 168, 230

つ

痛風………………… 132, 204
唾が多い……………………… 178
つわり……… 35, 230, 254, 277

て

手足の筋肉の拘攣………… 285
手足の厥冷（手足が冷たくなる）
　　………………………… 73, 135
泥状便……………………… 201
停留睾丸…………………… 313
手が拘攣して伸ばせない 25
溺水による窒息…………… 341
手が痛くて挙がらない…… 203

手首が痛んで力が入らない
　　……………………… 112, 237
手首に力が入らない……… 283
手首の痛み………… 41, 111,
　　125, 129, 199, 202
手に力が入らない………… 43
手の筋肉の痙攣…………… 52
手の小指の拘攣…………… 26
手のしびれ………………… 27
手の攣急…………………… 302
癲………………… 199, 210, 228
てんかん………49, 78, 84, 86,
　　101, 115, 125, 127, 157, 174,
　　182, 204, 210, 239, 254, 275,
　　277, 285, 289, 321, 325, 331,
　　333, 352, 356
電気性眼炎… 98, 320, 325, 333
癲狂………17, 25, 29, 31, 33, 41,
　　43, 49, 57, 64, 65, 72, 75, 78,
　　89, 104, 106, 108, 127, 129,
　　130, 132, 137, 138, 154, 157,
　　159, 206, 230, 254, 287, 289,
　　333, 341, 347, 352, 354, 358
癲疾………………………… 349
癲証… 48, 61, 166, 211, 318, 329
　　——で涎を吐く………… 209
臀部および大腿部の冷え… 257

と

盗汗………………… 81, 129,
　　154, 157, 202, 233, 287
動悸……………20, 25, 26, 27,
　　31, 33, 35, 76, 104, 111, 127,
　　137, 154, 156, 157, 206, 232,
　　233, 254, 277
洞泄………………………… 39
糖尿病……… 81, 106, 162, 170
頭部および後頸部がこわばって
　　痛む…… 46, 208, 287, 347
頭部および後頸部のこわばり
　　……………………………… 277
動脈硬化……………… 31, 254
頭面部の疼痛……………… 59
頭面部の浮腫……………… 61

吐逆………………………… 311
吐血… 25, 72, 86, 159, 162, 202
吐瀉………………………… 43
吐舌………………………… 41, 354
突然の失声症……… 27, 29, 54,
　　129, 285, 342, 344
突然の失明………………… 81
突発性の激しい下痢……… 72
トラコーマ………………… 159

な

内外眼角部の角膜が混濁する
　　……………………………… 320
内果の腫痛…………… 87, 109
内耳性めまい……………… 66
内性器炎 169, 185, 187, 337, 345
内反足…………… 210, 241, 275
長く座っていられない…… 289
嘆き悲しむ………………… 157
涙が出る 106, 319, 331, 354, 358
軟口蓋麻痺………………… 81
難産………… 63, 66, 78, 115,
　　176, 285, 313, 336
何でも恐がる……………… 78

に

匂いがわからない………… 304
にきび……………………… 154
乳汁があまり出ない（少ない・欠
　　乏・不足）…… 43, 45, 98,
　　103, 176, 232, 233, 277
乳腺炎…20, 23, 45, 115, 200, 206,
　　232, 237, 250, 254, 280, 336
乳腺腫瘍…………………… 277
乳腺増殖…………………… 336
乳腺の腫瘤………………… 176
乳房の痛み………………… 115
乳房の腫脹………………… 113
乳房の腫痛（脹痛）… 69, 135
乳糜尿……………………… 252
尿が混濁する……………… 157
尿がポタポタとしか出ない 168
尿失禁……… 76, 185, 187, 235
尿道炎………………… 26, 79, 170

主治症索引 | 379

尿閉……… 76, 84, 89, 109, 115, 133, 136, 165, 168, 170, 176, 179, 185, 187, 252, 285
尿路感染症 76, 81, 115, 185, 187
認知症…………… 104, 129, 133

ね

寝違え………… 46, 203, 239, 241, 283, 287, 347
熱血室に入る……………… 176
熱中症……………… 31, 35
熱病………… 17, 25, 41, 43, 68, 104, 129, 281
――で汗が出ない…… 30, 37, 46, 48, 50, 52, 53, 54, 57, 64, 73, 98, 106, 197, 237, 277, 333

の

脳溢血による半身不遂…… 336
脳炎…………………… 81
膿血や粘液混じりの帯下…136, 212, 254, 285, 313, 337, 345
膿血や粘液混じりの痢疾…182, 213, 230
膿血を喀出する… 172, 232, 342
膿血を下す……… 39, 176, 250
脳出血………………… 25
脳性小児麻痺………… 287, 289
脳脊髄膜炎…………… 289
脳卒中………………… 321
――による人事不省…… 331
――による失語症… 344, 352
脳の供血量不足………… 352
納呆………………… 182
脳膜炎………………… 349
脳性麻痺……………… 349
喉がつまっているように感じる
………………… 33
喉が塞がって通じない…… 174
喉の痛み………… 56, 115
喉の乾き（乾燥）……… 20, 104, 111, 125
喉の腫脹…52, 113, 137. 199, 280

は

パーキンソン病…………… 334
肺炎……………… 17, 20, 23, 139, 154, 239, 281, 321
梅核気………… 127, 285, 342
肺気腫………………… 154
肺結核…… 23, 78, 81, 154, 172, 197, 202, 227, 237, 347
肺原性心臓病…………… 137
肺脹………………… 347
吐いてばかりいる………… 72
排尿困難………76, 83, 87, 89, 125, 127, 165, 166, 176, 179, 181, 201, 205, 254, 313, 322, 341, 345
肺膿瘍………………… 172
背部痛………………… 233
背部軟部組織の挫傷（損傷）
………………… 154, 156, 157
背部の癰疽…………… 157
背部まで牽引する脇痛…… 337
排便困難………… 127, 213
肺癆………………… 160
吐き下し……………… 258
歯茎の腫れ（腫脹）…… 49, 317
白帯………… 79, 89, 166, 169
――過多……………… 201
白濁尿……79, 162, 227, 285, 345
白内障………36, 135, 305, 320
麦粒腫………………… 130
破傷風………… 239, 287
発汗………………… 98, 350
――しない………… 125, 345
発狂……… 101, 277, 275, 350
白血球減少症……………… 254
発熱…………… 252, 321, 333
鼻血… 17, 38, 41, 46, 57, 59, 63, 64, 66, 78, 86, 98, 107, 109, 125, 132, 159, 202, 287, 289, 304, 327, 333, 350, 354, 356
鼻づまり………… 46, 63, 98, 107, 239, 304, 320, 321, 331, 332, 350, 354, 356

鼻の疾患…………… 254
鼻ポリープ………… 304, 358
鼻水………… 38, 41, 327
歯の神経の炎症………… 317
反胃……… 127, 137, 160, 163, 168, 174, 178, 230, 275, 320
煩心………………… 275, 277
半身不遂………… 41, 106, 108, 203, 235, 241, 248, 250, 258, 289, 302, 339
煩満………………… 172, 287
煩悶………………… 112

ひ

脾胃虚弱……………… 313
鼻炎………………… 20, 57, 283, 327, 331, 333, 354, 356
膝および果関節の腫痛…… 339
膝および大腿部後側の痛み 83
膝と下腿部が痛だるい…… 108
膝の痛み… 69, 76, 200, 211, 213
膝の腫痛……………… 235
膝や足が冷えて力が入らない
………………… 170
膝が重くてだるい………… 214
膝がだるくて痛む………… 254
膝に力が入らない…… 43, 132
肘関節およびその周囲の軟部組織の疾患（炎症） 23, 49, 56
肘の痛み………… 49, 50, 53, 125, 129, 207
肘の拘攣………… 20, 33, 130
――疼痛……… 23, 29, 277
肘のしびれ……………… 29
肘の腫痛……………… 25
肘の外側が赤くなって腫れる
………………… 203
肘の攣急……………… 27
肘や腕が拘攣疼痛し屈伸できない………… 35, 197
肘を屈伸できない…… 106, 281
ヒステリー………… 25, 27, 29, 31, 33, 59, 78, 104, 111, 127, 129, 133, 157, 160, 206, 277,

285, 287, 350, 352, 356, 358	浮腫……………… 43, 76, 81, 109, 162, 165, 166, 179, 185, 187, 201, 254, 313, 321, 322	奔豚（気） 78, 176, 179, 187, 227
尾骶骨痛……………………… 138		ぼんやりする……………… 157
泌尿器系の感染症………… 83	不整脈………………… 26, 104, 111, 129, 232, 277	**ま**
皮膚がしびれて痛む……… 208		マラリア…………… 112, 277
腓腹筋痙攣… 75, 114, 127, 135, 204, 208, 210, 214, 252, 258	付属器炎…………… 205, 337	慢驚風………………………… 72
	腹腔内の細長く堅い腫瘤 176	慢性咽頭炎………………… 109
皮膚と骨の疼痛…………… 172	不妊……… 78, 79, 109, 166, 185, 210, 337, 345	慢性出血性疾患…………… 233
皮膚の痛み………………… 208		慢性腸炎…………………… 179
皮膚の瘙痒……… 98, 154, 258	不眠………… 59, 81, 86, 104, 109, 111, 115, 129, 133, 157, 160, 165, 182, 230, 233, 241, 254, 275, 277, 285, 289, 313, 322, 333, 354, 356	慢性の痙証………………… 98
皮膚の熱…………………… 277		慢性涙嚢炎………………… 106
百日咳………………… 237, 321		**み**
眉稜骨の痛み………… 61, 289		未消化便を下す……… 162, 163, 165, 179, 230
貧血………… 109, 162, 233		
頻呼吸……………………… 239		みだりに笑う……………… 254
頻尿………… 109, 187, 285	**へ**	耳から黄色い膿が出る…… 308, 318, 323
頻脈………………… 157, 320	閉塞性血栓血管炎………… 277	
ふ	癖塊………………………… 227	耳鳴り…… 36, 41, 46, 48, 50, 52, 53, 54, 56, 68, 69, 81, 86, 98, 106, 109, 112, 125, 166, 208, 241, 254, 281, 285, 287, 308, 318, 323, 328, 331, 333
風寒湿痹…………………… 258	臍および腹部の絞痛……… 185	
風眩………………………… 49	臍周囲の切痛……………… 182	
風疹………………… 35, 347	臍周囲の疼痛……………… 179	
風熱による蕁麻疹………… 302	臍周囲の腹痛………… 115, 322	
腹水………………… 125, 165	臍にまで牽引する腹痛…… 285	脈管炎……………………… 101
腹脹…… 72, 73, 74, 76, 81, 103, 162, 168, 181, 182, 201, 209, 230, 248, 254, 313, 315, 322	偏頭痛……… 56, 68, 70, 113, 135, 208, 281, 283, 289, 309, 325, 327	脈なし病……… 22, 98, 104, 283
		む
	偏墜………………………… 187	無月経……… 78, 79, 83, 84, 86, 98, 103, 109, 113, 115, 159, 163, 179, 185, 187, 205, 230, 285, 313, 322, 337, 341
腹痛……… 20, 43, 59, 60, 76, 98, 103, 125, 168, 170, 174, 185, 199, 201, 205, 230, 233, 250, 258, 275, 281, 315	扁桃炎…… 17, 20, 22, 38, 39, 46, 53, 56, 57, 59, 78, 111, 112, 125, 129, 197, 199, 285, 342	
		虫歯による炎症……… 98, 101
	便に膿血が混じる……… 25, 38	虫歯による腫脹……………… 98
副鼻腔炎…………… 98, 283, 304, 331, 333, 354	便秘… 43, 54, 61, 73, 74, 98, 103, 138, 168, 170, 182, 227, 230, 248, 252, 254, 315, 322, 341	虫歯の痛み 39, 48, 52, 125, 356
		夢精………………… 157, 313
腹部が堅くなる……… 101, 176		無乳症………………… 45, 47
腹部が太鼓のように腫脹する ……………………………… 227	**ほ**	胸から背部への牽引痛…… 157
	膀胱炎……… 79, 109, 132, 170, 185, 205, 210, 227, 252	胸の中が痛んで横になることができない……………… 137
腹部の脹痛………… 158, 179		
腹部脹満………… 20, 39, 59, 61, 108, 160, 227	膀胱結石…………………… 170	無脈症……………………… 237
	崩漏………… 72, 83, 84, 86, 103, 115, 129, 136, 182, 187, 209, 212, 313, 336	**め**
腹膜炎……… 76, 176, 182, 227		目が痛み涙が出る………… 46
腹鳴………………… 39, 60, 74, 81, 103, 125, 163, 165, 168, 182, 199, 200, 227, 230, 248, 250, 254, 275, 285, 313	頬の腫脹… 46, 56, 69, 101, 125, 135, 307, 317, 323, 358	目が黄色い……… 25, 31, 38, 49,
ふくらはぎが痛くてだるい 132		

主治症索引 | 381

104, 111, 160, 317
目が充血し痒くて痛む…… 159
目が充血して痛む……… 43, 86, 111, 287, 358
目が充血して涙が出る…… 52
目が充血し腫れて痛む… 41, 54, 68, 98, 104, 115, 135, 280, 281, 285, 289, 305, 319, 325, 331, 332, 333, 354
目が見えない……… 43, 50, 125, 135, 166, 203, 309, 320, 333
メニエール病…… 50, 127, 130, 289, 328, 352, 354
目に白い翳ができる……… 46
目の痛み… 38, 48, 53, 63, 66, 69, 112, 115, 309, 326, 328
目のかすみ……… 159, 205, 285
目のくらみ… 20, 48, 53, 64, 66, 78, 89, 98, 104, 129, 130, 132, 165, 176, 214, 239, 277, 280, 287, 309, 320, 325, 331, 350, 354
目の充血…………… 30, 50, 53, 61, 65, 107, 326
目の浮腫…………… 60, 285
めまい………… 61, 65, 81, 86, 107, 154, 159, 166, 182, 185, 202, 275, 289, 308, 311, 326, 328, 329, 352
目やにが多い……… 159, 319, 326, 331, 358

も

妄言…………………………… 48
網膜炎……………… 159, 320
網膜色素変性…………… 305
網膜出血………………… 333
木舌……………………… 129
物を食べない…………… 157

や

休みなく笑い続ける……… 31
痩せる…………………… 338

夜盲症…109, 135, 159, 233, 305, 320, 326, 331, 333, 354

ゆ

指の痛み………………… 20
指の拘攣………………… 98

よ

腰脊部がこわばって痛む… 81, 163, 165, 170, 345
腰脊部から睾丸まで牽引して痛む………………… 250
腰脊部痛…… 109, 115, 181, 257
腰仙部の痛み………… 66, 107
癰疽……………………… 163
癰瘡……………………… 26
腰腿部の痛み………… 132
腰痛………… 87, 113, 136, 200, 227, 318, 320, 337
腰背部が痛んでだるい…… 130
腰背部がこわばって痛む… 239, 356
腰背部痛…65, 159, 162, 252, 289
腰部および脚の痛み…… 168, 169
腰部および寛骨部の痛み… 336, 339
腰部筋肉の痙攣………… 239
腰部脊椎のこわばり……… 133
腰部軟部組織の損傷… 166, 168
腰部捻挫………… 252, 358
抑鬱症…………… 287, 289
翼状片………… 45, 159, 319
涎を垂らす……… 250, 307
喜んだり怒ったりする……… 25

ら

卵管炎…………………… 187
乱視……………………… 305

り

リウマチ性関節炎 132, 154, 287
リウマチ性心疾患… 26, 33, 35, 156, 157, 206, 277

痢疾………… 43, 59, 74, 98, 103, 162, 163, 168, 169, 182, 185, 201, 248, 254, 275, 322
流行性耳下腺炎…… 61, 98, 281
流行性B型脳炎…………… 333
両足に瘡ができる…… 108, 214
緑内障…… 36, 81, 86, 109, 115, 135, 159, 203, 320, 332, 333
淋証……………… 86, 109
リンパ節結核…………… 160
淋病………… 115, 169, 285

る

羸痩………… 162, 185, 254
涙嚢炎… 280, 305, 320, 331, 354
瘰癧………… 29, 56, 70, 113, 115, 241, 302, 311, 336

れ

冷痺……………………… 200
歴節……………………… 132

ろ

聾唖……53, 308, 318, 323, 344
老人性認知症…………… 352
肋間神経痛……… 25, 26, 29, 48, 53, 54, 68, 69, 114, 115, 139, 156, 157, 160, 172, 176, 178, 181, 197, 227, 232, 235, 241, 275, 277, 280

わ

腋の腫脹…………………… 33
腋の腫痛…………………… 25
忘れっぽい……… 78, 130
笑ったり悲しんだり恐がったりすぐに驚いたりする… 26
笑ってばかりいる… 29, 41, 75, 111, 127, 130
腕内側の疼痛…………… 45

用語索引

あ

安神志 …………………… 269, 358
安神定志 ………………… 26, 211, 268, 329, 330
安神定驚 ………………………… 130
安神寧志 ………………………… 288
安神明目 ………………………… 158

い

異経原絡配穴法 ………………… 122
異経補瀉法 ……………………… 13
陰陽五行 …………………………… 6

え

滎穴は身熱を主る …………………… 8
益陰増液 ………………………… 112
益腎気 …………………………… 269
益腎健脾 ………………………… 322
益腎固精 ………………………… 166
益腎滋陰 ………………………… 109
益腎調経 ………………………… 212
益腎培元 …………………………… 83
益腎平喘 ………………………… 133
益気通脈 ………………………… 219
益気統血 ………………………… 162

お

温経通絡 ………………………… 139
温中化湿 ………………………… 229
温中散寒 ………………………… 315
温陽化湿 ………………………… 165
温陽散寒 ………………………… 184

か

開関通絡 ………………………… 308
開竅 ………………………………… 8
開竅醒神 ……… 30, 77, 348, 356
開竅寧神 ………………………… 352
開啓心竅 ………………………… 28
回陽救逆 …………………… 30, 308, 323, 358
化痰安神 ………………………… 210
化痰利湿 ………………………… 126
活血 ……………………………… 222
活血化瘀 ………………………… 205
活血止血 ………………………… 233
活血通脈 ………………………… 237
活血理気 ………………………… 157
活絡通痺 ………………………… 221
寛胸化痰 ………………………… 174
寛胸降逆 ………………………… 219
寛胸舒絡 ………………………… 28
寛胸利膈 ………………………… 137
寛胸理気 …………… 139, 156, 232
寛胸和胃 ………………………… 110
寛中降逆 ………………………… 233

き

気会 ……………………………… 218
気街理論 ………………………… 300
奇経八脈 ………………………… 263
強筋壮骨 …………………… 239, 240
強健筋骨 ………………………… 223
強健腰脊 ………………………… 170
強壮腰脊 ………………………… 168
祛邪明目 ………………………… 305
虚せばその母を補う ……………… 12
祛風解表 ………………………… 130
祛風消腫 ………………………… 332
祛風泄熱 ………………………… 323
祛風通絡 ………………………… 306
祛風利水 …………………………… 9
筋会 ……………………………… 221

く

駆風散寒 ………………………… 338

け

経穴触診法 ……………………… 146
経穴電気測定法 …………………… 7
経穴導電性測定法 ……………… 94
経穴は喘咳・悪寒発熱を主る … 9
経脈が通るところに，主治作用が及ぶ ……………………………… 8
郄会配穴 ………………………… 194
郄穴 ……………………………… 191
郄合配穴 ………………………… 247
郄募配穴 ………………………… 194
血会 ……………………………… 219
原穴 ……………………………… 91
原合配穴 ………………………… 95
健脳益智 ………………………… 133
健脾化湿 ……………… 9, 74, 274
健脾化痰 ………………………… 10
健脾滲湿 ………………………… 201
健脾利湿 …………… 76, 162, 313
健脾和胃 …………… 73, 102, 217, 227, 229
原募配穴 ………………………… 95
原兪配穴 ………………………… 95
原絡配穴 ………………………… 122

こ

交会穴 …………………………… 291
降逆通便 ………………………… 54
降逆平喘 ………………………… 227
合穴は逆気して泄するものを主る ……………………………… 10
固精壮陽 ………………………… 345
骨会 ……………………………… 222
五輸穴 …………………………… 1

さ

左右上下交叉取穴法 …………… 272
散瘀通乳 ………………………… 45
散結平喘 ………………………… 310
散熱祛風 ………………………… 49
散風活絡 ………………………… 65
散風止痒 ………………………… 42

散風清熱…………………… 306
散風泄熱……………… 309, 325
散風疏邪…………………… 41

し

滋陰益腎………………… 77, 79
滋陰降火…………………… 10
滋陰潤肺…………………… 23
滋陰補腎…………………… 285
止咳平喘……………… 22, 172
四関穴……………………… 9
子午流注針法……………… 15
滋水明目…………………… 319
実すればその子を瀉す…… 12
下合穴……………………… 243
瀉火………………………… 9
瀉肝熄風…………………… 68
瀉血………………………… 8
瀉熱熄風…………………… 69
粛降肺気……………… 23, 197
滋養陰血…………………… 202
衝逆攻痛…………………… 275
消腫止痛…… 69, 113, 125, 344
消食化滞…………………… 229
昇清降濁…………………… 218
昇清止泄…………………… 162
消滞降気…………………… 163
滌痰散絡…………………… 335
消満止泄…………………… 39
昇陽固脱…………………… 352
舒肝利胆…………………… 217
舒筋活血…………………… 9
舒筋活絡………… 61, 66, 70,
　106, 107, 112, 131, 181, 200,
　203, 204, 211, 224, 235
舒筋通絡……………… 130, 257
舒筋脈……………………… 87
除湿化痰…………………… 102
舒絡鎮痛…………………… 27

す

髄会………………………… 223

せ

清胃降逆…………………… 61
清化痰湿…………………… 56
清肝胆……………………… 87
清虚熱……………………… 269
井穴に刺針する代わりに滎穴を
　瀉す……………………… 14
井穴は心下満を主る……… 8
井穴を補うには合穴を補う 14
清解裏熱…………………… 347
清瀉肝胆…………………… 85
清神………………………… 8
清心安神………… 31, 110, 287
清心除煩…………………… 26
清心寧神…………………… 174
清心明目…………………… 48
清心理気…………………… 46
醒神開竅………… 17, 50, 341
清泄胃火…………………… 59
清泄肺熱…………………… 23
清泄陽明…………………… 97
清宣肺気…………………… 10
清頭明目… 63, 66, 279, 330, 332
清頭目……………………… 269
清熱………………………… 9
清熱安神…………………… 41
清熱解表………… 50, 131, 281
清熱化滞…………………… 250
清熱祛風…………………… 328
清熱解鬱…………………… 68
清熱解毒…………………… 198
清熱散邪…………………… 53
清熱散風………… 39, 70, 106,
　112, 214, 239, 326, 350
清熱止痛…………………… 329
清熱消腫……………… 42, 317
清熱除煩……………… 35, 36
清熱聡耳……………… 208, 318
清熱熄風………… 25, 107, 352
清熱通絡…………………… 128
清熱明目…………………… 203
清熱利竅…………………… 45
清熱利湿……… 79, 84, 88, 138,
　160, 169, 184, 187, 210, 337
清熱利尿……………… 170, 212
清熱涼血 19, 197, 206, 209, 257
醒脳………………………… 8
醒脳開竅…………………… 350
清脳安神…………………… 64
清肺利咽……………… 17, 38
清利咽喉…………………… 342
清利下焦……………… 26, 179
清利湿熱……………… 136, 341
清利頭目……… 52, 327, 354
泄熱………………………… 8
泄熱止痒…………………… 31
泄熱清心…………………… 30
泄熱蘇厥…………………… 25
泄熱理血…………………… 115
宣降肺気…………………… 321
宣達三焦…………………… 50
宣通気血…………………… 25
宣通上下…………………… 269
宣通肺気…………………… 268
宣肺化痰…………………… 172
宣肺散風…………………… 283
宣肺止咳…………………… 237
宣肺清熱…………………… 22
宣肺調気…………………… 125
宣肺平喘……………… 154, 342
宣痺鎮痛…………………… 9

そ

増液止渇…………………… 106
臓会………………………… 216
双側上下取穴法…………… 272
疏肝解鬱…………………… 115
疏肝健脾…………………… 176
疏肝明目…………………… 134
疏肝理気……………… 84, 136
疏肝利胆……………… 113, 158,
　177, 227, 235, 279
熄風安神…………………… 138
熄風通絡…………………… 348
熄風定驚……………… 85, 204
蘇厥醒神…………………… 57
疏散表邪…………………… 73

そ
疏散風邪……………………304
疏散風熱……………………302
疏通経気…………………64, 208
疏通経絡……………………63
疏通心脈……………………156
疏内解表……………………347
疏肺利咽……………………19
疏表…………………………269
疏風解熱……………………333
疏風解表…………………97, 321
疏風散邪……………………52
疏風泄熱……………………319
疏風清熱……………………305
疏風調気……………………308
疏風通絡……………………327
疏風利水……………………125
疏利三焦…………………205, 251

た
退熱消腫……………………38
単側上下取穴法……………272

ち
知熱感度測定法………… 7, 94
調気活血……………………219
調気理血…………………35, 36
調経止帯…………………187, 337
調経統血……………………71
調中和胃……………………248
調暢陰蹻……………………268
調暢気機……………………268
調補肝腎……………………313
調理衝任……………………109
調理腸胃…………………198, 322
調理脾胃……………………253
調和営衛……………………42
鎮驚安神………………61, 101, 354
鎮驚止痛……………………276
鎮驚聡耳……………………48
鎮驚寧神……………………73
鎮痙止痛……………………107
鎮痙定痛……………………221
鎮静安神……………………97
鎮痛…………………………9

つ
通関開竅……………………328
通竅聡耳……………………323
通経活絡……………… 60, 134, 208, 214, 240, 251, 253, 269, 279, 283, 317, 335, 338, 356
通経止痛……………………268
通経調気……………………310
通腸化滞……………………248
通腸和胃……………………269
通調経脈……………………268
通調水道……………………181
通調腸胃………………74, 168, 182
通調腸腑……………………169
通調二便……………………285
通調任脈……………………283
通鼻目………………………358
通腑止痛……………………59
通脈…………………………222
通絡止痛………………53, 288, 325
通絡舒筋……………………287
通利咽舌……………………344
通利関節……………………302
通利下焦……………………63
通利三焦……………………165
通利鼻竅……………………304

て
定志安神……………………350
添精益髄……………………224

ね
寧心安神……………10, 25, 27, 33, 65, 71, 104, 128, 202, 276
寧心止痛……………………206
寧心定志……………………137
寧神志………………………269
寧神定志…………………49, 318

は
培元固本……………………184
培元補腎……………………345
培補下元……………………170

背兪穴………………………144
八脈交会穴…………………261
八会穴………………………215

ひ
標本・根結………………4, 300
表裏双治法…………………95

ふ
腑会…………………………217
扶正培元……………………253

へ
平肝潜陽……………………88
平肝熄風…………………77, 115
平喘止咳……………………232

ほ
募穴………………………141, 144
募合配穴……………………151
補腎益陰……………………81
補腎益精……………………268
補腎健脳……………………224
補腎培元…………………179, 187
補髄健脳……………………240
補肺益気……………………154
補母瀉子法…………………12
本経原絡配穴法……………122
本経補瀉法…………………13

み
脈会…………………………221

め
鳴金開音……………………27
明目開竅……………………333
明目止痛……………………309
明目聡耳………………46, 53, 166
明目退翳……………………326

ゆ
兪穴…………………………141
輸穴は体重節痛を主る………9
兪原配穴……………………151

兪募配穴……………… 150

よ

養血和営……………… 313
養心安神……………… 157

ら

絡穴…………………… 117

り

利咽安神……………… 285
理気…………………… 222
理気活血……… 104, 176, 253
理気健脾……………… 268
理気降逆…………… 229, 269
理気止痛………… 83, 97, 177, 182, 209, 210
理気消腫……………… 281
理気清熱……………… 54
理気泄火……………… 56
理気調腸……………… 250
理気鎮咳……………… 10
理気通絡……………… 269
理気和中……………… 276
利胸脇………………… 269
利下焦………………… 87
理血調経…………… 84, 201
理血和血……………… 220
利水消腫…………… 81, 166
利胆止痛……………… 160
利胆疏肝…………… 208, 211
理肺気………………… 269
涼血止血……………… 85

わ

和胃化痰……………… 101
和胃健脾………… 126, 163
和胃降逆……… 35, 36, 268
和胃行水……………… 60
和胃止嘔……………… 33
和胃止痛……………… 200
和胃理気……………… 57
和胃理中……………… 274
和血行気……………… 268

【著者略歴】
趙吉平（ちょう・きっぺい）
　現職：北京中医薬大学東直門医院針灸科主任・針灸教育研究室主任
　1961年生まれ。北京中医薬大学卒業。1983年から現在に至るまで北京中医薬大学東直門医院針灸科で勤める。医学修士，教授，主任医師，博士研究生指導医。1989年，教育交流のため後藤学園に留学経験がある。
　主編・副主編の著書に『針灸学図表解』『臨床針灸学』『灸法，抜罐与刮痧法入門』『中医婦科常見病証治』『針灸学臨床研究』『針灸治療学』『耳針療法』『針灸特定穴詳解』など。
　臨床においては弁証論治を強調し，針薬結合治療を提唱し，アレルギー疾患・疼痛疾患・神経系疾患などの針灸治療を得意とする。
　中国の中央電視台「健康之路」「中華医薬」や，北京電視台「養生堂」「身邊」などテレビ番組にも多数出演し，中医薬文化の普及にも力を注いでいる。

【訳者略歴】
柴﨑瑛子（しばざき・えいこ）
　1952年富山県生まれ。
　1975年慶應義塾大学中国文学科卒業。
　特許事務所・鍼灸院勤務を経て，中国医学の翻訳に従事。
　訳書：『現代中国針灸配穴辞典』（共訳，燎原書店），『中医病因病機学』『症例から学ぶ中医婦人科』（東洋学術出版社），ほかに『中医臨床』誌上で文献翻訳多数。

［詳解］針灸要穴辞典

2013年3月15日　　第1版第1刷発行

原　　　著	『針灸特定穴詳解』（科学技術文献出版社2009年刊）
編 著 者	趙　吉平・王　燕平
翻　　　訳	柴﨑　瑛子
発　　　行	井ノ上　匠
発 行 所	東洋学術出版社
	（編　集　部）〒272-0021　市川市八幡2-11-5-403
	電話 047 (335) 6780　FAX 047 (300) 0565
	e-mail：henshu@chuui.co.jp
	（販　売　部）〒272-0823　千葉県市川市東菅野1-19-7-102
	電話 047 (321) 4428　FAX 047 (321) 4429
	e-mail：hanbai@chuui.co.jp
	（ホームページ）http://www.chuui.co.jp/

装幀―――――山口方舟
印刷・製本―――丸井工文社

◎定価はカバー，帯に表示してあります　◎落丁，乱丁本はお取り替えいたします
©2013 Printed in Japan　　　　　　　ISBN978-4-904224-22-9 3047

［針灸学］シリーズ4部作

シリーズ1　針灸学［基礎篇］（第三版）

天津中医薬大学＋学校法人後藤学園編
兵頭明監訳　学校法人後藤学園中医学研究所訳
B5判並製　368頁　図表160点　　　　　　　　定価 5,880円

日中の共有財産である伝統医学を，現代日本の針灸臨床に活用するために整理しなおし，平易に解説した好評の教科書。国際時代にふさわしい日中共同執筆。［臨床篇］［経穴篇］［手技篇］と4部作。
＊第二版に文章表現上の修正，補足を大幅に加えた。

シリーズ2　針灸学［臨床篇］

天津中医薬大学＋学校法人後藤学園編
兵頭明監訳　学校法人後藤学園中医学研究所訳
B5判並製　548頁　　　　　　　　　　　　　　定価 7,350円

日常よく見られる92症候の治療方法を「病因病機－証分類－治療」の構成で詳しく解説。各症候に対する古今の有効処方を紹介。針灸学［基礎篇］の姉妹篇。

シリーズ3　針灸学［経穴篇］

学校法人後藤学園編　兵頭明監訳　学校法人後藤学園中医学研究所訳
B5判並製　508頁　　　　　　　　　　　　　　定価 6,300円

全409穴に出典・由来・要穴・定位・取穴法・主治・作用機序・刺法・灸法・配穴例・局部解剖を解説。ツボの作用機序が特徴。理論と臨床とツボの有機的関連からツボの運用範囲を拡大する。豊富な図版全183点，日中経穴部位対照表。

シリーズ4　針灸学［手技篇］

鄭魁山（甘粛中医学院教授）著
兵頭明監訳　学校法人後藤学園中医学研究所訳
B5判並製　180頁　図版257点　　　　　　　　定価 4,410円

著者は，中国の最も代表的な針灸名医。中国の代表的手技のほか，家伝の秘法も紹介。針灸手技全般の知識を，豊富な写真（203枚）と刺入後の皮膚内をイラスト化してていねいに解説。
＊旧版『写真でみる針灸補瀉手技』の書名を改め，『針灸学』シリーズ4部作に編入しました。内容は旧版と変わりません。ご注意ください。

現代語訳●黄帝内経素問　全3巻

石田秀実（九州国際大学教授）監訳　A5判上製／函入／縦書
［上巻］512頁　定価10,500円　　［中巻］458頁　定価 9,975円
［下巻］634頁　定価12,600円

［原文・和訓・注釈・現代語訳・解説］の構成。発行以来，大好評の解説書。「運気七篇」「遺篇」を含む全巻81篇。原文（大文字）と和訓は上下2段組。

現代語訳●黄帝内経霊枢　上下2巻

石田秀実（九州国際大学教授）・白杉悦雄（東北芸術工科大学助教授）監訳
A5判上製／函入／縦書
［上巻］568頁　定価11,550円　　［下巻］552頁　定価11,550円

［原文・和訓・注釈・現代語訳・解説］の構成。中国で定評のある最もポピュラーなテキスト。原文（大文字）と和訓は上下2段組。

難経解説

南京中医薬大学編　戸川芳郎（東大教授）監訳
浅川要・井垣清明・石田秀実・勝田正泰・砂岡和子・兵頭明訳
A5判並製　448頁　　　　　　　　　　　　　　定価 4,830円

中国で最もポピュラーな難経解説書。わが国の『難経』理解に新しい視点をもたらす。［原文－和訓－語釈－現代語訳－解説－各難のポイント］の構成。入門書として最適。

中医基本用語辞典

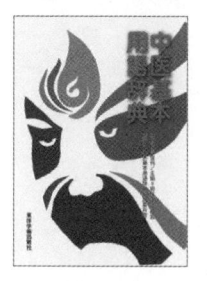

高金亮監修　劉桂平・孟静岩主編　中医基本用語辞典翻訳委員会翻訳
Ａ５判　872頁　ビニールクロス装・函入　　　　　　　　　定価 8,400 円

- ●中医学のハードルを超える！
  難解な中医学用語への戸惑いを解消するために，日本の学習者のために編纂。初学者から臨床家まで，中医学を学ぶ方々のための必携参考書。
- ●平易な説明文を読みながら学べる！
  とっつきにくく難解な中医学の専門用語を，平易な説明文で解説。はじめて中医学を学ぶ人も，中医学の基礎がしっかり身に付く。
- ●臨床応用にも役立つ情報が満載！
  中医病名を引くと，その中の代表的な弁証分型も子見出し語として収載されており，弁証に応じた治法・方剤名・配穴など，臨床においても参考になる情報がすぐに得られる。

針灸経穴辞典

山西医学院李丁・天津中医学院編　浅川要・塩原智恵子・木田洋・横山瑞生訳
Ａ５判上製／函入　524頁　図206点　　　　　　　　　　　定価 7,035 円

経穴361穴，経外奇穴61穴に〔穴名の由来〕〔出典〕〔別名〕〔位置〕〔解剖〕〔作用〕〔主治〕〔操作〕〔針感〕〔配穴〕〔備考〕を示し，ツボに関する必要知識を網羅。好評の経穴辞典。

臨床経穴学

李世珍著　兵頭明訳　Ｂ５判並製　824頁　　　　　　　　　定価10,080円

一家伝という狭い経験の世界でなく，鍼灸の弁証論治という一大体系を形成した画期的な書。太い鍼を使用しながらソフトな「心地よい感覚」を与える。初心者でも割合に短期間に習得できる鍼である。本書では86穴の効能と手技を示す。

針灸一穴療法

趙振景・西田皓一著　Ａ５判並製　312頁　　　　　　　　　定価 3,990 円

１つの疾患に１つの治療穴を対応させた実践治療マニュアル。趙振景氏がまとめた一針一穴の内容を，それに共鳴した西田皓一先生が追試。西田先生の経験をふんだんに盛り込み，日本での臨床的価値をさらに高めている。

【図解】経筋学
―基礎と臨床―

西田皓一著　Ｂ５判並製　２色刷　504頁　　　　　　　　　定価 7,140 円

経筋療法を学体系化し，徹底した追試によってその効果を確認。日常診療でよく遭遇する疾患から難病まで幅広くカバーし，豊富な図版によって解説。具体性に富む内容で，臨床ですぐに使える刺針技術が満載。

針灸二穴の効能 ［増訂版］

呂景山著　渡邊賢一訳　Ａ５判並製　340頁　　　　　　　　定価 4,200 円

二穴の配合は，針灸処方の原点である。二穴を組み合わせることによって，相乗効果で効力を高めたり，新たな効能を生み出して，単穴とは異なる独特の治療効果を得られる。223対の腧穴の組み合わせを収録。

「証」の診方・治し方
―― 実例による
トレーニングと解説 ――

呉澤森・高橋楊子著　Ｂ５判並製　328頁　　　　　　　　　定価 3,990 円

厳選した30の実症例を例に，呈示された症例をまず自力で解き，その後に解説を読むことで「証」を導く力を鍛える。経験豊富な著者らによる丁寧かつ実践的な解説は鍼灸・湯液２つの面から行われており，初学者から中級者のトレーニング用として，また症例集としてすべてのレベルの人におすすめできる。

中医鍼灸、そこが知りたい

金子朝彦著　四六判並製　288頁　　　　　　　　　　　　　定価 2,730 円

中医鍼灸に入門し，教科書をマスターしたけれど，どうも臨床効果に実感がもてない。そんな鍼灸師は，中級への門口に立った証しです。本書は，そんな鍼灸師のナビゲーターになるでしょう。中医鍼灸の実力を引き出す方法や考え方が満載。

中医学の魅力に触れ，実践する

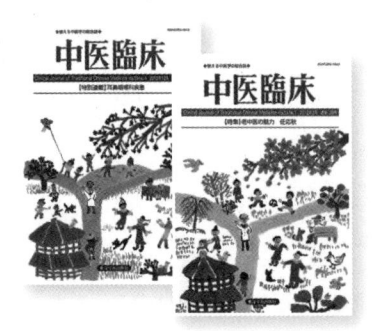

[季刊] 中医臨床

●――湯液とエキス製剤を両輪に

中医弁証の力を余すところなく発揮するには，湯液治療を身につけることが欠かせません。病因病機を審らかにして治法を導き，ポイントを押さえて処方を自由に構成します。一方エキス剤であっても限定付ながら，弁証能力を向上させることで臨機応変な運用が可能になります。各種入門講座や臨床報告の記事などから弁証論治を実践するコツを学べます。

●――中国の中医に学ぶ

現代中医学を形づくった老中医の経験を土台にして，中医学はいまも進化をつづけています。本場中国の経験豊富な中医師の臨床や研究から，最新の中国中医事情に至るまで，編集部独自の視点で情報をピックアップして紹介します。翻訳文献・インタビュー・取材記事・解説記事・ニュース……など，多彩な内容です。

●――薬と針灸の基礎理論は共通

中医学は薬も針も共通の生理観・病理観にもとづいている点が特徴です。針灸の記事だからといって医師や薬剤師の方にとって無関係なのではなく，逆に薬の記事のなかに鍼灸師に役立つ情報が詰まっています。好評の長期連載「弁証論治トレーニング」では，共通の症例を針と薬の双方からコメンテーターが易しく解説しています。

●――古典の世界へ誘う

『内経』以来2千年にわたって連綿と続いてきた古典医学を高度に概括したものが現代中医学です。古典のなかには，再編成する過程でこぼれ落ちた智慧がたくさん残されています。しかし古典の世界は果てしなく広く，つかみどころがありません。そこで本誌では古典の世界へ誘う記事を随時企画しています。

- ●定　　価　1,650円（送料別210円）
- ●年間予約　6,600円（4冊分・送料共）
- ●3年予約　18,000円（12冊分・送料共）

フリーダイヤルFAX
0120-727-060

東洋学術出版社

〒272-0823　千葉県市川市東菅野1-19-7-102
電話：（047）321-4428
E-mail：hanbai@chuui.co.jp
URL：http://www.chuui.co.jp